高职高专“十三五”规划教材

药 剂 学

第二版

（供药学类专业用）

吕立华　邓铁宏　胡容峰　主　编
翁何霞　周　勇　毛小明　副主编

化学工业出版社
·北京·

《药剂学》（第二版）是根据高职高专药学类专业人才培养要求而编写。本书编写密切结合现代化制剂生产技术的特点，以强化专业技术应用能力和基本理论为宗旨；突出针对性和应用性，着重于剂型的制备工艺，反映药剂学的新发展。本书共分为五篇：第一篇是药剂学基本理论与知识，包括绪论、药物制剂的基本理论、药物制剂各单元操作；第二篇是普通制剂，包括液体制剂，灭菌制剂与无菌制剂，散剂、颗粒剂与胶囊剂，滴丸剂与微丸剂，片剂，软膏剂、凝胶剂，栓剂、膜剂与涂膜剂，气雾剂、喷雾剂与粉雾剂；第三篇是药物新技术与新剂型，包括固体分散体与包合物，微囊，靶向制剂，经皮吸收制剂，缓释、控释制剂，生物技术药物制剂；第四篇是药剂学部分分支学科简介，包括生物药剂学、临床药学；第五篇是药剂学实验，便于学生理解和运用基本理论知识。

本书可供高职高专药学及制药类专业教学使用，也可供从事相关专业的技术人员参考。

图书在版编目（CIP）数据

药剂学/吕立华，邓铁宏，胡容峰主编. —2 版 .—北京：化学工业出版社，2017.2（2023.1 重印）
高职高专“十三五”规划教材
ISBN 978-7-122-28636-9

Ⅰ.①药… Ⅱ.①吕…②邓…③胡… Ⅲ.①药剂学-高等职业教育-教材 Ⅳ.①R94

中国版本图书馆 CIP 数据核字（2016）第 298134 号

责任编辑：旷英姿　　文字编辑：李　瑾
责任校对：吴　静　　装帧设计：史利平

出版发行：化学工业出版社（北京市东城区青年湖南街 13 号　邮政编码 100011）
印　　装：北京七彩京通数码快印有限公司
787mm×1092mm　1/16　印张 24¾　字数 622 千字　2023 年 1 月北京第 2 版第 5 次印刷

购书咨询：010-64518888　　售后服务：010-64518899
网　　址：http://www.cip.com.cn
凡购买本书，如有缺损质量问题，本社销售中心负责调换。

定　　价：55.00 元

第二版前言

《药剂学》第二版根据2015年版《中华人民共和国药典》，在第一版基础上修订。

本教材编写中突出针对性和应用性，基本知识以必需、够用为度，以讲清概念、强化专业技术应用能力和基本理论为宗旨。药物剂型是药剂学的核心内容，教材有大量的章节介绍各类剂型，起到突出和强化剂型的作用，有利于学生重视和掌握各种剂型的基本知识、制备工艺及质量控制方法等。全书体系上划分为五篇：第一篇是药剂学基本理论与知识，包括绪论、药物制剂的基本理论、药物制剂各单元操作；第二篇是普通制剂，包括液体制剂，灭菌制剂与无菌制剂，散剂、颗粒剂与胶囊剂，滴丸剂与微丸剂，片剂，软膏剂、凝胶剂，栓剂、膜剂与涂膜剂，气雾剂、喷雾剂与粉雾剂；第三篇是药物新技术与新剂型，包括固体分散体与包合物，微囊，靶向制剂，经皮吸收制剂，缓释、控释制剂，生物技术药物制剂；第四篇是药剂学部分分支学科简介，包括生物药剂学、临床药学；第五篇是药剂学实验。

本教材在体系和内容上均有所创新，符合高职高专药学类教学的特色。体系上划分体现了专业课教学的针对性与实用性。内容上为了适应临床药学和应用能力需要，适应社会需求与执业需求，加强了生物药剂学、药物制剂配伍变化、药物相互作用、药学服务等内容，以突出实用性。教材在内容上做到精选、突出重点，在逻辑上做到由简到繁、由浅入深；在叙述上做到语言精练、通俗易懂，并尽可能地利用一些图表加以说明，以便理解。本书配套有电子课件，供教学使用。

具体编写分工如下：邵阳学院吕立华主编并负责编写第一章、第十六章，与中山医科大学附属第一医院吕林华合编第十七章、第十九章。辽宁中医药大学职业技术学院邓铁宏主编并负责编写第二章，王峰参与合编。安徽中医学院药学院胡容峰主编并负责编写第三章、第十四章。安庆医药高等专科学校毛小明副主编并负责编写第四章。成都中医药大学峨眉学院周勇副主编并负责编写第五章。长春医学高等专科学校路芳编写第六章。安徽医学高等专科学校刘丽编写第七章、第八章。南阳医学高等专科学校翁何霞副主编并负责编写第九章、第十八章。湖南省食品药品职业技术学院邓玉群编写第十章。安徽新华学院冯希明编写第十一章。安徽中医学院药学院储晓琴编写第十二、第十三、第十五章。邓铁宏编写实验一，毛小明编写实验二～实验四，冯希明编写实验五，储晓琴编写实验六、实验十一，周勇编写实验七，路芳编写实验八，刘丽编写实验九、实验十，邓玉群编写实验十二，翁何霞编写实验十三、实验十七，王峰编写实验十四、实验十五，吕立华编写实验十六，吕立华、吕林华编写实验十八，胡容峰编写实验十九、实验二十。

本教材在编写过程中得到了邵阳学院以及各参编教师所在学校领导的热情关怀和全力支持，尤其是得到了化学工业出版社的指导和帮助，在此一并表示诚挚谢意。

因编者水平所限以及时间仓促，难免存在不妥之处，竭诚欢迎读者提出宝贵意见。

编　者

2016年10月

第一版前言

药剂学是高等职业教育药学类的重要专业课程之一。根据教育部《关于以就业为导向，深化高等职业教育改革的若干意见》，明确提出高等职业教育发展思路，即坚持以服务为宗旨，以就业为导向，走产学结合的发展道路，培养面向生产、建设、管理、服务第一线需要的，“下得去，留得住，用得上”，实践能力强，具有良好职业道德的高技能复合型人才。根据这一指导原则，在化学工业出版社的精心组织下，经过较长时间的准备，充分酝酿，周密计划，编写了本教材。

本教材编写中突出针对性和应用性，基本知识以必需、够用为度，以讲清概念、强化专业技术应用能力和基本理论为宗旨。药物剂型是药剂学的核心内容，教材有大量的章节介绍各类剂型，起到突出和强化剂型的作用，有利于学生重视和掌握各种剂型的基本知识、制备工艺及质量控制方法等。全书体系上划分为五部分：第一篇是药剂学基本理论与知识，包括绪论、药物制剂的基本理论、药物制剂各单元操作；第二篇是普通制剂，包括液体制剂，灭菌制剂与无菌制剂，散剂、颗粒剂与胶囊剂，滴丸剂与微丸剂，片剂，软膏剂、凝胶剂，栓剂、膜剂与涂膜剂，气雾剂、喷雾剂与粉雾剂；第三篇是药物新技术与新剂型，包括固体分散体与包合物，微囊，靶向制剂，经皮吸收制剂，缓释、控释制剂；第四篇是药剂学部分分支学科简介，包括生物药剂学、临床药学；最后是药剂学实验。有关药物动力学的内容已列为专著叙述。

本教材在体系上和内容上均有所创新，符合高职高专药学类教学的特色。体系上划分体现了专业课教学的针对性与实用性。内容上为了适应临床药学和应用能力需要，适应社会需求与执业需求，加强了生物药剂学、药物制剂配伍变化、药物相互作用、药学服务等内容，以突出实用性。教材在内容上做到精选、突出重点，在逻辑上做到由简到繁、由浅入深；在叙述上做到语言精练、通俗易懂，并尽可能地利用一些图表加以说明，以便理解。

理论部分：邵阳医学高等专科学校吕立华主编并负责编写第一章、第十六章，与中山医科大学附属第一医院吕林华合编第十八章。辽宁中医药大学职业技术学院邓铁宏主编并负责编写第二章，王峰参与合编。安徽中医学院药学院胡容峰主编并负责编写第三章、第十四章。安庆医药高等专科学校毛小明副主编并负责编写第四章。成都中医药大学峨眉学院周勇副主编并负责编写第五章。长春医学高等专科学校路芳编写第六章。安徽医学高等专科学校刘丽编写第七章、第八章。南阳医学高等专科学校翁何霞副主编并负责编写第九章、第十七章。湖南省医药学校邓玉群编写第十章。安徽新华学院冯希明编写第十一章。安徽中医学院药学院储晓琴编写第十二、十三、十五章。

实验部分：邓铁宏编写实验一，毛小明编写实验二～实验四，冯希明编写实验五，储晓琴编写实验六、实验十一，周勇编写实验七，路芳编写实验八，刘丽编写实验九、实验十，邓玉群编写实验十二，翁何霞编写实验十三、实验十七，王峰编写实验十四、实验十五，吕立华编写实验十六，吕立华、吕林华编写实验十八，胡容峰编写实验十九、实验二十。

本教材在编写过程中得到了邵阳医学高等专科学校以及各参编教师所在学校领导的热情关怀和全力支持，尤其是得到了化学工业出版社的指导和帮助，在此一并表示诚挚谢意。

因编者水平所限以及时间仓促，难免存在不妥之处，竭诚欢迎读者提出宝贵意见。

编　者

2008 年 12 月

目　录

第一篇　药剂学基本理论与知识

◎ 第一章　绪论 1

◎ 第二章　药物制剂的基本理论 16

第二篇　普通制剂

◎ 第四章　液体制剂　86

◎ 第五章　灭菌制剂与无菌制剂　119

◎ 第十七章 生物技术药物制剂 284

第四篇 药剂学部分分支学科简介

◎ 第十八章 生物药剂学 298

◎ 第十九章 临床药学 317

第五篇 药剂学实验

第一篇

药剂学基本理论与知识

第一章 绪 论

第一节 概述

一、概念

药剂学（pharmaceutics）是研究药物制剂的基本理论、处方设计、制备工艺、质量控制和合理使用等的综合性技术科学。药剂学是药学科学的重要分支学科，也是药学、制剂、制药工程学等专业的主要专业课，对我国新形势下药学科学和医药产业的发展具有重要而特殊的作用。

一般来说，药物不能直接供患者用于疾病的防治，必须制备成适合于患者应用的最佳给药形式，称为药物剂型（dosage form），简称剂型。每一种药物都必须以一定形式的剂型存在，如散剂、颗粒剂、片剂、胶囊剂、注射剂、溶液剂、乳剂、混悬剂、软膏剂、栓剂、气雾剂等。凡根据药典或药品标准或其他适当处方、将原料药物按某种剂型制成的具有一定规格的药剂称为药物制剂，简称制剂，如青霉素粉针、葡萄糖注射液、氢化可的松软膏等。研究制剂的理论和制备工艺的科学称为制剂学（pharmaceutical engineering）。凡按医师处方专为某一患者配制，并明确指出用法和用量的制剂称为方剂。药品是指用于预防、治疗、诊断人的疾病，有目的地调节人的生理机能并规定有适应证、用法和用量的物质，包括中药材、中药饮片、中成药、化学原料药及其制剂、抗生素、生化品、放射性药品、血清疫苗、血清制品和诊断药品等。

二、药剂学在药学中的地位

药剂学的宗旨是制备安全、有效、稳定、可控的药物制剂，包括药物制剂研究和临床应用的科学。随着药学科学的不断发展，尤其是生物药剂学的发展，人们对药物在体内的吸收、分布、代谢、排泄等特征以及药物的作用机制有了进一步的认识，为制备安全、有效的制剂和选择合理的给药途径提供理论依据。如红霉素在胃酸中分解时刺激性较大，可制成肠溶制剂；胰岛素等多肽类药物在胃肠道中受到酶破坏而被分解，链霉素在胃肠道中不吸收，此类药物适合制成注射剂；睾丸素的肝脏首过作用严重，适合制成口腔贴片。另外新剂型与新技术的发展使制剂具有功能或制剂技术的含义，如缓控释制剂、靶向制剂、透皮吸收制剂、固体分散技术制剂、包合技术制剂、脂质体技术制剂、生物技术制剂、微囊化技术制剂等，从而发展了药物的传递系统（drug delivery system，DDS）。新型药用辅料的出现为DDS的发展提供了坚实的物质基础。许多新药，对提高患者的生命质量（quality of life，QOL）起到重要作用。但要注意药效强烈的药物往往毒副作用也强，如一些抗癌药杀灭癌细胞的同时也杀灭正常细胞，毒性很大。因此剂型的设计必须遵循最大限度地发挥药效、最低限度地降低毒副作用的基本原则。

现代药剂学是将药物化学、药理学、物理药剂学、生物药剂学和药物动力学、工业药剂学、机械、计算机以及临床药学和医学新技术联系在一起的综合性学科。它应是站在药学各学科的前沿，站在工业化大生产和药学基础研究的交叉点上，站在临床医学和药物学之间，一则将药物化学和医学新技术的成果转化成直接可应用的产品，通过合理地设计剂型、给药途径、制备工艺，实现从实验室到工业化的转变；二则直接向工业化大生产提出要求，设计更合理的机械和设备；它还应深深了解临床医学在治疗疾病中的问题和需要、对产品的要求和期望，并加以解决。未来的药剂学应在药物研究和成果转化中起到关键环节的作用，成为药物基础研究和工业化生产之间的联系人和指导者，起到承上启下的作用。这对药物成果快速转化、促进药物基础研究至关重要，也是建立药学研究-工业化生产研究-生产链合体系的前提。这就要求未来的药剂工作者不仅懂得药物制剂知识，还要掌握医学新技术，要与临床联系，与工业化生产联系，并具有综合应用科学技术成果的能力和管理的能力，了解药品从研究到生产到申请专利的全过程。

三、药物剂型与药物的传递系统

1. 药物制成剂型的目的

药物与剂型之间存在辩证的关系，药物的剂型对药物疗效的发挥起着积极的作用。近年来，随着现代科学技术的发展，各种药物新剂型不断发展和创新。制备药物剂型是由给药途径特点、药物性质来决定的。

（1）药物剂型与给药途径　药物剂型的选择与给药途径密切相关。如注射给药除植入剂外，均以液体制剂使用。眼黏膜给药途径以液体、半固体剂型最为方便；直肠给药应选择栓剂；口服给药可以选择多种剂型，如溶液剂、片剂、胶囊剂、乳剂、混悬剂等；皮肤给药多用软膏剂、贴剂、液体制剂。总之，药物剂型必须与给药途径相适应，但同时应考虑药物的性质，如硝酸甘油、胰岛素等遇胃液易致失效，不宜直接制成口服药，而应分别制成舌下含片、注射剂使用。

（2）药物剂型的重要性　适宜的药物剂型可以发挥出良好的药效，剂型的重要性如下。

① 剂型可改变药物的作用性质。多数药物改变剂型后作用的性质不变，但有些药物能改变作用性质。如，硫酸镁口服液用作泻下药，但若制成5%注射液静脉滴注，能抑制大脑中枢神经，有镇静、镇痉作用；又如依沙吖啶（Ethacridine，即利凡诺）1%注射液用于中期引产，但0.1%～0.2%溶液局部涂抹有杀菌作用。

② 剂型可调节药物的作用速度。例如，注射剂、吸入气雾剂等，起效快，常用于急救，属速效剂型。丸剂、缓控释制剂、植入剂等作用缓慢，属长效制剂。

③ 剂型可改变药物的毒副作用。氨茶碱治疗哮喘病效果很好，但有引起心跳加快的毒副作用，若制成栓剂则可消除这种毒副作用；制成缓控释制剂能保持血药浓度平稳，避免血药浓度的峰谷现象，从而降低药物的毒副作用。

④ 剂型可产生一定的靶向作用。含微粒结构的静脉注射剂，如脂质体、微球、微囊等进入血液循环系统后，被网状内皮系统的巨噬细胞所吞噬，从而使药物浓集于肝、脾等器官，起到肝、脾的被动靶向作用。

⑤ 有些剂型直接影响疗效。固体剂型，如片剂、颗粒剂、丸剂的制备工艺不同会对药效产生显著的影响，药物的晶型、粒子的大小发生变化时直接影响药物的释放，从而影响药物的治疗效果。

2. 剂型的分类

(1) 按给药途径分类

① 经胃肠道给药剂型。这类剂型是指药物制剂经口服用、进入胃肠道，起局部或经胃肠道吸收而发挥药效的剂型，其给药方法比较简单。口服用的散剂、片剂、颗粒剂、胶囊剂、溶液剂、乳剂、混悬剂等均是经胃肠道给药剂型。容易受胃肠道中的酸或酶破坏的药物一般不能简单地采用这类剂型。口腔黏膜吸收的剂型不属于胃肠道给药剂型。

② 非经胃肠道给药剂型。是指除口服给药途径以外的所有其他剂型，这些剂型可在给药部位起局部作用或被吸收后发挥全身作用。a. 注射给药剂型：如注射剂，包括静脉注射、肌内注射、皮下注射、皮内注射及腔内注射等多种注射途径；b. 呼吸道给药剂型：如喷雾剂、气雾剂、粉雾剂等；c. 皮肤给药剂型：如外用溶液剂、洗剂、搽剂、软膏剂、硬膏剂、糊剂、贴剂等，给药后在局部起作用或经皮吸收发挥全身作用；d. 黏膜给药剂型：如滴眼剂、滴鼻剂、眼用软膏剂、含漱剂、舌下片剂、粘贴片及贴膜剂等，黏膜给药可起局部作用或经黏膜吸收发挥全身作用；e. 腔道给药剂型：如栓剂、气雾剂、泡腾片、滴剂及滴丸剂等，用于直肠、阴道、尿道、鼻腔、耳道等，腔道给药可起局部作用或吸收后发挥全身作用。

此种分类方法与临床使用密切结合，并能反映出给药途径与应用方法对剂型制备的特殊要求。缺点是同一种制剂，由于给药途径和应用方法的不同，可能在不同给药途径的剂型中出现，例如溶液剂可以在口服、皮肤、黏膜、直肠等多种给药途径中出现。

(2) 按形态分类

① 液体剂型。如芳香水剂、溶液剂、注射剂、合剂、洗剂、搽剂等。

② 气体剂型。如气雾剂、喷雾剂、吸入剂等。

③ 固体剂型。如胶囊剂、散剂、丸剂、片剂、膜剂等。

④ 半固体剂型。如软膏剂、栓剂、糊剂等。

形态相同的剂型，其制备工艺也比较相近，如制备液体剂型时多采用溶解、分散等方法；制备固体剂型多采用粉碎、混合等方法；半固体剂型多采用熔化、研和等方法。

(3) 按分散系统分类

① 溶液型。药物分散在适宜分散介质中形成的均匀分散体系，药物以小分子或离子状态（粒径小于1nm）存在，也称为低分子溶液，如芳香水剂、溶液剂、注射剂、糖浆剂、甘油剂、醑剂等。

② 胶体溶液型。高分子药物（粒径在1～100nm）分散在分散介质中所形成的均匀分散体系，也称高分子溶液或亲水胶体溶液，如胶浆剂、火棉胶剂、涂膜剂等；固体药物以微细粒子（胶粒）(粒径在1～100nm）状态分散在水中形成的非均匀状态液体分散体系，称为疏水胶体溶液。

③ 乳剂型。互不相溶或极微溶解的两相液体，一相以微小液滴（粒径在0.1～10μm）分散在另一相中所形成的相对稳定的非均匀分散体系，如口服乳剂、静脉注射乳剂、部分搽剂等。

④ 混悬型。固体药物以微粒状态（粒径在0.5～10μm）分散在分散介质中所形成的非均匀分散体系，如合剂、洗剂、混悬剂等。

⑤ 气体分散型。液体或固体药物以微粒状态分散在气体分散介质中所形成的分散体系，如气雾剂、粉雾剂等。

⑥ 微粒分散型。这类剂型通常是药物以不同大小微粒呈液体或固体状态分散，如微球

制剂、微囊制剂、纳米囊制剂等。

⑦ 固体分散型。这类剂型是固体药物以聚集体状态存在的分散体系，如片剂、散剂、颗粒剂、胶囊剂、丸剂等。

这种分类方法应用物理化学的原理来阐明各类制剂特征，但不能反映用药部位与用药方法对剂型的要求，甚至一种剂型由于分散介质和制法不同，可以分到几个分散体系中，如注射剂就可分为溶液型、乳剂型、混悬型、粉针剂等。

3. 药物传递系统

20 世纪 60 年代生物药剂学和药物动力学的崛起可以测定药物在体内的吸收、分布、代谢和排泄的定量关系以及药物的生物利用度。药物在体内过程的研究结果为新剂型的开发研究提供了科学依据。药物传递系统的概念出现在 20 世纪 70 年代初，80 年代开始成为制剂研究的热门课题。药物传递系统是现代科学技术进步的结晶，具有极其丰富的科学内涵和技术基础，二十多年来在理论研究、剂型设计及制备方法等多方面都得到迅速发展，品种不断增加，在临床治疗中正在发挥重要作用，但药物传递系统并不能取代"普通"制剂的作用，必须同时重视两者的发展和提高。

(1) DDS 的初级发展阶段　随着 20 世纪生物药物药剂学与药物动力学的发展与进步，医药科学界逐渐发现药物的治疗作用与血药浓度之间存在着这样的关系：体内过高的药物浓度可产生中毒，而过低的药物浓度又不能产生治疗效果，血药浓度必须达到一定水平并维持一定时间才能产生较好治疗效果和较低的副作用，这些研究结果为合理设计剂型提供了科学依据，同时又为新型药用高分子材料的研究开发提供了必要的物质基础，因此产生了相应的 DDS 产物——缓、控释制剂，这是 DDS 的初级发展阶段。国外在 20 世纪 50 年代开始研制缓释制剂，20 世纪 70 年代被医学界认可，上市的药物品种逐渐增多。1984 年在英国药品市场上就有 80 多种药物的缓释制剂，目前国外上市的缓释药物品种约 130 余种，不同规格的商品共计有 250 种以上。

(2) DDS 的研究热点　随着现代药剂学的发展，目前 DDS 的研究热点集中在以下几种 DDS 系统上。

① 靶向给药系统。靶向制剂亦称靶向给药系统（targeting drug systems，TDS），系指借助载体、配体或抗体将药物通过局部给药、胃肠道或全身血液循环而选择性地浓集于靶组织、靶器官、靶细胞或细胞内结构的制剂，因而使药物浓集于病灶部位，尽量减少其他部位的药物浓度，不仅有效地提高药物的治疗效果，而且可以减少毒副作用，这对癌症、炎症等局部部位疾病的治疗具有重要意义，以脂质体、微囊、微球、微乳、纳米囊、纳米球等作为药物载体进行靶向性修饰达到选择性给药的靶向制剂的研究较多。

② 经皮给药系统。经皮给药系统或称经皮治疗系统（transdermal drug delivery systems、transdermal therapeutic system，TDDS、TTS），系指在皮肤表面给药，使药物经由皮肤吸收进入人体血液循环产生治疗或预防作用的新剂型，又称为贴剂（patch）或贴片。自从 1974 年起全身作用的东莨菪碱透皮给药制剂开始上市，1981 年美国食品药品管理局（FDA）将硝酸甘油透皮吸收制剂批准为新药，经皮给药系统的研究就得到了迅速发展。经皮给药比较安全、无肝脏首过效应及胃肠灭活等特点，但起效较慢，因此理想的 TDDS 设计时应考虑选择适宜的药物、适宜的透皮吸收促进剂等诸多因素，对皮肤有刺激性和过敏性的药物不宜制成 TDDS。

③ 自调式释药系统。近代的时辰药理学研究指出，许多疾病的发生具有节律性，如哮喘、溃疡等，可根据生物节律的变化调整给药。根据时辰药理学原理而开发的自调式释药系

统（self-adjusted system），如脉冲给药系统、择时给药系统已取得了较好效果。自调式释药系统是一种依赖于生物体信息反馈，自动调节药物释放量的给药系统。对于胰岛素依赖的糖尿病患者来说，根据血糖浓度的变化控制胰岛素释放的 DDS 的研究备受关注。

④ 黏膜给药系统。黏膜存在于人体各腔道内，其作为药物全身性吸收的给药途径日益受到重视，特别是口腔、鼻腔和肺部黏膜三种途径的给药，对避免肝脏的首过效应，避免胃肠灭活，避免某些药物对胃肠道的刺激具有重要意义。

⑤ 生物技术制剂。随着生物技术的发展，多肽和蛋白质类药物制剂的研究与开发已成为药剂学研究的重要领域，也给药物制剂带来新的挑战。生物技术药物多为多肽和蛋白质类，性质不稳定、极易变质；另一方面，药物对酶敏感又不易穿透胃肠黏膜，因此多数药物以注射给药。目前基因治疗受到广泛的关注，如采用纳米粒或纳米囊包裹基因或转基因细胞是生物材料领域中的新动向，其研究成果不仅适用于各种恶性肿瘤的治疗，而且为许多基因缺陷性疾病和其他疾病的治疗提供全新的生物疗法。

四、药剂学的分支学科

药剂学是以多门学科的理论为基础的综合性技术科学，数理、电子、生命、材料、化工、信息等科学领域的快速发展推动了药剂学的进步。这一进步的重要标志是药剂学形成了工业药剂学、物理药剂学、生物药剂学、药物动力学、临床药学、药用高分子材料学等分支学科体系。这些学科的出现和不断完善对于药剂学的整体发展具有重大影响。

1. 工业药剂学

工业药剂学（industrial pharmaceutics）是研究剂型及制剂生产的基本理论、工艺技术、生产设备和质量管理，为临床提供安全、有效、稳定和便利的优质产品。工业药剂学继承了药剂学中剂型、制剂、处方设计和工艺设计及制剂质量控制等基本内容，同时吸收和融合了材料科学、机械科学、粉体工程学、化学工程学等学科的理论和实践，在新剂型的研究与开发、制剂优化、处方设计、生产工艺技术的研究与改进以及提高制剂产品质量方面发挥了重要作用。着重加强了制剂加工技术，如粉碎、过筛、混合、制粒、过滤、灭菌、空气净化等制剂各单元操作及设备，为实现制剂研究和生产目标奠定了良好的基础。

2. 物理药剂学

物理药剂学（physical pharmaceutics）是药剂学剂型和制剂设计的理论基础，主要是运用物理化学原理、方法和手段，研究和解释药物制造和贮藏过程中存在的现象及内在规律，并在此基础上大大指导了药剂学的剂型设计，推动了剂型的发展。其中化学动力学、界面化学、胶体化学、流变学、结晶化学、粉体学等学科的理论和实践在药剂学中的应用日渐增多，对物理药剂学的系统发展起到很大的促进作用。

3. 生物药剂学

生物药剂学（biopharmaceutics）是研究药物在体内的吸收、分布、代谢与排泄的机制及过程，阐明药物的剂型因素、生理因素与药效之间关系的一门学科。该学科结合了药剂学、药理学和药效学以及生理学等边缘学科，强调了药物剂型与药物制剂的生物学意义，研究的主要对象是人，着重于药物体内过程的研究，主要研究用药的安全性、有效性、合理应用等，并利用药物制剂在体内外的相关性，对剂型和制剂处方以及制备工艺等进行合理设计，使制剂产品的生物利用度最大限度地发挥。

4. 药物动力学

药物动力学（pharmacokinetics）是采用数学的方法，研究药物的吸收、分布、代谢与排泄的体内的时间-数量变化过程，并建立数学模型，用于解释这一过程。对指导制剂设计、剂型改革、安全合理用药等提供量化指标。目前作为新研究方向的时辰药物动力学、手性药物动力学、群体药物动力学、药物动力学与药效学结合链式模型等已成为药剂学的重要基础学科和边缘学科。

5. 临床药学

临床药学（clinical pharmaceutics）是以患者为研究对象，研究合理、有效、安全用药的科学。其主要内容包括：临床用制剂和处方的研究；药物制剂的临床研究和评价；药物制剂生物利用度研究；药物剂量的临床监控；药物配伍变化及相互作用的研究等。

6. 药用高分子材料学

新型材料尤其是高分子材料对创造新剂型和提高制剂质量具有极其重要的作用。药用高分子材料学（polymers in pharmaceutics）主要介绍药剂学的剂型设计和制剂处方中常用的合成和天然高分子材料的结构、制备、物理化学特征以及其功能与应用。“没有高分子材料就没有剂型”，没有高分子材料的发展就没有新剂型的发展。因此，了解和掌握高分子材料的基本理论与应用具有重要的意义。高分子物理、高分子化学、高分子材料工艺学是该学科的基础。

第二节 药剂学的发展与任务

一、药剂学的发展

药剂学是随着合成药物及其他科学技术发展而发展起来的。是在如中药制剂、格林制剂等传统制剂的基础上发展起来的。综合起来说，就制剂发展的阶段性和层次特点，现代药物制剂的发展初步划分为五个时代，仅供参考。

第一代：传统的片剂、胶囊剂、注射剂等。

第二代：缓释制剂、肠溶制剂等，以控制释放速率为目的的第一代DDS。

第三代：控释制剂、利用单克隆抗体、脂质体、微球等药物载体制备的靶向给药制剂，为第二代DDS。

第四代：由体内反馈情报靶向于细胞水平的给药系统，为第三代DDS。

第五代：反映时辰生物学技术与生理节律同步的脉冲式给药，根据所接受的反馈信息自动调节释放药量的自调式给药，即在发病高峰时期在体内自动释药的给药系统。

我国药剂学是祖国医药遗产中的重要组成部分，在继承创新的基础上，结合西方药剂学的理论、技术、方法，取得了辉煌成就。我国中医药历史悠久，“神农尝百草，始有医药”，记载了很多种用药方法。汤剂是我国应用最早的中药剂型之一，于商代（公元前1766年）即已创造使用。在《黄帝内经》、《神农本草经》、夏商周时期医书《五十二病方》、《甲乙经》、《山海经》等医药典籍中就记载将药物制成酒剂、汤剂、洗浴剂、饼剂、曲剂、丸剂、膏剂等剂型使用。东汉张仲景（公元142—219年）的《伤寒论》和《金匮要略》著作中就记载有栓剂、洗剂、软膏剂、糖浆剂等剂型10余种。两晋、南北朝时期，各史籍记载药学专著已达110余种，这时中药学才逐步形成独立的学科。晋代葛洪（公元281—341年）著《肘后备急方》，书内记载了铅硬膏、干浸膏、蜡丸、浓缩丸、锭剂、条剂、尿道栓剂，并将成药、防疫药剂及兽用药剂列为专章论述。唐代孙思邈（公元581—682年）著《备急千金药方》、《千金翼方》，对中药学的理论、药材的产地、加工、炮制、标准等都有专章论著。

当时颁布了我国第一部也是世界上最早的国家药典——唐《新修本草》。宋代中药饮片、成方制剂生产规模日益扩大，出现了官办手工药厂，几经演变药厂最后称为“惠民和剂局”，有配方、监制、检验等责任制。后将“和剂局”的配方编辑成“太平惠民和剂局方”，全书共十卷，记载了788种成方，每方之后除了详列主治症和药物外，有关药物炮制法和药剂修制法均有详细说明，成了我国最早的一部国家制剂规范。明代李时珍（公元1518—1593年）名著《本草纲目》，总结了16世纪以前我国劳动人民医药实践的经验，收载的药物有1892种、剂型61种、附方11000余首，充分展示祖国医药学者对药物剂型研究的巨大成就，不仅提供了丰富的药剂学研究资料，对世界药学的发展也有重大贡献。新中国成立后，在“中医药是一个伟大的宝库，应当努力发掘，加以提高”的方针指引下，通过学习中医，研究中药新剂型，研制出颗粒剂、片剂、涂膜剂、膜剂、气雾剂、注射剂、中西药组方制剂等，在临床上取得了显著疗效。近20年来，国家投入大量人力、物力和财力进行了中药新剂型的研究和攻关，取得了显著成就。

国外药剂学发展最早的是埃及与巴比伦王国。《伊伯氏纸草本》是约公元前1552年的遗著，记载有散、膏、硬膏、丸、模印片、软膏等许多剂型，并有药物处方、制法、用途。西方各国奉为药剂学鼻祖的格林（Galen，公元131—201年）是罗马籍希腊人，他是著名的医药学家，与我国汉代张仲景同期。在他的著作中记述了散剂、丸剂、浸膏剂、溶液剂、酒剂、酊剂等多种剂型，人们为纪念格林，则称之为“格林制剂”。19世纪西方国家通过第一次、第二次产业革命，科学和工业技术蓬勃发展。由于制药机械的发明，药剂生产的机械化、自动化也在此时期得到迅速发展。到20世纪以后，由于各基础学科的迅速发展，科学分工越来越细，从而使药剂学也逐步形成了一门独立的学科。

医药科学相关的各种基础理论科学突飞猛进的发展，使得药剂学的发展也非常迅速，如物理化学的基础原理与药剂学的剂型相结合，产生了药剂学基本理论，药物制剂稳定性、溶解理论、流变学、粉体学等，促进了药剂学的发展，提高了药物制剂质量控制的水平。20世纪60年代至70年代，由于生物药剂学的发展，药品质量的评定从体外扩展到体内，人们对药物制剂在体内的生物效应有了新的认识，从而改变了过去认为化学结构是决定药效的唯一因素的片面看法，把药剂学的发展推进到一个新时代。对药物在体内的吸收、分布、代谢、排泄过程及影响因素的研究，认识到剂型因素在一定条件下对药物的药效有决定性影响，这已经成为剂型设计时应考虑的重要条件。同时对生物利用度及其实验方法的研究也有很大的发展。生物利用度测定已经成为新药研究的重要内容。药物动力学的研究发展很快，几乎达到普及的程度，计算机程序计算动力学参数也普遍采用。20世纪80年代临床药学在国内外大医院也普遍开展，使“医护”为主的医疗方式转变为“医药护”共同进行治疗的方式，推动了临床药学的发展和医疗质量的提高。把药物治疗扩大到为社会上的患者服务的社会药学。20世纪90年代以来由于分子药理学、细胞药物化学、生物药物分析、药物分子遗传学及系统工程学的发展、渗入以及新技术不断涌现，药物剂型和制剂研究进入药物给药系统时代。

在药物制剂的生产技术方面，应用了不少新技术、新工艺，如高速胶囊填充机出现，使生产效率提高，产量增加，品种增多，出现了肠溶胶囊、双层胶囊、直肠胶囊、阴道用胶囊、骨架胶囊、缓释控释胶囊等。片剂和颗粒剂包衣锅包衣和流化床包衣实现了全自动化电脑程序控制，使包衣制剂的质量大为提高，产品的溶出度达到了量化控制。薄膜包衣近年来由于辅料的发展，也越来越受到重视和推广。

在设备、工艺、辅料研究方面，有混合、制粒、干燥一次完成的定型设备，为片剂生产的连续化和自动化打下了基础。在造粒技术上如流化床造粒、干式造粒、切割搅拌造粒、喷雾造粒等设备的使用，提高了片剂的质量和产量。高速压片机的出现，不仅提高了产量，也对片剂辅料制粒方法提出了更高要求。片剂新辅料如片剂填充剂新开发了可压性淀粉等；黏合剂开发了聚乙烯醇、聚维酮、羟丙基甲基纤维素等；崩解剂开发了低取代羟丙基纤维素、羧甲基淀粉钠、交联聚维酮（PVPP）等。微晶纤维素、微粉硅胶的使用，促进了我国粉末直接压片的发展。注射剂全自动洗瓶灭菌机，磁力控制安瓿真空灌封机，层流式高效空气滤过（过滤）净化器，全自动高压蒸气灭菌设备，辐射灭菌设备，静电滤过灭菌设备，印字、装盒、贴签、包装联动机，自动光电安瓿检查机和微粒分析仪设备的使用，降低了劳动强度，提高了生产效率和产品质量。

在新剂型研究方面，经皮吸收制剂发展也十分迅速，离子导入法和新型促渗剂的使用，大大提高了吸收效果，成为国内外研究热点课题。黏膜给药制剂近年来也引起了国内外高度重视，包括鼻黏膜、眼黏膜、口腔黏膜、阴道黏膜、子宫黏膜等，得到了较快的发展。靶向给药制剂如静脉乳剂、复合乳剂、微球制剂、纳米囊制剂、纳米粒制剂、脂质体制剂、磁性微球制剂等也取得了重要成果。缓释与控释制剂的研究与生产取得快速进展，缓释与控释制剂以口服者居多，有骨架型片剂（溶蚀性骨架片、凝胶骨架片、不溶性骨架片等），胃滞留型制剂（胃膨胀型、胃漂浮型、胃黏附型），渗透泵型片剂（单室、二室或多室）等。

二、药剂学的任务

药剂学的基本任务是将药物制成适于临床应用的剂型，并能批量生产安全、有效、稳定的制剂。药剂学的具体任务可以归纳如下。

（1）研究药剂学的基本理论　药剂学基本理论的研究对于提高制剂的生产技术水平，制备安全、有效、稳定的制剂，有着十分重要的意义。例如，以表面活性剂形成胶束的理论来增加药物溶解度，以提高难溶性药物的溶解度和药物的生物利用度的研究在药剂学中有着广泛的应用；把物理化学的动力学理论与药剂学制剂稳定性相结合，进行药物的化学稳定性和物理稳定性的理论研究，可以预测药物制剂的有效期，对提高药物制剂的稳定性具有重要意义；关于片剂压缩成型理论的研究，对于片剂的生产和质量控制有重要的指导意义；因此，更加深入地研究药剂学的基本理论是药剂学的重要任务。

（2）研究与开发新剂型　具体剂型直接影响着药物的临床治疗效果。常用的片剂、丸剂、胶囊、溶液剂、注射剂等普通制剂很难完全满足高效、速效、低毒、控制药物释放和发挥定向给药作用等多方面的要求，而缓释、控释和靶向制剂等新剂型可以有效地提高疗效，满足长效、低毒等要求。因此，积极研究与开发新的剂型是药剂学的一项重要任务。

（3）医药新技术的研究与开发　近几年来蓬勃发展的微囊化技术、固体分散技术、包合技术、纳米技术、脂质体技术、球晶制粒技术、包衣技术等使制剂的质量显著提高，为新剂型的开发奠定了技术基础。但有些技术还不够完善，应用于批量生产有待于进一步发展。因此，医药新技术的研究与开发也是今后药剂学的重要任务。

（4）研究与开发新辅料　辅料与剂型紧密相连，新辅料的研制对新剂型与新技术的发展起着关键作用。研究与开发新辅料对提高制剂整体水平、开发新剂型具有重要意义。今后药用辅料的发展趋势，将是生产专业化、品种系列化、应用科学化；药用辅料研发的重点，将是优良的缓释与控释材料、优良的肠溶与胃溶材料、靶向制剂材料、无毒高效药物载体、无毒高效透皮促进剂与适合各种药物剂型的复合材料，逐步向安全性、功能性、适应性、高效性的方向发展。

(5) 研究与开发中药新剂型 中医药是中华民族的宝贵遗产，随着我们国家加入WHO(世界卫生组织)，祖国医药正由仿制药物向创制药物转移。运用现代科学技术和方法研制开发现代化的中药新剂型，实现中药现代化，是中医药走向国际市场的必由之路。近年来中药缓释制剂和中药靶向给药的微球制剂等也在研究、开发中，丰富和发展了中药的新剂型和新品种，但中药新剂型的研究与开发仍然是我国药剂工作者的一项长期而艰巨的重要任务。

(6) 研究与开发生物技术药物制剂 医药生物技术是21世纪的热点，为新药的研制开创了一条崭新的道路。如治疗糖尿病的人胰岛素、治疗侏儒症的人生长激素、预防乙肝的基因重组疫苗、治疗严重贫血症的红细胞生长素、治疗血友病的凝血因子等特效药都是现代生物技术医药新产品，它们正在改变医药科技界的面貌，为人类解决疑难病症提供了最有希望的途径。这些生物技术药物的出现，为药剂学提出了新的课题：因为基因、核糖核酸、酶、蛋白质、多肽、多糖等生物技术药物普遍具有活性强、剂量小、治疗各种疑难病症的优点，但同时具有相对分子质量大、稳定性差、吸收性差、半衰期短等问题，要将它们用于临床治疗，必须将其制成安全稳定的制剂和使用方便的新剂型，因此寻找和发现适合于这类药物的长效、安全、稳定、使用方便的新剂型是摆在我们药剂工作者面前的艰巨任务。

(7) 研究与开发制剂新机械和新设备 制剂新机械和新设备是制剂生产的基本工具，研制适合于我国实际情况的制剂新机械和新设备，对于提高我国的制剂生产效率、保证制剂质量、使制剂产品进入国际市场具有重要意义。

第三节 辅料在药物制剂中的应用

一、辅料在药剂学中的地位及发展

1. 概念

辅料（excipient）是指在制剂处方设计时，为解决制剂的成型性、有效性、稳定性、安全性加入处方中除主药以外的一切物料的统称。药物制剂处方设计过程实质是依据药物特性与剂型要求，筛选与应用辅料的过程。辅料是药物制剂的基础材料和重要组成部分，是保证药物制剂生产和发展的物质基础，在制剂剂型和生产中起着关键的作用。它不仅赋予药物一定剂型。而且与提高药物的疗效、降低不良反应有很大的关系，其质量可靠性和多样性是保证剂型和制剂先进性的基础。

2. 辅料在药剂学中的地位及发展

“没有辅料就没有制剂”。随着我国制药工业的发展，药用辅料不断被人们认识，地位日益提高。每一种新辅料的诞生，都会为制剂技术的发展带来新的契机，促进了更先进的剂型不断出现。辅料的应用不仅仅是制剂成型以及工艺过程顺利进行的需要，而且是多功能化发展的需要。新型药用辅料对于制剂性能的改良、生物利用度的提高及药物的缓、控释等都有非常重要的作用。因此，药用辅料的更新换代越来越成为药剂工作者关注的热点，实践中不断得到广泛应用，并向安全性、功能性、适应性、高效性等多方向发展。近年来药用辅料发展极为迅速，新辅料不断问世。目前，除传统辅料质量提高外，新辅料已发展到包括微囊、纳米囊成囊材料；微球、纳米球、脂质体载体材料；缓释、控释、靶向给药材料；包合物、薄膜包衣材料；前体药物载体材料；固体分散体载体材料；磁性载体材料；成膜材料；增塑剂；抛射剂；透皮吸收促进剂；表面活性剂等40多类、上千个品种。同时，不少有关新DDS、新工艺研究应用成果与药用辅料研究与应用专著问世，从而有力促进了新型辅料应用与新药研究与开发。药用辅料不但在相当程度上决定了药物新剂型质量，有助于制剂成型、稳定、助溶、增溶、缓释、控释、定向、定时、定位、速效、高效、长效，而且从某种意义上讲，一种优良新辅料的开发则可带动开发出一大类剂型、一大批新药与制剂质量的提高，其意义远远超过一种新药的开发。整个药剂学的发展与新药开发的实践有力证明，药用辅料的研究开发与应用的扩展，为药物新剂型、新工艺、老药新用的研究开发和药品质量标准的提高开拓了道路，为研究开发新药创造了关键条件。

综上所述，在药剂学中使用辅料的目的如下。

(1) 有利于制剂形态的形成。如液体制剂中加入溶剂；片剂中加入稀释剂、黏合剂；软膏剂、栓剂中加入基质等使制剂具有形态特征。

(2) 使制备过程顺利进行。液体制剂中加入助溶剂、助悬剂、乳化剂等；固体制剂中加入助流剂、润滑剂可改善物料的粉体性质，使固体制剂的生产顺利进行。

(3) 提高药物的稳定性，如化学稳定剂、物理稳定剂（助悬剂、乳化剂等）、生物稳定剂（防腐剂）等。

(4) 调节有效成分的作用或改善生理要求，使制剂具有速释性、缓释性、肠溶性、靶向性、热敏性、生物黏附性、体内可降解的各种辅料，还有生理需求的缓冲剂、等渗剂、矫味剂、止痛剂、色素等。

(5) 利于药物制剂的新剂型与新技术的进一步开发与应用。

① 在液体制剂中，助悬剂和乳化剂的作用早已为人所共识，常用表面活性剂除了聚山梨酯（吐温）、脂肪酸山梨坦（司盘）、十二烷基硫酸钠等，泊洛沙姆、磷脂、聚氧乙烯蓖麻油等的出现为静脉乳的制备提供了更好的选择。

② 在固体药物制剂中，羧甲基淀粉钠（CMS-Na）、交联聚维酮（交联 PVP）、交联羧甲基纤维素钠（交联 CMC-Na）、低取代羟丙基纤维素（L-HPC）等有超级崩解剂之称，微晶纤维素、可压性淀粉的出现把药物的粉末直接压片推向了新的阶段。

③ 在皮肤给药制剂中，月桂氮䓬酮（azone）的问世使药物经皮吸收制剂的研究更加活跃，有不少产品上市。

④ 在注射剂中，聚乳酸（PLA）、聚乳酸聚乙醇酸共聚物（PLGA）等体内可降解辅料的出现使注射剂的迅速作用特点有了新的发展，开发了每 1～3 个月用药一次的新型长时间缓释注射剂。

二、辅料的选择原则

首先，在制剂配方开发的初期，要充分考虑到药物与药用辅料之间的相互作用。例如羧甲基纤维素钠以其增黏的特性，广泛应用于口服和局部用药物制剂，但其与强酸溶液、可溶性铁盐以及一些其他金属如铝、汞和锌等有配伍禁忌，如果在乳膏剂配方中其他物料含有可溶性铁盐超标，会引起乳膏颜色的改变，在制剂中如与 95%的乙醇混合时，会产生沉淀。

其次，在设计制剂配方时，应根据辅料的物理、化学和药物代谢动力学性质选择辅料。固体剂型主要考虑药物的晶型、溶解度、臭味、酸碱性、吸湿性等物理性质，而液体剂型中主要考虑药物溶解度、味道、臭味、刺激性等物理性质。在选择辅料时还要注意辅料是否干扰主药的含量测定。例如，片剂中糊精常用于质地疏松的药物，但它影响药物提取与干扰主药含量的测定，对含量低的药物尤其显著。药物释放系统对辅料的选择也有要求。黏膜给药中的栓剂作用部位为腔道，药物快速扩散至黏膜表面是影响药物吸收的重要因素，所以应根据药物性质选择辅料。例如药物为水溶性时应选用油脂性基质，药物为油脂性时则应选用相反基质以减少基质对药物的亲和力及加速药物扩散至黏膜的速度。

第四节　药典和药品标准

一、药典

1. 概述

药典（pharmacopoeia）是一个国家记载药品标准、规格的法典，一般由国家药典委员会组织编纂、出版，并由政府颁布、执行，具有法律约束力。药典收载的品种是疗效确切、副作用小、质量稳定的常用药品及其制剂，并明确规定了这些品种的质量标准。例如：含量、熔点、鉴别、杂质的含量限度以及试验方法和所用试剂等；药典的制剂通则中还规定各种剂型的有关标准、检查方法等。不同时代的药典代表着当时医药科技的发展与进步，一个国家的药典在一定程度上反映出这个国家在药品生产和医药科技方面的水平。药典在保证人民用药安全有效、促进药物研究和生产等方面具有重大作用，只有严格实施药典的规定，才能保障药品的安全、有效。

2. 《中华人民共和国药典》的发展概况

《中华人民共和国药典》简称《中国药典》。《中国药典》是为了保证药品质量、保护人民用药安全有效而制定的法典，是执行《药品管理法》，监督、检验药品质量的技术法规，是我国药品生产、经营、使用和监督管理所必须遵循的法定依据。我国颁布过 1953 年版、1963 年版、1977 年版、1985 年版、1990 年版、1995 年版、2000 年版、2005 年版、2010 年版、2015 年版，共 10 个版本。自 1985 年起，我国药典每隔五年修订一次。目前正在实施的是《中国药典》2015 年版，自 2015 年 12 月 1 日起正式执行。本版药典分设一、二、三、四部。一部收载药材及饮片、植物油脂和提取物、成方制剂和单位制剂等，共收载品种 2158 种；二部收载了化学药品抗生素、生化药品、放射性药品，共收载 2271 种；三部收载生物制品，共收载 137 种；四部收载药用辅料 270 种，还收载了通则和指导原则。

3. 《中国药典》的基本结构和主要内容

《中国药典》由凡例、正文和索引等主要部分组成，还有配套的《药品红外光谱集》和《临床用药须知》。

凡例是药典的总说明，是解释、使用《中国药典》和正确进行质量检定的基本原则，它把正文品种和与质量检定有关的共性问题加以规定，有关规定具有法定的约束力。

正文是药典的主要内容，主要收载不同药品、制剂的质量标准，对复方制剂收载有处方和制法，对制剂载有规格，对原料药则载有主要的制剂。

索引主要有中文索引和外文索引等。

4. 国外药典

据不完全统计，目前世界上已有近 40 个国家编制了国家药典，另外还有 3 种区域性药典和世界卫生组织（WHO）组织编制的《国际药典》等，其中以《美国药典》、《英国药典》、《日本药局方》、《欧洲药典》等具有代表性。

(1)《美国药典》《美国药典》（the pharmacopoeia of the united states of american，USP），现行版为 USP39-NF34。

(2)《英国药典》《英国药典》（british pharmacopoeia，BP），英国药典出版周期不定，最新版为 BP2015。

(3)《日本药局方》 日本的国家药典名称是《日本药局方》(JP)《日本药局方》的最新版本是 2016 年出版的第十七改正版［JP (17)］。

(4)《欧洲药典》 《欧洲药典》由欧洲药典委员会编制，为欧盟成员国所认可。《欧洲药典》(european pharmacopoeia，Ph. Eur. 或 EP) 的最新版为第八版即 EP8.0，主册 EP8.0 于 2013 年 7 月出版。

二、药品标准

药品标准是国家对药品质量、规格和检验方法所作的技术规定。我国的国家药品标准是保证药品质量，进行药品生产、经营、使用、管理及监督检验的法定依据。我国的国家药品标准包括《中华人民共和国药典》和国家食品药品监督管理总局颁布的药品标准。

原来我国的药品标准分为三级：国家药典(《中国药典》)、部标准(卫生部药品标准)和地方标准(各省、直辖市、自治区药品标准)。国家食品药品监督管理总局通过对其中临床常用、疗效确切、生产地区较多的品种进行质量标准的修订、统一、整理和提高，将其并入到国家食品药品监督管理总局颁布的药品标准中。目前我国已经取消了药品的地方标准，原卫生部颁药品标准也归入到国家药品标准中。

第五节　药品质量管理规范

一、《药品生产质量管理规范》

《药品生产质量管理规范》(GMP) 是 good manufacturing practice 的简称，GMP 是在药品生产过程中，用科学、合理、规范化的条件和方法来保证生产优良药品的一整套系统的、科学的管理规范，是药品生产和管理的基本准则。适用于药品制剂生产的全过程和原料药生产中影响成品质量的关键工序，也是新建、改建和扩建医药企业的依据。药品是特殊的商品，推行和实施 GMP 认证制度的目的是使产品符合所期望的质量要求与标准。

GMP 的检查对象是：①人；②生产环境；③制剂生产的全过程。“人”是实行 GMP 管理的软件，也是关键管理对象，而“物”是 GMP 管理的硬件，是必要条件，缺一不可。

GMP 的三大要素是：①人为产生的错误减小到最低；②防止对医药品的污染和低质量药品的产生；③保证产品高质量的系统设计。1963 年美国率先实行 GMP，此后各国积极响应，陆续制定并实施了符合各国国情的 GMP 条例，到目前为止，世界上已有 100 多个国家、地区实施了 GMP 或准备实施 GMP。

1982 年，我国由中国医药工业公司编写了《药品生产管理规范(试行本)》，这是我国医药工业第一次试行的 GMP。多年来，经过的修改与反复实践使 GMP 的管理规范得到了进一步完善和发展。于 1999 年，原国家药品监督管理局最终修订并颁布了《药品生产质量管理规范(1998 年修订)》，规定于 1999 年 8 月 1 日全面施行。到 2000 年底，我国血液制品生产企业、药品粉针剂生产企业、大容量注射剂企业以及近几年新建的生产企业已经全部按 GMP 组织生产。对达不到 GMP 要求的已经停产。目前我国正在分阶段、分品种、分剂型逐步全面实施 GMP 认证。原国家药品监督管理局在 2001 年 10 月 12 日发布的《关于全面加快监督实施药品 GMP 工作进程的通知》(国药监安［2001］448 号) 规定，2004 年 7 月 1 日起我国所有药品制剂和原料药的生产必须符合药品 GMP 要求，未在规定期限内取得药品 GMP 证书的药品生产企业(包括生产车间或剂型) 停止相应药品的生产。推行 GMP

是保证人民用药安全有效的重要保证，可以从整体上提高我国制药企业水平，也是配合经济部门调控、克服药品生产低水平重复的重要措施。最新版的 GMP 于 2011 年 3 月 1 日正式施行。

二、《药品经营质量管理规范》

《药品经营质量管理规范》(GSP) 是 good supply practice 的简称，直译为良好的药品供应规范，在我国称为《药品经营质量管理规范》，是指在药品流通过程中，针对计划采购、购进验收、贮存（贮藏）、销售及售后服务等环节而制定的保证药品符合质量标准的一系列管理制度，其核心是通过严格的管理制度来约束企业的行为，对药品经营全过程进行质量控制，保证向用户提供优质的药品。GSP 是控制医药商品流通环节所有可能发生质量事故的因素从而防止质量事故发生的一整套管理程序。

原国家药品监督管理局在 1992 版 GSP 的基础上重新修订了几次，最新版的 GSP 于 2013 年 3 月 1 日起正式施行。

三、《药物临床试验质量管理规范》

《药物临床试验质量管理规范》(GCP) 是 good clinical practice 的简称，是药物临床试验（clinical trail）全过程的标准规定，包括方案设计、组织实施、监察、稽查、记录、分析、总结和报告。药物临床试验是指任何在人体进行药物的系统性研究，以证实或揭示试验药物的作用、不良反应及/或试验药物的吸收、分布、代谢和排泄，目的是确定试验药物的疗效与安全性。按照有关法律规定以及世界通行的研究准则，进行临床试验必须执行 GCP。

四、《药物非临床研究质量管理规范》

《药物非临床研究质量管理规范》(GLP) 是 good laboratory practice 的简称，即通常所说新药上市前的安全性评价必须遵循的一套严格管理体系，旨在确保药品的安全性。药物的非临床研究即药物的安全性评价，亦称为非人体研究或临床前研究，是指在试验室条件下，通过动物试验进行非临床（非人体）的各种毒性试验，包括单次给药的毒性试验、反复给药的毒性试验、生殖毒性试验、致突变试验、致癌试验、各种刺激性试验、依赖性试验以及与药品安全性的评价有关的其他毒性试验。最新版的 GLP 于 2013 年 2 月 1 日起正式施行。

五、《中药材生产质量管理规范》

《中药材生产质量管理规范》(GAP) 是 good agricultural practice 的简称，直译为“良好的农业规范”(因为中药材栽培或饲养主要属于农业范畴)，在我国，GAP 指《中药材生产质量管理规范（试行）》，是规范中药材生产全过程，保证中药材的真实、质优、稳定、可控的基本准则。中药材 GAP 研究中药材生产的全过程，包括产地环境、优地、种子品质标准、各项生产技术的规范化和产后、加工、质量检查以及贮藏运输等。中药材 GAP 的研究对象是药用植物、药用动物及其他赖以生存的环境。它是我国中药制药企业实施的 GMP 的重要配套工程，是药学和农学结合的产物，是确保中药质量的一项重要制度。

我国于 2002 年 3 月 18 日经原国家药品监督管理局局务会议审议通过《中药材生产质量管理规范（试行）》，并于 2002 年 4 月 17 日以第 32 号局长令发布，于 2002 年 6 月 1 日起施行。

思 考 题

1. 药剂学、剂型、制剂学、制剂、药品、药物传递系统、辅料的概念是什么?
2. 药物剂型有什么重要性?
3. 药剂学的任务是什么?
4. GMP、GSP、GCP、GLP、GAP的概念是什么?

第二章 药物制剂的基本理论

第一节 药物溶液的形成理论

一、溶解度及影响药物溶解度的因素

1. 溶解度的概念

溶质以分子或离子状态均匀分散在溶剂中形成溶液的过程即为溶解。溶解度是指药物在一定温度（气体在一定压力）下，在一定溶剂中溶解药物的最大量。《中国药典》2015年版关于溶解度有7种要求，即极易溶解、易溶、溶解、略溶、微溶、极微溶解、几乎不溶或不溶。溶解度一般以一份溶质（1g或1mL）溶于若干毫升溶剂中表示。如苦杏仁苷在水中的溶解度为1∶12，即1g苦杏仁苷溶于12mL水中。

药物能否发挥疗效，除与溶解度有关外，还与溶解速率有关，药物在单位时间内的溶解量即为溶解速率。对于难溶性固体药物，其显效的快慢基本上取决于药物的溶出速率。

2. 影响药物溶解度的因素

影响药物溶解度的因素很多，主要有以下几个方面。

（1）药物　药物的极性和晶格引力的大小均可影响药物的溶解度。药物极性的大小对溶解度有很大的影响，药物的结构决定极性的大小，其极性与溶剂的极性遵循相似者相溶的规律。药物晶格引力的大小对溶解度也有影响，如顺式丁烯二酸（马来酸）熔点为130℃、溶解度为1∶5，反式丁烯二酸（富马酸）熔点为200℃、溶解度为1∶150。

（2）溶剂　溶剂通过降低药物分子或离子间的引力，使药物分子或离子溶剂化而溶解，是影响药物溶解度的重要因素。极性溶剂可破坏盐类药物的离子结合，其分子与药物离子形成离子-偶极子结合产生溶剂化；极性溶剂与极性药物形成永久偶极-永久偶极结合产生溶剂化；极性较弱的药物分子中的极性基团与水形成氢键而致溶解；非极性溶剂分子与非极性药物分子形成诱导偶极-诱导偶极结合；非极性溶剂分子与半极性药物分子形成诱导偶极-永久偶极结合。

（3）温度　温度对溶解度的影响很大，其关系可用下式表示：

$$\ln C=\frac{\Delta H_{\mathrm{f}}}{R}\left(\frac{1}{T_{\mathrm{f}}}-\frac{1}{T}\right) \tag{2-1}$$

式中，C为溶解度（摩尔分数）；ΔH_{f}为摩尔熔化热；R为气体常数；T_{f}为药物的熔点；T为溶解时的温度。

由式可知，$\ln C$与$1/T$呈线性关系。当ΔH_{f}为正时，溶解度随温度升高而增大；当ΔH_{f}为负时，溶解度随温度升高而减小。当$T_{\mathrm{f}}>T$时，ΔH_{f}愈小、T_{f}愈低，则溶解度愈大。

(4) 药物的晶型 药物有结晶型和无定形之分，药物常有一种以上的晶型，称为多晶型。多晶型中最稳定的一种称为稳定型，其他的称为亚稳定型。多晶型药物，成分相同，晶格结构不同，溶解度、溶出速率、熔点、密度等物理性质也不同。一般情况下，药物的亚稳定型结晶比稳定型结晶有较大的溶解度、溶出速率以及较低的熔点、稳定性，而结晶型相同的药物溶解度差异不大。如氯霉素棕榈酸酯有 A 型、B 型和无定形，无定形和 B 型为有效型，其溶解度大于 A 型。

(5) 粒子的大小 一般情况下溶解度与粒子大小无关，但当药物粒径为微粉状态时，根据 Ostwald-Freundlich 公式，药物溶解度随粒径减小而增加。

(6) 第三种物质 加入助溶剂、增溶剂等附加剂可增加药物溶解度，如碘在水中溶解度为 1∶2950，加入 1%的碘化钾，则碘在水中的浓度可达 1∶20。同离子效应会降低药物溶解度，如加入氯化钠可致盐酸黄连素溶液析出结晶。

二、增加药物溶解度的方法

1. 加入增溶剂

药物在水中因加入表面活性剂而使溶解度增加的现象称为增溶。具有增溶作用的表面活性剂称为增溶剂。

(1) 影响增溶的因素

① 增溶剂的性质。增溶剂的种类不同可以影响增溶量的多少，即使属于同系物的增溶剂，也常因相对分子质量的差异而有不同的增溶效果，增溶剂的碳链越长（同系物），其增溶量也越多。增溶剂的 HLB 值（亲油亲水平衡值）一般应在 15～18 之间，目前认为，对于极性或半极性药物，非离子型增溶剂的 HLB 值越大，其增溶效果也越好。但对极性低的溶质，结果相反。例如聚山梨酯类对于非极性的维生素 A 的增溶作用是 HLB 值越大，增溶效果越好，但对弱极性的维生素 A 棕榈酸酯却相反。

② 被增溶物质的性质。一般在同系物中，被增溶物质的相对分子质量越大，被增溶量越小，因为增溶剂所形成的胶团体积是固定的，被增溶物质的相对分子质量越大，则其摩尔体积也越大，在增溶剂浓度一定时，被增溶量越小。

③ 加入顺序。一般是将增溶剂先加入到被增溶物质中，然后再加溶剂稀释至全量。否则增溶效果不好。

④ 增溶剂的用量。增溶剂的用量至少要在 CMC（临界胶团浓度）以上才能发挥增溶作用，随着增溶剂用量增大，增溶质的溶解度也增大。

(2) 使用增溶剂的注意事项

① 表面活性剂的毒副作用。内服制剂应选用毒性较小的表面活性剂作增溶剂，而注射液则选用毒性与溶血性更小的表面活性剂作增溶剂。

② 增溶剂对药物作用及稳定性的影响。含有增溶剂的制剂常能改善药物的吸收和增强其生理作用。被增溶药物被包藏在增溶剂胶团内，因与外界隔绝，防止药物氧化、水解，增加制剂的稳定性。

(3) 增溶剂的使用方法 先将增溶剂与被增溶物质混合，必要时加入少量的水，使其完全溶解，再与吸附剂及溶剂混合，可使增溶量增加。若将增溶剂先溶于水，再加入被增溶物质，则不容易达到预期结果。例如用聚山梨酯 80 为增溶剂，对维生素 A 棕榈酸酯进行增溶，试验表明如将聚山梨酯 80 先溶于水，再加入维生素 A 棕榈酸酯，维生素 A 棕榈酸酯几乎不溶；而先将维生素 A 棕榈酸酯与聚山梨酯 80 混合，待完全溶解后，再加入水中稀释能很好溶解。

2. 使用助溶剂

助溶是指由于第三种物质的存在而增加难溶性药物在某种溶剂（一般为水）中溶解度而不降低活性的现象。这“第三种”物质称为助溶剂，一般认为，助溶剂能与难溶性的药物形成络合物、有机分子复合物和通过复分解而形成可溶性盐类等而增加药物溶解度。例如碘在水中的溶解度为1∶2950，而在10%碘化钾水溶液中可制成含碘达5%的水溶液，这是因为碘化钾与碘形成可溶性络合物而增大碘在水中的溶解度。咖啡因在水中的溶解度为1∶50，用苯甲酸钠可生成苯甲酸钠咖啡因分子复合物，其溶解度增大到1∶1.2；茶碱在水中的溶解度为1∶120，加入乙二胺可形成氨茶碱，溶解度为1∶5。

常用的助溶剂有：一些有机酸及其钠盐，如枸橼酸、水杨酸钠、苯甲酸钠等；酰胺化合物，如乌拉坦、尿素、乙酰胺、乙二胺等；一些水溶性高分子，如聚乙二醇；羧甲基纤维素钠等。有时一些无机盐如硼砂、碘化钾、氯化钾也可用作助溶剂。

3. 制成盐类

一些难溶性的弱酸、弱碱，可使其成盐而增大溶解度。对于弱酸性药物如含有磺酰氨基、亚氨基、羧基等酸性基团者，常用碱或有机胺，与其作用生成溶解度较大的盐。对于弱碱性药物常用无机酸或有机酸，与其作用生成盐。同一种弱酸性或弱碱性药物用不同的碱或酸制成盐，其溶解度不同。一般来说，有机酸的钠盐或钾盐的溶解度都很大。

对于不同的弱酸或弱碱成盐后除考虑到溶解度满足临床应用外，还应考虑溶液pH、稳定性、吸湿性、毒性、刺激性及疗效等因素。

4. 应用潜溶剂

有的溶质在混合溶剂中的溶解度要比其在各单一溶剂中的溶解度大，这种现象称为潜溶，所使用的混合溶剂称为潜溶剂。例如，氯霉素在水中的溶解度为0.25%，若用水中含有25%的乙醇和55%甘油的混合溶剂，则可制成12.5%的氯霉素溶液供注射用，且具有一定的防冻能力。这种现象被认为是由于两种溶剂对分子间不同部位的作用而致。

常用的潜溶剂是由水和一些极性溶剂组成，如乙醇、丙二醇、甘油、聚乙二醇等。在生产中主要根据使用目的来选择潜溶剂。如苯巴比妥难溶于水，制成钠盐能溶于水，但水解后产生沉淀和变色，若用聚乙二醇与水的混合溶剂，溶解度增大而且稳定。

5. 改变部分化学结构

某些难溶性药物常在其分子结构中引入亲水性基团，增加其在水中的溶解度。但要注意，有些药物引入亲水基团后，水溶性增大，其药理作用可能有所改变。

第二节 粉体学基础

一、概述

粉体系指无数个固体粒子集合体的总称，而粉体学是研究有关粉体及组成粉体的固体粒子性质的相关理论和技术的科学。“粉”和“粒”都属于粉体范畴，一般将粒径小于100μm的粒子叫做“粉”，粒径大于100μm的粒子叫做“粒”。在制药行业中常用的粒子大小范围一般为1μm～10mm，近年来，纳米级别的研究正在深入发展。一般情况下，粒径小于100μm时容易产生粒子间的相互作用，所以流动性较差；粒径大于100μm时，粒子的自重大于粒子间相互作用而流动性较好，并且可用肉眼看到。组成粉体的单元粒子可以是单体的结晶，也可以是多个单体粒子聚结在一起的粒子。为了区别单体粒子和聚结粒子，将单体粒子称为一级粒子，将聚结粒子称为二级粒子。

粉体属于固体分散在空气中形成的粗分散体系，将大块儿固体粉碎成粒子群之后则具有与液体相类似的流动性；具有与气体相类似的压缩性；具有固体的抗变形能力，所以有人把“粉体”视为继固体、液体和气体之外的第四种物态来处理。其性质包括表面性质、力学性质、电学性质、流体动力学性质等。粉体有较大的分散度、比表面积和表面自由能，因此与其他物体相比，其性质有很大程度的不同。

粉体学是药剂学的基础理论之一，对制剂的处方设计、制备、质量控制等具有重要意义。主要表现在以下方面。

(1) 对混合均匀性的影响　混合是制剂生产中的重要工序，混合均匀度是某些固体制剂的重要质量标准之一。粉体的密度、分散度、形态等性质会影响物料混合的均匀性，药物粉粒的粗细、密度、形态等都与混合均匀度有关。各成分的粒子大小、密度不同或其形态不适宜，都可能使混合发生困难或使已混匀的粉粒因加工、运输中的振动而分层。

(2) 对分剂量的影响　粉体的相对密度和孔隙率等性质会影响散剂、颗粒剂、胶囊剂等按容积分剂量的准确性（散剂、胶囊剂等分装以及片剂生产中常按容积分剂量）。粉粒的堆密度除决定于药物本身的密度外，还与粉粒大小及形态等有关。而粉粒的流动性则与粒子大小及其分布、粒子形态等有关。在一定范围内，粒子大，流动性好；流动性好的颗粒中混有较多的细粉末，将使其流动性变差；当粒子大小分布范围很宽时，小粒子可通过大粒子间的孔隙落到底部而使其分层。

(3) 对可压性的影响　结晶性药物的形态与片剂成型的难易有关。一般立方晶体具有较高的晶体对称性，压缩时晶体表面凹凸不平、相互嵌合，因此容易压片，而且所得片剂的硬度大。鳞片状、针状等结晶除因其流动性不好外，也因结晶易横向排列，使压成的片剂容易裂片。

粉体的大小及粒度分布、流动性和压缩性会影响片剂的成型和崩解。通常粒子细小或粒度分布均匀的粒子具有较大的比表面积，片剂的可压性好，硬度大，片重差异小。反之，粒子粗大或粒度分布不匀，容易引起颗粒填模不均匀，片重差异过大。

(4) 对制剂稳定性的影响　如混悬液属于动力学不稳定体系，在放置过程中微粒容易上浮或下沉，常用减小粒径的方法来增加混悬液的动力学稳定性。另外，粒度分布的均匀性也影响混悬液的稳定性。如果粒子大小不一，小粒子能充填空隙，制得的混悬剂紧密，容易结块。

(5) 对制剂有效性的影响　难溶性药物的溶解度和溶出速率对药物的吸收有影响。难溶性药物的溶解与其比表面积有关，粒子小则比表面积大，溶解性能好，可改善难溶性药物的疗效。也可控制粒子表面积大小来调节缓释制剂药物的释放。粒子大，表面积变小，药物吸收减慢，药效延长。一般认为，粒度大的药物能在较长时间内维持较高的血药浓度。

(6) 对制剂安全性的影响　制剂中固体粒子大小，不仅与其有效性和稳定性有关，对其安全性亦有影响。对一般口服、肌内注射用混悬液，对药物颗粒都有特定要求，以免引起微血管栓塞。混悬型软膏如果药物粒子粗大，不但影响药物的吸收，而且能增加对黏膜及炎症部位的刺激。

除此之外，粉体粒子大小会影响药物溶出度和生物利用度。在医药产品中固体制剂约占70％～80％，其中散剂本身就是粉体，制备散剂、胶囊剂等过程中粉碎产生的药物细粉也是粉体，稀释剂、干燥黏合剂、崩解剂、润滑剂等一些药用辅料是典型的粉体，颗粒剂、微囊、微球等也具有粉体的一些性质。涉及粉体的单元操作有粉碎、筛分、混合、制粒、干燥、压片等。

二、粉体粒子的性质

1. 粒子径与粒度分布

粉体粒子的大小是粉体最基本的性质。球形颗粒的直径、立方形颗粒的边长等特征长度可直接表示粒子的大小。但在多数情况下，组成粉体的粒子形态各不相同形状也不规则，很难像球体、立方体等规则粒子以特征长度表示其大小。对于一个不规则粒子，其粒子径的测定方法不同，其物理意义不同，测定值也不同。

(1) 粒子径的表示方法

① 几何学粒子径。是指根据几何学尺寸定义的粒子径。一般用显微镜法、库尔特记数法等方法测定。见图 2-1。

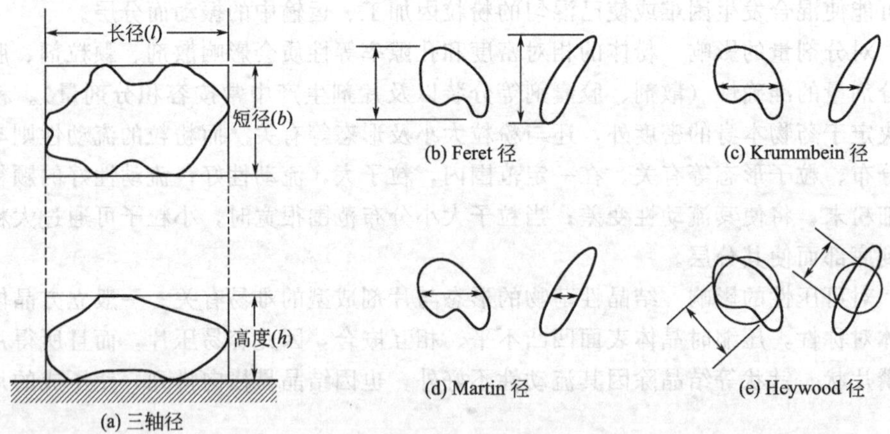

图 2-1 各种直径的表示方法

如图 2-1 所示，三轴径指在粒子平面投影图上测定长轴径 l 与短轴径 b，同时在投影平面的垂直方向测定粒子的厚度 h，三轴径反映粒子的实际尺寸。定方向径（投影径）包括 Feret 径、Krummbein 径和 Martin 径。Feret 径（或 Green 径）是一定方向的平行线将粒子的投影面外接时平行线间的距离，即定方向接线径；Krummbein 径是在一定方向上分割粒子投影面的最大长度，即定方向最大径；Martin 径是一定方向的线将粒子的投影面积等份分割时的长度，即定方向等分径。Heywood 径又称投影面积圆相当径，即与粒子的投影面积相同的圆的直径，常用 D_H 表示。另外，还有体积等价径是指与粒子的体积相同的球体直径，也叫球相当径，记作 D_V。

② 筛分径。当某粒子通过粗筛网被截留在细筛网时，粗细筛孔直径的算术或几何平均值称为该粒子筛分径，又称细孔通过相当径，记作 D_A。

算术平均径 $$D_A=\frac{a+b}{2} \tag{2-2}$$

几何平均径 $$D_A=\sqrt{ab} \tag{2-3}$$

式中，a 为粒子通过的粗筛网直径；b 为粒子被截留的细筛网直径。粒径的表示方式为 $(-a+b)$，即粒径小于 a，大于 b。如将粉体的粒度表示为 $(-1000+900)\mu m$ 时，表示该粒子小于 $1000\mu m$，大于 $900\mu m$，算术平均径为 $950\mu m$。

③ 有效径。粒径相当于在液相中具有相同沉降速率的球形颗粒的直径。该粒径根据Stocks方程计算所得，因此又称Stocks径，记作D_{Stk}。此粒径可根据Stocks方程计算得到，常用于混悬液粒径的测定。

④ 比表面积等价径。系指与欲测粒子具有相等比表面积的球的直径，记作D_{SV}。多采用透过法、吸附法测得比表面积后计算求得。这种方法求得的粒径为平均径，不能求粒度分布。

(2) 粒子径的测定方法　粒子径的测定原理不同有不同的测定方法。

① 显微镜法。是将粒子放在显微镜下，根据投影像而测得粒径的方法，主要用于测定几何学粒径。光学显微镜可以测定微米级的粒径，电子显微镜可以测定纳米级粒径。可用于混悬剂、乳剂、散剂和其他粉末粒子径的测定。

② 库尔特记数法。使用库尔特记数仪进行测定。本法测得粒径为等体积球相当径，可以求得以个数为基准的粒度分布或以体积为基准的粒度分布。可用于混悬剂、乳剂、脂质体、粉末等类型药物的测定。

③ 比表面积法。粉体的比表面积随粒径的减少而迅速增加，因此通过粉体层中比表面积的信息与粒径的关系求得平均粒径。测定的粒度范围为100μm以下。

④ 沉降法。沉降法是利用Stocks定律求出混悬液中粒子粒径的方法。适用于100μm以下的粒径的测定。

⑤ 筛分法。筛分法是粒径分布测量中使用最早、应用广、最简单和快速的方法。是利用筛孔将粉体机械阻挡的分级方法，将筛由粗到细按筛号顺序上下排列，将一定量粉体样品置于最上层中，振动一定时间，称量各个筛号上的粉体重量，求得各筛号上的不同粒级重量百分数，由此获得以重量为基准的平均粒径。筛分法误差较大，一般45μm以上粒径常用筛分法。

(3) 粒度分布　粒度分布表示不同粒径的粒子群在其所在粉体群中所分布的情况，反映粒子大小的均匀程度。粒子群的粒度分布可用表格、绘图和函数等形式表示，频率分布与累积分布，是常用的粒度分布的表示方式。如图2-2所示，图中D_{50}指中位径。

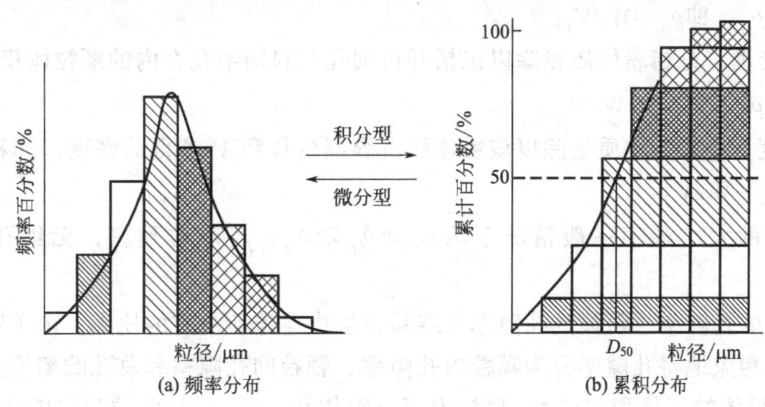

(a) 频率分布　(b) 累积分布

图2-2　用图形表示的粒度分布示意

频率分布表示各个粒径的粒子占全粒子群的百分数（微分型）；累积分布表示小于或大于某粒径值的粒子占全粒子群的百分数（积分型）。

2. 粒子的比表面积

(1) 比表面积的表示方法　粒子比表面积的表示方法根据计算基准不同可分为体积比表

面积 S_v 和重量比表面积 S_w。

① 体积比表面积：是单位体积粉体的表面积 S_v（cm^2/cm^3）。

$$S_v=\frac{s}{v}=\frac{\pi d^2 n}{\frac{\pi d^3}{6}n}=\frac{6}{d} \tag{2-4}$$

式中，s 为粉体粒子的总表面积；d 为粒子粒径；v 为粉体粒子的体积；n 为粒子总个数。

② 重量比表面积　是单位重量粉体的表面积 S_w（cm^2/g）。

$$S_w=\frac{s}{w}=\frac{\pi d^2 n}{\frac{\pi d^3 \rho n}{6}}=\frac{6}{d\rho} \tag{2-5}$$

式中，w 为粉体的总重量；ρ 为粉体的粒密度；d 为粒子粒径；n 为粒子总个数。

比表面积是表示固体吸附能力的重要参数，也是表示粉体中粒子粗细的一种量度。比表面积不仅对粉体性质，而且对制剂性质和药理性质都有重要意义。

(2) 比表面积的测定方法　常用的直接测定粉体比表面积的方法有气体吸附法和气体透过法。吸附法为经典的比表面积测定法，是利用粉末对气体的吸附能力与其比表面积间的关系，通过测定粉末对气体分子的吸附量来计算其比表面积，一般用氮气进行测定，通常用于测定粒度在 2～75μm 的固体试样。透过法是利用气体或液体流经粉体时所受阻力与粉体比表面积间的关系，通过测定气体或液体的流速和阻力的变化来计算其比表面积。此外还有溶液吸附、浸润热、消光、热传导、阳极氧化原理等方法。

3. 粉体的密度和孔隙率

(1) 粉体密度的概念　粉体的密度系指单位体积粉体的质量。粉体的体积包括粉体自身的体积、粉体粒子之间的空隙和粒子内的孔隙，粉体的密度根据所指的体积不同分为真密度、颗粒密度、松密度三种。具体定义如下。

① 真密度。是指粉体质量（W）除以不包括颗粒内外空隙的体积（真体积 V_t）求得的密度，表示为 ρ_t，即 $\rho_t=W/V_t$。

② 颗粒密度。是指粉体质量除以包括开口细孔与封闭细孔在内的颗粒体积 V_g 所求得的密度，表示为 ρ_g，即 $\rho_g=W/V_g$。

③ 松密度。是指粉体质量除以该粉体所占容器的体积 V 求得的密度，亦称堆密度，表示为 ρ_b，即 $\rho_b=W/V$。

几种密度的大小顺序一般情况下为 $\rho_t \geqslant \rho_g \geqslant \rho_b$，若颗粒致密，无细孔和空洞，则 $\rho_t=\rho_g$。

(2) 粉体的孔隙率　粉体的孔隙率系指粉体层中空隙所占有的比率。由于颗粒内、颗粒间都有孔隙，相应地将孔隙率分为颗粒内孔隙率、颗粒间孔隙率和总孔隙率等。颗粒的充填体积（V）是粉体的真体积（V_t）、颗粒内部空隙体积（$V_{内}$）与颗粒间空隙体积（$V_{间}$）之和，即 $V=V_t+V_{内}+V_{间}$。根据定义，颗粒内孔隙率 $\varepsilon_{内}=V_{内}/(V_t+V_{内})$；颗粒间孔隙率 $\varepsilon_{间}=V_{间}/V$；总孔隙率 $\varepsilon_{总}=(V_{内}+V_{间})/V$。也可以通过相应的密度计算求得，如式(2-6)～式(2-8) 所示。

$$\varepsilon_{内}=\frac{V_g-V_t}{V_g}=1-\frac{\rho_g}{\rho_t} \tag{2-6}$$

$$\varepsilon_{间}=\frac{V-V_g}{V}=1-\frac{\rho_b}{\rho_g} \tag{2-7}$$

$$\varepsilon_{总}=\frac{V-V_t}{V}=1-\frac{\rho_b}{\rho_t} \tag{2-8}$$

孔隙率的测定方法还有压汞法、气体吸附法等。

4. 粉体的流动性

粉体的流动性与粒子的形状、大小、表面状态、密度、孔隙率等因素有关，加上与颗粒之间的内摩擦力和黏附力等的复杂关系，粉体的流动性无法用单一的物性值来表达。粉体的流动形式很多，如重力流动、振动流动、压缩流动和流态化流动等，其对应的流动性的评价方法也有所不同。

（1）粉体流动性的评价与测定方法

① 休止角。粒子在粉体堆积层的自由斜面上滑动时受到重力和粒子间摩擦力的作用，当这些力达到平衡时，粒子处于静止状态。休止角是此时粉体堆积层的自由斜面与水平面所形成的最大角，又称堆角，用 θ 表示。常用的测定方法有注入法、排出法、倾斜角法等，如图 2-3 所示。休止角不仅可以直接测定，而且可以测定粉体层的高度和圆盘半径后计算而得。即 $\tan\theta$＝高度/半径。休止角是检验粉体流动性好坏最简便的方法。

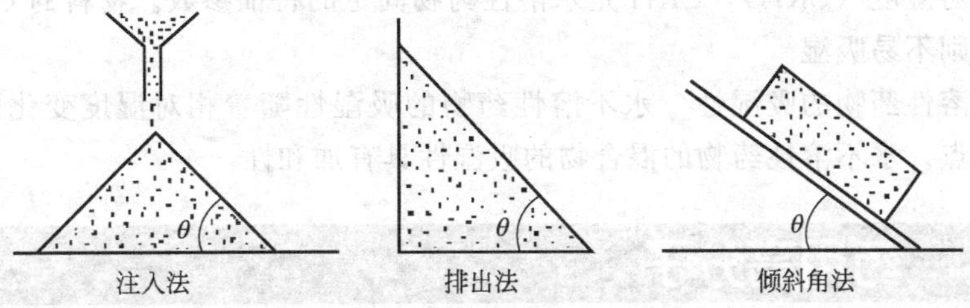

图 2-3　休止角的测定方法

粉体的休止角越小，说明流动性越好，一般认为 $\theta\leqslant30°$ 时流动性好，$\theta\leqslant40°$ 时可以满足生产过程中流动性的需求。但休止角的测量方法不同所得数据有所不同，重现性差，所以不能把它看做粉体的一个物理常数。

② 流出速率。是指将粉体物料加入漏斗中，全部物料流出所需的时间。流速快，流动性好；反之，流动性差。如果粉体的流动性很差而不能流出时加入 100μm 的玻璃球助流，测定自由流动所需玻璃球的量（质量分数），以表示流动性。加入量越多流动性越差。

③ 压缩度。将一定量的粉体轻轻装入量筒后测量最初松体积，采用轻敲的方法使粉体处于最紧状态，测量最终的体积，计算最松密度 ρ_0 与最紧密度 ρ_f；根据式(2-9) 计算压缩度 C。

$$C=\frac{\rho_f-\rho_0}{\rho_f}\times100\% \tag{2-9}$$

压缩度是粉体流动性的重要指标，其大小反映粉体的凝聚性、松软状态。压缩度 20％以下时流动性较好，压缩度增大时粉体的流动性下降。

（2）粉体流动性的影响因素　粉体粒子间的摩擦力、黏着力、范德华力和静电力等作用力阻碍粒子的自由流动，影响粉体的流动性。

① 粒子大小。对于黏附性强的粉末粒子进行造粒，以减少粒子间的接触点数，降低粒子间的附着力和凝聚力。

② 粒子形态及表面粗糙度。球形粒子的光滑表面，能减少接触点数，减少摩擦力。

③ 含湿量。由于粉体的吸湿作用，粒子表面吸附的水分增加粒子间黏着力，因此适当干燥有利于减弱粒子间作用力。

④ 助流剂的影响。在粉体中加入 0.5%～2%滑石粉、微粉硅胶等助流剂时，可大大改善粉体的流动性。这主要是因为助流剂微粉粒子在粉体粒子表面填平粗糙面而形成光滑表面，减少阻力，减少静电力等原因造成的。但是，助流剂过多反而增加阻力而影响粉体的流动性。

5. 粉体的吸湿性

粉体的吸湿性系指粉体粒子表面吸附水分的现象。将药物粉末置于湿度较大的空气中时，容易发生不同程度的吸湿现象，使粉末的流动性下降，出现润湿、固结、液化等，甚至可以促进某些化学反应而降低药物的稳定性。因此防湿在药物制剂中非常必要。

粉体的吸湿与空气状态有关。当空气中的水分大于粉体中的水分时发生吸湿（吸潮）；空气中的水分小于粉体中的水分时发生干燥（风干）；空气中的水分等于粉体中的水分时吸湿与干燥达到动态平衡，此时的水分称平衡水分。可见将物料长时间放置于一定空气状态后物料中所含水分为平衡含水量。

（1）水溶性药物的吸湿性　水溶性药物在空气中相对湿度较低的环境中几乎不吸湿，而当相对湿度增大到一定值时，吸湿量急剧增加，一般把这个吸湿量开始急剧增加的相对湿度值称为临界相对湿度（CRH），CRH 是水溶性药物固定的特征参数。物料的 CRH 越小则越易吸湿；反之则不易吸湿。

（2）水不溶性药物的吸湿性　水不溶性药物的吸湿性随着相对湿度变化而缓慢发生变化，没有临界点。水不溶性药物的混合物的吸湿性具有加和性。

第三节　药用高分子

一、高分子的结构特征

高分子化合物系由很多简单的结构单元以共价键重复连接而成，一般相对分子质量在 10^4 以上的一类化合物，简称高分子。如淀粉、纤维素、明胶等天然高分子以及聚乙烯、聚乙二醇、聚乙烯醇等人工合成高分子。对于药物制剂而言，高分子化合物具有许多优良性能，如密度小、强度高、介电性能好、易加工成型等，但也存在不耐高温、易老化、易燃、强度比金属差等缺点。常见的高分子化合物的药物制剂有血浆代用液、疫苗、类毒素、脏器制剂、胶浆等。药物制剂生产中高分子化合物的应用也非常广泛，如常用的增溶剂、乳化剂、空胶囊等均为高分子。随着药剂学的不断发展，高分子化合物体现出广阔的应用前景，因此研究高分子化合物，了解其种类、结构特征、应用性能等就具有非常重要的意义。

1. 高分子的基本结构

高分子化合物系由很多简单的结构单元以共价键重复连接而成，所以高分子的基本结构就是其重复的结构单元。如聚氯乙烯和聚苯乙烯分别是由氯乙烯和苯乙烯结构单元重复相连组成，故其化学结构式可表示为：

$$-\!\!\left(\underset{\displaystyle\underset{\displaystyle Cl}{|}}{CH}-CH_2\right)_n\!\!- \qquad -\!\!\left(\underset{\displaystyle\underset{\displaystyle C_6H_5}{|}}{CH}-CH_2\right)_n\!\!-$$

聚氯乙烯　　　　聚苯乙烯

式中，n为结构单元重复的个数，又称聚合度。

高分子化合物中大量重复的结构单元，形成了高分子链。由于原子间作用力影响和原子间共价键的键长和键角等的限制，高分子链可产生卷曲的无规线团、螺旋链、折叠链、伸展键等不同的空间结构，即可表现出不同的形态和构象。同时，由于分子间作用力的影响，单个高分子形成链间排列和堆砌，产生晶态结构、非晶态结构、织态结构等聚集态结构。高分子化合物的化学结构和空间结构是其熔点、黏性、溶解性等许多基本物理性质的基础；聚集态结构则是由加工成型过程中产生的。化学结构相同的高分子化合物，会由于结晶程度、晶粒大小、形态等方面的差异，而形成不同的聚集态结构。

2. 高分子的链结构

线型高分子是指每个结构单元只和另外两个单元相连，形成一个线性长链。如果线性长链上有分支则称支化高分子。两者的性质存在很大差别，如线型高分子低压聚乙烯的密度、结晶性、韧性、耐溶剂性、抗拉强度均比支链高分子高压聚乙烯要好。

均聚高分子是指只有一种结构单元的高分子。共聚高分子是指含有两种或两种以上重复结构单元的高分子，其又可分为无规共聚、接枝共聚、交替共聚、嵌段共聚等。共聚形式不同的高分子在性能上存在很大的差别，如75%丁二烯和25%苯乙烯组成的共聚高分子，若为接枝共聚物则形成塑料，具有很好的韧性；若为嵌段共聚物则形成热塑性弹性体，具有高温熔融成型、低温高弹性的特点；若为无规共聚物则形成丁苯橡胶，具有易软化和变形的特点。

高分子链之间通过化学键相联结，可从支化高分子或线型高分子转化为一个具有网状三维结构的体型高分子，这种现象称为交联。交联高分子化合物因为化学键的作用，使其整个高分子化合物形成一个高分子。交联程度高的高分子不变形、不熔融、不溶解；交联程度低的高分子则可在溶剂中产生溶胀。固化的环氧树脂和硫化橡胶均为交联高分子。

3. 高分子的聚集态结构

高分子的聚集态结构产生于分子间的相互作用力，并与分子间的相互作用力的强弱有直接关系。高分子的分子间作用力强，则分子链排列紧密，强度较高，硬度较大，而可溶性和可熔性较差；分子间作用力弱，则分子链比较柔韧，弹性及抗拉性强，常存在与橡胶类似的性质；如果分子间作用力在两者之间，则同时具有一定的强度和变形性，常存在与塑料类似的性质。

高分子的结晶一般不完全，经常是结晶相与非晶相共存，即部分结晶，结晶比例受到高分子本身的结构以及结晶温度、应力、杂质等因素的影响较大。通常情况下，高分子链的对称性、规整性越好，结晶程度越高。高分子的结晶程度提高，则其抗张强度、密度、熔点、硬度、耐溶剂性等随之提高，抗冲击性、断裂伸长性、弹性等随之降低。聚乙烯、聚乙烯醇、聚酰胺、乙基纤维素等均为结晶性高分子。

高分子化合物的聚集态可在加工成型过程中发生变化。如高分子化合物的取向态，是指当高分子化合物因外力拉伸时，其分子链沿外力作用方向平行排列的状态，此状态下的高分子链全部或部分链段排列整齐，在取向方向的机械强度加大，同时高分子化合物的结晶性和透明性增大。高分子链的每个链节中的C—C单链可以快速地围绕着固定的键角（109°28′）做内旋转，这种旋转受其前后链节的牵连，位置较远的链节则影响不大甚至没有。将受到牵连部分作为主链上能独立运动的小单元，称为链段。高分子链自身既是一个独立运动单元，同时又包括许多链段，即独立运动的小单元，这种二重性是高分子化合物所特有的。链段热运动使高分子链具有强烈的卷曲倾向，即高分子链的柔顺性。分子链的柔顺性是橡胶等高分子化合物具有高弹性的内在原因。在一定长度的高分子链上，链段长度越短，则高分子链上独立运动的小单元就越多，分子链就越卷曲，分子的柔顺性也就越大。

二、高分子的应用性能

1. 相对分子质量与相对分子质量分布

高分子的相对分子质量都是平均相对分子质量，如重均相对分子质量、数均相对分子质量、黏均相对分子质量等。相对分子质量大是高分子材料的一个重要特征，可根据其相对分子质量的大小，将高分子材料划分等级，如用黏度划分羟丙基甲基纤维素的相对分子质量级别，可分成 0.005Pa·s、0.05Pa·s、0.4Pa·s、4Pa·s、100Pa·s、150Pa·s 等。

高分子化合物的应用性能与其相对分子质量及分布有密切的联系。了解了高分子化合物的分级和其中各种相对分子质量所占的比例，就能够了解该高分子化合物的相对分子质量分布。在相同的溶剂和浓度时，黏度随相对分子质量的增大而增大。聚合度为 700～800 的纤维素机械强度较高；当聚合度小于 700 时，则机械强度显著降低；当聚合度小于 200 时则变成为粉末。

2. 溶胀和溶解

高分子化合物溶解的突出特点是其存在溶胀过程。溶胀是指由于溶剂分子缓慢进入高分子内部而使其体积逐渐增大的过程。当高分子化合物与溶剂接触时，由于两者分子大小相差悬殊，溶剂分子进入高分子内部的速度远远超过链状高分子扩散到溶剂中的速度，同时随着溶剂分子进入量的增多，使卷曲的高分子慢慢张开，于是高分子化合物的体积体现为逐渐胀大，这就是高分子化合物所特有的溶胀现象。根据溶胀程度不同，溶胀又可分为有限溶胀和无限溶胀。

高分子化合物溶胀的程度和速率主要受高分子化合物的结构及相对分子质量、溶剂的溶解性质、溶剂量等因素的影响。线型高分子在不适当溶剂中或溶剂量不足时，只发生有限溶胀，得到高分子凝胶；在足量的适当溶剂中，高分子化合物体积则不断增大，链段间的作用力不断减小，分子链产生自由运动并充分伸展，形成黏稠溶液，即出现了高分子化合物的溶解。高分子化合物的溶解称为无限溶胀，无限溶胀实际上是有限溶胀的继续。网状交联高分子只能产生有限溶胀，这是因为溶剂分子的进入不能破坏其化学交联链。网状交联高分子化合物的相对分子质量越大，溶胀速率越慢，只有在其相对分子质量增加到一定程度时，溶胀速率才没有大的差异。

选择适宜的溶剂对于溶胀或溶解高分子化合物具有实际意义。如聚乙烯醇不能在无水乙醇中溶胀，却能在水中溶胀；室温下明胶在水中是有限溶胀，而在 KI（碘化钾）水溶液中是无限溶胀。又如聚乙烯醇和羧甲基纤维素钠等水溶性的高分子化合物在热水比在冷水中更容易溶解，故在实际应用中，通常先用冷水润湿和分散，然后加热溶解。这是因为如果直接用热水溶解，则热水会迅速溶胀或溶解高分子颗粒最外层的分子，造成颗粒外层形成高黏度的凝胶层而互相结聚成团，阻滞溶剂分子的进一步扩散进入高分子化合物内部，使颗粒内部不能溶胀。

3. 溶胶和凝胶

线型高分子化合物在溶剂中溶胀或溶解时，由于溶剂分子进入其分子内部，分子间的相互作用力减弱，分子链由卷曲状态变为伸展状态，但在一定条件下，其分子间的相互作用力依然较强，所形成的物理交联可能仍然牢固，形成了含有大量溶剂分子的高分子凝胶。这种高分子凝胶的某些性质与网状交联高分子相似。如溶剂分子被固定在网状结构中，不能自由流动，从而具有一定的弹性、可塑性、强度等。这种凝胶的网状结构交联键有范德华力、共价键、静电引力等，主要受分子间的范德华力的影响。当温度、溶剂等条件变化时，这种物理交联键有可能被破坏，凝胶中的分子会重新分散到溶剂中形成溶胶或溶液。如相对分子质量大于12500的泊洛沙姆-407冷藏时，在水中易溶解，但当加热至近40℃时就转变为凝胶；聚乙烯在液状石蜡中加热溶解，冷却后形成疏水凝胶；明胶在水中加热溶解，再冷却至室温时则产生从溶胶到凝胶的转变，重新加热此含水凝胶，其又可转变为溶胶状态。

线型高分子产生的凝胶具有的触变性、弹性和黏性强度一般较低。此类凝胶在高速搅拌下转变为溶胶，利于倾倒；但在加入大量电解质或加热的情况下，容易造成脱水收缩而变成干胶，难以控制形状。网状交联高分子化合物溶胀后形成不可逆凝胶，加热或更换溶剂都不能恢复成溶胶。如在水中溶胀的交联聚丙烯酸钠和在汽油中溶胀的硫化橡胶等。

高分子化合物在水中溶胀后，其分子链间的距离增大，原来包含在其中的药物，逐渐溶解在网络结构内存在的大量水分中，并向外扩散。药物的相对分子质量小，高分子的相对分子质量低或溶胀程度与速度大，则药物向外扩散就容易；反之，凝胶结构就会阻滞药物的扩散，但当高分子化合物的相对分子质量增大到一定程度后，这种阻滞作用逐渐减弱。

4. 玻璃化转变温度

线性高分子化合物的状态可随外力作用或逐渐受热而发生改变，这是由于外力作用或逐渐受热时，线性高分子中的分子链、链段、某些基团、原子等产生了不同程度的自由运动。当这种自由运动只是产生在最小范围内，即基团或原子运动时，线性高分子可表现出一种和玻璃相似的状态，具有坚硬和不易变形等性质，这种状态称为玻璃态；当外力增大或继续加热时，链段和少量的分子链也会产生自由运动，此时线性高分子则表现出一种高弹性的状态，具有弹性、柔性、可逆变形性等性质，这种状态称为高弹态。高分子化合物玻璃态与高弹态之间的转变称为玻璃化转变，此时的温度称为玻璃化转变温度（glass transition temperature，T_g）。玻璃态和高弹态都是高分子的使用状态。药物在高弹态中的扩散比在玻璃态中要快很多，这是由于高弹态时分子链的运动范围变大，有利于药物的扩散。

T_g和高分子化合物的相对分子质量、链结构、聚集态结构等因素有关。一般相对分子质量大时T_g也大；相同分子结构的高分子化合物，其结晶型的T_g接近熔点温度，而其无定形和半结晶型的T_g则接近软化温度，结晶型的T_g一般高于后两种。高分子化合物因为以上因素而各有其T_g值，如聚氯乙烯T_g值是80℃、羟丙基纤维素T_g值是130℃、聚维酮T_g值是150℃、乙基纤维素T_g值是152～162℃、羟丙基甲基纤维素苯二酸酯T_g值是200～210℃等。高分子化合物的性能在T_g附近会产生很大变化，而且T_g决定了高分子化合物的使用性能。如纤维、塑料等一些使用温度在其T_g以下的高分子化合物，要求他们的T_g高于室温50～70℃；橡胶、压敏胶等一些使用温度在其T_g以上的高分子化合物，则要求它们的T_g低于75℃。制剂中，常在一些高分子膜材料内加入适量的小分子增塑剂，这是因为这些小分子加大了高分子链间的距离，促进了分子链的运动，导致T_g降低，从而提高了柔性和弹性。

5. 黏流温度

高分子化合物处于高弹态时，如果继续加热，则整个高分子链产生自由运动，表现出发黏、不可逆变形、近似于流体的性质，这种半固态状态称为黏流态，产生转变的温度称为黏流温度。

黏流态一般是高分子化合物的加工状态，热熔高分子化合物的加工温度应高于黏流温度。如热熔法生产各种药用包装膜、吸塑水泡眼包装、各种药品塑料包装袋等均要求在高于黏流温度的条件下进行。如果加工温度比黏流温度高很多，高分子化合物会变成具有流动性的黏稠熔体，这种熔体的黏度可以体现高分子化合物相对分子质量的大小。这是因为在熔体状态下，较高相对分子质量的分子链比较低相对分子质量的分子链更容易互相缠绕或聚结在一起，从而使较高相对分子质量的高分子具有更大的流动阻力和黏度。因此，只要测定熔体的黏度就可以掌握高分子化合物相对分子质量的相对大小，通常用熔融指数来表示，熔融指数越大，相对分子质量越小。

6. 力学性质

当高分子化合物制品受到外力拉伸时，会产生伸长形变。在一定的作用力大小范围内，高分子化合物产生的应变和应力成正比关系。当受到外力拉伸时，理想弹性体可迅速达到平衡形变，而高分子化合物的形变则比较缓慢。这是因为高分子化合物的形变除了受外力大小的影响外，还和受力时间有关，时间越长，形变越明显；并且，只要外力持续到一定的时间后，就算撤去外力，也不能恢复原形，如塑料薄膜的拉伸就经常出现这种现象。

三、常用高分子材料及其应用

高分子材料在药物制剂中应用广泛，某些常用的高分子材料及其应用形式见表 2-1。

表 2-1 常用的高分子材料及其应用形式

高分子材料	应用形式
聚乙烯醇(PVA)	致孔剂，成膜剂，增稠增黏剂，药库材料
聚乙二醇(PEG)	溶剂，基质骨架，致孔剂，黏合剂，稠精剂，增稠增黏剂，增塑剂，打光剂，包装材料，渗透促进剂
聚维酮(PVP)	基质骨架，致孔剂，黏合剂，崩解剂，成膜剂，增稠增黏剂
甲基纤维素(MC)	助悬剂，基质骨架，黏合剂，成膜剂，增稠增黏剂
乙基纤维素(EC)	溶剂，基质骨架，黏合剂，防黏剂，阻滞剂，包装材料
羧甲基纤维素钠(CMC-Na)	助悬剂，基质骨架，黏合剂，崩解剂，增稠增黏剂
羟丙基甲基纤维素(HPMC)	助悬剂，基质骨架，黏合剂，药库材料，增塑剂
卡波姆(CBM)	助悬剂，基质骨架，成膜剂，增稠增黏剂，药库材料
乙烯-醋酸乙烯共聚物(EVA)	基质骨架，成膜剂
聚乙烯(PE)	基质骨架，成膜剂，增稠增黏剂，防黏剂，包装材料
聚氯乙烯(PVC)	基质骨架，成膜剂

1. 淀粉类

(1) 淀粉　淀粉是由直链淀粉和支链淀粉组成，其中支链淀粉所占比例较大，约占75%。支链淀粉在冷水中分散溶胀并形成胶浆，在热水中溶胀分离而得的直链淀粉干燥后因具结晶性而不能在热水中重复溶解。

药用的多为玉米淀粉，具有半晶态性质，室温下可在水中分散但不溶，60～70℃开始溶胀（糊化），70～75℃迅速溶胀至半透明凝胶，黏性很大。冷却的淀粉糊在长时间放置或强烈搅拌下，淀粉高分子和水分子之间的氢键可被破坏，使淀粉分子彼此相吸而挤出水分，导致凝胶被破坏，黏性降低直至消失。

淀粉来源广泛、价格易得，但易引湿、易霉变、膨胀能力不好（吸水后体积增大78%）、流动性不强、有弹性性质。通常用作片剂的稀释剂、黏合剂、崩解剂以及其他各种制剂的填充剂。淀粉经过特殊处理可改良其性质，如糊化后的淀粉浆脱水干燥所得无定形粉末称可溶性淀粉或糊化淀粉，易分散并溶解在冷水中。

(2) 预胶化淀粉　预胶化淀粉是指把淀粉经强力压缩后，解压或将其水混悬液加热，使其中游离出一些支链和直链淀粉，最后所得的无定形粉末。游离态支链和直链淀粉一般分别含15%和5%。与淀粉相比，预胶化淀粉与水亲和性更好，在水中更易分散，流动性和润滑性更好，溶胀迅速，弹性更小，压缩性和干燥黏合性较好，适于用作片剂和胶囊剂的填充剂、崩解剂。

(3) 羧甲基淀粉钠（sodium carboxymethyl starch，CMS-Na）又称甘醇酸淀粉钠，在水中易分散和溶胀，且不产生高黏凝胶屏障，吸水后体积能增大300倍，是广泛使用的崩解剂。市售商品一般有“Primojel”、“Explotab”、“DST”等。氯化钠等无机盐能减弱其崩解能力。

2. 纤维素类

(1) 微晶纤维素（microcrystalline cellulose，MCC）在20℃时，用17.5%NaOH溶液处理天然细纤维，收集其中不溶解的部分（称α-纤维素），用浓盐酸煮沸，将纤维素中的无定形部分除去，剩下的结晶部分经过干燥、粉碎即可得聚合度约为200的微晶纤维素。

微晶纤维素为多孔微晶状、易流动的白色粉末或颗粒，有较高的变形性，能吸收2～3倍量的水或1.2～1.4倍的油。常用作片剂辅料，可作填充剂、崩解剂、干燥黏合剂、吸收剂等。“Avicel”为其国外商品名，是其与8.5%～11%的羧甲基纤维素的混合物，这样可提高其亲水性并防止粉末凝聚。按照粒度和比表面积分成多种型号，如AvicelpH-101、AvicelpH-103的平均粒径约为50μm，比表面积约为11.2～11.4m^2/g；AvicelpH-102、AvicelpH-105的平均粒径分别为100μm和20μm，比表面积为10.0m^2/g和20.7m^2/g。一般将粒径小的粉末用作助悬剂和增稠剂、O/W乳剂和乳膏的稳定剂以及液体组分的吸收剂。

(2) 纤维素酯类衍生物　纤维素酯类衍生物是纤维素分子上的大量羟基被酸酐部分或完全取代后的产物。常用的有醋酸纤维素（cellulose acetate，CA）和醋酸纤维素酞酸酯（cellulose acetate phthalate，CAP）。

① 醋酸纤维素。根据乙酰基取代数的不同，醋酸纤维素可分为三醋酸纤维素、二醋酸纤维素、一醋酸纤维素。他们在水中不溶胀也不溶解，一醋酸纤维素和二醋酸纤维素可溶于二氯甲烷以及二氯甲烷和异丙醇的混合溶剂、丙酮以及丙酮和甲醇或乙醇的混合溶剂等，三醋酸纤维素只能溶于二氯甲烷。醋酸纤维素可用作缓释制剂的包衣材料，也可作为阻滞剂直接和药物混合压片，或加入增塑剂后用于制备薄膜。二醋酸纤维素因为具有半透性，能够阻止溶液中除水分子以外的物质的渗透而用作制备渗透泵型片剂包衣的主要材料。

② 醋酸纤维素酞酸酯。是羟基同时被乙酰基和邻苯二甲酸基团取代后的产物，又称邻苯二甲酸醋酸纤维素。醋酸纤维素酞酸酯在酸性水溶液中不溶，可溶于pH6.0以上的缓冲液，还可以在丙酮以及丙酮与乙醇或甲醇组成的混合溶剂中溶解，长时间的湿热可致其降解产生醋酸，在缓冲溶液中溶解性降低。在含有大量多价金属离子的环境中可形成不溶性酞酸盐，如铁、铝、钙、铅离子等。为常用的肠溶型包衣材料。

(3) 纤维素醚类衍生物　是羟基被醚化而形成的衍生物，多为水溶性。

① 羧甲基纤维素钠（carboxymethyl cellulose，CMC-Na）：是羟基被羧甲基部分取代所得的产物，因是钠盐而具强烈的亲水性，极易溶于水，形成黏性溶液，受pH和无机盐的影响较小。常作固体制剂的黏合剂以及液体制剂的增稠剂、增黏剂、助悬剂，也可用作片剂崩解剂。但作片剂崩解剂时，由于羧甲基纤维素钠在水中溶解迅速，容易在高分子表面形成高黏度的凝胶层，阻碍水分的进一步渗入，使溶胀性能不好，可改用羧甲基纤维素钙。

② 交联羧甲基纤维素钠（croscarmellose sodium，CC-Na）：为CMC-Na的交联聚合物，又称改性纤维素胶。在水中不溶，但能迅速吸水溶胀，流动性好，常作片剂崩解剂。一般有

A 型（pH5.0～7.0、取代度 0.60～0.85、沉降容积 10～30mL）和 B 型（pH6.0～8.0、取代度 0.63～0.95、沉降容积不超过 80mL）两种规格，国外商品名为 Ac-Di-Sol。

③ 甲基纤维素（methylcellulose，MC）：甲基纤维素是羟基被甲氧基取代后的产物。甲基纤维素水溶性好，在冷水中易于溶胀和溶解，溶液有黏性，其溶液加热到 60～70℃时，因甲氧基和水分子间的氢键被破坏而凝胶化，进一步加热到沸腾则形成沉淀，经冷后又能重新溶解形成透明的胶体溶液。一定量的乙醇和聚乙二醇能升高其溶液的凝胶化温度，而电解质和亲水性物质可降低其溶液的凝胶化温度。本品用途与羧甲基纤维素相似，但会降低某些常用抑菌剂的效力，如酚类、苯扎溴铵、羟苯甲酯、硝酸银等，常与抑菌剂硝酸苯汞配伍使用。

④ 羟丙基纤维素（hydroxypropylcellulose，HPC）。是羟基被羟丙基取代后的产物。羟丙基纤维素的特点和甲基纤维素相似。目前常用的低取代羟丙基纤维素为多孔性不规则粉末或颗粒，比表面积大，能迅速吸水和溶胀但不溶解，可增加片剂的硬度和压缩性，为优良的片剂崩解剂。

⑤ 羟丙基甲基纤维素（hydroxypropyl methylcellulose，HPMC）。是羟基同时被甲氧基和羟丙基取代后的产物。羟丙基甲基纤维素溶解性质和甲基纤维素相似，易溶于冷水，热水中则凝胶化。本品的低黏度产品（5～50cP）可用作助悬剂、增黏剂、黏合剂；高黏度产品（4000～100000cP）用作缓释制剂的主要填充剂和阻滞剂，如骨架片。国外产品有“Pharmacoat”、“Methocel”等。

⑥ 乙基纤维素（ethylcellulose，EC）。是羟基被乙氧基取代后的产物。乙基纤维素在水、酸、碱溶液中不溶，能溶于乙醇、甲醇、二氯乙烷、丙酮等有机溶剂，常作缓释制剂的包衣材料和阻滞剂，也可作黏合剂。目前，其水分散液的品种有“Apuacoat”、“Surelease”等。

(4) 纤维素醚的酯衍生物　是羟丙基甲基纤维素被酯化后的产物，包括羟丙基甲基纤维素酞酸酯（hydroxypropyl methylcellulose phthalate，HPMCP）和醋酸羟丙基甲基纤维素琥珀酸酯（hydroxypropyl methylcellulose acetate succinate，HPMCAS）两种。其性质与醋酸纤维素酞酸酯相似，但湿热稳定性比醋酸纤维素酞酸酯要好。纤维素醚的酯衍生物不溶于水及酸性水溶液，可溶于丙酮以及其和乙醇或甲醇的混合溶剂系统，也溶于 pH5.0～5.8、pH5.5～7.1 的缓冲液。是优良的肠溶包衣材料。

纤维素酯类、纤维素醚类、纤维素醚的酯类的化学结构通式为：

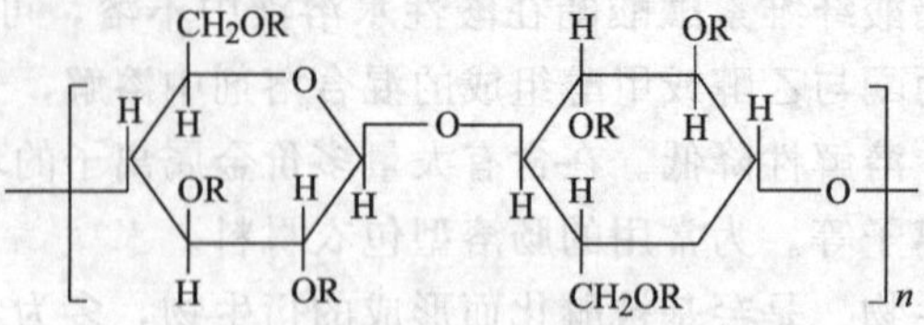

3. 丙烯酸类

(1) 卡波姆（carbomer）　为羧基乙烯共聚物，商品名“carbopol”（卡波普），是一种引湿性很强的粉末。卡波姆在水中分散后呈酸性，被适量碱中和后，可迅速溶胀为半透明高黏度凝胶或溶解为黏稠溶液。为避免其表面凝胶化而影响溶解，可先用少量聚乙二醇、丙二醇、甘油润湿，溶胀后再加水溶解。卡波姆的制剂用途广泛，低浓度溶液可用作液体药剂的增稠剂、增黏剂、助悬剂，凝胶为优良的软膏基质，还可用作缓释制剂的阻滞剂。与卡波姆性质相似的物质有聚丙烯酸和交联聚丙烯酸钠等。

(2) 丙烯酸树脂(acrylic acid resin) 可分为甲基丙烯酸酯共聚物与甲基丙烯酸共聚物两大类。按共聚成分和比例的差异，分别有水中不溶或在胃液、肠液溶解的特性，其部分产品的组成、比例及在水中的溶解特性见表 2-2。

表 2-2 部分丙烯酸树脂的组成、比例及水中的溶解特性

共聚物名称	品　名	溶解 pH
甲基丙烯酸-丙烯酸丁酯①(1∶1)	肠溶型Ⅰ号丙烯酸树脂乳胶液	>5.5
甲基丙烯酸-甲基丙烯酸甲酯①(1∶1)	肠溶型Ⅱ号丙烯酸树脂	>6.0
甲基丙烯酸-甲基丙烯酸甲酯①(1∶2)	肠溶型Ⅲ号丙烯酸树脂	>7.0
丙烯酸丁酯-甲基丙烯酸甲酯(1∶2)	胃崩型丙烯酸树脂乳胶液	溶胀不溶解
丙烯酸乙酯-甲基丙烯酸甲酯-甲基丙烯酸氯化三甲氨基乙酯(1∶2∶0.1)	低渗透型丙烯酸树脂	溶胀不溶解
丙烯酸乙酯-甲基丙烯酸甲酯-甲基丙烯酸氯化三甲氨基乙酯(1∶2∶0.2)	高渗透型丙烯酸树脂	溶胀不溶解

①为甲基丙烯酸共聚物，其他为甲基丙烯酸酯共聚物。

丙烯酸树脂为白色或类白色的粉末或条状物。能溶于乙醇、丙酮、二氯乙烷等极性有机溶剂成为黏稠溶液，加热回流可加快其溶胀和溶解的速度，使用前可将其浸泡于适量的溶剂中，完全溶胀后，添加溶剂调节黏度到适于喷雾即可。丙烯酸树脂都能够在固体制剂的表面形成黏着牢固的衣膜，故作为包衣材料被广泛应用。

4. 乙烯类

(1) 聚乙烯醇(polyvinyl alcohol，PVA) 是醇解聚醋酸乙烯酯而得的结晶性高分子化合物。药用聚乙烯醇的醇解度一般为 87%～89%，此时其水溶性最好，可溶解于冷、热水中。

聚乙烯醇为白色、淡黄色结晶性颗粒或粉末，能溶于浓度不超过 50%的乙醇溶液，加热回流可加快其溶解速率。聚乙烯醇水溶液的黏度随温度升高而下降，随浓度升高而快速增大；高浓度时可形成凝胶，其溶液和凝胶经缓慢加热脱水可得有一定抗张强度、柔软、透明的薄膜，该薄膜可重新溶于水。聚乙烯醇常作外用制剂的水溶性成膜材料，同时还可作增黏剂、润湿剂、辅助乳化剂使用。

(2) 聚维酮(povidone，polyvinylpyrrolidone，PVP) 即聚乙烯吡咯烷酮，是 *N*-乙烯基-吡咯烷酮聚合所得的水溶性高分子化合物。药用聚维酮平均相对分子质量为 1.0×10^4～7.0×10^5，常用 K 值表示，如 K 值为 15、25、30、60、90 时，其平均相对分子质量分别为 2.5×10^4、4.0×10^4、6.0×10^4、1.6×10^5、3.0×10^5，K 值越高相对分子质量越大。聚维酮干燥时是白色颗粒或粉末，不溶于烷烃、醚等非极性溶剂，易溶于水及乙醇等极性溶剂，但溶液的黏度不高，在浓度升高和相对分子质量增大时，黏度会明显增加。

聚维酮能与碘、氯霉素、普鲁卡因、丁卡因等许多药物生成可溶性复合物从而延长药物的作用时间。也可以作为药物载体，与难溶性药物制成固态分散体从而改善他们的溶出度。聚维酮是优良的涂膜剂材料，其醇溶液特别适宜在含有对水和热敏感药物的片剂中用作黏合剂，可增大包衣溶液对片基的黏着力。另外，聚维酮在低浓度时能起润湿作用，浓度大于 10%时可作增稠剂、增黏剂、助悬剂使用。

交联聚维酮(crospovidone，CPVP)是高相对分子质量的乙烯基吡咯酮的交联聚合物，又称 PVPP。不溶于各种溶剂，但能迅速溶胀且不形成凝胶，溶胀后体积增大 150%～200%，其流动性及可压性好，是很好的崩解剂。

(3) 乙烯-醋酸乙烯共聚物(ethylene vinylacetate copolymer，EVA) 是一种不溶于水

的高分子塑料。乙烯-醋酸乙烯共聚物的相对分子质量和结晶度较大时药物的释放相对较慢，主要作为制备控释制剂的膜材。

乙烯-醋酸乙烯共聚物在相对分子质量增大时，其 T_g 和机械强度也随之增大；当相对分子质量相同时，醋酸乙烯比例越小，其越接近聚乙烯的性质，表现出高结晶度、高 T_g、高机械强度；共聚物中的醋酸乙烯比例小于40%时，结晶度随醋酸乙烯比例的升高而下降，而 T_g 几无变化；共聚物中的醋酸乙烯比例大于50%时，结晶度、T_g 随醋酸乙烯比例的升高而升高。

5. 其他

(1) 明胶（gelatin）　为天然高分子材料，是动物骨、皮等结缔组织胶原纤维蛋白的水解产物，常温下为白色、淡黄色的非晶、半透明颗粒或条块。明胶的黏度、蛋白质组成、相对分子质量等，因动物种类、组织差异、水解工艺、纯化方法等因素的不同而产生差异。通常猪皮明胶比骨胶和牛皮胶的黏度大、溶胀度小；皮胶比骨胶的硬度和强度小，但脆性、柔软性、透明性好。制备明胶因水解方法的不同，可分别得到酸法明胶（A型明胶，等电点为pH7～9）和碱法明胶（B型明胶，等电点为pH4.7～5.2），两者在使用上没有区别。

明胶可在冷水中缓慢溶胀，40℃时可加速溶胀和溶解。明胶在等电点时的黏度、透明度、溶胀度、溶解度最小。明胶溶液的黏度和明胶的相对分子质量有关，常用优质明胶的相对分子质量在 $1.0\times10^5\sim1.5\times10^5$。温度下降黏度增大，优质明胶的凝胶形成温度应为29～30℃。明胶的黏度还受pH影响，A型和B型明胶分别在pH值小于3和大于10时黏度最大。当明胶溶液长时间处于较高温度时，因加深了明胶蛋白质的水解而使其黏度降低，酸、碱、酶均能使降解加快。强力搅拌和超声处理也会降低明胶溶液的黏度。

衡量明胶质量的另一个重要指标是其凝胶的强度，一般用勃鲁姆强度来表示，优质明胶的勃鲁姆强度为250～350g。明胶凝胶受热慢慢脱水可制备空胶囊和软胶囊的胶皮，成品含水量应为12%～15%，以增加弹性和强度，并减小脆性，同时需加入大量的甘油、山梨醇、聚乙二醇等增塑剂和保湿剂以及一定量的阿拉伯胶、蔗糖等增加硬度与强度。

明胶在药物制剂中的应用较多，除可制备空胶囊和软胶囊的胶皮外，还可用作片剂包隔离衣的辅料和某些需要较高硬度片剂的黏合剂，其与甘油制成的甘油明胶凝胶可作栓剂的水溶性基质，此外，用带正电荷的弱酸性明胶溶液和带负电荷的阿拉伯胶溶液混合发生的共凝聚反应还是制备微囊的重要方法。

(2) 壳多糖及脱乙酰壳多糖　是氨基多糖类的结晶性聚合物，为天然高分子材料，主要来源于甲壳类动物的外壳，其基本结构与纤维素相似。为白色粉末或半透明片状物。

壳多糖的相对分子质量与纤维素相似，只在无水甲酸、氯代乙酸等少数溶剂中溶胀或溶解，可用作缓释制剂的阻滞剂。脱乙酰壳多糖是一种阳离子聚合物，相对分子质量 $3.0\times10^5\sim6.0\times10^5$，为壳多糖在浓碱溶液中加热水解并脱去乙酰基所得的产物，溶于低pH的盐酸、醋酸水溶液以及大多数的有机溶剂，主要作为缓释制剂的阻滞剂和控释药膜。

(3) 聚乙二醇（polyethylene glycol，PEG）是环氧乙烷或乙二醇经加成所得的低熔点(60～70℃)、低相对分子质量（小于 10^4）聚合物。聚乙二醇易溶于水和大部分极性溶剂，PEG200和PEG400等低相对分子质量聚乙二醇可与水以任意比例混溶，溶解度随相对分子质量增大或温度升高而降低。大量的电解质可降低其水溶液的昙点而出现起昙现象。

聚乙二醇随聚合度和相对分子质量增大可分别以液态、半固态、固态形式存在，液体聚乙二醇可用作注射剂及某些液体制剂的混合溶剂、增稠剂、增黏剂及助悬剂；半固体聚乙二醇可用作糊剂和软膏剂的基质、稠度和硬度或熔点的调节剂；固体聚乙二醇可用作栓剂基质以及片剂的包衣增塑剂、致孔剂、打光剂、黏合剂、润滑剂等。另外，聚乙二醇还可以作为难溶性药物的载体制备固态分散体以改进药物的溶出度。但聚乙二醇可与一些药物产生配位化合物而影响药效的发挥，如苯巴比妥、茶碱、磺胺、酚、水杨酸等。

(4) 聚乳酸（polylactic acid，PLA）是由乳酸或丙交酯聚合而得的一种能生物降解的高分子化合物，可分为左旋聚乳酸、右旋聚乳酸、消旋聚乳酸。左旋和右旋聚乳酸具高结晶性，消旋聚乳酸是无定形聚合物。聚乳酸的生物降解速率受相对分子质量和结晶度影响，相对分子质量和结晶度越大其降解速率越慢，如左旋聚乳酸比消旋聚乳酸降解慢，消旋聚乳酸降解 50%所需的时间在相对分子质量为 4.85×10^4 时比 1.4×10^4 时要多一倍。聚乳酸的体内降解产物为乳酸，进一步降解可生成水和二氧化碳，故安全性很好，主要制备手术缝合线和供体内使用的可降解的微球、微囊、埋植剂。

第四节　表面活性剂

一、概述

物体相与相之间的交界面称为界面。在界面上所发生的一切物理化学现象称为界面现象（表面现象）。凡能够显著降低两相间界面张力（或表面张力）的物质称为表面活性剂。此外，表面活性剂具有增溶、乳化、润湿、去污、杀菌、消泡、起泡等作用。而有些物质如乙醇、甘油等低级醇或无机盐等，不完全具备这些作用，因此不属于表面活性剂。

表面活性剂之所以能显著降低界面（表面）张力，主要取决于结构上的特点。表面活性剂结构中同时含有亲水性和疏水性两种性质的基团。一端为亲水的极性基团，如羧酸、磺酸、氨基及它们的盐，也可是羟基、酚氨基、醚键等；另一端为亲油的非极性烃链，烃链的长度一般在 8 个碳原子以上。因此表面活性剂具有很强的表面活性。亲水基团易溶于水或易被水湿润，故称为亲水基；疏水基团具有亲油性，故称为亲油基。例如，肥皂是脂肪酸钠（R·COONa），其碳氢链 R 为亲油基团，—COONa 为亲水基团。如图 2-4 所示为硬脂酸钠的结构示意。

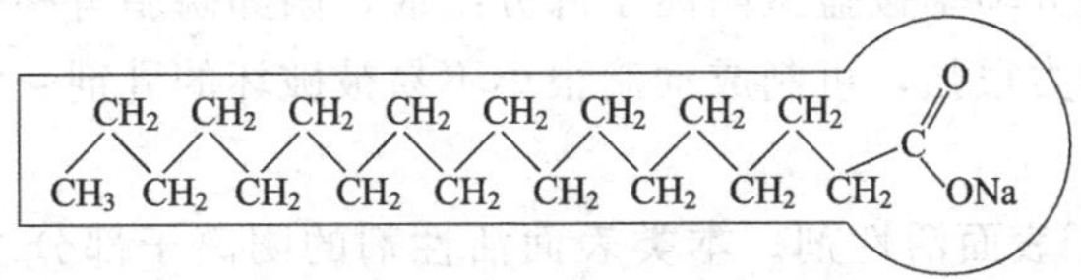

图 2-4　表面活性剂的化学结构（硬脂酸钠结构示意）

将表面活性剂加入水中，低浓度时可被吸附在溶液表面，亲水基团朝向水中，亲油基团朝向空气中，在表面（或界面）定向排列。由于表面活性剂分子存在于水表面，而改变了水的表面性质，使表面张力降低。此时表面活性剂在溶液表面层达到饱和浓度，表面活性剂分子即转入溶液内部，因其具备的两亲性，致使表面活性剂分子亲油基团之间相互吸引、缔合形成胶团。

二、表面活性剂的分类

表面活性剂按其解离情况可分为离子型和非离子型两大类，其中离子型表面活性剂又分为阴离子型、阳离子型和两性离子型三类。常用表面活性剂如下。

(1) 阴离子型表面活性剂　本类表面活性剂起表面活性作用的是阴离子，即带负电荷。

主要包括肥皂类、硫酸化物和磺酸化物。

① 肥皂类。为高级脂肪酸的盐，其分子结构通式为 $(RCOO^-)_n M^{n+}$。常用脂肪酸的烃链在 C_{11}～C_{18}之间，以硬脂酸、油酸、月桂酸等较常用。根据其金属离子 M^{n+} 的不同，可分为碱金属皂如硬脂酸钠、硬脂酸钾等；碱土金属皂如硬脂酸钙等；有机胺皂如三乙醇胺皂等。

本类表面活性剂的共同特点是具有良好的乳化能力，容易被酸所破坏，碱金属皂还可被钙、镁盐等破坏，电解质可使之盐析，具有一定的刺激性，一般用于外用制剂。

② 硫酸化物。为硫酸化油和高级脂肪醇硫酸酯类，其分子结构通式为 $R \cdot O \cdot SO_3^- M^+$，其中 R 在 C_{12}～C_{18}之间。常用的有：硫酸化蓖麻油，俗称土耳其红油，为黄色或橘黄色黏稠液体，有微臭，可与水混合，为无刺激性的去污剂和润湿剂，可代替肥皂洗涤皮肤，也可作载体使挥发油或水不溶性杀菌剂溶于水中；高级脂肪醇硫酸酯类，如十二烷基硫酸钠（月桂醇硫酸钠）、十六烷基硫酸钠（鲸蜡醇硫酸钠）、十八烷基硫酸钠（硬脂醇硫酸钠）等，其乳化能力很强，较肥皂类稳定，用作外用软膏的乳化剂。

③ 磺酸化物。主要有脂肪族磺酸化物、烷基芳基磺酸化物、烷基萘磺酸化物等，其分子结构通式为 $R \cdot SO_3^- M^+$。其水溶性和耐钙、镁盐的能力虽比硫酸化物稍差，但不易水解，特别在酸性水溶液中稳定。常用的有：脂肪族磺酸化物，如二辛基琥珀酸磺酸钠（商品名阿洛索-OT）等；烷基芳基磺酸化物，如十二烷基苯磺酸钠，均为目前广泛应用的洗涤剂。

(2) 阳离子型表面活性剂　本类表面活性剂起表面活性作用的是阳离子部分。分子结构中含有一个五价的氮原子，也称为季铵盐型阳离子表面活性剂，其水溶性大，在酸性与碱性溶液中均较稳定，具有良好的表面活性和杀菌作用，但对人体有害，因此，本类表面活性剂主要用于杀菌和防腐。常用的有苯扎氯铵（洁尔灭）、苯扎溴铵（新洁尔灭）等。

(3) 两性离子型表面活性剂　这类表面活性剂的分子结构中同时具有正、负离子基团，在不同 pH 介质中可表现出阳离子或阴离子表面活性剂的性质，在碱性水溶液中呈现阴离子表面活性剂的性质，具有起泡性、去污力；在酸性水溶液中则呈现阳离子表面活性剂的性质，具有杀菌能力。有天然的，也有人工合成制品。

① 天然的两性离子表面活性剂。包括卵磷脂和豆磷脂，常用的是卵磷脂，其分子结构由磷酸酯型的阴离子部分和季铵盐型阳离子部分组成，因卵磷脂有两个疏水基团，故不溶于水，但对油脂的乳化能力很强，可制成油滴很小不易被破坏的乳剂。常用于注射用乳剂及脂质体的制备。

② 合成的两性离子表面活性剂。本类表面活性剂的阴离子部分主要是羧酸盐，阳离子部分主要是铵盐或季铵盐。由铵盐构成者即为氨基酸型，由季铵盐构成者即为甜菜碱型。氨基酸型在等电点（一般微酸性）时，亲水性减弱，可产生沉淀；甜菜碱型不论在酸性、碱性或中性溶液中均易溶解，在等电点时也无沉淀，适用于任何 pH 环境。

(4) 非离子型表面活性剂　本类表面活性剂在水中不解离，其分子结构中亲水基团多为甘油、聚乙二醇和山梨醇等多元醇，亲油基团多为长链脂肪酸或长链脂肪醇以及烷基或芳基等，它们以酯键或醚键相结合，因而有许多不同的品种。由于不解离，具有不受电解质和溶液 pH 影响，毒性和溶血性小，能与大多数药物配伍，在药剂上应用广泛，常用作增溶剂、分散剂、乳化剂、混悬剂。可供外用或内服，个别品种可做注射剂的附加剂。

① 脂肪酸山梨坦类（司盘类）。为脱水山梨醇脂肪酸酯类，即山梨醇与各种不同的脂肪酸所组成的酯类化合物，商品名为司盘类（Spans）。由于山梨醇羟基脱水位置不同，故有各种异构体，一般用以下通式表示：

（结构式：山梨坦，含 CH_2OOCR、HO、OH、OH 基团）

式中，$RCOO^-$ 为脂肪酸根，山梨醇为六元醇，因脱水而环合。

脂肪酸山梨坦类亲油性较强，HLB 值为 1.8～8.6，为油溶性，一般用作 W/O 型乳剂的乳化剂，或 O/W 型乳剂的辅助乳化剂。脂肪酸山梨坦 20 和脂肪酸山梨坦 40 与聚山梨酯类配伍常作 O/W 型乳剂的混合乳化剂。

根据所结合的脂肪酸种类和数量的不同，本类表面活性剂有以下常用品种：脂肪酸山梨坦 20（月桂酸山梨坦）、脂肪酸山梨坦 40（棕榈酸山梨坦）、脂肪酸山梨坦 60（硬脂酸山梨坦）、脂肪酸山梨坦 80（油酸山梨坦）、脂肪酸山梨坦 85（三油酸山梨坦）等。

② 聚山梨酯类（吐温类）。为聚氧乙烯脱水山梨醇脂肪酸酯类，这类表面活性剂是在脂肪酸山梨坦类的剩余—OH 的基础上，再结合聚氧乙烯基而制得的醚类化合物，商品名为吐温（Tweens）。聚山梨酯类是黏稠的黄色液体，对热稳定，但在酸、碱和酶作用下也会水解。由于分子中含有大量亲水性的聚氧乙烯基，故其亲水性显著增强，成为水溶性表面活性剂。主要用作增溶剂、O/W 型乳化剂、润湿剂和助分散剂。

（结构式：聚山梨酯，含 CH_2OOCR、$H_n(OC_2H_4)O$、$O(C_2H_4O)_nH$、$O(C_2H_4O)_nH$ 基团）

式中，$(C_2H_4O)_nO^-$ 为聚氧乙烯基。

根据所结合脂肪酸种类和数量的不同，本类表面活性剂常用的有：聚山梨酯 20（吐温 20）系单月桂酸酯、聚山梨酯 40（吐温 40）系单棕榈酸酯、聚山梨酯 60（吐温 60）系单硬脂酸酯、聚山梨酯 80（吐温 80）系单油酸酯、聚山梨酯 85（吐温 85）系三油酸酯等。

③ 聚氧乙烯脂肪酸酯类。系由聚乙二醇与长链脂肪酸缩合而成，商品名为卖泽(Myrij)类，通式为 $R \cdot COO \cdot CH_2 \cdot (CH_2OCH_2)_n \cdot CH_2OH$ 表示，其中—$(CH_2OCH_2)_n$—是聚乙二醇形成的聚氧乙烯基，n 是聚合度。该类表面活性剂的水溶性和乳化性很强，常用作 O/W 型乳剂的乳化剂。

④ 聚氧乙烯脂肪醇醚类。是由聚乙二醇与脂肪醇缩合而成的醚类，通式为 $R \cdot O(CH_2OCH_2)_nH$ 表示，商品名为苄泽（Brij）。因聚氧乙烯基聚合度和脂肪醇的不同而有不同的品种。药剂上常用作乳化剂或增溶剂。常用的有西土马哥（由聚乙二醇与十六醇缩合而成）、平平加 O（由 15 个单位聚乙烯与油醇形成的缩合物）、埃莫尔弗（由 20 个单位以上的氧乙烯与油醇形成的缩合物）等。

⑤ 聚氧乙烯-聚氧丙烯共聚物。由聚氧乙烯与聚氧丙烯聚合而成。聚氧乙烯具有亲水性，而聚氧丙烯基随着相对分子质量的增大而亲油性增强，具有亲油性。常用的有普流罗尼克 pluronic F-68。该类表面活性剂对皮肤无刺激性和过敏性，对黏膜刺激性极小，毒性也比其他非离子型表面活性剂小，可用作静脉注射剂的乳化剂。

三、表面活性剂的基本特性

1. 胶团的形成

（1）临界胶团浓度　表面活性剂溶于水形成正吸附达到饱和后，溶液表面不能再吸附，表面活性剂分子即转入溶液内部，因其具备的两亲性，致使表面活性剂分子亲油基团之间相互吸引、缔合形成胶团，即亲水基团朝外、亲油基团朝内、大小不超过胶体粒子范围（1～

100nm)、在水中稳定分散的聚合体。表面活性剂分子缔合形成胶团的最低浓度称为临界胶团浓度（CMC），单位体积内胶团数量几乎与表面活性剂的总浓度成正比。到达临界胶团浓度时，分散系统由真溶液变成胶体溶液，同时会发生表面张力降低，增溶作用增强，起泡性能和去污力加大，渗透压、导电度、密度和黏度等突变，出现丁达尔（Tyndall）现象等理化性质的变化。形成胶团的临界浓度通常在 0.02%～0.5%。

（2）胶团的结构　当表面活性剂在一定浓度范围时，胶团呈球状结构，其表面为亲水基团，亲油基团上与亲水基团相邻的一些次甲基排列整齐形成栅状层，而亲油基团则紊乱缠绕形成内核，有非极性液态性质。水分子通过与亲水基团的相互作用可深入栅状层内。如图 2-5 所示，随着表面活性剂浓度的增大，胶团结构还可呈现棒状、束状、板状及层状等。

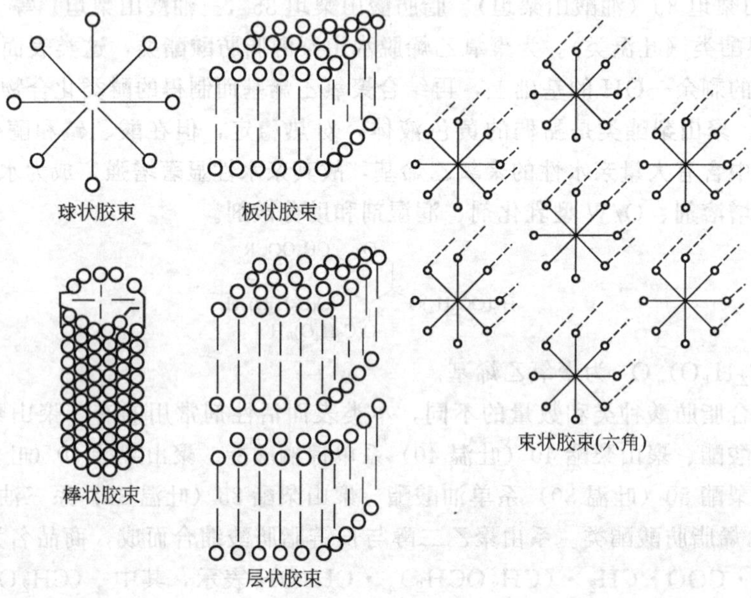

图 2-5　胶团的形态

2. 亲水亲油平衡值

表面活性剂亲水亲油的强弱取决于其分子结构中亲水基团和亲油基团的多少。表面活性剂亲水亲油的强弱，可以用亲水亲油平衡值表示（HLB 值）。表面活性剂的 HLB 值越高，其亲水性越强；HLB 值越低，其亲油性越强。现在一般非离子型表面活性剂的 HLB 值限定在 0～40。不同 HLB 值的表面活性剂具有不同的用途，HLB 值在 15～18 以上的表面活性剂适合用作增溶剂，HLB 值在 8～16 的表面活性剂适合用作 O/W 型乳化剂，HLB 值在 3～8的表面活性剂适合用作 W/O 型乳化剂，HLB 值在 7～9 的表面活性剂适合用作润湿剂。

非离子型表面活性剂的 HLB 值有加和性，混合表面活性剂的 HLB 值计算如下：

$$\mathrm{HLB_{AB}}=\frac{\mathrm{HLB_A}\times W_\mathrm{A}+\mathrm{HLB_B}\times W_\mathrm{B}}{W_\mathrm{A}+W_\mathrm{B}} \tag{2-10}$$

式中，$\mathrm{HLB_A}$ 为 A 乳化剂的 HLB 值；W_A 为 A 乳化剂的重量；$\mathrm{HLB_B}$ 为 B 乳化剂的 HLB 值；W_B 为 B 乳化剂的重量；$\mathrm{HLB_{AB}}$为混合乳化剂的 HLB 值［注：式(2-10) 不能用于混合离子型表面活性剂的 HLB 值的计算］。常用表面活性剂的 HLB 值见表 2-3。

例如，用 45%脂肪酸山梨坦 60（HLB=4.7）和 55%聚山梨酯 60（HLB=14.9）组成的混合表面活性剂的 HLB 值为 10.31。

表 2-3 常用表面活性剂的 HLB 值

表面活性剂	HLB 值	表面活性剂	HLB 值	表面活性剂	HLB 值
十二烷基硫酸钠	40.0	乳化剂 OP	15.0	脂肪酸山梨坦 20	8.6
阿特拉斯 G-263	25～30	聚山梨酯 60	14.9	阿拉伯胶	8.0
油酸钾(软皂)	20.0	聚山梨酯 21	13.3	脂肪酸山梨坦 40	6.7
油酸钠	18.0	乳白灵 A	13.0	单油酸二甘酯	6.1
苄泽 35	16.9	西黄蓍胶	13.0	蔗糖酯	5～13
苄泽 52	16.9	聚氧乙烯烷基酚	12.8	脂肪酸山梨坦 60	4.7
聚山梨酯 20	16.7	油酸三乙醇胺	12.0	脂肪酸山梨坦 80	4.3
西马土哥	16.4	卖泽 45	11.1	单硬脂酸甘油酯	3.8
聚氧乙烯月桂醇醚	16.0	聚山梨酯 85	11.0	脂肪酸山梨坦 83	3.7
卖泽 51	16.0	聚山梨酯 65	10.5	单硬脂酸丙二酯	3.4
泊洛沙姆 188	16.0	聚山梨酯 81	10.0	卵磷脂	3.0
聚山梨酯 40	15.6	明胶	9.8	脂肪酸山梨坦 65	2.1
聚山梨酯 80	15.0	聚山梨酯 61	9.6	脂肪酸山梨坦 85	1.8
卖泽 49	15.0	苄泽 30	9.5	二硬脂酸乙二酯	1.5

3. 增溶作用

（1）胶团增溶 增溶是指当溶液中的表面活性剂达到临界胶团浓度后，能显著增加一些不溶性或微溶性物质溶解度的作用。起增溶作用的表面活性剂称增溶剂，被增溶的物质称增溶质。在临界胶团浓度以上时，胶团数量和增溶量都随增溶剂用量的增加而增加。在增溶剂的用量固定而增溶又达平衡时，增溶质的饱和浓度称最大增溶浓度（MAC）。如 1g 聚山梨酯 20 或聚山梨酯 80 能分别增溶 0.25g 和 0.19g 的丁香油，1g 十二烷基硫酸钠能增溶 0.262g 的黄体酮。此时若继续加入增溶质，则溶液将析出沉淀或转变为乳浊液。临界胶团浓度愈低，缔合数就愈多，最大增溶浓度则愈大。

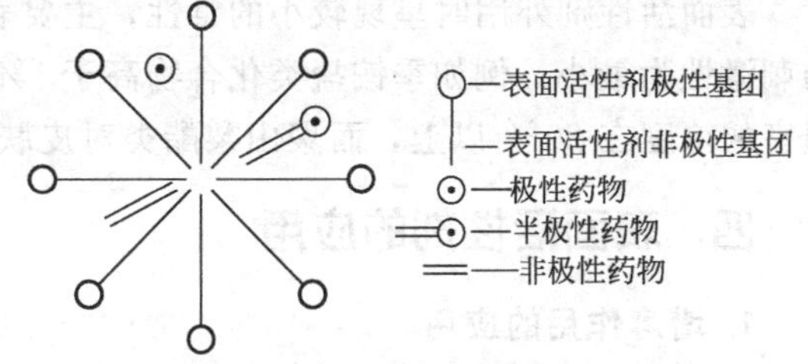

图 2-6 表面活性剂增溶作用示意

如图 2-6 所示，增溶的形式有：极性药物如对羟基苯甲酸等，分子两端均为极性基团，亲水性强，可全部被增溶剂的亲水基团（如聚氧乙烯基）增溶，即被吸附在胶团的栅状层中而致增溶，此类增溶的增溶量较大；非极性药物如苯和甲苯等，可全部进入胶团的非极性内核而致增溶，此类增溶的增溶量随表面活性剂用量的增加而增大；半极性药物如水杨酸等，其极性部分进入胶团的栅状层和亲水基团中，非极性部分进入胶团的非极性内核而致增溶。

（2）影响增溶的因素 影响增溶作用的因素除增溶剂的性质及用量、药物的性质、加入顺序以外，还有增溶剂的 HLB 值、pH、有机物添加剂、电解质等。温度对增溶的影响主要表现为影响胶团的形成、增溶质的溶解和表面活性剂的溶解度。

离子型表面活性剂，随温度的升高，其溶解度和增溶质在胶团中的溶解度增大。当温度升高到一定值时，离子型表面活性剂的溶解度会急剧升高，该温度点即称克氏点（Krafft 点），其对应的溶解度即为该离子表面活性剂的临界胶团浓度。克氏点是离子表面活性剂的特征值，临界胶团浓度随克氏点的升高而降低。应用表面活性剂只有在温度高于克氏点时才能产生更大的作用。如十二烷基磺酸钠的克氏点约为 70℃，故其表面活性在室温时发挥不够充分。

某些含聚氧乙烯基的非离子型表面活性剂的溶解度，随温度的升高而增大，当达到某一温度后，其溶解度急剧下降，溶液变浑浊或分层，但冷却后又恢复澄明，这种溶液由澄明变浑浊的现象称为起昙，起昙的温度称为昙点（浊点）。产生起昙现象的原因，主要是由于含聚氧乙烯基的表面活性剂（如聚山梨酯）在水中其亲水基团（聚氧乙烯基）能与水发生氢键缔合而呈溶解状态，但这种氢键缔合相对比较稳定。当温度升高到昙点时，聚氧乙烯链与氢键断裂，使表面活性剂溶解度急剧下降并析出，溶液出现浑浊。在聚氧乙烯链相同时，碳氢链越长，昙点越低；在碳氢链相同时，聚氧乙烯链越长，昙点越高。大多数此类表面活性剂的昙点在 70～100℃，但有的含聚氧乙烯基的表面活性剂没有昙点，如聚氧乙烯聚氧丙烯共聚物（普流罗尼克，pluronic F-68），极易溶于水，在达到沸腾点时也没有起昙现象。

含有可能产生起昙现象的表面活性剂的制剂，由于加热灭菌等影响而导致表面活性剂的增溶或乳化能力下降，使被增溶物质析出。因此，含此类表面活性剂的制剂应注意加热灭菌温度的影响。

4. 表面活性剂的毒性

一般而言，阳离子型表面活性剂的毒性较大，其次是阴离子型表面活性剂，非离子型表面活性剂的毒性相对较小。两性离子表面活性剂的毒性小于阳离子型表面活性剂。表面活性剂用于静脉给药的毒性大于口服给药。

阴离子及阳离子型表面活性剂还有较强的溶血作用，如十二烷基硫酸钠溶液就有强烈的溶血作用。非离子型表面活性剂也有轻微的溶血作用。聚山梨酯类（Tweens）的溶血作用通常比其他含聚氧乙烯基的表面活性剂小。其顺序为聚氧乙烯烷基醚＞聚氧乙烯烷芳基醚＞聚氧乙烯脂肪酸酯＞聚山梨酯类，在聚山梨酯类的溶血顺序中，聚山梨酯 20＞聚山梨酯 60＞聚山梨酯 40＞聚山梨酯 80。

表面活性剂外用时呈现较小的毒性，主要表现在刺激性方面。以非离子型对皮肤和黏膜的刺激性为最小。例如季铵盐类化合物高于 1% 时可对皮肤产生损害；十二烷基硫酸钠产生损害的浓度在 20% 以上，而聚山梨酯类对皮肤和黏膜的刺激性很低。

四、表面活性剂的应用

1. 增溶作用的应用

（1）增溶相图　增溶剂增溶体系是由水、增溶剂、增溶质组成的三元体系。一般可通过实验制作三元相图或二元相图来选择适宜的配比。

在药物制剂生产或使用时，如果只需配制澄明溶液而不需要进一步稀释，则可直接在已知浓度的增溶剂溶液中加入不同量的增溶质至饱和（出现浑浊或沉淀），作出二元相图，来选择适宜的配比。

为了保证配制澄明溶液以及在稀释时仍保持澄明，则需通过制作三元相图，来选择适宜的配比。制作三元相图的一般方法是：①按不同比例称取增溶剂和增溶质并分别混匀；②分别滴加水至浑浊并在规定时间内维持浑浊，记录耗水量；③继续分别滴加水，同时观察溶液有无由浊变清、再由清变浊的现象，记录该过程中的耗水量；④计算所有浑浊点处三组分的重量（或容量）百分数，绘入三角坐标图中连线即得增溶相图。

薄荷油-吐温 20-水的三元相图（20℃）如图 2-7 所示，在Ⅱ、Ⅳ两个相区内，任意配比都不能制成澄明溶液；在Ⅰ、Ⅲ两个相区内，任意配比都可以制成澄明溶液，但只有在沿曲线的切线的上方区域Ⅴ内的任意配比，如 A 点，才不会在加水稀释时出现浑浊。

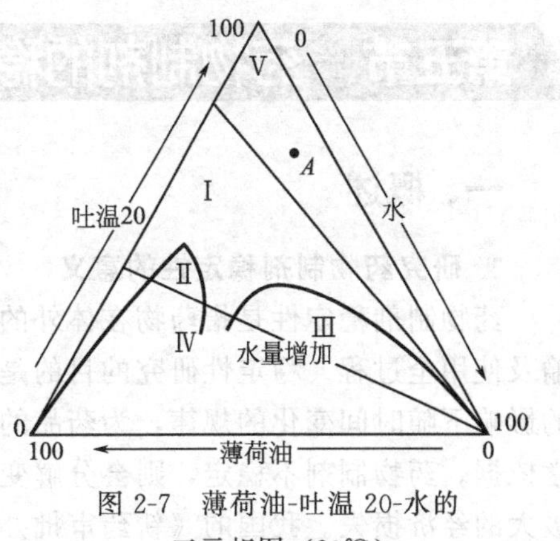

图 2-7　薄荷油-吐温 20-水的三元相图（20℃）

（2）解离药物的增溶　极性或非极性的不解离药物一般有较好的增溶效果，可是解离药物却因其水溶性而往往不被增溶甚至溶解度降低，但当其与带相反电荷的表面活性剂按一定配比混合时，则可能产生增溶、形成可溶性复合物和不溶性复合物等现象。例如阴离子药物在阳离子表面活性剂氯苯甲烃铵水溶液中就会产生类似的情况。通常表面活性剂烃链愈长，即疏水性愈强，则产生不溶性复合物的可能性愈大。

解离药物和非离子表面活性剂混合一般不产生不溶性复合物，但其增溶量受 pH 值影响较大。弱酸性和弱碱性药物分别在偏酸性和偏碱性条件下有较多的增溶，两性离子的增溶量在等电点时最大。

（3）多组分增溶质的增溶　多组分制剂中，主药的增溶量往往因其他组分与表面活性剂的相互作用而提高或降低。某些组分可以扩大胶团体积而使主药的增溶量增大，而某一组分吸附或结合增溶剂分子、多种组分与主药争夺同一增溶位置等都会使增溶量减少。如在聚氧乙烯脂肪醇醚溶液中，苯甲酸和二氯酚分别增加和减少羟苯甲酯的溶解。

（4）抑菌剂的增溶　抑菌剂常因被增溶而致活性降低，此时应加大用量，它们在增溶剂溶液中的溶解度愈大，要求的抑菌浓度就愈高，如对羟基苯甲酸酯类抑菌剂，在水溶液中时，丙酯和丁酯的抑菌浓度比甲酯和乙酯低很多，但在增溶剂溶液中，要达到同样的抑菌效果却需要高很多的浓度，这是由于丙酯和丁酯的疏水性更强，使其更容易被胶团增溶。

2. 其他应用

表面活性剂除可作增溶剂外，还可作乳化剂、助悬剂和润湿剂、起泡剂和消泡剂、去污剂及杀菌剂等。其中乳化剂、助悬剂和润湿剂将在第四章液体药剂相关剂型中叙述。

（1）起泡剂和消泡剂　泡沫为很薄的液膜包裹着气体，属气体分散在液体中的分散系统。起泡剂是指可产生泡沫作用的表面活性剂，其一般具有较强的亲水性和较高的 HLB 值，能降低液体的表面张力使泡沫趋于稳定。泡沫的形成易使药物在用药部位分散均匀且不易流失。起泡剂一般用于皮肤、腔道黏膜给药的剂型中。消泡剂是指用来破坏消除泡沫的表面活性剂，通常具有较强的亲油性，HLB 值为 1～3，能争夺并吸附在泡沫液膜表面上取代原有的起泡剂，但因其本身不能形成稳定的液膜而致泡沫被破坏。在制剂生产中，某些中药材浸出液或高分子化合物溶液本身含有表面活性剂或表面活性物质，在剧烈搅拌或蒸发浓缩等操作时，会产生大量而稳定的泡沫，阻碍操作的进行，可以用加入消泡剂的方法克服这一困难。

（2）去污剂　是指可以除去污垢的表面活性剂，又称洗涤剂。HLB 值为 13～16，常用的有油酸钠及其他脂肪酸钠皂和钾皂、十二烷基硫酸钠、烷基磺酸钠等。去污过程一般包括润湿、增溶、乳化、分散、起泡等作用。

（3）杀菌剂　表面活性剂可与细菌生物膜蛋白质发生强烈作用而使之变性或被破坏。苯扎溴铵、甲酚磺酸钠等大部分阳离子表面活性剂和小部分阴离子表面活性剂都可作杀菌剂使用。按使用浓度，一般可用于皮肤、黏膜、器械、环境等杀菌。

第五节 药物制剂的稳定性

一、概述

1. 研究药物制剂稳定性的意义

药物制剂稳定性是指药物在体外的稳定性，它贯穿于药物制剂的研制、生产、贮存、运输及使用全过程。稳定性研究的目的是考察原料药或制剂的性质在温度、湿度、光线等条件的影响下随时间变化的规律，为药品的生产、包装、贮存、运输条件及有效期的确定提供科学依据。药物制剂不稳定，则会分解变质，导致药效下降，甚至产生毒副作用，还可能带来极大的经济损失。我国的《新药审批办法》明确规定，在新药研究和申报过程中必须呈报稳定性资料。因此重视和研究药物制剂的稳定性，以指导合理地进行剂型设计，提高药物制剂质量，保证药效及用药安全，促进经济发展就显得尤为重要。

2. 药物制剂稳定性研究的范围

药物制剂稳定性一般包括化学、物理及生物学三个方面，其不仅指制剂内有效成分的化学降解，同时包括导致药物疗效下降、不良反应增加的任何改变。化学稳定性是指药物由于水解、氧化等化学降解反应，使药物含量（效价）和色泽发生改变。物理稳定性是指制剂的外观、嗅味、均匀性、溶解性、混悬性、乳化性等物理性能发生改变，如混悬剂中药物结晶生长、颗粒结块、乳剂破裂及片剂的溶出度发生改变等。生物学稳定性一般是指药物制剂受到微生物的污染，导致产品变质腐败。本节主要讨论药物制剂的化学稳定性。

二、制剂中药物的化学降解

药物降解的途径主要是水解和氧化，还有光解、聚合、脱羧及异构化等反应，有时两种或两种以上的反应可能同时发生。

1. 水解反应

（1）酯类药物　酯类药物在 H^+ 或 OH^- 或广义酸碱的催化下，含有酯键的药物水溶液，水解反应加快。此类药物的水解一般符合一级或伪一级反应。如盐酸普鲁卡因水解生成无明显麻醉作用的对氨基苯甲酸和二乙氨基乙醇。同属此类的药物还有盐酸可卡因、盐酸丁卡因、硫酸阿托品、溴丙胺太林（普鲁本辛）、氢溴酸后马托品等。硝酸毛果芸香碱、华法林等含内酯结构，碱性条件下易水解开环。

在酸或碱催化下，如果 C_{H^+} 或 $C_{OH^-} \gg C_E$，或者采用缓冲溶液保持系统的 C_{H^+} 或 C_{OH^-} 不变，则酯的水解动力学方程式可写为：

$$-dC_E/dt = kC_E \tag{2-11}$$

式中，C_{H^+} 和 C_{OH^-} 分别为 H^+ 和 OH^- 的浓度；C_E 为酯的浓度；k 为反应速率常数。

（2）酰胺类药物　酰胺及内酰胺类药物水解生成酸和胺。属于这类反应的药物有氯霉素、青霉素类、头孢菌素类、巴比妥类、对乙酰氨基酚、利多卡因等。

① 氯霉素。pH6 时氯霉素最稳定，pH 小于 2 或大于 8 时水解加速，水溶液易分解生成氨基物和二氯乙酸。其水溶液对光敏感，如在 pH5.4 时暴露在日光中则可产生黄色沉淀。其溶液 100℃灭菌 30min 水解 3%～4%，115℃灭菌 30min 水解 15%。

② 青霉素和头孢菌素类。青霉素类药物的分子中存在不稳定的 β-内酰胺环容易降解。如氨苄西林只宜制成注射用无菌粉末，乳酸钠注射液对其水解有明显的催化作用故不宜配伍

使用。10%葡萄糖注射液对其有一定的影响，最好不要配伍使用，可用0.9%氯化钠注射液临用前溶解后输液。头孢菌素类分子中也有β-内酰胺环容易水解，如头孢唑啉钠在酸或碱环境均会水解失效，其水溶液在pH4～7时较稳定，可与0.9%氯化钠注射液、5%葡萄糖注射液、庆大霉素注射液、维生素C注射液等配伍使用。

③ 巴比妥类。巴比妥类药物易水解。同为酰胺类药物的利多卡因不易水解，原因是其酰氨基旁有较大的基团所产生的空间效应阻碍了水解的进行。

(3) 其他药物　从结构看，酰脲和内酰脲、酰肼类、肟类药物等也能被水解。维生素B、安定（地西泮）、碘苷等的降解主要是水解，在酸性溶液中阿糖胞苷脱氨水解成阿糖脲苷。

2. 氧化反应

药物氧化分解一般是指在空气中氧的作用下自动缓慢进行的自氧化反应，又称自由基反应或空气氧化反应。氧化过程通常比较复杂，受热、光、微量金属离子等影响较大，有时多种反应同时存在。容易被氧化的药物包括酚类、芳胺类、烯醇类、噻嗪类、吡唑酮类等。药物氧化后可产生颜色或沉淀，同时效价降低。

自氧化反应一般是游离的链式反应，如以RH表示药物，X表示游离基抑制剂，则可分为以下几步。

第一步　链开始形成：

$$RH \longrightarrow R\cdot + H\cdot \text{（在热、光的激发下进行）}$$

第二步　链传播：

$$RO\cdot + \frac{1}{2}O_2 \longrightarrow ROO\cdot \text{（形成过氧化根）}$$

$$ROO\cdot + RH \longrightarrow ROOH + R\cdot \text{（过氧化根夺取有机药物中的H形成氢过氧化物）}$$

金属离子能催化此传播过程。

第三步　链反应终止期：

$$ROO\cdot + X\cdot \longrightarrow \text{非活性产物}$$

$$ROO\cdot + R\cdot \longrightarrow \text{非活性产物}$$

$$ROO\cdot + ROO\cdot \longrightarrow \text{非活性产物}$$

$$R\cdot + R\cdot \longrightarrow \text{非活性产物}$$

(1) 酚类药物　此类药物含有酚羟基，包括肾上腺素、左旋多巴、吗啡、阿扑吗啡、水杨酸钠等。肾上腺素氧化先形成肾上腺素红，后成为棕红色聚合物或黑色素，左旋多巴氧化先得有色物质后成为黑色素。

(2) 烯醇类药物　此类药物的代表药物为维生素C，极易氧化且氧化过程复杂。有氧时，先氧化后水解再氧化，无氧时产生脱水和水解作用。

(3) 其他类药物　盐酸氯丙嗪、盐酸异丙嗪等噻嗪类药物，氨基比林、安乃近等吡唑酮类药物，磺胺嘧啶钠等芳胺类药物，维生素A、维生素D等含碳碳双键的药物，都易氧化，而且生成有色物质。

3. 光解反应

是指在光的作用下化合物发生的降解反应。硝苯吡啶类、喹诺酮类等许多药物对光均不稳定。

4. 其他反应

(1) 异构化反应　异构化通常分光学异构化（optical isomerization）和几何异构化

(geometric isomerization) 两种。光学异构化又分成外消旋化作用 (racemization) 和差向异构化 (epimerization); 几何异构化包括反式异构体和顺式异构体。四环素、麦角新碱及毛果芸香碱等因发生异构化反应而导致生理活性下降或失去活性。四环素在酸性条件下，4 位上的碳原子发生差向异构化形成 4 差向四环素。

(2) 聚合反应 聚合 (polymerization) 是两个或多个分子结合在一起形成复杂分子。氨苄西林水溶液在贮存中会发生聚合反应，所生成的聚合物可诱发氨苄西林的过敏反应。用聚乙二醇 400 作溶剂制成噻替哌注射液，可避免噻替哌在水中的聚合。

(3) 脱羧反应 对氨基水杨酸钠会因水、光、热的影响而脱羧生成间氨基酚。盐酸普鲁卡因注射液变黄，是因为普鲁卡因水解产物对氨基苯甲酸发生脱羧反应而得到的苯胺经氧化生成了有色物质。

三、影响药物制剂降解的因素及稳定化方法

影响药物制剂降解的因素很多，一般主要从处方因素和外界因素进行分析。

1. 处方因素及稳定化方法

处方的组成可直接影响药物制剂降解，因此制剂制备时首先要进行处方设计。pH、溶剂、表面活性剂、广义的酸碱催化、离子强度、赋形剂或附加剂等都应加以考虑。

(1) pH 很多药物的降解受 H^+ 或 OH^- 催化，降解速率受 pH 的影响。pH 较低时主要是 H^+ 催化，pH 较高时主要是 OH^- 催化，pH 中等时为 H^+ 与 OH^- 共同催化或与 pH 无关。

很多酯类和酰胺类的药物常受 H^+ 和 OH^- 催化水解。这种催化作用又称专属酸碱催化或特殊酸碱催化，此类药物的水解速率主要取决于 pH。

盐酸普鲁卡因不稳定性主要因水解作用，在 pH3.5 左右时最稳定，其水解速率随 pH 增大而加快，见表 2-4。

表 2-4 盐酸普鲁卡因水解和 pH 的关系 (20℃)

pH	7.0	6.5	6.0	5.5	5.0
水解 10%的时间/d	28	90	280	900	2800

药物的氧化反应也受溶液的 pH 影响，通常 pH 较低时溶液较稳定，pH 增大有利于氧化反应进行。如维生素 B_1 于 120℃热压灭菌 30min，在 pH3.5 时几乎无变化，在 pH5.3 时分解 20%，在 pH6.3 时分解 50%。

通过实践或查阅资料可得到稳定的 pH 范围，在此基础上进行 pH 调节。调节 pH 应注意综合考虑稳定性、溶解度、药效三个方面的因素，如大多数的生物碱在偏酸性的溶液中较稳定，因此，制备注射剂时一般 pH 调至偏酸性以提高稳定性，但制备滴眼剂时则调至偏中性以减少刺激性。pH 调节剂一般为盐酸和氢氧化钠，也常用与药物本身相同的酸或碱，如硫酸卡那霉素用硫酸，氨茶碱用乙二胺等。如需维持药物溶液的 pH，则可用磷酸、醋酸、枸橼酸及其盐类组成的缓冲系统来调节。一些药物最稳定的 pH 见表 2-5。

(2) 溶剂 根据药物和溶剂的性质，溶剂可能由于溶剂化、解离、改变反应活化能等对药物制剂的稳定性产生显著的影响，但一般情况较复杂，对具体的药物应通过实验来选择溶剂。对于易水解的药物，可用乙醇、丙二醇、甘油等非水溶剂以提高其稳定性。

表 2-5 一些药物最稳定的 pH

药 物	pH	药 物	pH
三磷腺苷	9.0	克林霉素	4.0
甲氧苄青霉素	6.5～7.0	吗啡	4.0
维生素 C	6.0～6.5	盐酸丁卡因	3.8
苯氧乙基青霉素	6	盐酸可卡因	3.5～4.0
毛果芸香碱	5.12	溴甲胺太林	3.38
对乙酰氨基酚	5.0～7.0	溴丙胺太林	3.3
地西泮	5.0	头孢噻吩钠	3.0～8.0
羟苯丙酯	4.0～5.0	氢氯噻嗪	2.5
羟苯乙酯	4.0～5.0	乙酰水杨酸	2.5
羟苯甲酯	4.0	维生素 B_1	2.0

(3) 表面活性剂 表面活性剂可增加某些易水解药物制剂的稳定性，这是由于表面活性剂在溶液中形成的胶团包裹药物，可减少药物受到攻击，如苯佐卡因易受 OH^- 催化水解，但在溶液中加入十二烷基硫酸钠可明显增加其稳定性，就是由于胶团阻止了 OH^- 对酯键的攻击。表面活性剂也可加快某些药物的分解，降低药物制剂的稳定性，如聚山梨酯 80 可降低维生素 D 的稳定性。对具体药物制剂应通过实验来选用表面活性剂。

(4) 广义酸碱催化的影响 根据 Brönsted-Lowry 酸碱理论，可给出质子的物质即为广义的酸，可接受质子的物质即为广义的碱。一些药物能被广义的酸碱催化水解，可称为广义的酸碱催化或一般酸碱催化。磷酸盐、枸橼酸盐、醋酸盐、硼酸盐等常用的缓冲液都是广义的酸碱，因此要注意它们对药物的催化作用，应尽量选用没有催化作用的缓冲系统或低浓度缓冲液。

(5) 离子强度的影响 药物处方制剂中离子强度的影响主要来源于调节 pH、调节等渗、防止氧化等的附加剂，包括缓冲液、等渗调节剂、抗氧剂、电解质等。离子强度对降解速率的影响可用下式说明：

$$\lg k = \lg k_0 + 1.02 Z_A Z_B \mu^{1/2} \tag{2-12}$$

式中，k 为降解速率常数；k_0 为溶液无限稀（$\mu=0$）时的速率常数；$Z_A Z_B$ 为溶液中解离的药物所带的电荷；μ 为离子强度。$\lg k$ 对 $\mu^{1/2}$ 作图为一直线，斜率是 $1.02Z_A Z_B$，外推至 $\mu=0$ 即可求出 k_0。

由式(2-12) 可知，相同离子间的反应，对于带负电荷的药物离子而言，如果受 OH^- 催化，则由于盐的加入会增大离子强度，从而加快分解反应速率（降解速率）；如果受 H^+ 催化，则分解反应的速率随着离子强度的增大而减慢。对于中性分子的药物而言，分解反应速率与离子强度无关。如图 2-8所示。

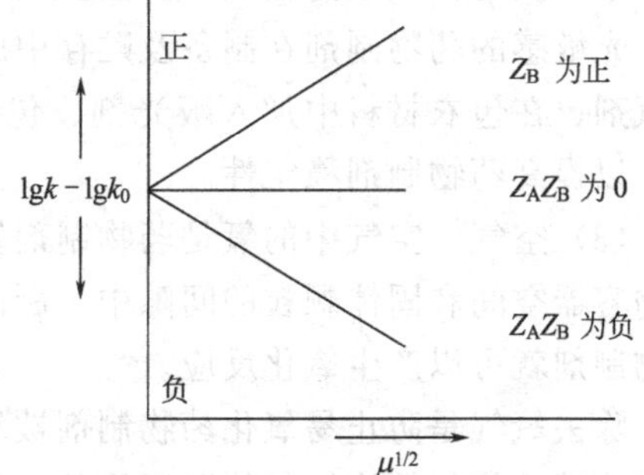

图 2-8 离子强度与反应速度的关系

(6) 辅料 对于软膏、栓剂等，药物制剂稳定性可受制剂处方中基质的影响。聚乙二醇如用作氢化可的松软膏基质则可促进氢化可的松分解，如用作阿司匹林栓剂基质则可致阿司匹林分解。片剂中，如使用淀粉和糖粉作为维生素 U 片的赋形剂，则可导致产品变色；如使用硬脂酸钙或硬脂酸镁为阿司匹林的润滑剂，则可导致乙酰水杨酸溶解度增加、分解加速，可选择滑石粉或硬脂酸作其润滑剂，见表 2-6。

表 2-6 乙酰水杨酸受某些润滑剂影响情况（30℃）

润滑剂	pH	生成水杨酸的量/(mg/h)
硬脂酸镁	4.14	1.314
硬脂酸钙	3.75	0.986
滑石粉	2.71	0.133
硬脂酸	2.62	0.133

在制剂处方中由于 pH 调节剂、抗氧剂、等渗调节剂等附加剂以及盐的加入均可能对稳定性产生影响。

2. 外界因素及稳定化方法

外界因素主要指温度、光线、空气、金属离子、湿度和水分、包装材料等。温度对药物各种降解途径都有影响，光线、空气、金属离子主要影响易氧化药物，湿度和水分主要影响固体药物，而各种药物制剂都要考虑包装材料的影响。

（1）温度　根据 Van't Hoff 规则，每升高 10℃反应速率加快 2 倍～4 倍。温度对反应速率常数的影响，可通过 Arrhenius 指数定律来定量描述：

$$K = A\mathrm{e}^{-E/(RT)} \tag{2-13}$$

式中，K 为速率常数；A 为频率因子；E 为活化能；R 为气体常数；T 为绝对温度。

由式(2-13) 可知，反应速率与温度成正比，而与化合物的活化能成反比。即温度越高，反应速率越快。活化能的大小，表明在降解过程中，药物降解所需热能的大小。活化能越大，药物受温度影响而发生降解的倾向越小。Arrhenius 指数定律也是预测药物制剂稳定性的主要理论依据。如果已知反应活化能，则可定量计算出其有效期。

药物制剂的制备过程中，常有干燥、加热溶解、灭菌等操作过程，应制定合理的工艺条件，减少温度对药物制剂稳定性的影响。生物制品、抗生素等一些对热特别敏感的药物，应根据其性质设计处方及生产工艺，如采用固体剂型，可使用冷冻干燥和无菌操作，产品低温贮存等，以保证药物制剂稳定。

（2）光线　光是一种辐射能，易激发化学反应。药物分子因受辐射发生分解的反应叫光化降解。其降解速率和药物的化学结构有关，和系统的温度无关。易被光降解的物质称光敏物质。光敏感药物有硝普钠、氯丙嗪、异丙嗪、维生素 A、维生素 B、叶酸、核黄素、氢化可的松、泼尼松（强的松）、硝苯地平、辅酶 Q_{10} 等。

光敏感的药物制剂在制备及贮存中应避光，并合理设计处方工艺，如运用在处方中加入抗氧剂、在包衣材料中加入蔽光剂、包装材料使用棕色玻璃瓶或容器内衬垫黑纸等避光技术，以提高药物制剂稳定性。

（3）空气　空气中的氧是药物制剂发生氧化降解的重要因素。氧可溶解在水中及存在于药物容器空间和固体颗粒的间隙中，所以药物制剂几乎都有可能与氧接触。只要有少量的氧药物制剂就可以产生氧化反应。

除去氧气是防止易氧化药物制剂被氧化的根本措施。一般生产中，在溶液和容器中通入二氧化碳或氮气等惰性气体以置换其中的氧，固体药物制剂可采用真空包装。加入抗氧剂也是经常使用的方法。有些抗氧剂通过结合游离基而阻断链反应，是链反应的阻化剂；还有些抗氧剂本身是强还原剂，通过先氧化自己而保护药物。酒石酸、枸橼酸、磷酸等常称协同剂，它们可明显增强抗氧剂的效果。常用的抗氧剂及浓度见表 2-7。

（4）湿度与水分　湿度与水分是影响固体药物制剂稳定性的重要因素。水为化学反应的媒介，固体药物吸附水分后，在表面上形成液膜，降解反应就在膜中发生。微量的水即能加快水解反应或氧化反应的进行，如阿司匹林、青霉素钠盐、维生素C、维生素B_{12}等。药物吸湿容易与否，由其临界相对湿度（CRH,%）的大小决定。如实验测定氨苄西林的临界相对湿度只有47%，将其在相对湿度（RH,%）75%时放置24h，则可吸收约20%水分而致粉末溶化。因此应特别注意这些原料药物的水分含量，一般应控制在1%左右。

表 2-7　常用的抗氧剂及浓度

抗氧剂	常用浓度/%	抗氧剂	常用浓度/%
亚硫酸钠	0.1～0.2	蛋氨酸	0.05～0.1
亚硫酸氢钠	0.1～0.2	硫代乙酸	0.05
焦亚硫酸钠	0.1～0.2	硫代甘油	0.05
甲醛合亚硫酸氢钠	0.1	叔丁基对羟基茴香醚①(BHA)	0.005～0.02
硫代硫酸钠	0.1		
硫脲	0.05～0.1	二丁甲苯酚①(BHT)	0.005～0.02
维生素C	0.2	培酸丙酯①(PG)	0.05～0.1
半胱氨酸	0.00015～0.05	生育酚①	0.05～0.5

① 为油溶性抗氧剂，其他的为水溶性抗氧剂。

（5）金属离子　微量的铜、铁、钴、镍、锌、铅等金属离子，对自动氧化反应有显著的催化作用。如0.0002mol/L的铜可使维生素C的氧化速率增大10000倍。药物制剂中微量金属离子一般来源于原辅料、溶剂、容器及工具等，因此可采取选用较高纯度的原辅料、制备过程中不使用金属器具等方法加以避免，同时还可以加入依地酸盐等金属螯合剂或酒石酸、枸橼酸、磷酸、二巯乙基甘氨酸等附加剂以提高药物制剂的稳定性。

（6）包装材料　药物制剂在室温下贮存，主要受光、热、水蒸气和空气等因素的影响。包装设计和使用的重要目的，就是既要防止这些因素的影响，又要避免包装材料与药物制剂间的相互作用。常用的包装材料有玻璃、塑料、橡胶和某些金属等。

玻璃是应用最广的容器，其理化性质稳定，不易与药物产生作用，气体不能透过。棕色玻璃还能阻挡波长小于470nm的光线透过，尤其适用于包装光敏感药物。玻璃的缺点是能释放碱性物质及脱落不溶性碎片，这是注射剂应特别重视的问题。

塑料是聚氯乙烯、聚苯乙烯、聚乙烯、聚丙烯、聚酯、聚碳酸酯等一类高分子聚合物的总称，具有质轻、价廉、易成型的优点。塑料中常加入的增塑剂、防老化剂等附加剂有些有毒性，药用包装须使用无毒塑料制品。高密度聚乙烯的刚性、表面硬度、拉伸强度增加，熔点、软化点升高，水蒸气和气体的透过速度减慢，可用其定型容器包装一般片剂和胶囊剂。塑料的缺点是有透气性、透湿性和吸附性，使药物制剂中的气体或液体可以和大气或周围环境进行物质交换，同时塑料中的物质能迁移进入溶液、溶液中的物质也能被塑料吸附，这些都会影响药物稳定性。如聚乙烯瓶中的硝酸甘油挥发逸失，多种抑菌剂能被尼龙吸附等。

橡胶是制备塞子、垫圈、滴头等的主要材料。缺点是能吸附药物和抑菌剂，其成型时加入的附加剂，如硫化剂、填充剂、防老化剂等能被药物溶液浸出而导致污染，这种影响应引起重视。

金属具有牢固、密封性好等优点，但易被氧化剂、酸性物质腐蚀。包装材料应通过“装样试验”加以选择。

3. 药物制剂稳定化的其他方法

（1）改进药物剂型或生产工艺　实验证明在水中不稳定的药物一般可制成片剂、注射用无菌粉末、膜剂等固体制剂。如青霉素钠无菌粉末；一些药物可制成微囊或包合物，如维生素C和硫酸亚铁制成微囊可防止氧化，陈皮挥发油制成包合物可防止挥发；某些对湿热不稳定的药物可直接压片或干法制粒，包衣也常用于提高片剂的稳定性。

（2）制成难溶性盐　将易水解的药物制成难溶性盐或难溶性酯类衍生物，再制成混悬液，可以增加药物的稳定性。如青霉素G钾盐制成溶解度小的普鲁卡因青霉素G，其稳定性明显增强。这是由于混悬液中药物的降解一般只受溶液中药物浓度的影响，而与产品中药物的总浓度无关。

四、药物制剂稳定性试验方法

药物制剂稳定性试验方法主要指《中国药典》2015年版所收载药物稳定性试验指导原则中的内容和方法。

稳定性试验（stability tests）是为了考察原料药或药物制剂在温度、湿度、光线的影响下随时间变化的规律，为确定药品的生产、包装、贮存及运输条件提供科学依据，同时通过试验确立药品的有效期。

稳定性试验的基本要求有以下几个方面。

① 稳定性试验包括影响因素试验（强化试验，stress testing）、加速试验（accelerated testing）与长期试验（long-term testing）。影响因素试验适用于原料药的考察，用一批原料药进行。加速试验与长期试验适用于原料药和药物制剂，要求用三批供试品进行。

② 原料药供试品应为具有一定规模生产，供试品量相当于制剂稳定性实验所要求的批量，原料药合成工艺路线、方法、步骤应与大生产一致。药物制剂的供试品应是放大试验的产品（如片剂或胶囊剂在10000片或10000粒左右，特殊剂型、特殊品种所需数量，根据具体情况灵活掌握），其处方与生产工艺应与大生产一致。

③ 供试品的质量标准应与各项基础研究及临床验证所使用的供试品质量标准一致。

④ 加速试验和长期试验所用供试品的容器和包装材料及包装方式应与上市产品一致。

⑤ 研究药物稳定性，要采用专属性强、准确、精密、灵敏的药物分析方法与有关物质（含降解产物及其他变化所生成的产物）的检查方法，并对方法进行验证，以保证药物稳定性结果的可靠性。

在稳定性试验中，应重视有关物质的检查。

1. 影响因素试验

此项试验在比加速试验更激烈的条件下进行。其目的是探讨药物的固有稳定性、了解影响其稳定性的因素及可能的降解途径与降解产物，为制剂生产工艺、包装、贮存条件及建立降解产物的分析方法提供科学的依据，同时也可为新药申报临床研究与申报生产提供必要的资料。供试品可以用一批原料药进行，将供试品置适宜的容器中（如称量瓶或培养皿），摊成厚不大于5mm的薄层，疏松原料药摊成厚不大于10mm的薄层，进行以下实验。

（1）高温试验　供试品开口置适宜的密封洁净容器中，温度60℃条件下放置10d，于第5天和第10天取样，按稳定性重点考察项目进行检测。若供试品有明显变化（如含量下降5%），则在40℃条件下同法进行试验。若60℃无明显变化，不再进行40℃试验。

（2）高湿度试验　供试品开口置恒湿密闭容器中，在25℃分别于相对湿度90%±5%条件下放置10d，于第5天和第10天取样，按稳定性重点考察项目要求检测，同时准确称量试验前后供试品的重量，以考察供试品的吸湿潮解性能。若吸湿增重5%以上，则在相对湿度75%±5%条件下，同法进行试验；若吸湿增重5%以下，且其他考察项目符合要求，则不再进行此项试验。恒湿条件可通过在密闭容器如干燥器下部放置饱和盐溶液实现，根据不同相对湿度的要求，选择NaCl饱和溶液（15.5～60℃，相对湿度75%±1%）或KNO_3饱和溶液（25℃，相对湿度 92.5%）。

（3）强光照射试验 供试品开口放置在装有日光灯箱或其他适宜的光照装置内，于照度为 4500lx±500lx 的条件下放置 10d，于第 5 天和第 10 天取样，按稳定性重点考察项目进行检测，特别要注意供试品的外观变化。

关于日照装置，建议采用定型设备“可调光照箱”，也可用光橱，在箱中安装日光灯数支使达到规定照度。箱中供试品台高度可以调节，箱上方安装抽风机以排除光源产生的热量，箱上配有照度计，可随时监测箱内照度，光照箱应不受自然光的干扰，以保持照度恒定。同时要防止尘埃进入光照箱。

药物制剂稳定性研究，首先应查阅原料药稳定性有关资料，了解温度、湿度、光线对原料药稳定性的影响，并在处方筛选与工艺设计过程中，根据主要的性质，进行必要的稳定性影响因素试验，同时还应考察包装条件。

2. 加速试验

加速试验（accelerated testing）在超常条件下进行，其目的是通过加速药物制剂的化学或物理变化，探讨药物制剂的稳定性，为药品审评、包装、运输及贮存提供必要的资料。

供试品要求 3 批，按市售包装，在温度 40℃±2℃，相对湿度 75%±5%的条件下放置 6 个月。所用设备应能够控制温度±2℃，相对湿度±5%，并能对真实温度与湿度进行监测。在试验期间第 1 个月、第 2 个月、第 3 个月、第 6 个月末取样一次，按稳定性重点考察项目检测。在上述条件下，如 6 个月内供试品经检测不符合制订的质量标准，则应在中间条件（即温度 30℃±2℃，相对湿度 60%±5%的情况）下进行加速试验，时间仍为 6 个月。溶液、乳剂、注射剂可不要求相对湿度。试验所用设备与原料药相同。

对温度特别敏感的药物制剂，预计只能在冰箱（4～8℃）内保存使用，此类药物制剂的加速试验，可在温度 25℃±2℃，相对湿度 60%±10%的条件下进行，时间为 6 个月。

乳剂、混悬剂、软膏、眼膏、栓剂、气雾剂、泡腾片及泡腾颗粒宜直接采用温度 30℃±2℃，相对湿度 60%±5%的条件进行试验，其他要求与上述相同。

对于包装在半透性容器的药物制剂，如塑料袋装溶液，塑料瓶装滴眼剂、滴鼻剂等，则应在相对湿度 20%±2%的条件（可用 $CH_3COOK \cdot 1.5H_2O$ 饱和溶液，25℃，相对湿度 22.5%）下进行试验。

加速试验 3 个月的数据可用于新药申报临床试验，6 个月的数据可用于申报生产。加速试验的方法主要有如下。

（1）温度加速试验 主要反映降解反应的机理和规律，用以指导筛选处方、确立工艺和预测有效期，可及时发现问题并予以解决。包括常规试验法、经典恒温法、活化能估算法、线性变温法、温度系数法、单点法、初均速法、自由变温法及台阶变温法等。

（2）湿度加速试验 主要考察药物及其制剂和包装材料的抗湿性能，为改进处方和包装材料提供资料，与温度加速试验配合，对有效期进行预测。包括带包装湿度加速试验、去包装湿度加速试验、平衡吸湿量与临界相对湿度的测定等。

（3）光加速试验 是为药物制剂包装贮存条件提供依据。取供试品 3 批装入透明容器内（光不稳定药物制剂应使用遮光包装），放置在光橱或适宜的光照仪器内在照度 4500lx±500lx 的条件下放置 10d，在第 5 天、第 10 天定时取样，按稳定性重点考察项目进行检测。

任何新产品的加速试验结果，都应结合实际留样观察结果才有意义。

3. 长期试验

长期试验（long-term testing）又称留样观察法，是在接近药品的实际贮存条件下进行，其目的是为制定药物的有效期提供依据。

供试品要求3批，市售包装，在温度25℃±2℃，相对湿度60%±10%的条件下放置12个月。每3个月取样一次，分别于0个月、3个月、6个月、9个月、12个月，按稳定性重点考察项目进行检测。12个月以后，仍需继续考察，分别于18个月、24个月、36个月取样进行检测。将结果与0月比较以确定药品的有效期。由于实测数据的分散性，一般应按95%可信限进行统计分析，得出合理的有效期。有时试验未取得足够数据（如只有18个月），也可用统计分析，以确定药品的有效期。如3批统计分析结果差别较小，则取其平均值为有效期；若差别较大，则取其最短的时间为有效期。数据表明很稳定的药品，不作统计分析。

对温度特别敏感的药品，长期试验可在温度6℃±2℃的条件下放置12个月，按上述时间要求进行检测，12个月后，仍需按规定继续考察，制定在低温条件下的有效期。

此外，有些药物制剂还应考察使用过程中的稳定性。

长期试验6个月数据可用于新药申报临床研究，12个月数据可用于申报生产。本法确定的药品有效期，应在药品标签和说明书中指明保存温度。该法可准确反映制剂稳定性的情况，但耗时长，不易及时发现和纠正问题。

4. 药物制剂稳定性重点考查项目

《中国药典》2015年版规定的原料药及药物制剂稳定性重点考察项目见表2-8。

表2-8　原料药及药物制剂稳定性重点考察项目

剂　型	稳定性重点考察项目
原料药	性状、熔点、含量、有关物质、吸湿性以及根据品种性质选定的考察项目
片剂	性状、含量、有关物质、崩解时限或溶出度
胶囊剂	性状、内容物色泽、含量、有关物质、崩解时限或溶出度、水分。软胶囊要检查内容物有无沉淀
注射液	外观色泽、含量、pH、澄明度、有关物质
栓剂	性状、含量、融变时限、有关物质
软膏剂	性状、均匀性、含量、粒度、有关物质(乳膏还应检查有无分层现象)
眼膏剂	性状、均匀性、含量、粒度、有关物质
滴眼剂	如为溶液，应考察性状、澄明度、含量、pH、有关物质；如为混悬型，还应考察粒度、再分散性
丸剂	性状、含量、色泽、有关物质，溶散时限
糖浆剂	性状、含量、澄清度、相对密度、有关物质、pH
口服溶液剂	性状、含量、色泽、澄清度、有关物质
口服乳剂	性状、检查有无分层、含量、有关物质
口服混悬剂	性状、含量、沉降沉积比、有关物质、再分散性
散剂	性状、含量、粒度、有关物质、外观均匀度
吸入气(粉)雾剂	容器严密性、含量、有关物质、每揿(吸)主药含量、有效部位药物沉积量
膜剂	性状、含量、粒度、有关物质、溶化性
颗粒剂	性状、含量、粒度、有关物质、溶化性
透皮贴剂	性状、含量、有关物质、释放度
搽剂、洗剂	性状、含量、有关物质

注：有关物质（含其他变化所生成的产物）应说明其生成产物的数目及量的变化；如有可能说明，应说明有关物质中哪个为原料中间体，哪个为降解产物，稳定性试验中重点考察降解产物。

5. 有效期统计分析

一般选择可以定量的指标进行处理，通常根据药物含量变化计算，按照长期试验测定数值，以标示量（单位为%）对时间进行直线回归，得出回归方程，求出各时间点标示量的计算值（y'），然后计算标示量（y'）95%单侧可信限的置信区间为 $y'\pm z$，其中：

$$z=t_{N-2}S[1/N+(X_0-X')^2/\sum(X_i-X')^2]^{1/2}$$

式中，t_{N-2}为概率0.05，自由度$N-2$的t单侧分布值，可从统计学书中查到；N为数组；X_0为给定自变量；X'为自变量x的平均值。

$$S=[Q/(N-2)]^{1/2}$$

$$Q=L_{yy}-BL_{xy}$$

式中，B为直线斜率；L_{yy}为y的离差平方和；L_{xy}为xy的离差乘积之和。

$$L_{yy}=\sum y^2-(\sum y)^2/N$$

$$L_{xy}=\sum_{xy}-(\sum_x)(\sum_y)/N$$

将有关点连接可得到分布回归线两侧的曲线。取质量标准中规定的含量低限（根据各品种实际规定限度确定）与置信区间下界线相交点对应的时间，即为药物的有效期。根据情况也可拟合为二次方程或三次方程或对数函数方程。

6. 经典恒温法

本法的理论依据是Arrhenius方程$K=A\mathrm{e}^{-E/(RT)}$，其对数形式为：

$$\lg K=-\frac{E}{2.303}RT+\lg A \tag{2-14}$$

从式(2-14)可知，反应速率常数的对数与绝对温度的倒数成正比。使试样分别在各种不同温度下加热，温度点通常不能少于4个，定时取样测定其含量或浓度，依据同温度下含量与时间的关系确定反应级数，再求出各温度时的反应速率常数K_0，将$\lg K$对$1/T$作图(Arrhenius图)为一直线，其斜率为$-E/2.303\mathrm{R}$，据此求出活化能E，再求出室温时的速率常数$K_{25℃}$，最后可求出室温贮存一段时间后剩余的药物的浓度或药物制剂的有效期，即降解10%所需要的时间（$t_{0.9}$）。使用本法应进行预试，以便大致了解药物的稳定性，从而寻找适宜的试验温度，且试验的温度点应尽量接近25℃，以减少误差。

正确处理实验数据是重要的环节，可用统计学方法和图解法计算化学动力学参数（含反应级数、K、E、$t_{1/2}$等），统计学方法更准确、合理，因此应用较多。

7. 固体药物制剂稳定性实验的特殊要求和特殊方法

（1）固体药物制剂稳定性实验的特殊要求　根据固体药物制剂稳定性的特点，其稳定性实验的特殊要求主要如下所示。

① 在试验中必须测定每个试样的水分。

② 试样必须使用密封容器。可将其与开口容器相比较，以考察包装材料的影响。

③ 测定水分和含量的试样需分别单次包装。

④ 试样含量应均匀。

⑤ 试样应过筛，并用BET法等测定粒度。

⑥ 试验温度应控制在60℃以下。

此外应研究赋形剂的影响。制剂生产中，可用成品进行加速试验，也可根据处方中主药和赋形剂的实际用量进行配合试验。药物与赋形剂间的相互作用可用热分析法、漫反射光谱法、薄层色谱法等进行试验。

（2）热分析法在研究固体药物制剂稳定性中的应用　热分析法中常用的有差示热分析法(DTA)和差示扫描量热法（DSC)。常用国产仪器为CDR-1型和PCR-1型热分析仪。

DTA是指温度在程序控制时，测量试样与参比物的温差随温度变化的一种分析方法。由于试样产生某些变化时会吸热或放热，可在DTA曲线上出现吸热峰或放热峰，因此只要比较单个组分和混合物的DTA曲线，即可知它们之间是否发生相互作用。如果混合物

DTA 曲线与药物、赋形剂 DTA 曲线相比较出现不同，产生原来没有的吸热峰或放热峰，或者药物自身原有的峰形消失、改变、位移，则说明有相互作用。吸热峰一般表明产生了氧化、分解、离解等反应，放热峰一般表明产生了熔解、蒸发、升华、失去结晶水等反应。DTA 法快速简便，而且在结果不确定时可用经典恒温加速试验核对。

DSC 和 DTA 的试验原理相似，是指温度在程序控制时，测量输入到试样和参比物的能量随温度变化的一种分析方法。该法灵敏、准确、重现性好。

思　考　题

1. 简述增加药物溶解度的方法。
2. 简述在药物制剂中常用的高分子化合物。
3. 试述表面活性剂的应用与 HLB 值的关系。
4. 试述影响药物制剂稳定性的处方因素和外界因素。
5. 稳定性试验基本要求包括哪几个方面？

第三章　药物制剂各单元操作

第一节　粉碎、过筛与混合

一、粉碎

1. 粉碎的含义与目的

（1）粉碎（crushing）　是借助机械力将大块固体物破碎成适宜大小的颗粒或细粉的操作。在药物制剂生产中，对于固体物料常需要粉碎成一定细度要求的粉末，以适应制备制剂及临床使用的需要。

（2）粉碎的目的　粉碎的目的如下：①增加表面积，促进药物的溶解和吸收，提高难溶性药物的溶出度和生物利用度；②减少粒径、便于各成分的混合均匀，制备多种剂型，如混悬液、片剂、丸剂、胶囊剂等；③加速药材中有效成分的浸出 。同时也应注意到粉碎过程可能带来的不良作用而影响制剂质量。

（3）粉碎度（crushing degree）　是固体药物粉碎后的程度。常以未经粉碎药物的平均直径（d_0），与已粉碎药物的平均直径（d_1）的比值（n，$n=d_0/d_1$）来表示。

粉碎度与物料粉碎后粒子的直径成反比，即粒子愈小，其粉碎度愈大。粉碎度大小的选择，取决于制备的剂型、医疗上用途以及药物本身的性质，药物粉碎度的要求应作具体分析，随需要选用适当粉碎度。

2. 粉碎的机理

物质的同种分子间的引力叫内聚力，内聚力的不同显示出不同的硬度和性能。粉碎过程主要依靠外机械力的作用破坏物质分子间的内聚力来实现。

一般而言，根据被粉碎物料的性质、粉碎程度不同所需施加的外力也不同。粉碎过程常用的外加力有：冲击力、压缩力、剪切力、弯曲力、研磨力等。

3. 粉碎的原则

① 应保持药物的组成和药理作用不变。

② 药物只粉碎至需要的粉碎度，不作过度的粉碎。

③ 中草药的药用部分必须全部粉碎应用，一般较难粉碎的部分，如叶脉或纤维素等不应丢弃，以免损失有效成分或使药粉的含量相对提高。

④ 粉碎毒药或刺激性较强的药物时，应严格注意劳动防护与安全技术。

4. 粉碎的方法

制剂生产中常根据被粉碎物料的性质、产品粒度的要求、物料多少等选择不同的粉碎方法。主要方法如下。

（1）干法粉碎和湿法粉碎　干法粉碎是指物料经干燥处理，使含水量下降至一定限度

（一般应少于 5%）再粉碎的方法。干燥温度不宜超过 80℃，某些有挥发性及遇热易起变化的药物，可用石灰等干燥剂干燥。

湿法粉碎（又称“加液研磨法”）是指物料中添加较易除去的适量溶剂（如水或乙醇等）共同研磨的方法。加入的液体对物料有一定的渗透力和劈裂作用，有利于提高粉碎度且能降低物料的黏附性。液体的选用以不与药物起变化，不影响药效为原则，用量以能湿润药物成糊状为宜。此法特点：粉碎度高，又避免了粉尘飞扬，可减轻毒性或刺激性药物对人体的危害，减少贵重药物的损耗。

某些难溶于水的药物，如朱砂、炉甘石、滑石等粉末细度要求高，常采用水飞法进行粉碎。水飞法是将药物与水共置研钵或球磨机中研磨，使细粉混悬于水中，然后将此混悬液倾出，余下的粗料再加水反复操作，至全部药物研磨完毕。所得混悬液合并，沉降，倾去上层清液，将湿粉干燥，即得极细粉。此法适用于矿物药。易燃易爆的药物，采用此法粉碎较安全。

（2）单独粉碎和混合粉碎　一般药物通常单独粉碎，便于在不同的制剂中配伍应用，氧化性药物与还原性药物必须单独粉碎，否则可能会发生爆炸现象，贵重药物及刺激性药物为了减少损耗和便于劳动防护，亦也单独粉碎。

两种或两种以上的物料放在一起同时粉碎的操作叫混合粉碎。若处方中某些药物的性质及硬度相似，可将它们掺和在一起进行粉碎。在混合粉碎的药物中，含有共熔成分时，能产生潮湿或液化现象，这些药物能否混合粉碎，取决于制剂的具体要求。

（3）开路粉碎与循环粉碎　开路粉碎是连续把需粉碎的物料供给粉碎机的同时，不断地从粉碎机中把已粉碎的物料取出的操作，其物料只通过设备一次，即物料→粉碎机→产品。若粉碎的产品中，含有尚未被充分粉碎的物料时，经筛选或分级后，粗颗粒重新返回到粉碎机进行二次粉碎，称为循环粉碎，即物料→粉碎机→筛析→产品。

（4）低温粉碎　是利用物料在低温时脆性增加，韧性与延伸性降低的性质以提高粉碎效果的方法 。本法有如下特点。

① 常温下粉碎困难的物料，如软化点、熔点低的及热可塑性物料，如树脂，树胶、干浸膏等。可以较好地粉碎。

② 含水、含油较少的物料也能进行粉碎。

③ 可获得更细的粉末，且可保存物料中的香气及挥发性有效成分。

④ 较普通粉碎的费用高，设备较为困难。

5. 粉碎设备

（1）乳钵（pestle）　常见的有瓷制、玻璃制、金属制及玛瑙制等。用乳钵进行粉碎时，每次所加药料的量一般不超过乳钵容积四分之一为宜。对于毒药或贵重药物的研磨与混合采用玻璃制乳钵较为适宜。瓷制乳钵内壁有一定的粗糙面，以加强研磨的效能。但易镶入药物而不易清洗，不宜用于粉碎小量的药物。

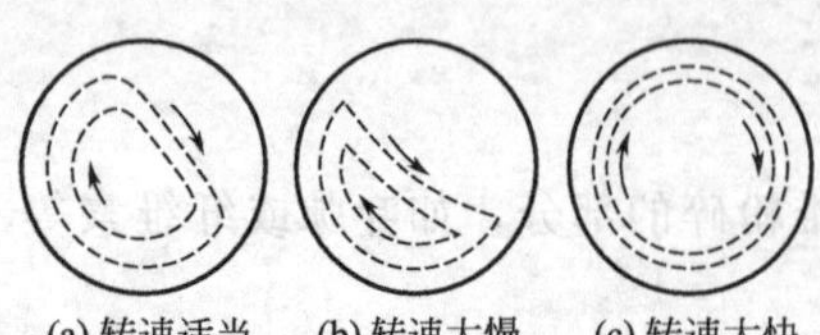

图 3-1　在球磨机中圆球转速情况

（2）球磨机（ball mill）　由不锈钢或瓷制的圆柱筒，内装一定数量的大小不同的圆形钢球或瓷球构成。靠球的上下运动使物料受到强烈的撞击与研磨力而被粉碎。球磨机要有适当的转速才能使球达到一定高度并在重力和惯性力的作用下呈抛物线抛下而产生撞击和研磨的联合作用，此时粉碎效果最好。如果转速过慢，圆球不能达到一定高度即沿壁滚下，此时仅发生研磨作用，粉碎效果较差；如转速过快，圆球受离心力的作用沿筒壁旋转而不落下，失去物料与球体的相对运动，粉碎效果亦差。球磨机转速选择示意见图 3-1。

圆筒内圆球的多少与大小为决定粉末粗细的重要因素，圆球多、小，所得粉末细，反之则粗。但圆球的数量不能过多，一般占圆筒容积的 30%～35%，投料量为总容量的 15%～20%，粉碎物料的粒径不应大于圆球直径的 1/9～1/4。使用球磨机时，若以干法粉碎则药物的含湿量不宜超过 2%，可得很细的粉末，若以湿法粉碎时，一般固体药物占总体积的 30%～60%，可得通过 200 目筛的极细粉末。

球磨机结构简单、密闭操作，粉尘少，常用于毒性药物、刺激性药物、贵重药物或吸湿性药物的粉碎。对结晶性药物、硬而脆的药物进行粉碎，效果更好。易氧化药物或爆炸性药物，可在惰性气体条件下密闭粉碎，亦可在无菌条件下粉碎与混合药物，得到无菌的产品。

(3) 万能粉碎机　系一种应用较广泛的粉碎机，其粉碎的作用力是撞击、撕裂或研磨。有锤击式和冲击柱式两种。

锤击式粉碎机的构造如图 3-2 所示，有高速旋转的旋转轴、轴上装有数个锤头、机壳上装有衬板、下部装有筛板。当物料从加料斗进入到粉碎室时，受到高速旋转的锤头的冲击和剪切作用以及抛向衬板的撞击等作用而被粉碎，细料通过筛板出料，粗料继续被粉碎。粉碎粒度可由锤头的形状、大小、转速以及筛网的目数来调节。

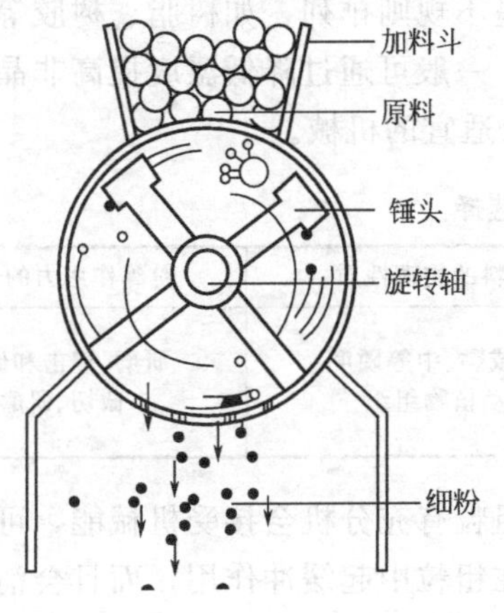

图 3-2　万能粉碎机（锤击式）

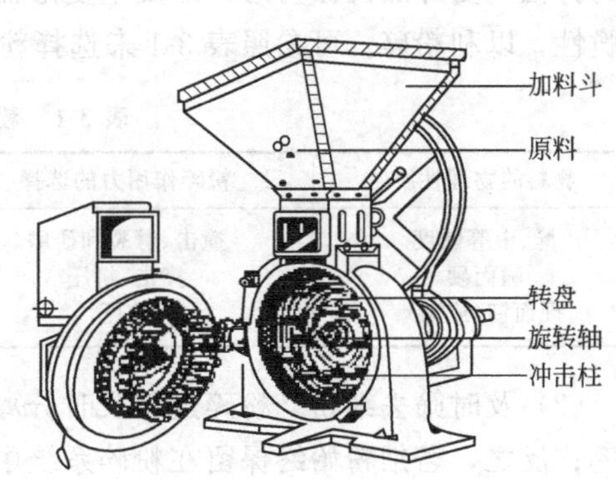

图 3-3　万能粉碎机（冲击柱式）

冲击柱式粉碎机（也叫转盘式粉碎机）如图 3-3 所示，在高速旋转的转盘上固定有若干圈冲击柱，另一与转盘相对应的固定盖上也固定有若干圈冲击柱。物料由加料斗加入，由固定板中心轴向进入粉碎机。由于离心力的作用，物料在从中心部位被抛向外壁的过程中受到冲击柱的冲击，而且所受的冲击力越来越大，粉碎的也越细。最后物料达到外壁，细粉由底部的筛孔出料，粗粉在机内被重复粉碎。

适用于多种结晶性和纤维性等脆性、韧性物料以及各种不同细度要求的粉碎，但粉碎过程会发热，故不适用于粉碎含大量挥发性成分或黏性及遇热发黏的物料。

(4) 流能磨（fluid-energy mills）　利用高速弹性流体（空气、蒸汽或惰性气体）使药物颗粒之间相互碰撞而产生强烈的粉碎作用。此机无活动部件，似空心轮胎状的粉碎机，高压气流以 0.71～1.01MPa（7～10atm）的压力自底部喷嘴进入粉碎室，在粉碎室下部膨胀并转变为超音速气流，使药物在粉碎室碰撞而迅速粉碎且随气流上升到分级器，极细粉由气流带出并进入收集袋中。粉碎室顶部的离心力使大而重的颗粒向下返回粉碎室，被继续粉碎。流能磨如图 3-4 所示。

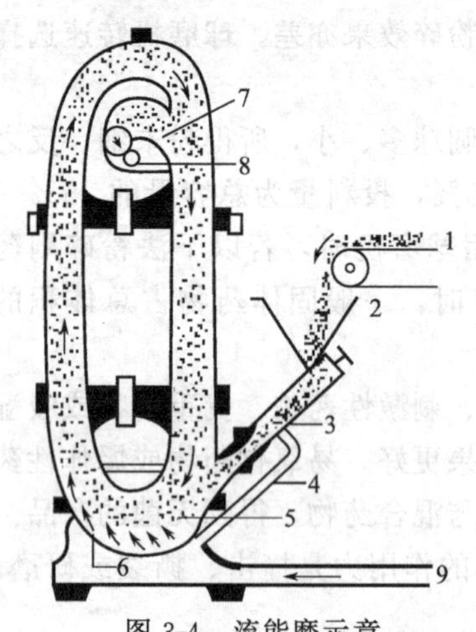

图 3-4 流能磨示意

1—输送带；2—加料斗；3—文杜里送料器；4—支管；5—粉碎室；6—喷嘴；7—分级器；8—产品出口；9—空气

流能磨粉碎药物的过程有以下特点：①由于气流在粉碎室中膨胀时的冷却效应抵消了粉碎时产生的热量，因此特别适用于抗生素、酶、低熔点或其他对热敏感的药物的粉碎；②应用流能磨粉碎药物的同时也就进行了分级，可得 5μm 以下均匀的极细粉末；③设备简单、易于对机器及压缩空气进行无菌处理，可用于无菌粉末的粉碎；但与其他粉碎设备相比粉碎费用高。

(5) 其他　如超微粉碎机系物料在磨筒内受高速撞击、切磋，在较短时间内达微米级粉碎；倍力粉碎机可达中药细胞级粉碎、西药微米级粉碎；另外还有贝利研磨机、贝利冷冻微粉机（全密闭）等。

6. 注意事项

(1) 选择适宜的机械与方法　各种粉碎作用力，都有特殊的适应性，可根据被粉碎物质的结构及有关性质、体积大小、所制备的物料对粉碎度或粉末等级的要求等来选用。如晶型药物具有一定的晶格，例如生石膏、硼砂等均具有相当的脆性，故较易于粉碎。非晶型药物其分子呈不规则排列，如树脂、树胶等具有一定的弹性，受外加机械力时，易发生变形而不易碎裂。一般可通过降低温度提高非晶型药物的脆性，以利粉碎。可参照表 3-1 来选择粉碎作用力及适宜的机械。

表 3-1　粉碎作用力的选择

物料的物理性质	粉碎作用力的选择	物料的物理性质	粉碎作用力的选择
脆、中等硬度 脆而硬 硬而韧(或黏)	撞击、劈裂和研磨 撞击、挤压 挤压	韧或黏、中等硬度 动植物组织	研磨、撞击和研磨 截切、研磨

(2) 及时筛去细粉　粉碎过程及时分离细粉，使粗粒有充分机会接受机械能，可以提高效率；反之，若细粉始终保留在粉碎系统中，不但能在粗粒中起缓冲作用，而且会消耗大量机械能，而产生大量不需要的过细粉末。

(3) 合理使用混合粉碎　固体物质经粉碎后，比表面积增加，引起表面自由能的增加，粉末越细，能量越高，重新结聚的倾向加大，使粉碎过程终于达到一种动态平衡。也就是粉碎与结聚同时进行。用混合粉碎的方法可使另一药物吸附于其表面使自由能不致明显增加，从而阻止了结聚。

(4) 注意劳动保护与防火防爆　粉碎毒性或刺激性较强的药物时，应注意劳动保护，以免中毒，并注意彻底清洗机械以免交叉污染。粉碎易燃易爆药物时，要注意防火防爆。

二、过筛

1. 过筛的含义和目的

(1) 过筛（sieving）　是指粉碎后的药物通过一种网孔工具以使粗粉与细粉分离的操作，这种网孔工具称为过筛。

(2) 过筛的目的　过筛的目的为：①将粉碎后的药料按细度大小加以分等，以适应医疗和制剂制备上的需要；②及时分出合格的细粉，能节省粉碎的机械能，提高粉碎效率；③过筛的同时还可使种类不同、粗细不均匀的药粉混合均匀。但由于过筛中较细的粉末先通过筛，较粗的粉末后通过筛，所以过筛后的粉末应适当加以搅拌，以保证药粉的均匀度。

2. 粉末的分等

（1）药筛的种类　药筛（过筛）按标准来分可分为标准筛和工业用筛；按制作方法分冲眼筛（又称模压筛）和编织筛。标准筛是指按药典规定，全国统一用于制剂生产的筛，《中国药典》选用国家标准的 R40/3 系列，药典共规定了九种筛号，号越大，孔径越小。具体规定见表 3-2。在实际生产中，也常使用工业用筛。筛的分等有两种方法，一种是以筛孔的大小来表示（μm），另一种是以单位长度（in）内所含筛孔的数目来表示，即用“目”表示。

表 3-2　《中国药典》2015 年版药筛与工业筛目对照表

筛号	筛孔内径(平均值)/μm	工业筛目数/(孔/in)	筛号	筛孔内径(平均值)/μm	工业筛目数/(孔/in)
一号筛	2000±70	10	六号筛	150±6.6	100
二号筛	850±29	24	七号筛	125±5.8	120
三号筛	355±13	50	八号筛	90±4.6	150
四号筛	250±9.9	65	九号筛	75±4.1	200
五号筛	180±7.6	80			

注：1in＝25.4mm。

（2）粉末的分等　药粉的分等是按通过相应规格的药筛而定的。根据实际要求，《中国药典》2015 年版规定了六种粉末规格，如表 3-3 所示。

表 3-3　粉末的分等标准

等　级	分　等　标　准
最粗粉	指能全部通过一号筛，但混有能通过三号筛不超过 20% 的粉末
粗　粉	指能全部通过二号筛，但混有能通过四号筛不超过 40% 的粉末
中　粉	指能全部通过四号筛，但混有能通过五号筛不超过 60% 的粉末
细　粉	指能全部通过五号筛，并含能通过六号筛不少于 95% 的粉末
最细粉	指能全部通过六号筛，并含能通过七号筛不少于 95% 的粉末
极细粉	指能全部通过八号筛，并含能通过九号筛不少于 95% 的粉末

3. 过筛的器械

制药用筛的筛网，目前大多以尼龙丝、铜丝或不锈钢丝制成。过筛方法有手工和机械两种，其相应的器械有手摇筛和电动筛两类。

（1）手摇筛　系由筛网在圆形的金属圈上制成，并按筛号大小依次叠成套，故亦称为套筛。手摇筛适用于小量药粉或毒性药、刺激性或质轻药粉的筛析，亦常用于粉末粒度分布的筛析。因过筛系在密闭条件下进行，可避免细粉飞扬。

（2）电动筛　目前生产上常用的电动筛有振动筛粉机、悬挂式偏重筛粉机、电磁簸动筛粉机等。

振动筛粉机，系利用偏心轮对连杆所产生的往复振动带动药筛而筛选粉末的，效率较高。适用无黏性的植物药，化学药，毒性、刺激性及易风化或潮解的药物粉末的过筛。

悬挂式偏重筛粉机，系利用偏重轮转动时的不平衡惯性使药筛产生波动而筛析药粉的。适用于矿物药、化学药品或显著黏性的药材粉末的过筛。

电磁簸动筛粉机，系利用较高频率和较小幅度的电磁波产生的簸动而筛选粉末的，因其具有强的振动性能，故适宜于筛选黏性较强及含油性的粉末。

4. 注意事项

影响过筛效率的因素很多，为提高过筛效率，过筛过程应注意以下几点。

（1）粉末应干燥　物料的湿度越大，细粉末越易黏结成团而堵塞筛孔，故含水量大的物料应先适当干燥；易吸潮的物料应及时过筛或在干燥环境中过筛。黏性、油性较强的药粉，应掺入其他药粉一同过筛。

（2）厚度适宜　加入药筛的物料不宜过多，物料层在筛网上堆积过厚，或物料在筛网上运动速度过快时，上层小粒径的物料可能来不及与筛面接触而混于不可筛过的物料中。故物料层越薄，物料在筛网上的运动速度越小，则过筛效率越好。但也不宜太少，物料太少同样也影响过筛的效率。

（3）加强振动与联动化　药粉在静止情况下由于受摩擦力和表面能的影响，易形成粉块而不易通过筛孔。当施加外力振动时，各种力的平衡受到破坏，小于筛孔的粉末才能通过。在大量生产时，联动化不仅能降低劳动强度和成本，而且更重要的是能保证产品质量。

（4）防止粉尘飞扬　特别是筛分毒性或刺激性较强的药粉时，更应注意防止粉尘飞扬，厂房必要时应设防尘及捕尘设施。

三、混合

1. 混合的含义与目的

（1）混合（mixing）　系指把两种或两种以上组分（固体粒子）均匀混合的操作。混合是制备复方散剂或其他粉末状制品的重要工艺过程，也是制备其他固体复方制剂如片剂、丸剂等的基本操作。

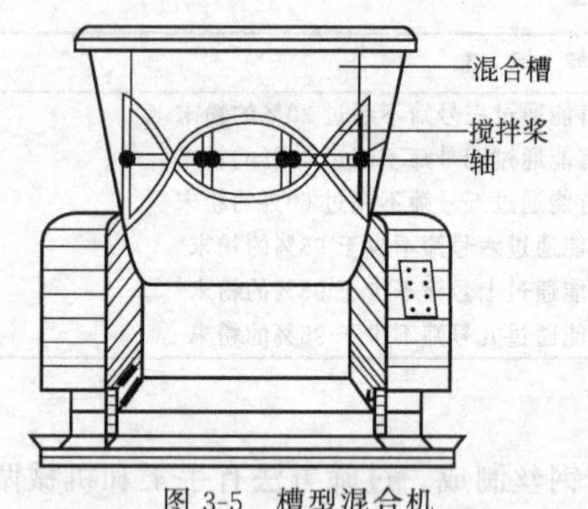

图 3-5　槽型混合机

（2）混合的目的　其目的是使药物各组分在制剂中均匀一致，以保证药物剂量准确，临床用药安全。

2. 混合的方法和设备

实验室常用的混合的方法有搅拌混合、研磨混合和过筛混合。在大批量生产中的混合过程多采用搅拌或容器旋转使物料产生整体和局部的移动而达到混合目的。

（1）搅拌混合　系将各药粉置适当大小的容器中搅匀，多作初步混合之用。大量生产中常用槽型混合机混合，见图 3-5。

（2）过筛混合　系将各药粉先初步混合在一起，再通过适宜的药筛一次或几次过筛，使之混匀。由于较细较重的粉末先通过筛网，故在过筛后仍须加以适当的搅拌混合。

（3）研磨混合　系将各药粉置乳钵中共同研磨的混合操作，此法适用于小量尤其是结晶性药物的混合。不适用于引湿性或爆炸性成分的混合。

（4）混合筒混合　混合筒有 V 形、立方形、圆柱形、纺锤形等，各筒穿过中心固定在水平轴上，有传动装置使其绕轴旋转，粉末在筒内靠重力翻动。转速取决于筒的形状或粉末的性质。混合筒适用于密度相近的组分混合，混合效率高，耗能较低。其中 V 形筒选用较多，如图 3-6 所示。在旋转时药物可分成两部分，然后再使两部分药物混合在一起，集中在底部，如此反复循环。

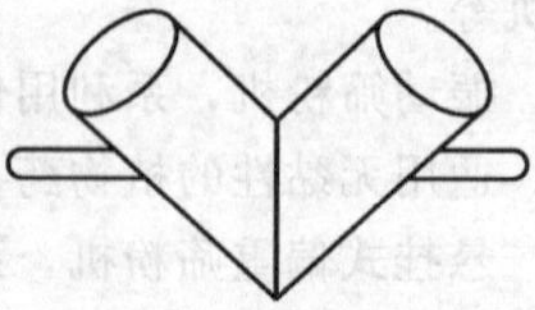

图 3-6　V 形混合筒

3. 混合过程注意事项

混合操作是否得法，关系到混合的效果，药粉混合均匀度与各成分的比例、堆密度、粉末细度、颗粒大小和混合时间等均有关。

(1) 各组分药物混合的比例　通常物理状态、粉末细度相近的等量药物混合时，一般容易混合均匀；药物的组分量相差悬殊时，则不易混合均匀，此时应该采用等量递加混合法(又称配研法)进行混合，即量小药物研细后，加入等体积其他细粉混匀，如此倍量增加混合至全部混匀，再过筛混合即成。

对于含有毒性药物、贵重药物的处方可采用等量递加法(习称配研法)混合，即先用处方中量大的药物研磨以饱和乳钵的内壁，以免吸附量小的药物。然后加入量小的药物研细后，加入等容积的其他药物粉末，研磨均匀后，再加入与此等容积的其他药物粉末研匀，如此倍量增加至全部混合均匀，过筛，即得。

(2) 各组分药物的密度与色泽　一般将密度小的组分先放在乳钵内，再加密度大的组分，适当研磨混匀。这样可避免轻质组分浮于上部或飞扬，而重质粉末沉于底部则不易混匀。

当药物色泽相差较大时，应将色深的药物先置于乳钵中，再加等量的色浅的药物研匀，直至全部混合均匀，即所谓"套色法"。

(3) 各组分的黏附性与带电性　有的药物粉末对混合器械具有黏附性，影响混合也造成损失，一般应将量大或不易吸附的药粉或辅料垫底，量少或易吸附者后加入。混合时摩擦起电的粉末不易混匀，通常加少量表面活性剂或润滑剂加以克服，如硬脂酸镁、十二烷基硫酸钠等具有抗静电作用。

(4) 含液体成分、引湿性成分与低共熔混合物的组分　含液体成分、引湿性成分时，可采用处方中其他固体成分吸收，若液体量较大时可另加赋形剂吸收，若液体为无效成分且量过大时可采取先蒸发后吸收的方法。引湿性大的成分应在干燥的环境下快速混合。

当两种或两种以上药物一起研磨混合后，有时产生熔点降低而出现润湿和液化的现象称为共熔现象(简称共熔)。制剂工作中常见的发生共熔的药物有樟脑与萨罗、苯酚、麝香草酚、薄荷脑等。

含共熔组分的制剂是否一起混合使其共熔，应根据共熔后对其药理作用的影响及处方中所含其他固体成分数量的多少而定，一般有以下几种情况。

① 若药物共熔后，药理作用较单独混合者好，则宜采用共熔法。

② 某些药物共熔后，药理作用几乎不变，但处方中其他固体成分较多时，可将共熔组分先混合共熔，再用其他组分吸收混合，使其分散均匀。

③ 共熔成分用处方中其他液体如挥发油溶解后再喷雾到其他固体成分中吸收并混合均匀。

第二节　制粒

一、概述

1. 制粒的含义与目的

(1) 制粒(granulation)　是把粉末、熔融液、水溶液等状态的物料经加工制成具有一定形状与大小的粒状物的操作。

（2）制粒的目的　制粒的目的如下：①改善流动性；②防止各成分的离析；③防止粉末飞扬及在器壁上黏附；④调整堆密度，改善溶解性能。

2. 制粒的分类

在药品生产中常用的制粒方法有两种，即湿法制粒和干法制粒，其中湿法制粒更为常用。

二、湿法制粒

1. 湿法制粒的含义与机理

（1）湿法制粒（wet granulation）是将药物与辅料的粉末混合均匀后加入液体黏合剂制备颗粒的方法。湿法制粒主要包括挤压制粒、转动制粒和搅拌制粒、流化床制粒和喷雾制粒等。

（2）湿法制粒机理　湿法制粒首先是黏合剂中的液体将药物粉粒表面润湿，使粉粒间产生黏着力，然后在液体架桥与外加机械力的作用下制成一定形状和大小的颗粒的方法，经干燥后最终以固体桥的形式固结。

2. 湿法制粒方法与设备

（1）挤压制粒　先将药物粉末与处方中的辅料混合均匀后加入黏合剂制软材，然后将软材用强制挤压的方式通过具有一定大小的筛孔而制粒的方法。这类制粒设备有螺旋挤压式、旋转挤压式、摇摆挤压式等。

特点：①粒度分布较窄，粒子形状多为圆柱状、角柱状，制得的颗粒的大小可由筛网的孔径调节，粒径范围在 0.3～30mm；②颗粒的松软程度可用不同黏合剂及其加入量调节；③程序多（制粒前必须进行混合、制软材等工序）、劳动强度大，不适合大批量的连续生产；④制备小粒径颗粒时筛网的寿命短等。

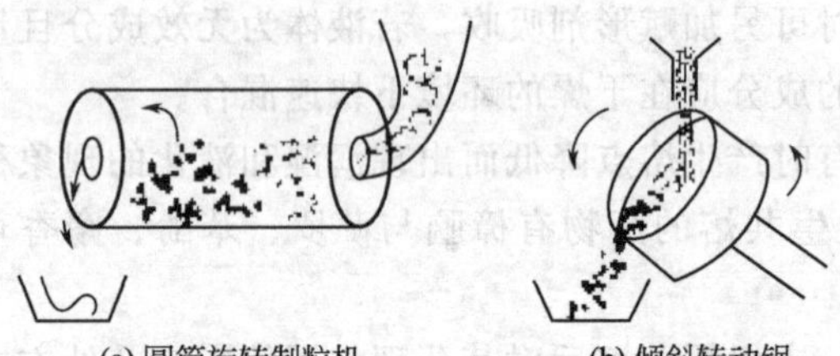

图 3-7　转动制粒机示意

在挤压制粒过程中，制软材（捏合）是关键步骤。在制软材的过程中黏合剂选择及适宜用量非常重要。软材质量以“轻握成团，轻压即散”为准，可靠性与重现性较差，但这种制粒方法简单，使用历史悠久。

（2）转动制粒　在药物粉末中加入一定量的黏合剂，在转动、摇动、搅拌等作用下使粉末结聚成具有一定强度的球形粒子的方法。转动制粒机示意见图 3-7，即圆筒旋转制粒机、倾斜转动锅等。

这种转动制粒机多用于药丸的生产，可制备 2～3mm 以上大小的药丸，但由于粒度分布较宽，在使用中受到一定限制。操作多为凭经验控制。

转动制粒主要经过母核形成、成长、压实三个阶段。

① 母核形成（又称起模）阶段。在粉末中喷入少量液体使其润湿，在滚动和搓动作用下使粉末聚集在一起形成大量母核。

② 母核成长（又称泛制）阶段。母核在滚动时进一步压实，并在转动过程中向母核表面将一定量的水和药粉均匀喷撒，使药粉层积于母核表面，如此反复多次，可得一定大小的药丸。

③ 压实阶段。在此阶段停止加入液体和药粉，在继续转动过程中多余的液体被挤出而吸收到未被充分润湿的积层中，从而颗粒被压实形成具有一定机械强度的微丸。

(3) 高速搅拌制粒法　先将药物粉末和辅料加入高速搅拌制粒机的容器内，搅拌混匀后加入黏合剂高速搅拌制粒的方法。图 3-8 为常用高速搅拌制粒装置示意。虽然搅拌器的形状多种多样，其结构主要由容器、搅拌桨、切割刀所组成。

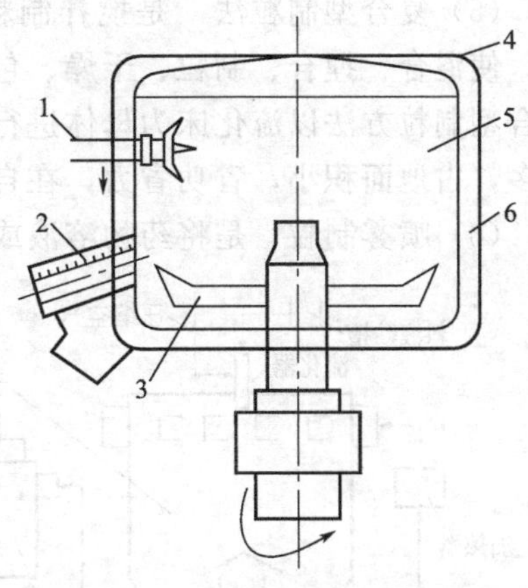

图 3-8　高速搅拌制粒装置示意

1—切割刀；2—排除阀；3—搅拌叶片；4—盖；5—混合槽；6—夹层

搅拌制粒是在搅拌桨的作用下使物料混合、翻动、分散甩向器壁后向上运动，形成较大颗粒；在切割刀的作用下将大块颗粒绞碎、切割，并和搅拌桨的搅拌作用相呼应，使颗粒得到强大的挤压、滚动而形成致密且均匀的颗粒。粒度的大小由外部破坏力与颗粒内部内聚力平衡后的结果而定。

搅拌制粒时影响粒径大小与致密性的主要因素有：①黏合剂的种类、加入量、加入方式；②原料粉末的粒度（粒度越小，越有利于制粒）；③搅拌速度；④搅拌器的形状与角度、切割刀的位置等。

特点：①混合、捏合、制粒过程在一个容器内进行；②工序简单、操作迅速；③可制备不同性能的颗粒，应用广泛。

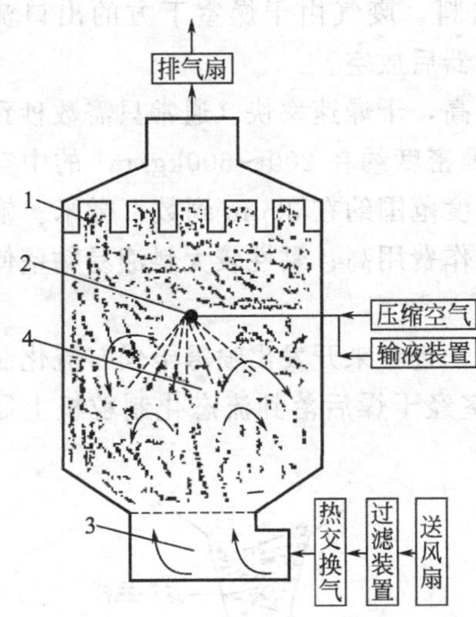

图 3-9　流化床制粒机示意

1—集尘装置；2—喷雾装置；3—流动化用气体；4—循环流动型流动层

(4) 流化床制粒（又称“一步制粒”）当物料粉末在容器内自下而上的气流作用下保持悬浮的流化状态时，液体黏合剂向流化层喷入使粉末聚结成颗粒的方法。因在一台设备内可完成混合、制粒、干燥过程等而得名。流化床制粒机如图 3-9 所示。主要结构为容器、气体分布装置（如筛板等）、喷嘴、气固分离装置、空气进口和出口、物料排出口等。操作时，把药物粉末与各种辅料装入容器中，从床层下部通过筛板吹入适宜温度的气流，使物料在流化状态下混合均匀，然后开始均匀喷入液体黏合剂，粉末开始聚结成粒，经过反复的喷雾和干燥，当颗粒的大小符合要求时停止喷雾，形成的颗粒继续在床层内送热风干燥，出料送至下一步工序。

流化床制粒的影响因素较多，除了黏合剂的选择、原料粒度的影响外，操作条件的影响较大。如空气的空塔速度影响物料的流态化状态、粉粒的分散性、干燥的快慢；空气温度影响物料表面的润湿与干燥；黏合剂的喷雾量影响粒径的大小（喷雾量增加粒径变大）；喷雾速度影响粉体粒子间的结合速度及粒径的均匀性；喷嘴的高度影响喷雾均匀性与润湿程度等。

特点：①混合、制粒、干燥，甚至是包衣等操作在一台设备内进行，简化工艺、节约时间、劳动强度低；②制得的颗粒为多孔性柔软颗粒，密度小、强度小，且颗粒的粒度分布均匀、流动性、压缩成型性好。

目前，对制粒技术及产品的要求越来越高，为了发挥流化床制粒的优势，出现了一系列以流化床为母体的多功能的新型复合型制粒设备。如搅拌流化制粒机、转动流化制粒机、搅拌转动流化制粒机等。

(5) 复合型制粒法 是搅拌制粒、转动制粒、流化床制粒法等各种制粒技术结合在一起，使混合、捏合、制粒、干燥、包衣等多个单元操作在一个机器内进行的新型制粒方法，复合型制粒方法以流化床为母体进行多种组合，综合了各种设备的机能特点，取长补短，功能多，占地面积小，省功省力，在自动化的实施中具有无可估量的价值。

(6) 喷雾制粒 是将药物溶液或混悬液喷雾于干燥室内，在热气流的作用下使雾滴中的水分迅速蒸发以直接获得干燥球状细颗粒的方法。如以干燥为目的时叫喷雾干燥；以制粒为目的时叫喷雾制粒。该法在数秒钟内即完成药液的浓缩与干燥，原料液含水量可达70%以上。喷雾制粒的流程见图3-10 。

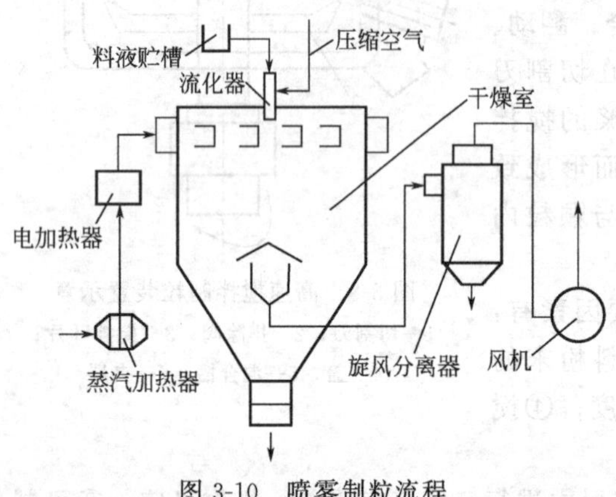

图 3-10 喷雾制粒流程

原料液由贮槽进入雾化器喷成液滴分散于热气流中，空气经蒸汽加热器及电加热器加热后沿切线方向进入干燥室与液滴接触，液滴中的水分迅速蒸发，液滴经干燥后形成固体粉末落于器底，干品可连续或间歇出料，废气由干燥室下方的出口流入旋风分离器，进一步分离固体粉末，然后经风机和袋滤器后放空。

特点：①由液体直接得到粉状固体颗粒；②热风温度高，干燥速率快（通常只需数秒到数十秒），物料的受热时间极短，适合于热敏性物料；③堆密度约在 200～600kg/m^3 的中空球状粒子较多，具有良好的溶解性、分散性和流动性，粒度范围约在 30μm 到数百微米。缺点是设备高大、费用高；汽化大量液体、能量消耗大、操作费用高；黏性较大料液易粘壁使其使用受到限制，需用特殊喷雾干燥设备。

喷雾干燥制粒法在制药工业中得到广泛的应用与发展，近年来开发出喷雾干燥与流化制粒结合在一体的新型制粒机。由顶部喷入的药液在干燥室经干燥后落到流态化制粒机上制粒，整个操作过程非常紧凑。

三、干法制粒与设备

1. 干法制粒的含义

干法制粒（dry granulation）是把药物粉末直接压缩成较大片剂或片状物后，重新粉碎成所需大小颗粒的方法。该方法不加任何液体，常用于热敏性物料、遇水易分解的药物以及容易压缩成型的药物的制粒，方法简单、省工省时。但应注意由于压缩引起的晶型转变及活性降低等。

2. 干法制粒的方法与设备

(1) 压片法 系将固体粉末在重型压片机上压实，制成直径为 20～25mm 的胚片，然后破碎成所需大小的颗粒的方法，又称重压片法、大片法。设备可选用压片机。压片机操作简单，但由于压片机需用巨大压力，冲模等机械损耗较大，原料也有一定损失。

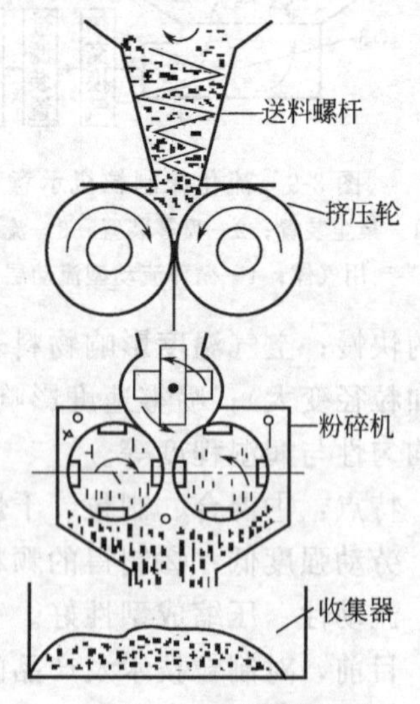

图 3-11 干挤制粒机工作原理

(2) 滚压法 滚压法系利用转速相同的二个滚动圆筒之

间的缝隙，将药物粉末滚压成片状物，然后破碎制成一定大小颗粒的方法。

干挤制粒机见图 3-11，是将滚压、碾碎、整粒于一体的整体设备。方法简单，省工省时。由加料斗，双锥形、不等螺距的送料螺杆，相对旋转的两个挤压轮，粉碎机，收集器等构成。工作原理是加入料斗中的粉料通过双锥形、不等螺距的送料螺杆的输送和压缩（此时粉料密度成倍增加）被推送到两挤压轮上部，这时粉料处于三面受压的状态，随着挤压轮的转动，粉料被送往两挤压轮之间的空隙（空隙可调节）被强烈挤压成硬条片，然后转入下部打碎、筛分等。这样经挤压 1～3 次即可压成硬度适宜的薄片，再碾碎、整粒，即达到规定要求。

第三节　蒸发与干燥

蒸发、蒸馏与干燥是制剂生产中常用的三个单元操作。这些工艺操作都是借助热的传递作用来进行，在制剂生产中应用甚广，尤其在中成药制备中，提取后的浸出液浓度很低，通过蒸发以提高其浓度。

一、蒸发

1. 蒸发的含义

蒸发（evaporation）是利用加热的方法，使溶液中部分溶剂汽化并除去，以提高溶液浓度的工艺操作。

蒸发的方式有自然蒸发与沸腾蒸发。自然蒸发是溶剂在低于沸点下汽化，此种蒸发仅在溶液表面进行，故速率慢、效率低。沸腾蒸发是在沸点温度下进行的蒸发，故速率快、效率高。制剂生产中多采用沸腾蒸发。

2. 影响蒸发效率的因素

蒸发设备的效率常以其生产强度来表示，即单位时间、单位传热面积上所蒸发的溶剂或水量。提高生产强度的措施，必须设法提高传热温度差和传热总系数。故影响蒸发效率的主要因素如下。

(1) 溶液的蒸发面积（S）　在一定温度下，单位时间内溶剂的蒸发量与蒸发面积成正比，面积越大蒸发越快。故常压蒸发时多采用直径大、锅底浅的广口蒸发锅。

(2) 传热温度差（Δt_m）　传热温差系作为热源的加热蒸汽与溶液的沸点之差。要提高蒸发速率，则加热速率要快，即要求加热蒸汽温度与溶液温度有一定的温度差，从而使溶剂分子获得足够的热能而不断汽化。

(3) 液体表面的压力　液体表面压力越大，蒸发速率越慢。因此采用减压蒸发可提高蒸发效率。

(4) 传热系数（K）　提高 K 值是提高蒸发效率的主要因素。增大 K 值的主要途径是减小部分热阻，及时排除受热蒸汽侧不凝性气体，加强溶液层循环或搅拌可减小热阻，增大传热系数。

(5) 蒸汽浓度　在蒸发面积、温度、液面压力等因素相同的条件下，蒸发速率与蒸发时液面上大气中的蒸汽浓度成反比。蒸汽浓度大，分子不易逸出，蒸发速率亦慢，反之加快。故在浓缩、蒸发车间使用电扇、排风扇等通风设备及时排除液面的蒸汽，以加速蒸发的顺利进行。

3. 常用蒸发方法

蒸发方法较多，常用的有常压蒸发、减压蒸发与薄膜蒸发。

(1) 常压蒸发 指在一个大气压下进行蒸发的方法，常在敞口蒸发器中进行。凡是有效成分耐热而溶剂又无燃烧性、无毒、无害、无经济价值者均可采用此法蒸发。但由于常压蒸发多在敞口设备中进行，不符合 GMP 要求，故药物制剂生产中已少用。

(2) 减压蒸发（又称为真空蒸发） 是使蒸发器内形成一定的真空度，使溶液沸点降低而进行沸腾蒸发操作。其优点为：①由于溶液沸点降低，从而增大了传热温度差（Δt_m），强化了蒸发操作；②能不断地移除二次蒸汽，有利于蒸发的顺利进行；③对加热热源的要求可降低，提供了可利用低压蒸汽或废热蒸汽作热源的可能性；④可低温蒸发，能防止或减少热敏性料液的分解，可用于浓缩不耐高温的溶液，宜用于处理热敏性溶液；⑤由于降低了溶液沸点，可减少蒸发器的热能损失。

减压蒸发的缺点：为保持蒸发器的真空度，需要增加额外的能量消耗，真空度愈高，消耗的能量也愈大；同时，溶液沸点下降随之黏度增大，使对流传热系数减小。应通过经济核算来选择合适的蒸发操作压力。

(3) 薄膜蒸发 系指应用薄膜蒸发器进行减压或常压蒸发的一种操作。

蒸发的速度与蒸发面积大小成正比，故增大汽化表面，是加速蒸发的重要措施。薄膜蒸发具有极大的表面积，热的传递快且均匀，没有液体静压的影响，蒸发温度低，且蒸发过程受热时间短，能较好地避免料液的过热现象，故适用于蒸发处理热敏性料液，此法还可连续操作，并可缩短生产周期，在制剂生产中应用广泛。

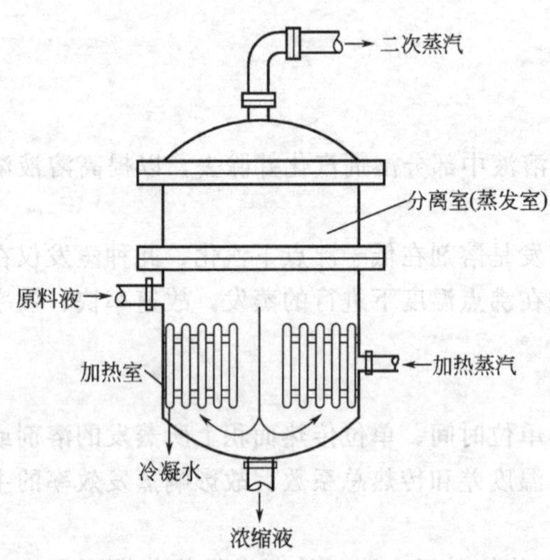

图 3-12 中央循环蒸发器示意

4. 常用蒸发设备

常用蒸发设备类型繁多，下面主要介绍常用的循环型蒸发器、膜式蒸发器及多效蒸发器。

(1) 循环型蒸发器

① 中央循环蒸发器。中央循环蒸发器亦称标准蒸发器，其结构见图 3-12，蒸发器主要有加热室和蒸发室两部分。加热室是固定在上下管板之间的一组直立沸腾管与一个直径较大的中央循环管组成。管内走料液，管间通入加热蒸汽。

蒸发时，加热蒸汽在管内流动，由于管径悬殊，使管内料液受热程度不同，形成料液在沸腾管内沸腾汽化上升，而中央循环管内料液受热程度较低，料液相对密度较大而下降，这样就形成了料液自沸腾管上升，经中央管下降，完成自然循环过程。料液在沸腾管上部汽化，二次蒸汽在蒸发室上升，所夹带的液沫在重力的作用下沉降，二次蒸汽进入除沫器后经冷凝而移除。

中央循环蒸发器结构紧凑、简明、制造方便，操作可靠，设备投资费用低。但清理和维修麻烦、料液循环速率较低、传热系数小。可用于黏度适中、结垢不严重、有少量结晶析出及腐蚀性较小料液的蒸发。

② 盘管式蒸发器。盘管式蒸发器亦称水平列管式蒸发器，由蒸发室、除沫器组成。盘管式蒸发器具有较大的传热面积与气液分离空间，并且盘管多层分设，可根据液面高低而调节加热组数，料液量不足以浸没所有盘管时，也能进行蒸发浓缩。但料液在蒸发室内循环速

率慢，且清洗污垢比较困难。适用于蒸发不起泡沫、不析出固体和黏性较低的料液。

③ 外加热式蒸发器。此蒸发器由于加热室与蒸发室分开，故称为外加热式。它具有便于清洗、容易更换加热管及降低蒸发器总高度的结构特点。

④ 强制循环蒸发器。前述几种蒸发器都属于自然循环型蒸发器，料液在蒸发器内的循环速率均较低，尤其料液黏稠度较大时，流动更慢。为了加快循环速率，可借助泵的外力作用进行强制循环蒸发。与前述外加热式蒸发器相比较只是在循环管底部增设了循环泵，从而使料液在蒸发过程中形成定向流动，一般速率可达 1.5～3.5m/s，有时可高达 5m/s。

由于采用强制循环而使循环速率加快，故传热系数较自然循环蒸发器大，可提高生产强度，但其动力能耗增大，操作费用增加。适用于高黏度和易析出结晶、易结垢或易产生泡沫的料液的蒸发浓缩。

(2) 膜式蒸发器

① 升膜式蒸发器。升膜式蒸发器的结构见图 3-13，主要由蒸发室、分离器及附设的高位液槽、预热器等构成。

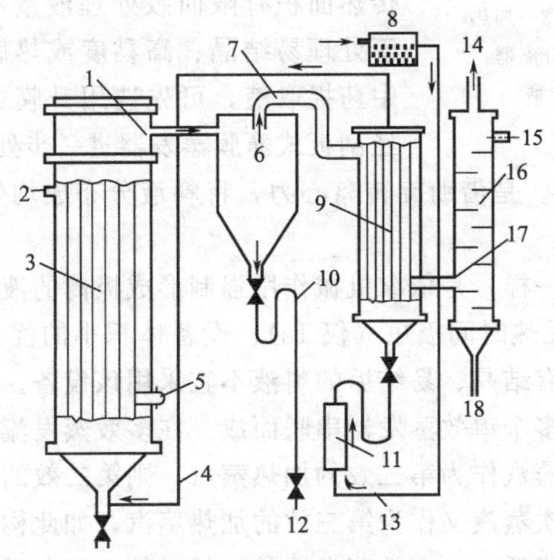

图 3-13　升膜式蒸发器示意

1—气沫出口；2—蒸汽进口；3—蒸发器；4—输液管；5—蒸汽导管；6—气液分离器；
7—二次蒸汽导管；8—高位液槽；9—预热器；10—浓缩液导管；11—流量计；
12—浓缩液出口；13—输液管；14—废气出口；15—冷凝水进口；
16—混合冷凝器；17—废气出口；18—冷凝水出口

当料液经预热后由蒸发器底部进入加热管，受管外蒸汽加热，使料液在管内迅速沸腾汽化，生成的二次蒸汽于加热管的中部形成蒸汽柱，蒸汽密度急剧变小而高速上升，并拉引料液形成薄膜状沿管壁快速向上流动，在此过程中薄膜继续迅速蒸发，气液两相在分离器中分离，浓缩液由分离器底部排出，二次蒸汽则由分离器顶部排出经冷凝后移除。

升膜式蒸发器适用于蒸发量大、热敏性及易产生泡沫的料液。但不适用于处理浓度较大的料液，也不适用于处理黏度大于 0.06Pa・s、易结晶、易结垢的料液，中药提取液可选用此蒸发器作初步蒸发浓缩之用。

② 降膜式蒸发器。降膜式蒸发器的结构见图 3-14，主要由蒸发室、分离器及附设的高位液槽、预热器组成。

与前述的升膜式蒸发器不同点是料液从顶端引入。为了保证料液在加热管内壁形成均匀的薄膜，并且防止二次蒸汽从管上方窜出，因此在每根加热管顶端必须设置液体分布装置。

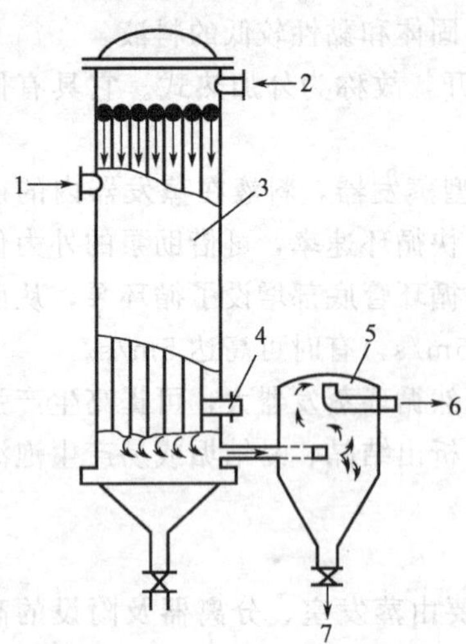

图 3-14　降膜式蒸发器示意
1—加热蒸汽；2—原料液；3—加热蒸发器；4—冷凝水；5—分离器；6—二次蒸汽；7—浓缩液

当料液自降膜式蒸发器顶端引入，经过液体分布装置均匀地进入各加热管，被管外的蒸汽加热，产生二次蒸汽，靠重力和二次蒸汽的共同作用，使料液呈薄膜状向下流动，并继续蒸发，气液混合物从底部进入分离器，浓缩液从分离器底部放出收集，二次蒸汽从分离器顶部排出被冷凝后移除。

与升膜式蒸发器相比，降膜式蒸发器料液停留的时间更短，受热影响更小，故特别适用于热敏性料液。可用于蒸发黏度较大（0.05～0.45Pa·s）和浓度较高的料液。不宜用于易结晶或易结垢料液的蒸发。

③ 刮板式薄膜蒸发器。是依靠叶片强制将料液刮拉成膜状流动。传热系数高、料液停留时间短是其优点，但结构复杂、制造与安装要求高、动力消耗大、传热面积有限而致处理液量不能太大是其缺点。适用于处理易结晶、高黏度或热敏性的料液。对于热敏性中药提取液，可先选用升膜式蒸发器作初步蒸发，再经刮板式薄膜蒸发器进一步处理，效果良好。

④ 离心式薄膜蒸发器。是借助旋转离心力，将料液分布成均匀薄膜而进行蒸发的一种高效蒸发器。

与刮板式薄膜蒸发器一样，是依靠机械作用强制形成极薄的液膜，具传热系数高、浓缩比高（15～20 倍）、料液受热时间极短（仅 1s）、设备体积小的优点。特别适用于热敏性料液的处理，但对黏度大、有结晶、易结垢的料液不宜采用该设备。

（3）多效蒸发器　由多个单效蒸发器串联而成。在多效蒸发流程中，第一效通入加热蒸汽，从第一效产生的二次蒸汽作为第二效的加热蒸汽，则第二效的加热室相当于第一效的冷凝器，从第二效产生的二次蒸汽又作为第三效的加热蒸汽，如此构成了多效蒸发。由于多效蒸发室的操作压力是逐效降低，故多效蒸发器的末效必须与真空系统连接。末效产生的二次蒸汽进入冷凝器被冷凝成水而移除，达到蒸发浓缩的目的。多效蒸发器多次利用二次蒸汽，因此节约蒸汽并可降低操作费用。

二、干燥

1. 干燥的含义与分类

（1）干燥（drying）的含义　干燥是利用热能使物料中的湿分（水分或其他溶剂）汽化除去，从而获得干燥物品的工艺操作。干燥常应用于药物的除湿，新鲜药材的除水以及丸剂、颗粒剂、散剂、提取物等的工业生产。干燥的目的在于使物料便于加工、运输、贮藏和使用，保证药品的质量和提高药物的稳定性。

（2）干燥方法的分类　分类为：①按操作方式的不同，分为连续干燥与间歇干燥；②按热能传递方式的不同，分为传导干燥、对流干燥、辐射干燥、介电加热干燥；③按操作压力不同，分为常压干燥与减压干燥。

2. 影响干燥速率的因素

热空气与湿物料接触时，热空气将热能从物料表面传至内部，这是一个传热过程。同时湿物料得到热量后，其表面水分首先汽化，内部水分以液态或汽态扩散到物料表面，并不断汽化，这是一个传质过程。因此物料的干燥是传热和传质同时进行的过程，两者缺一不可。

影响干燥过程中传热和传质推动力的因素如下。

（1）物料的性状　包括物料的形状、料层的厚薄及物料中水分存在的状态。一般结晶性物料比粉末干燥快；物料堆积愈薄，暴露面积愈大，干燥也愈快。物料中的水分可分为非结合水和结合水两类，非结合水存在于物料的表面或物料间隙，此类水分与物料的结合力为机械力，结合较弱，易于除去；结合水存在于细胞及毛细管中，此类水分与物料的结合为物理化学的结合力，由于结合力较强，较难除去。

（2）干燥速率及干燥方法　恒速阶段的干燥速率越快，临界含水量越高，可使降速阶段较早地开始。此外，干燥过程中，首先表面水分很快被蒸发除去，然后内部水分扩散至表面继续蒸发。如干燥速率过快，开始时物体表面水分很快蒸发，使粉粒彼此紧密黏结而在表面结成一层坚硬的外壳，内部水分难以通过硬壳，使干燥难以继续进行，造成“外干内湿”的现象。故干燥应控制在一定速度范围内缓慢进行。

静态干燥如烘干等物料暴露面小，水蒸气散发慢，干燥效率差。沸腾干燥、喷雾干燥属于流化操作，被干燥物料以悬浮颗粒方式进行干燥，与干燥介质接触面大，干燥效率高。

（3）干燥介质的温度与湿度　在适当的范围内提高干燥介质的温度，可加快蒸发速率，有利于干燥，但应选择适宜干燥温度，以防止某些热敏性成分被破坏。干燥操作若用静态干燥法，温度宜由低到高缓缓升温，而流化干燥则需在较高温度下方可达到干燥目的。

干燥介质的相对湿度愈小，愈易干燥，因此在烘房、烘箱中采用鼓风装置使空气流动更快，在流化干燥中预先将气流本身进行干燥或预热。

（4）压力　蒸发量与压力成反比，故减压是改善蒸发、促进和加快干燥的有效手段。

3. 常用干燥方法与设备

干燥方法与设备种类繁多，下面主要介绍制剂生产过程中常用的干燥方法及其设备。

（1）常压干燥　包括接触干燥和空气干燥。药材的浓缩液一般用常压干燥，其法简单易行，但干燥时间长，易因过热引起成分破坏，干燥物较难粉碎。

滚筒式干燥是接触干燥的一种，将已蒸发到一定稠度的药液涂于滚筒加热面上使成薄层进行干燥。此法蒸发面及受热面都有显著增大，对干燥有利，且大大缩短干燥时间，显著减少受热影响，并有可能进行连续生产。

空气干燥是被干燥物料暴露在温热空气或干燥空气中进行，如晒干、晾干、烘干等。最常用的是烘干，即将物料置于热源装置的烘房、烘柜或烘箱内，利用热源装置供给的热能促使物料干燥的方法。此法干燥温度可以控制，干燥速率较快，主要用于药材提取物以及丸剂、散剂、片剂颗粒、颗粒剂的干燥。亦常用于新鲜中药材的干燥。

（2）减压干燥　系指在密闭的容器中抽去空气后进行干燥的方法，亦称真空干燥。减压干燥常用于需要干燥但又不耐高温的药物。此法除能加速干燥，降低温度，还能使干燥产品疏松和易于粉碎。此外，由于抽去空气，从而保证了易氧化药物的稳定性。减压干燥效果取决于负压的高低（真空度）和被干燥物料的堆厚度。对于含热敏成分的药材浸出物干燥时，涂成薄层在减压下干燥，能在更低的温度下进行，使产品质量得到保证。

（3）喷雾干燥　是将药物溶液或混悬液用雾化器喷雾于干燥室内的热气流中，使水分迅速蒸发以直接制成球状干燥细颗粒的方法。该法在数秒钟内完成水分蒸发，即料液的浓缩、干燥、制粒；干燥过程雾滴温度不高，一般约为50℃左右，故干燥制品质量好，特别适用于热敏性物料；干燥后物料多为松脆的空心颗粒，溶解性能好，可以改善某些制剂的溶出速率。因此，喷雾干燥技术在制剂生产中正得到日益广泛的应用。

(4) 沸腾干燥 沸腾干燥又叫流化干燥。主要用于湿粒状物料的干燥。此法是利用热空气流使颗粒悬浮，呈沸腾状态，物粒的跳动增加了蒸发面，热空气在湿颗粒间通过，在动态下进行热交换，带走了水汽，达到干燥的目的。故本法具有效率高、速度快、产量大的特点，对单一产品可连续生产；沸腾干燥室密封性好，产品纯度易于保证，但干燥室内难清洗。

沸腾干燥器的种类很多，但其基本结构均由原料输送系统、热空气供给系统、空气分布板、干燥室、气-固分离器和产品回收系统组成。常见有单层沸腾干燥器、多层沸腾干燥器、强化沸腾干燥器和卧式多室沸腾干燥器。

单层沸腾干燥器见图 3-15，其结构简单、操作方便、生产能力大，适用于较易干燥或对成品含水量要求不太严格的物料。

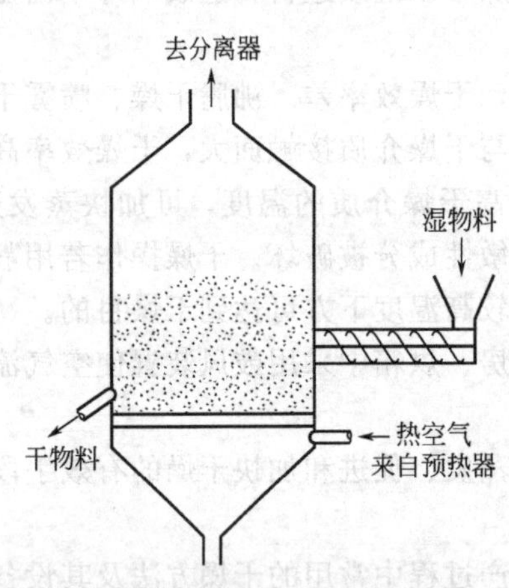

图 3-15 单层沸腾干燥器示意

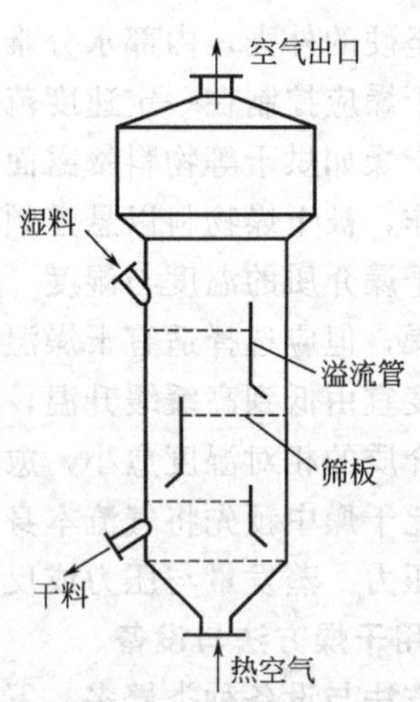

图 3-16 多层沸腾干燥器示意

为了克服单层沸腾干燥器产品含水不均匀的缺点，设计了多层沸腾干燥器，见图 3-16。该干燥器热利用率较高，产品干燥程度高且均匀。

强化沸腾干燥器适用于糊状和膏状物料的干燥。卧式多室沸腾干燥器在片剂湿粒、颗粒剂的干燥中得到广泛应用，得到的干颗粒含水量均匀，易于控制，并且颗粒粉料少。

(5) 红外线干燥 是利用红外线辐射器所辐射出的红外线被加热物质所吸收，引起分子激烈共振并迅速转变成热能，故物质温度迅速升高，水分汽化而达到干燥目的。因此本法具有速率快、效率高的特点，适用于大面积物体表面的干燥，对于熔点低、吸湿性强的药物更适宜。

(6) 冷冻干燥 是在低温低压条件下，利用水的升华性能而进行的一种干燥方法。可避免产品因高热而分解变质，挥发性成分的损失极少，并且在缺氧状态下干燥，避免药物被氧化，因此干燥所得的产品稳定、质地疏松，加水后迅速溶解恢复药液原有特性，同时产品重量轻、体积小、含水量低，可长期保存而不变质。但设备投资和操作费用均很大，产品成本高、价格贵。可用于酶、抗生素、维生素等制剂的干燥，也可用于中药粉针剂的干燥。

冷冻干燥的工艺操作包括以下三个阶段。

① 预冻。制品在干燥前必须进行预冻，预冻温度应降到低于产品共熔点 10～20℃。低共熔点系指水溶液冷却过程中，冰和溶质同时析出混合物（低共熔混合物）时的温度。

② 升华干燥。升华干燥的方法有两种：一次升华法，此法适用于低共熔点为－20～－10℃的制品，而且溶液浓度、黏度不大，装量厚度在 10～15mm 的情况，升华温度约为

−20℃，药液中的水分可基本除尽；反复预冻升华法，此法适用于熔点较低，或结构比较复杂、黏度较大的产品，反复预冻升华法系预冻与升华反复多次进行，使制品晶体结构改变，产品外层由致密变为疏松，有利于水分的升华。

③ 再干燥。待升华干燥阶段完成后，为了尽可能除去残余的水，需要进一步干燥，常控制在 30℃左右。直到制品温度与隔板温度重合，即达到干燥终点。

(7) 微波干燥　是将湿物料置于高频电场内，湿物料中的水分子在微波电场的作用下，反复极化，反复地变动与转动，产生剧烈的碰撞与摩擦，这样就将微波电场中所吸收的能量变成了热能，物料本身被加热而干燥。

微波干燥具有加热迅速、干燥均匀速度快、穿透能力强、产品质量好、热效率高、控制灵敏、操作方便等优点。但设备费用高、耗电量大、产量小、质量欠稳定以及有可能因微波泄漏而对人体造成伤害等是其缺点。

第四节　灭菌与无菌操作

一、概述

1. 灭菌的含义与目的

(1) 灭菌 (sterilization)　系指用热力或其他适宜方法将物体上或介质中的微生物繁殖体和芽孢杀死或除去，即获得无菌状态的总过程。所应用的方法称为灭菌法，是制药生产中的一项重要操作。尤其对无菌、灭菌制剂（如注射用、眼用制剂）、敷料和缝合线等生产过程中的灭菌，是保证用药安全的必要条件。灭菌涉及厂房、设备、容器、用具、工作服装、原辅材料、成品、包装材料、仪器等。无菌药品特别是注射液、供角膜创伤或手术用滴眼剂等无菌制剂，必须符合药典无菌检查的要求。

(2) 灭菌的基本目的　杀死或除去制剂中的微生物繁殖体和芽孢以获得无菌状态。

2. 灭菌法的种类

(1) 物理灭菌法 (physical sterilization)　又分为干热灭菌法（包括火焰灭菌法、干热空气灭菌法等)、湿热灭菌法（包括热压灭菌法、流通蒸汽灭菌法、煮沸灭菌法、低温间歇灭菌法等)、射线灭菌法（包括辐射灭菌法、紫外线灭菌法、微波灭菌法等)、滤过除菌法等。

(2) 化学灭菌法 (chemical sterilization)　包括气体灭菌法、化学杀菌剂灭菌法等。

(3) 无菌操作法 (aseptic manipulation)　无菌操作法是把整个操作过程控制在无菌条件下的一种操作方法。

二、物理灭菌法

1. 干热灭菌法

干热灭菌法 (dry heat sterilization) 系指利用火焰或干热空气进行灭菌的方法。

(1) 火焰灭菌法 (flaming sterilization)　是指直接在火焰中烧灼灭菌的方法。

特点：灭菌迅速、可靠、简便。

适用范围：用于耐火焰材质，如金属、玻璃及瓷器等用具的灭菌，不适用于药品的灭菌。

(2) 干热空气灭菌法 (dry heat air sterilization)　是指在高温干热空气中灭菌的方法。

特点：穿透力弱，且不太均匀，所需灭菌温度较高，时间较长，故容易影响药物的理化性质。

适用范围：除极少数药物外，大多用于玻璃、金属器皿和用具以及湿热不易穿透的物质或易被湿热破坏的药物如甘油、液状石蜡、油类、油混悬液及脂肪类、软膏基质或粉末等的灭菌。由于本法灭菌温度高，不适于橡胶、塑料制品及大部分药物的灭菌。

通常的灭菌条件为：160～170℃，不少于2h；170～180℃，不少于1h；250℃，45min以上。

2. 湿热灭菌法

湿热灭菌法（moist heat sterilization）是指物质在灭菌器内利用高压蒸汽或其他热力学灭菌手段杀灭细菌的方法。包括热压灭菌法、流通蒸汽灭菌法、煮沸灭菌法和低温间歇灭菌法等，是制药、制剂生产应用最广泛的一种灭菌方法。特点：蒸汽比热容大，穿透力强，容易使蛋白质变性，故其灭菌可靠，且操作简便、易于控制，缺点是不适用于对湿热敏感的药物。

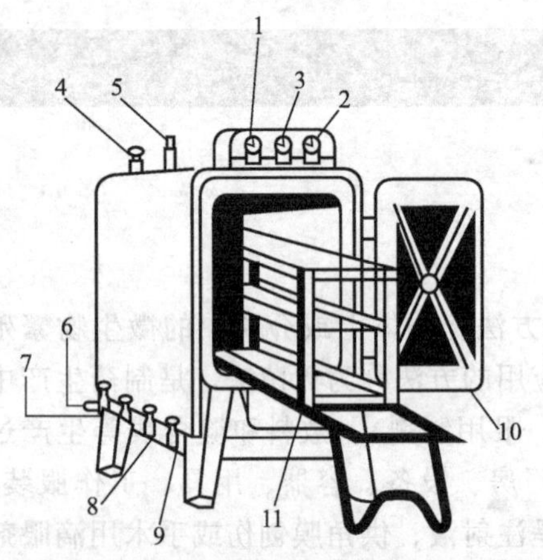

图 3-17　高压灭菌器

1—套层压力表；2—柜室压力表；3—温度表；4—里锅放气阀；5—安全阀；6—总来气阀；7—里锅进气阀；8—外锅进气阀；9—外锅放气阀；10—柜门；11—格车

(1) 热压灭菌法（hot pressing sterilization）系在密闭的灭菌器内，用压力大于常压的饱和蒸汽加热进行灭菌的方法，此法能杀死所有的细菌繁殖体和芽孢，灭菌效果可靠。

① 适用范围。主要用于药品、药品的溶液、玻璃器械、培养基、无菌衣、敷料以及其他遇高温与湿热不发生变化、损坏的物质。

② 灭菌设备。热压灭菌常用的设备为高压灭菌器。一般为双层金属壁组成，是附带有温度计或温度探头、压力表、安全阀等装置的压力容器。图3-17为方形高压灭菌器。灭菌器顶部装有两只压力表，一只指示蒸汽夹套内的压力，另一只指示柜室内的压力。温度表指示柜室内温度。灭菌器配有带轨道的格车。

③ 灭菌条件。热压灭菌所需的温度（蒸汽表压）与时间的关系如下：115.5℃（68.6kPa），30min；121.5℃（98.0kPa），20min；126.5℃（137.2kPa），15min。静脉滴注用注射液的灭菌一般选择115.5℃（68.6kPa），30min。

④ 操作方法。灭菌器使用前先用刷子将柜室内刷洗干净，然后开夹套蒸汽加热10min，待夹套压力上升至所需压力时，将待灭菌物品置于铁丝篮中，排列于格车架上，推入柜室，关闭柜门，并将门匝旋紧。待夹套加热完成后，将加热蒸汽通入柜内，当温度上升至规定温度（如115.5℃）时，开始计算灭菌时间，此时柜内压力表应固定在规定压力（如68.6kPa）。在灭菌时间到达后，先将蒸汽关闭，排汽，当压力降至“0”时，柜门即可开启，待冷却后将灭菌物品取出。

⑤ 注意事项。

a. 必须使用饱和蒸汽。饱和蒸汽中不含有细微水滴，蒸汽的温度与水的沸点相等，蒸汽含热量高，热穿透能力大，灭菌效果好。

b. 必须将灭菌器内的空气排除。如果灭菌器内有空气存在则压力表上的压力是蒸汽与空气二者的总压并非纯蒸气压，温度达不到规定值，故不能达到应有的灭菌效果。因此灭菌器上往往附有真空装置，在通入蒸汽前先将器内空气抽出。

c. 灭菌时间必须从灭菌物品温度真正达到所要求的温度算起。一般温度计所指示的温度是灭菌器内的温度，不是灭菌物品内的温度。因此在灭菌时要有一定的预热时间。为确保灭菌效果，在生产上曾使用留点温度计和温度指示剂。目前，可将非致病性、不产生热原的耐热芽孢作生物指示剂，用于灭菌设备及方法的考察。

d. 灭菌完毕后停止加热，必须使压力逐渐降到零，才能放出器内蒸汽。待器内压力和大气压相等后，才能打开灭菌器。

(2) 流通蒸汽灭菌法（flowing steam sterilization） 流通蒸汽灭菌法系在不密闭的容器内，用100℃流通蒸汽加热进行灭菌的方法。灭菌时间为30～60min。本法不能保证杀死所有的芽孢。当药液中加有适当抑菌剂时，经100℃加热30min，可杀死耐热性细菌芽孢。1～2mL的安瓿剂，口服液或不耐热的制剂一般采用此法灭菌。

(3) 煮沸灭菌法（boiling sterilization） 煮沸灭菌法是将待灭菌物品放入沸水中煮沸灭菌的方法。通常煮沸30～60min，本法灭菌效果较差。

适用范围：常用于注射器，注射针头及实验室小量制备的安瓿剂等的灭菌。

(4) 低温间歇灭菌法（inspissation） 此法是将待灭菌的制剂或药品，在60～80℃加热1h，将其中的细胞繁殖体杀死，然后在室温或孵卵箱中放置24h，让其中的芽孢发育成为繁殖体，再第二次加热将其杀灭。加热和放置需连续三次以上，至全部芽孢消灭为止。

此法缺点：需要时间长，并且消灭芽孢的效果常不够完全。

适用范围：适用于必须用加热法灭菌但又不耐较高温度的制剂或药品。应用本法灭菌的制剂或药品，除本身具有抑菌作用外，须加适量抑菌剂，以增加灭菌效力。

影响湿热灭菌的因素如下。

① 微生物的种类与密度。各种微生物对热的抵抗力相差很大，同一种微生物处于不同发育阶段，所需灭菌的温度与时间也不相同，繁殖期的微生物对高温比衰老期的抵抗力小得多，细菌的芽孢的耐热性最强。

② 药液的性质。药液中若含有营养性物质如糖类、蛋白质等，对微生物可能有一定的保护作用，能增强其抗热性。此外，药液的pH对微生物的活性也有影响。一般微生物在中性溶液中耐热性最大，在碱性溶液中次之，酸性溶液最不利于微生物的发育生长。

③ 药物的稳定性。温度增高，化学反应速度加快，时间愈长，起反应的物质愈多，药物分解变质的程度也愈大。因此不能只看到灭菌杀死微生物的一面，也要看到保证药物有效性的一面。为此在能达到灭菌的前提下，可适当降低温度和缩短灭菌时间。

④ 蒸汽的性质。湿热灭菌效力高，主要是由于在高热时有水分存在，能加速菌体内蛋白质的凝固。但湿热灭菌效果与蒸汽性质有关，饱和蒸汽中热含量高，潜热大，热穿透力亦较大，灭菌效力高。而湿饱和蒸汽中含有雾沫和水滴，其含热量较低，穿透力较差，灭菌效果较低。过热蒸汽与空气的干热状态相似，其穿透力差，因此灭菌效力不及饱和蒸汽。

3. 射线灭菌法

(1) 辐射灭菌法（radiation sterilization） 通过将最终产品的容器和包装暴露在由适宜放射源（通常用^{60}Co）辐射的γ射线或电子加速器发出的射线中，达到杀灭细菌目的的方法 。

特点：灭菌过程中不升高灭菌产品温度。但辐射灭菌的设备造价高，另外某些药物经辐射灭菌后，有可能效力降低，产生毒性物质或发热性物质，需继续深入研究。

适用范围：特别适用于一些不耐热药物的灭菌；亦适用于较厚样品、固体、液体药物的灭菌；对湿热灭菌法、干热灭菌法、滤过除菌法不适应的医疗器械、容器、不受辐射破坏的药品等可采用；对已包装好的药品也可进行灭菌，因而大大减少了污染的机会。

(2) 紫外线灭菌法（ultraviolet radiation sterilization）　是指用紫外线照射杀死微生物的方法。一般用于灭菌的紫外线波长是200～300nm，灭菌力最强的波长是254nm。紫外线作用于微生物核酸蛋白使其变性，同时空气受紫外线照射后产生微量臭氧，从而起共同杀菌作用。

紫外线直线传播，其强度与距离平方成正比减弱，并可被不同的表面反射，穿透力弱。

适用范围：本法仅适用于物体表面的灭菌和无菌室空气的灭菌，不适用于药液、固体物质深部的灭菌。

注意：紫外线对人体照射过久，会发生结膜炎、红斑及皮肤烧灼等现象。故一般在操作前开启紫外灯1～2h，操作时关闭。如必须在操作中继续使用，则操作者对皮肤和眼睛应作适当的防护。

(3) 微波灭菌法（microwave sterilization）　频率在300MHz到3×10^5MHz范围的电磁波称为微波。水为极性分子，强烈吸收微波，分子运动加剧，摩擦生热，物质温度升高。由于热是在被加热的物质内部产生的，所以加热均匀，升温迅速。

特点：由于微波能穿透介质的深部，可使药物溶液内外一致均匀加热。

适用范围：可用于水性药液的灭菌。

4. 滤过除菌法

滤过除菌法（filtration）系利用细菌不能通过致密具孔滤材的原理，除去对热不稳定的药品溶液或液体物质中的细菌从而达到无菌要求的方法。

繁殖期细菌很少有小于1μm者，芽孢大小为0.5μm或更小些。所以，采用以筛析作用过滤的滤器，其孔径必须足够小，大约为0.2μm以下才足以阻止细菌和芽孢进入滤孔内。以深层截留作用过滤的滤器，孔径可稍大于所要滤除的微生物，但滤过压力不可过大或波动，否则微生物有被挤过的可能。

适用范围：本法主要用于对热极不稳定的药物溶液、气体、水等的除菌。生产上应配合无菌操作技术，并必须对成品进行无菌检查，以保证其除菌质量。

三、化学灭菌法

化学灭菌法是将化学药品直接作用于微生物而将其杀死的方法。化学杀菌剂不能杀死芽孢，仅对繁殖体有效。

1. 气体灭菌法

(1) 环氧乙烷灭菌法　本法系将待灭菌物暴露在充有环氧乙烷的环境中，从而达到灭菌的目的。

环氧乙烷气体穿透性强，易穿透塑料、橡胶、固体粉末等，杀菌效果显著。

适用范围：适用于塑料容器、橡胶制品、注射器、注射针头等医用器械及对热敏感的固体药物的灭菌。

环氧乙烷具有毒性，与空气以一定比例混合时有爆炸危险，因此灭菌程序的控制有一定难度，整个灭菌过程应在技术熟练的人员监督下进行。灭菌完毕后应采取适当措施使残留的环氧乙烷消散除去。

(2) 化学药品蒸汽灭菌法　本法系利用化学药品的蒸气熏蒸进行灭菌。常用的化学药品有甲醛、乳酸、丙二醇、过氧乙酸等。40%甲醛溶液加热熏蒸，一般用量为20～30mL/m^3，乳酸用量为 2mL/m^3，丙二醇用量为 1mL/m^3。

适用范围：本法适用于无菌室内空气的灭菌，灭菌后应注意残留气体的处理。

2. 化学杀菌剂灭菌法

使用化学杀菌剂的目的在于减少微生物的数目，以控制无菌状态至一定水平。常用的化学杀菌剂有 0.1%～0.2%苯扎溴铵溶液、2%甲酚皂溶液、75%乙醇等。本法适用于无菌室内墙壁、地面、操作台面、设备、器具及操作人员的手等的消毒杀菌。应用时注意杀菌剂的浓度，防止其化学腐蚀作用。

四、无菌操作法

在药物制剂生产中，一些不耐热的药物，需要制成注射剂、眼用溶液、眼用软膏、皮试液等，往往需要无菌操作法制备。无菌操作法是整个过程控制在无菌条件下进行的一种操作方法。无菌操作所用的一切用具、材料（原辅料）以及环境（操作空间），均需按前述灭菌法灭菌，操作须在无菌操作室或无菌操作柜内进行，且对操作人员的卫生有严格的要求。目前无菌操作室多利用层流洁净技术，确保无菌环境。而按无菌操作制备的产品，最后一般不再灭菌，直接使用，故无菌操作法对于保证不耐热产品的质量至关重要。无菌操作室的灭菌是关键。

1. 无菌操作室的灭菌

无菌操作室的空气灭菌，可应用化学灭菌法所述的丙二醇、乳酸等的蒸气熏蒸。药厂大型无菌操作室，常用戊二醛溶液加热熏蒸进行空气灭菌。将戊二醛溶液放入气体发生装置瓶内，逐渐被吸入蒸汽夹层加热锅中，戊二醛溶液被加热，产生的戊二醛蒸气经蒸气出口送入总送风道，由鼓风机吸入无菌操作室，连续 3h 后，将鼓风机关闭。室温保持在 25℃以上，湿度保持在 60%以上，密闭熏蒸 12～24h 后，再将 25%氨水加热（8～10mL/m^3），从总风道送入氨气约 15min，以吸收戊二醛蒸气，然后开启总出口排风，并通入经处理过的无菌空气直到室内无臭气为止。

用戊二醛熏蒸进行较彻底灭菌必须定期进行，同时空间、用具、地面、墙壁等，用 3%酚溶液、2%煤皂酚溶液、0.2%新洁尔灭溶液或 75%乙醇喷雾或擦拭，其他用具尽量用热压灭菌法或干热灭菌法处理。无菌室用的消毒剂必须在层流工作台中，用 0.22μm 的滤膜过滤后方能使用。每天工作前开启紫外线灯 1h，中午休息时也要开 0.5～1h，以保证操作环境的无菌状态。且定期进行菌落试验，以测试无菌操作室的灭菌效果。

2. 无菌操作

操作人员进入无菌操作室之前要沐浴并换上已经灭菌的工作服和清洁的鞋子，不使头发、内衣等露出来，双手应按规定洗净并消毒后方可进行操作，以免造成污染的机会。安瓿要经过 150～180℃，2～3h 干热灭菌，橡皮塞要以 121℃，1h 热压灭菌，有关用具、仪器都要经过灭菌。用无菌操作法制备的注射剂，大多要加入抑菌剂。

小量无菌制剂的制备，近年来普遍采用层流洁净工作台进行无菌操作，使用方便，效果可靠，为无菌操作创造了良好的条件。

3. 无菌检查法

制剂经灭菌或无菌操作处理后，需经无菌检查法检查验证已无微生物存在，方能使用。无菌检查的全部过程应严格遵守无菌操作，防止微生物污染。法定的无菌检查法，包括试管接种法和薄膜过滤法，具体操作方法以及在一些特殊情况下的变动，可详见《中国药典》2015 年版四部通则中的无菌检查法。薄膜过滤无菌检查的突出优点，在于可滤过较大量的样品和可滤除抑菌性物质，滤过的薄膜，即可直接接种于培养基管中，或直接用显微镜检查。故此法灵敏度高，不产生假阳性结果，操作也比较简便。无菌检查多在层流洁净工作台上进行。

五、灭菌效果的验证

为保证灭菌效果，必须对灭菌方法的可靠性进行验证。生产上灭菌温度多系测量灭菌器内的温度，而不是灭菌物体内的温度，若灭菌不彻底，在产品中存在极微量的微生物，往往难以用现行的无菌检查方法检查出来，因此对灭菌方法的可靠性进行验证是非常必要的。F_T 值与 F_0 值可作为验证灭菌可靠性的参数。

1. *D* 值与 *Z* 值

(1) *D* 值　在一定温度下，杀灭 90％微生物所需的时间。*D* 值为微生物的耐热参数，*D* 值越大，说明该微生物耐热性越强。*D* 值随微生物的种类、环境和灭菌温度变化而异。

(2) *Z* 值　降低一个 lg*D* 值所需要升高的温度，即灭菌时间减少到原来的 1/10 所需升高的温度。为灭菌温度系数，如 $Z=10℃$，系指灭菌时间减少到原来灭菌时间的 1/10，并具有相同的灭菌效果时，灭菌温度需升高 10℃。

2. F_T 值与 F_0 值

(1) F_T 值　在一定温度（*T*）给定 Z 值所产生的灭菌效力与在参比温度（T_0）给定 *Z* 值所产生的灭菌效果相同时所相当的时间（equivalent time）。F_T 值常用于干热灭菌，以 min 为单位，其数学表达式为：

$$F_T=\Delta t\sum 10^{\frac{T-T_0}{z}} \tag{3-1}$$

式中，F_T 值为灭菌程序所赋予待灭菌品在温度 *T* 下的灭菌时间，min 表示。由于 *D* 值是随温度的变化而变化，所以要在不同温度下达到相同的灭菌效果，F_T 值将随 *D* 值的变化而变化。灭菌温度高时，F_T 值就小，灭菌温度低时，所需 F_T 值就大。

(2) F_0 值　在一定温度（*T*）、*Z* 值为 10℃时所产生的灭菌效力与 121℃ 、*Z* 值为 10℃所产生的灭菌效果相同时所相当的时间（equivalent time）。F_0 值目前仅限于热压灭菌。F_0 值的数学表达式为：

$$F_0=\Delta t\sum 10^{\frac{T-121}{z}} \tag{3-2}$$

F_0 值系灭菌过程赋予待灭菌品在 121℃下的等效灭菌时间，即 $T=121℃$、$Z=10℃$ 时的 F_T 值。121℃为标准状态，F_0 值即标准灭菌时间，以 min 为单位。也就是说 F_0 是将各种灭菌温度时微生物的致死效力转换为灭菌物品完全暴露于 121℃时微生物的致死效力。

F_0 值将温度与时间对灭菌的效果统一在 F_0 值中，而且更为精确，故 F_0 可作为灭菌过程的比较参数。

影响 F_0 值的因素有：①容器的大小、形状、热穿透系数；②灭菌产品溶液黏度、容器充填量；③容器在灭菌器内的数量与排布，此项因素影响最大。因此为使 F_0 测定准确，灭菌时应将灵敏度和精密度为 0.1℃的热电偶的探针置于被测物的内部，经灭菌器通向柜外的温度记录仪，有些灭菌的记录仪附有 F_0 显示器。

为确保灭菌效果，需要注意的问题为：①若被灭菌物中微生物数愈多，则灭菌时间愈长，故生产过程中应尽量减少微生物污染，采取各种措施使每个容器的含菌数控制在 10 以下。②应适当考虑增强安全因素，一般 F_0 值增加 50％。如一般规定 F_0 值不低于 8min，实

际操作应控制 F_0 为 12min。对热极为敏感的产品，可允许 F_0 值低于 8min，但要采取特别的措施确保灭菌效果。

(3) 灭菌率 L　系指在某温度下灭菌 1min 相应的标准灭菌时间，即 F_T 与 F_0 的比值 ($L=F_T/F_0$)。当 $Z=10$℃时，不同温度下的 L 值是不同的。

(4) 无菌保证值　为灭菌产品经灭菌后微生物残存概率的负对数值，表示物品被灭菌后的无菌状态。按国际标准规定，湿热灭菌法的无菌保证值不低于 6，即灭菌后微生物存活的概率不得大于百万分之一。

第五节　过滤与空气净化

在实验室和生产过程中，常要求把一些混合物分离开来。这些混合物可分为两大类：一类称均相混合物或均相物系，如溶液及混合气；另一类称非均相混合物或非均相物系，如含尘及含雾气体、混悬液、乳浊液、泡沫液等。本节讨论非均相混合物的分离。

一、过滤

1. 过滤的含义与机制

(1) 过滤 (filtration)　是利用气体或液体能通过多孔性材料，而截留颗粒在多孔性材料上获得分离的过程。本节只讨论混悬液的过滤，即固液的分离。一般把多孔性材料称过滤介质或滤材，被过滤的混悬液称滤浆，通过滤材后得到的液体称滤液，被滤材截留的物质称滤饼或滤渣，洗涤滤饼后所得的液体称洗涤液。

(2) 过滤机理　过滤机理有两种，一种是过筛作用，即大于滤材孔隙的微粒全部被截留在滤材的表面；另一种是深层截留作用滤过，微粒粒径小于滤材孔隙的孔径，微粒进入到滤材内部，被截留在滤材的深层而达到分离的作用。过筛作用的滤材有微孔滤膜、反渗透膜、超滤膜等；深层截留作用的滤材有砂滤棒、垂熔玻璃滤器等。由于有深层截留作用的滤材孔径大小不可能完全一致，较大的滤孔能让部分较小的微粒通过，因此初滤液常常不合要求，生产上常采用回滤的方法，随着过滤的进行，微粒沉积在滤材的表面或内部形成"架桥现象"即滤渣层，此时药液就易于滤清。图 3-18 为深层过滤机理示意。

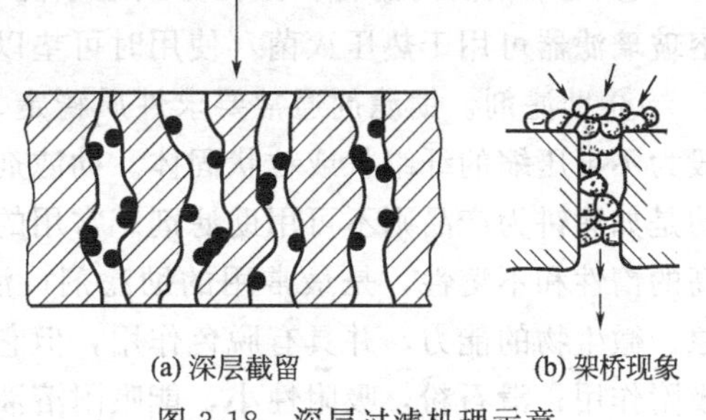

图 3-18　深层过滤机理示意

2. 过滤的分类及影响因素

(1) 分类　过滤操作的推动力主要是滤材和滤饼上下游两侧的压力差，还有离心力和重力。根据推动力的不同，过滤可分为以下几种。

① 常压过滤。常压过滤是利用滤浆本身的液位差产生的推动力进行的过滤。本法滤速慢，如普通的玻璃漏斗过滤。

② 加压过滤。加压过滤是以输送滤浆的泵或压缩空气等所形成的压力为推动力进行的过滤。本法压力大、滤速快，适于黏度大、颗粒细的滤浆。

③ 减压过滤。减压过滤是在过滤介质的一方抽真空以加大两侧的压力差从而增加推动力进行的过滤。本法推动力大小由真空度决定。

④ 离心过滤。离心过滤是利用转鼓高速旋转产生的离心力为推动力进行的过滤。本法

一般推动力大，滤速快，适于晶状的、颗粒坚硬、均匀的滤浆。

(2) 影响过滤的因素　假定过滤时液体流过致密滤渣层的间隙，且间隙为均匀的毛细管聚束，此时液体的流动遵循 Poiseuile 公式：

$$V=\frac{p\pi r^4}{8\eta L} \tag{3-3}$$

式中，V 为过滤容量；p 为操作压力；r 为流过层中毛细管半径；L 为毛细管长度；η 为液体黏度。V/t 即为过滤速率，由此可知影响过滤速率的因素有：①滤过压力越大，滤速越快，因此常采用加压或减压滤过法；②滤过面积越大，滤速越快，可通过增加滤过面积，以提高滤速；③过滤速率与滤器的表面积成正比（这是在过滤初期）；④黏度越大，滤速越慢，因此常采用加热保温滤过；⑤滤速与毛细管长度成反比，因此沉积的滤饼量越多，滤速越慢，常采用预滤的方法，减小滤饼的厚度；⑥滤渣的性质，孔隙越窄，阻力越大，滤速越慢；黏性易变形的滤渣层容易堵塞滤材的毛细孔，不可渗透的滤饼对滤液的流动具有很高的阻力，常采用加助滤剂的方法，防止滤孔被堵塞，减少滤过阻力。

3. 滤材及助滤剂

滤材又称过滤介质，是组成过滤器的关键部分，直接决定过滤器的过滤效果和生产能力。颗粒情况不同所形成的滤饼也不同。有一定刚性的颗粒形成不可压缩滤饼，不影响过滤的进行；较软的颗粒形成可压缩滤饼，其孔道变窄、阻力变大，过滤困难；细小的颗粒能堵塞过滤的孔道。添加助滤剂可改变滤饼结构，增大空隙率，减小流动阻力。

① 用于粗滤的滤材。滤纸是最常用的滤材，一般使用定性滤纸；一些棉织物、脱脂棉、纱布常用于少量滤浆的一般过滤；帆布可用于抽滤、压滤等；绢绸等丝织物可耐稀酸，但不耐碱；尼龙、涤纶、腈纶、绵纶等合成纤维的耐酸、耐碱和机械强度好；玻璃纤维及其织物可耐强酸且滤速快，但不耐强碱；细砂、白陶土、木炭、玻璃碴等的堆积层可用于含滤渣较少的滤浆；砂滤棒深层过滤的滤速快、效果好，适于大生产，但会脱砂和吸附药液。

② 用于精滤的滤材。微孔滤膜适于澄明度要求较高的药液，如注射剂的终端过滤；垂熔玻璃滤器可用于热压灭菌，使用时可垫以滤纸，适于注射剂和眼用溶液的过滤。

③ 助滤剂。助滤剂通常要求性质稳定、不含可溶性盐、颗粒大小分布应适当等，其一般为不可压缩的纤维状或粒状固体。助滤剂可加入滤浆中或单独制成混悬液使用。需要提醒的是如滤饼为产品则不可用助滤剂。常用的助滤剂有：硅藻土，主要成分为二氧化硅，有较高的惰性和不溶性，是最常用的助滤剂；活性炭，常用于注射剂的过滤，有较强的吸附热原、微生物的能力，并具有脱色作用，但它能吸附生物碱类药物，应用时应注意其对药物的吸附作用；滑石粉，吸附性小，能吸附溶液中过量不溶性的挥发油和色素，适用于含黏液、树胶较多的液体，在制备挥发油芳香水剂时，常用滑石粉作助滤剂，但滑石粉很细，不易滤清；纸浆，有助滤和脱色作用，中药注射剂生产中应用较多，特别用于处理某些难以滤清的药液。

4. 滤器的种类与选择

(1) 砂滤棒　国内主要产品有两种。一种是硅藻土滤棒，主要成分为 SiO_2、Al_2O_3。按滤速分三种规格，粗号（>500mL/min），中号（300～500mL/min），细号（<300mL/min）。另一种是多孔素瓷滤棒，系由白陶土烧结而成。砂滤棒易于脱砂，对药液吸附性强，吸留药液多，难于洗清，且会改变药液的 pH。但其价廉易得，滤速快，注射剂生产上常用于粗滤脱炭。

新砂滤棒应检验合格后方可使用。将新砂滤棒用常水刷洗干净，再用热注射用水反复抽洗至滤出的水澄明，取水样检查重金属、铁盐呈阴性反应时，即可供使用。使用后的砂滤棒，应用水抽洗干净，烘干备用。

(2) 板框压滤器　由多个滤板和滤框交替排列组成，滤框用于承挂滤布和积集滤渣，滤板用于支撑滤布，有利于滤液的排出。此种滤器滤过面积大，截留固体量多，可在加压或常压下使用。因滤材可以任意选择，适于滤过各种液体。缺点是装配和清洗较麻烦。在注射剂生产中，一般作预滤用。图 3-19 为板框压滤机装置。

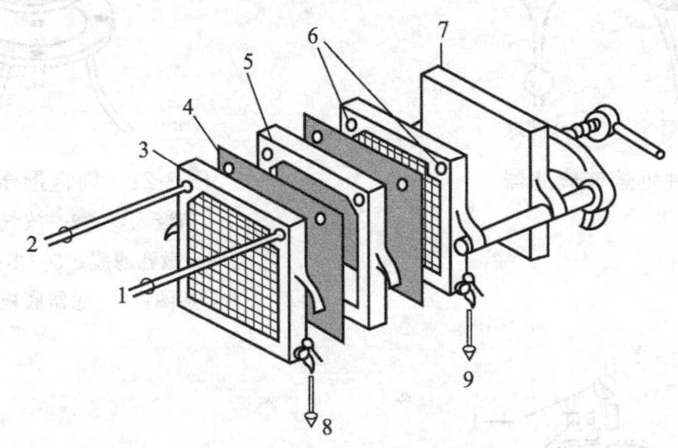

图 3-19　板框压滤机装置

1—滤浆进口；2—洗水入口；3—滤板；4—滤布；5—滤框；6—通道口；7—终板；8,9—滤液

(3) 钛滤器　是用粉末冶金工艺将钛粉末加工制成的滤棒或滤片。钛滤器抗热抗震性能好、强度大、重量轻、不易破碎、过滤阻力小、滤速大。在注射剂生产中是一种较好的预滤材料。F_{2300}G-30 钛滤棒可用于脱炭滤过，F_{2300}G-60 钛滤片可用于微粒预滤。

(4) 垂熔玻璃滤器　是用硬质玻璃细粉烧结而成。通常有垂熔玻璃滤球、垂熔玻璃漏斗、垂熔玻璃滤棒三种。见图 3-20。规格有 1～6 号，生产上常作预滤和精滤用。水针剂滤过常用 3 号或 4 号垂熔玻璃滤器，油针剂常用 2 号垂熔玻璃滤器，除菌滤过用 6 号垂熔玻璃滤器。

垂熔玻璃滤器化学性质稳定，除强酸或氢氟酸外，几乎不受化学药品的腐蚀；不影响药液的 pH；滤过时无渣脱落；对药物无吸附作用；易于清洗；可以热压灭菌。但价格较贵，易破碎。

垂熔玻璃滤器使用前先以纯化水抽洗，抽干后在 1%～2%硝酸钠硫酸液中浸泡 12～24h，再用纯化水、注射用水抽洗干净备用。滤器使用后，立即用纯化水冲洗，抽干备用。

(5) 微孔滤膜滤过器　以微孔滤膜作过滤介质的过滤装置称为微孔滤膜过滤器。常用的有圆盘形（见图 3-21）和圆筒形（见图 3-22）两种。圆筒形微孔滤膜滤过器由一根或多根滤芯密封在耐压滤过筒内组成，此种滤器滤过面积大，适用于注射剂的大生产。注射剂生产中常用 0.65～0.8μm 孔径的滤膜作注射液精滤，0.22μm 的滤膜可用于除菌滤过。微孔滤膜的种类有醋酸纤维膜、硝酸纤维膜、醋酸纤维与硝酸纤维混合酯膜、聚酰胺（尼龙）膜等。

微孔滤膜过滤器的优点：①微孔滤膜孔径小，截留微粒能力强。②孔径大小均匀，即使加快速度，加大压力差也不易出现微粒“泄漏”现象。③质地轻而薄，孔隙率大，滤过快。在过滤面积相同、截留颗粒大小相同的情况下，微孔滤膜的滤速比其他滤器（垂熔玻璃漏斗、砂滤棒）快 40 倍。④滤过时无介质脱落，不会影响药液的 pH，不吸附滞留药液。⑤滤膜用后弃去，不会造成产品之间的交叉感染。缺点：易堵塞，有些滤膜化学性质不

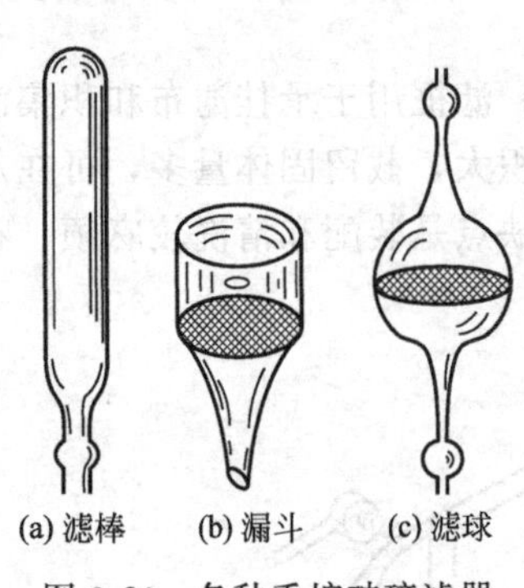

图 3-20　各种垂熔玻璃滤器

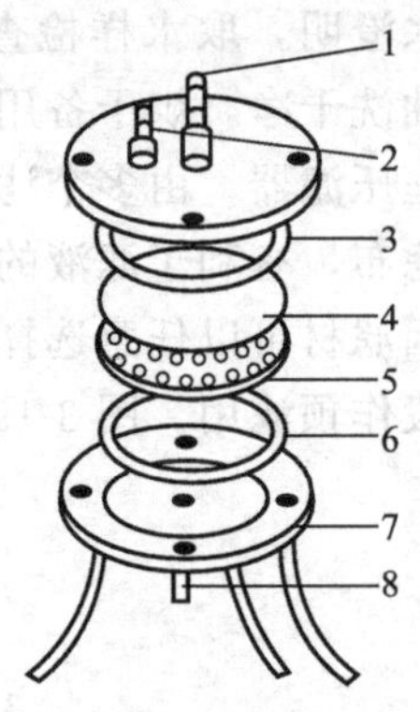

图 3-21　圆盘形微孔滤膜滤过器

1—药液入口；2—放气阀；3—盖板垫圈；4—微孔滤膜；5—多孔筛板；6—底板垫圈；7—滤器底板；8—药液出口

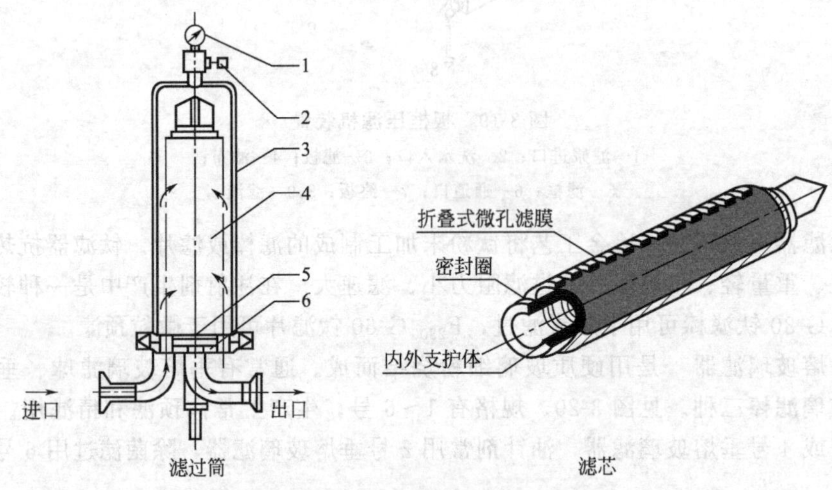

图 3-22　圆筒形微孔滤膜滤过器

1—压力表；2—放气阀；3—滤过筒外壳；4—滤芯；5—滤芯密封圈；6—滤芯插座

理想。

滤膜的理化性质：①热稳定性，纤维素混合酯滤膜在干热 125℃以下的空气中稳定，故在 121℃热压灭菌不受影响。聚四氟乙烯膜在 260℃的高温下稳定。②化学性能，纤维素混合酯滤膜适用于药物的水溶液、稀酸和稀碱、脂肪族和芳香族碳氢化合物或非极性液体。不适用于酮类、酯类、乙醚-乙醇混合溶液以及强酸强碱。尼龙膜或聚四氟乙烯膜化学稳定性好，特别是聚四氟乙烯膜，对强酸强碱和有机溶剂均无影响。

注射液的澄明度是注射液的一项重要质量指标，而生产上滤器的选择与使用对澄明度的影响很大，采用微孔滤膜及层流洁净技术，使注射液澄明度的合格率大大提高。

二、空气净化

1. 空气净化的含义与洁净级别

(1) 空气净化（air cleaning）是以创造洁净空气为主要目的的空气调节措施。根据生产工艺要求对空气有不同的洁净标准，即工业洁净和生物洁净。工业洁净系指除去空气中悬浮的尘埃，在某些场合还有除臭、增加空气负离子等以创造洁净的空气环境。生物洁净系指不仅除去空气中的尘埃，而且除去细菌等以创造洁净空气的环境。制药工业、生物学实验、医院手术室等房间需要生物洁净。

空气净化技术是一项综合性措施。为了获得良好的洁净效果、不仅着重采取合理的空气净化措施，而且必须要求建筑、工艺和其他专业采取相应的措施和严格的维护管理。本节重点介绍空气净化技术。

(2) 空气洁净级别　在制药生产中广泛使用空气净化技术，以创造不同洁净级别，供不同目的的使用的操作室即洁净室。洁净室的标准各国尚未统一，我国《药品生产质量管理规范》(GMP) 将医药工业洁净厂房空气洁净度分为四级，见表 3-4。

表 3-4　我国 GMP 规定的药品工业洁净厂房（区）空气洁净度等级

洁净度级别	悬浮粒子最大允许数/(个/m^3)			
	静态		动态	
	≥0.5μm	≥5.0μm	≥0.5μm	≥5.0μm
A 级	3520	20	3520	20
B 级	3520	29	352000	2900
C 级	352000	2900	3520000	29000
D 级	3520000	29000	不作规定	不作规定

药厂生产车间按生产工艺和产品质量要求可分为一般生产区、控制区、洁净区、无菌区。一般生产区指无洁净度要求的生产或辅助区域，控制区指洁净度要求大于 C 级的区域，洁净区指洁净度要求在 B 级的区域，无菌区指洁净度要求在 A 级的区域。

生产工艺对温度和湿度无特殊要求时，A 级、B 级的洁净室（区）温度为 20～24℃，相对湿度为 45%～60%；C 级、D 级洁净室（区）温度为 18～26℃，相对湿度为45%～65%。

2. 洁净室的净化标准与测定方法

(1) 洁净室的净化标准

① 含尘浓度的表示方法。常用以下两种方法表示：计数浓度，每升或每立方米空气中所含粉尘个数，个/L 或个/m^3；质量浓度，每立方米空气中所含粉尘的质量，mg/m^3。

② 常见的净化方法。一般分类为以下三种：一般净化，以温、湿度为主要指标的空气，可采用初效滤过器；中等净化，对室内空气含尘量有一定的指标，如室内允许含尘量为 0.15～0.25mg/m^3，并无大于等于 1μm 的尘粒等。这类空气净化采用初、中效二级滤过器；超净净化，对室内空气含尘量有严格的要求，以颗粒计数为指标的要求，此类净化必须经过初、中、高效滤过器才能满足要求。

③ 洁净室的洁净度标准。目前在国际上没有统一的空气洁净度标准，各国有自己的等级标准。确定室内洁净度标准时，必须考虑尘埃及细菌污染因素。

洁净室应保持正压，洁净室之间按洁净度等级的高低依次相连，并有相应的压差以防止低级洁净室的空气逆流到高级洁净室。

(2) 含尘浓度的测定方法　目前常用的测量空气中尘粒的大小及计数浓度的方法有光散射式粒子计数测定法、滤膜显微镜计数测定法、光电比色计数测定法。

① 光散射式粒子计数测定法。当含尘气流以细流束通过强光照射的测量区时，空气中的每个尘粒发生光散射，形成光脉冲信号，并转换成正比于散射光强度的电脉冲信号，散射

光的强度正比于尘粒的表面积，脉冲信号的次数与尘粒数目对应，最后由数码管显示粒径与粒子数目。

② 滤膜显微镜计数测定法。利用微孔滤膜真空滤过含尘空气，使尘粒捕集在滤膜表面，用丙酮蒸气熏蒸，使滤膜形成透明体，然后用显微镜计数。根据采样的空气量及粒子数可计算空气的含尘量。此法可直接观察尘埃的形状、大小、色泽等物理性质，这对分析洁净室污染情况是极为宝贵的资料。缺点是取样、计数麻烦。

③ 光电比色计数测定法。用真空泵将含尘空气通过滤纸，然后将污染的滤纸在光源照射下用光电比色计（光电密度计）测出滤过前后滤纸的透光度。在粉尘的成分、大小、分布等相同的条件下，由于光密度与积尘量成正比，所以可直接测出空气中的含尘量。比色法使用于中、高效滤过器的渗漏检查。

3. 空气净化技术

（1）空气滤过法（air filtration method） 洁净室的空气净化技术是一项综合性措施。空气净化方法主要采用空气滤过法。空气滤过法是指当含有粉尘的空气通过具有很多细孔的滤过介质时，粉尘被孔壁吸附或截留而与空气分离的方法。在室内环境中，悬浮粒状物质的粒径绝大多数是小于 10μm 的粒子，而且其粒度分布在粒径 4μm 附近和 1μm 以下出现峰值。因此洁净室技术中以 0.5μm 和 5.0μm 作为划分洁净度等级的标准粒径。空气滤过是在空气净化中，经济有效的关键措施之一。

（2）空气滤过器分类

① 空气滤过器往往以单元形式制成，即把滤材装进金属或木材框架内组成一个单元滤过器。使用时单个或多个单元滤过器装到通风管或通风柜里的空气滤过箱内。单元滤过器有如下几种类型：板式空气过滤器，此过滤器简单常用；契式空气过滤器，常用于中效过滤；袋式过滤器，一般用于中效过滤；折叠式空气过滤器，一般用于高效过滤。

② 按空气滤过器效率分类有以下几种：初效过滤器（又称预过滤器），常用于新风过滤，主要滤除 5μm 以上的尘粒，可滤除不超过 20% 0.3μm 的尘粒，滤材多为粗、中孔泡沫塑料、无纺布、金属丝网等，可更换、重复使用，有平板式或袋式；中效过滤器，一般置于高效过滤器之前，主要滤除 1μm 以上的尘粒，可滤除 20%～90% 0.3μm 的尘粒，滤材多为中、细孔泡沫塑料或涤纶、丙纶无纺布等，可更换、重复使用，有平板式或袋式；高效过滤器，一般装在系统的终端，主要用于空气洁净度要求较高的工业和生物洁净室中，是局部净化设备中的关键组成部分，必须由中效过滤器保护使用，主要滤除 1μm 以下的尘粒和微生物，可滤除 99.97% 0.3μm 的尘粒，滤材常用超细玻璃纤维滤纸（或石棉），不可再生，少量采用聚氯乙烯合成纤维等，主要有折叠式，注意不可倒装；另外，还有亚高效过滤器和超高效过滤器。

（3）空气净化系统 在空气净化技术中，常将几种不同效率的过滤器组合使用形成系统，以达到满意的净化效果。

① 中效空气净化系统。中效空气净化系统的组合如：新风→初效过滤器→（回风）→中效过滤器→中效过滤器→洁净室（≥C 级）→排风。

② 高效空气净化系统。高效空气净化系统的组合如：新风→初效过滤器→（回风）→中效或亚高效过滤器→高效过滤器→洁净室→排风。

空气洁净度 A 级、B 级及 C 级的空气净化处理，应采用初效、中效、高效过滤器三级过滤。对于 D 级空气净化处理，可采用亚高效空气过滤器代替高效过滤器。

（4）洁净室的气流运动方式 经过滤器送出的洁净空气在洁净室有单向流和非单向流两

种气流形式，其流向安排会直接影响室内的洁净度。单向流（又称层流）是指沿单一方向呈平行流线并且横断面上风速一致的气流，非单向流（又称紊流）是指不符合单向流定义的气流。

（5）局部净化及设备　局部净化是指使室内的局部或特定区域内的空气环境达到高洁净度的措施。洁净操作台、超净工作台、无菌小室等措施可满足水针灌封、粉针分装等对高洁净度的要求。如图 3-23 和图 3-24 所示的超净工作台，由箱体、预过滤器、送风机、高效过滤器、操作台等组成，从高效过滤器送出的洁净空气以低速水平层流或垂直层流覆盖操作台面。平均风速 0.4～0.5m/s，0.3μm 的尘粒只有 0～3 个/L。

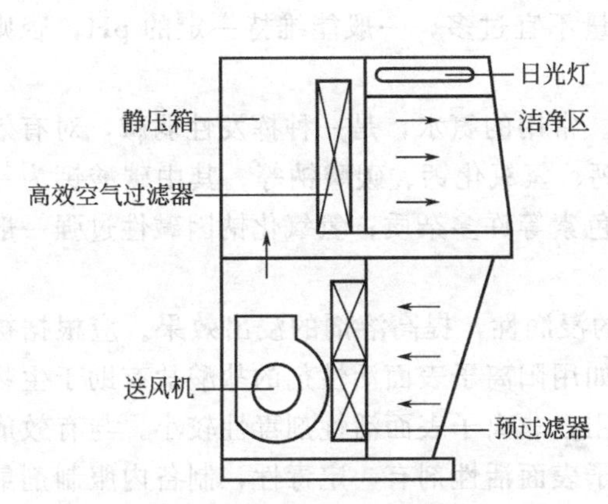

图 3-23　水平层流超净工作台示意

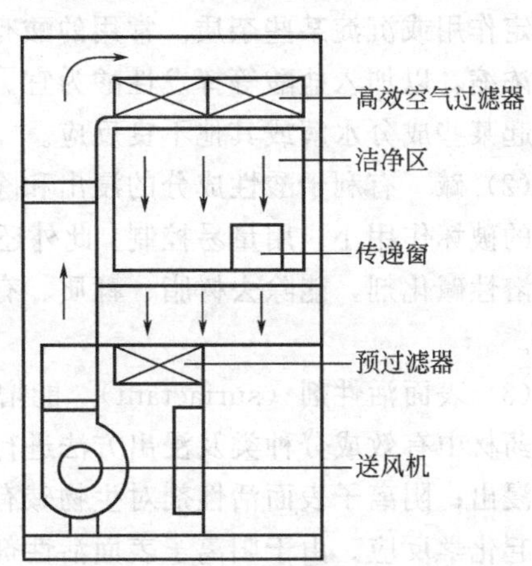

图 3-24　垂直层流超净工作台示意

第六节　中药材浸出

一、浸出溶剂与辅助剂

1. 浸出的含义

中药材浸出系指用适当的浸出溶剂和浸出方法，从药材中浸出有效成分后形成浸出液的过程。

药材中的化学成分按药理作用可分为：有效成分、辅助成分与无效成分。有效成分（effective component）是指具有疗效或生理活性的物质；辅助成分（auxiliary component）的本身没有特殊疗效，但能增强或缓和有效成分的作用，有利于有效成分的浸出或增加制剂的稳定性；无效成分（ineffective component）是指本身无效甚至有害的物质，其能影响浸出效果、制剂的稳定性、外观、疗效等。制备浸出制剂时，应充分浸出有效成分与辅助成分，尽量除去无效成分，这样才能减少服用量，提高药效。

2. 浸出溶剂

浸出溶剂系指用于浸出药材中可溶性成分的液体。浸出后所得到的液体叫浸出液。浸出后的残留物叫药渣。在浸出过程中，浸出溶剂特别重要，关系到药材中有效成分的浸出和制剂的稳定性、安全性、有效性及经济效益等。为保证浸出制剂的质量，浸出溶剂应达到以下要求：①应能最大限度地溶解和浸出有效成分，而尽量避免浸出无效成分或有害物质；②本身无药理作用；③不与药材中有效成分发生不应有的化学反应，不影响含量测定；④经济、易得、使用安全等。

常用的浸出溶剂按其极性不同可分为：极性浸出溶剂（如水），半极性浸出溶剂（如乙醇、丙酮等）和非极性浸出溶剂（如乙醚、氯仿、石油醚等）。此外常在浸出溶剂中加入浸出辅助剂（如酸、碱、甘油、表面活性剂等）以增加浸出效能和浸出成分的溶解度及制品的稳定性，并能除去或减少某些杂质。

3. 浸出辅助剂

浸出辅助剂系指能够提高溶剂的浸出效能、增加有效成分的溶解度及制品的稳定性、除去或减少某些杂质的附加物质。常用的浸出辅助剂如下。

（1）酸　可与生物碱生成可溶性盐类，以利于浸出。适当的酸度还可以对一些生物碱产生稳定作用或沉淀某些杂质。常用的酸有盐酸、硫酸、醋酸、枸橼酸、酒石酸等。如浸出液需要浓缩，以加入盐酸等挥发性酸为宜。酸的用量不宜过多，一般能维持一定的 pH，否则会引起某些成分水解或其他不良反应。

（2）碱　有利于酸性成分的浸出和除去杂质。常用的氨水，是一种挥发性弱碱，对有效成分的破坏作用小，用量易控制。此外还有碳酸钙、氢氧化钙、碳酸钠等。其中碳酸钙为一种不溶性碱化剂，能除去树脂、鞣质、有机酸、色素等许多杂质；氢氧化钠因碱性过强一般不用。

（3）表面活性剂（surfactant）　能增加药材的浸润性，提高溶剂的浸出效果。应根据被浸出药材中有效成分种类及浸出方法进行选择。如用阳离子表面活性剂的盐酸盐有助于生物碱的浸出；阴离子表面活性剂对生物碱有沉淀作用；非离子表面活性剂毒性较小，与有效成分不起化学反应。由于阳离子表面活性剂与阴离子表面活性剂有一定毒性，制备内服制剂最好选用非离子表面活性剂。

二、浸出原理

1. 浸出过程

浸出过程系指溶剂进入药材细胞组织，溶解或分散有效成分，使之成为浸出液的全部过程。由浸润、解吸和溶解、扩散、置换等几个相互联系而又交错进行的阶段组成。

（1）浸润　药材与浸出溶剂混合时，溶剂首先附着于药材表面使之润湿，然后通过毛细管和细胞间隙渗入细胞内。这种润湿作用，对浸出有较大的影响，如药材不能被浸出溶剂润湿，则浸出溶剂无法渗入细胞浸出有效成分。浸出溶剂能否润湿药材，主要由浸出溶剂和药材的性质以及溶剂与药材两相间的界面情况所决定。其中表面张力起主导作用，溶剂与药材间的界面张力愈大，药材愈不易被润湿。

（2）解吸和溶解　药材中的有效成分溶解前必须克服细胞中各种成分间的亲和力，才能使各种成分转入溶剂中，这称之为解吸。溶剂渗入细胞后即逐渐溶解可溶性成分，溶剂种类不同，溶解的成分也不同。水能溶解晶质，胶体物质因胶溶作用亦可溶于溶剂中，形成胶体溶液。而乙醇浸出液含胶质少，非极性溶剂浸出液则不含胶质。

（3）扩散　溶剂在细胞中溶解、胶溶可溶性成分后，细胞内形成高浓度溶液而具有较高的渗透压。因此细胞外的溶剂不断渗入细胞内，而细胞内溶质则不断透过细胞膜向外扩散，在药材表面形成一层很厚的浓液膜，称为扩散“边界层”，浓溶液中的溶质继续通过边界膜向四周的稀溶液中扩散，直至整个浸出体系中浓度相等，达到动态平衡，扩散就终止。

（4）置换　浸出的关键在于造成最大的浓度梯度，否则浸出过程也就终止。因此，在整个浸出过程中，用浸出溶剂或稀浸出液随时置换药材周围的浓浸出液，使浓度梯度保持最大，是保证浸出顺利进行并达到完全的关键。

2. 影响浸出的因素

(1) pH　溶剂的 pH 与浸出效果有密切关系。因为药材内所含成分的性质各不相同，在不同的 pH 条件下溶解性能不一，故调节浸出溶剂的 pH，有利于某些有效成分的浸出。如用酸性溶剂浸出生物碱，用碱性溶剂浸出皂苷。

(2) 粉末的粗细　药材粉碎愈细与浸出溶剂的接触面积就愈大，扩散愈快，浸出速度也愈快。但粉碎过细，大量细胞破裂，可使浸出杂质增多，黏度增大，造成滤过困难或制品在贮藏中产生浑浊及沉淀。在用渗漉法浸出时，粉碎过细，溶剂流动阻力增大，且易造成堵塞而影响浸出的进行；在浸渍和煎煮时，粉碎过细，浸出液易形成糊状造成滤过困难。所以粉末的粗细要适当。一般以水为溶剂时，质地疏松的药材可用小块或厚片，质地坚硬的药材可用粗段或薄片。如用乙醇为溶剂，因其对药材的膨胀作用小，故可用薄片或粗粉。

(3) 浸出温度　应根据药材性质适当控制温度，温度升高能使药材组织软化，促进膨胀，增加可溶性成分的溶解和扩散速率，加速浸出的进行。同时可使细胞内蛋白质凝固、酶被破坏，有利于制剂的稳定性。但温度过高，能使药材中某些不耐热的成分或挥发性成分分解、变质或挥发。如在浸出鞣质时，若温度超过100℃，则部分鞣质分解，浸出量下降。

(4) 时间　一般说浸出时间与浸出量成正比。在一定条件下时间愈长，浸出物质愈多，但当扩散达到平衡后，时间即不起作用。另外时间过长会增加无效物质的浸出，一些有效成分如苷类等易被浸出的酶分解。

(5) 浓度差　扩散是影响浸出效果的主要因素。使溶液保持最大的浓度差，有利于扩散的进行。一般常用更新或添加新溶剂来增大溶液的浓度差。在选择浸出工艺与浸出设备时，应以创造最大的浓度差为基础。

(6) 药材与溶剂相对运动速度　在流动的介质中进行浸出时，提高药材与溶剂二者相对运动速度能使扩散边界层变薄或边界层更新加快。但相对速度过快会增加溶剂的耗用量。

(7) 压力　药材组织坚实，浸出溶剂较难浸润，提高浸出压力，有利于增加浸润过程的速度，使药材组织内更快地充满溶剂和形成浓溶液，促使溶质扩散过程较早发生，同时加压可将药材组织内某些细胞壁破坏，也有利于扩散。当药材组织内充满溶剂后，加大压力对扩散速率影响不大。压力对组织松软、容易湿润的药材的浸出影响也不很显著。

三、浸出方法

浸出方法不同可使浸出效果和药效有所差异。目前大量的新工艺、新技术、新设备越来越多地应用于中药的浸出过程。

1. 煎煮法

煎煮法（decocting method）是将药材加水煎煮取汁。这是最早和最常用的一种简易浸出方法。浸出溶剂通常用水，故也称“水煮法”或“水提法”。

操作方法：取规定的药材，按要求加工粉碎，置适宜的煎器中，加水浸没药材，浸泡适宜时间后，加热至沸，保持微沸浸出一定时间，分离煎出液，药渣依法煎煮数次，至煎液味淡薄为止，收集各次煎出液，低温浓缩至规定浓度，再制成规定的制剂。

适用范围：适用于有效成分能溶于水，且对湿、热均稳定的药材，它除了用于制备汤剂外，同时也是制成散剂、丸剂、片剂、冲剂及注射剂或提取某些有效成分的基本方法之一，由于煎煮法符合中医用药习惯，因而对于有效成分尚未清楚的中草药或方剂进行改革时，通常亦采取煎煮法提取。

存在问题：用水煎煮时，浸出的成分比较复杂，除有效成分外，部分脂溶性物质及其他杂质往往也浸出较多，这对以后的精制不利，此外含淀粉、黏液质、糖等成分较多的原料，加水煎煮后，其浸出液比较黏稠，过滤常较困难。

工业化生产中，由于中成药大多为复方制剂，可能多种药材同时在同一容器中煎煮，这时要根据药材的性质决定先煎、后下与包煎等。①包煎类药材：一般为质地致密的矿物类、贝壳类、骨类药或有毒药材以及粉状药、黏性大的药材、表面具有细绒毛的叶类与花类药；②后下药材：一般为芳香类药材；③烊化入药：主要是胶类药材；④磨粉入药：主要是一些用量少的贵重类药材；⑤取汁兑服：主要是一些新鲜药材。

目前工业化生产中煎煮均采用与药材接触部位为不锈钢的金属器械，常用的有中药密封水提罐、中药提取锅、多功能式中药提取罐。

2. 浸渍法

浸渍法（dipping）是将原药材粗粉置于有盖的容器中，加入适量的溶剂，在常温或加热下通过浸泡一定时间进行提取的方法。浸渍法是根据 Fick 扩散定律，即扩散量与扩散时间成正比的关系，使用足够的溶剂经过足够的时间浸渍药粉原料，使有效成分最大量地扩散而被提取出来。

操作方法：将已粉碎的药材置于有盖的容器中，加入规定量的溶剂，在常温下盖严进行浸渍。浸渍中可经常振摇或搅拌。放置 24h 或更长的时间，然后过滤，药渣再加入新溶剂，如此反复 2～4 次，最后用压榨器压榨药渣，将压榨液与浸渍液合并、粗滤，即可。

本法的浸出是在定量的浸出溶剂下进行的，所以，浸出液的浓度代表着一定量的药材。制备的关键在于掌握浸出溶剂的定量，对浸出液不应进行稀释或浓缩。

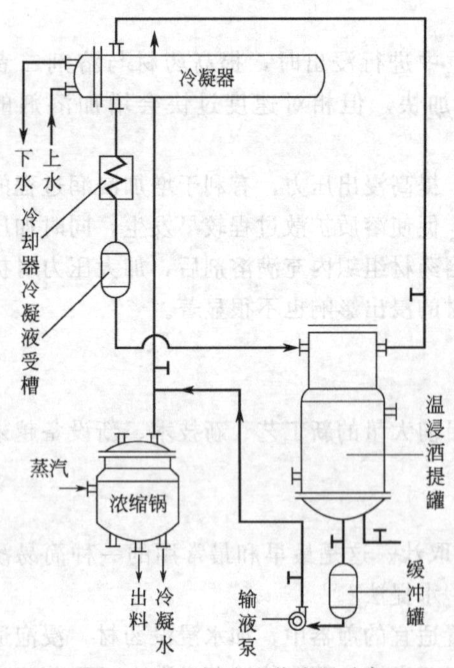

图 3-25 温浸法工艺流程示意

操作要点：①有足够的浸出溶剂是保证浸渍效率的重要因素，在浸渍容器允许情况下，可加入 5～10 倍甚至更多一些的溶剂；②延长浸渍时间有利于浸渍的效果；③提高浸渍的温度有利于浸渍的效果，故于 70～90℃或规定的温度下进行，加热不应直接用火，一般用水浴、夹层装置等，提高浸渍温度后，浸渍时间可缩短；④常温浸渍，主要适用于有效成分遇热容易破坏和含挥发性成分的原料，含淀粉、黏液质、树胶和果胶等原料成分，也可应用常温浸渍；⑤浸渍法常用的溶剂有不同浓度的乙醇、酸性乙醇、酸水、碱水等，以水为浸渍溶剂时，要防止存放时间长而发霉变质。

现代工业对浸渍设备与浸渍工艺进行了改进，如温浸法工艺流程、循环浸渍工艺流程等。温浸法工艺流程如图 3-25 所示。

适用范围：适用于黏性、无组织结构、新鲜及易于膨胀的药材的浸出。

存在问题：浸渍法不能将药材中的有效成分浸出完全，故不适用于含挥发性成分及有效成分不耐热的药材的浸出。另外，浸渍法操作时间较长，耗用溶剂较多，浸出液体积大，浸出液与药渣的分离较麻烦，在应用上往往受到一定的限制。

3. 渗漉法

渗漉法（percolation）是将药材适当粉碎后，加规定的浸出溶剂均匀润湿，密闭放置一定时间，再装入渗漉器内；然后从渗漉器上部添加溶剂，使其渗过药粉，自下部流出浸出液的方法。流出的浸出液称为“渗漉液”。渗漉装置见图 3-26。

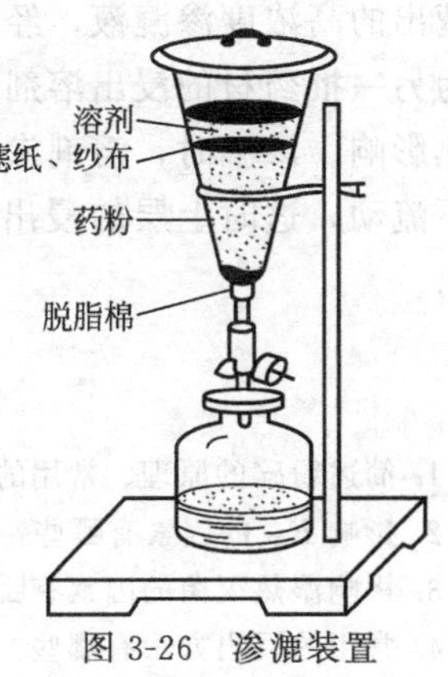

图 3-26 渗漉装置

操作方法如下。

① 药材的粉碎。由于药材的粒度与渗漉效果和产品质量有关，故渗漉前都应按照规定将药材碎成规定的粒度。当渗漉无粒度规定的药材时，可根据药材的性质，适当满足其粒度，一般质硬的药材选用较细的粉末，反之则采用较粗的粉末。

② 药粉的润湿。药粉在装筒前应加规定量的浸出溶剂均匀润湿，并密闭放置一定时间。药粉预先润湿的目的在于使粉粒于渗漉前完成吸液及充分膨胀，以免在筒内膨胀，造成药材过紧或上浮，使渗漉均匀。为此，切不可将干粉放入渗漉筒内直接加浸出溶剂润湿或渗漉。适当的润湿是当湿粉在手中压紧后能结成团块，但表面不显过量的被压出的浸出溶漉为度，一般每 1000g 药粉约用 600～800mL。

③ 装渗漉筒。先取适当脱脂棉，用相同的浸出溶剂润湿后，轻轻垫在渗漉筒的底部，然后分次将已润湿的药粉投入渗漉筒中，每次投后用木棰均匀压平，力求松紧一致。渗漉筒内药粉所占的容积不宜过多，必须留有一定的空间让浸出溶剂存在。

④ 排除空气。药粉装入渗漉筒后，打开筒下部的出口，自上部加入适量浸出溶剂，使浸出溶剂逐渐渗入粉柱，置换其中空气，并压迫所有的气体自下部出口排出，待气体排尽，滤液已自下部出口处流出后，关闭出口即可 。

⑤ 静置浸渍。空气排尽后，静置一定时间，使成分溶解并充分扩散，常温 24h 即可。

⑥ 进行渗漉。静置浸渍一定时间后，即可打开渗漉筒出口而进行渗漉，渗漉速度是控制浸取效能的关键之一，当浸出药材为 1000g 时，慢速浸出漉液流出以 1～3mL/min 为宜，快速浸出以 3～5mL/min 为宜。有效成分是否渗漉完全，可由渗漉液的色、味等辨别，但最好作有效成分的鉴别。一般情况下，一份药材用 4～8 倍浸出溶剂即可几乎将有效成分浸出完全。

⑦ 滤液的收集与处理。一般制备高浓度浸出制剂如流浸膏时，收集药材量 85%的初漉液另器保存，续漉液用低温浓缩并与初漉液合并，调整至规定标准，静置，取上清液分装。当制备浓度较低的浸出药剂如酊剂时，不必保存初漉液，而直接收集相当于制备总量的 3/4 滤液，即停止渗漉，压榨残渣，收集压出液合并，添加乙醇至规定浓度与容量后静置滤过即可。

特点：在浸出过程中能始终保持良好的浓度差，使扩散能较好地自动连续进行，故浸出效果优于浸渍法，且溶剂用量较浸渍法少，并省去了浸出液与药渣的分离操作。

适用范围：适用于高浓度浸出制剂的制备，亦用于药材有效成分含量低、毒性药材或贵重药材的浸出，如流浸膏剂、浸膏剂或酊剂的制备。

使用渗漉法应注意以下方面。

渗漉法对药材的粒度及工艺条件的要求较高，操作不当，可影响渗漉效率，甚至影响正常操作。对于大量生产，特别是同一产品连续生产时，常采用套用浸出液的方法，即将最初渗漉出的高浓度渗漉液，经含量测定后，调整至规定标准而制成成品，然后依次收集稀漉液作为另一批药材的浸出溶剂。如此进行可充分浸出药材中的有效成分，减少浓缩操作和成分受热影响。渗漉时，溶剂渗入药材细胞中，溶解大量可溶性成分后，浓度增高，密度增大，向下流动，这时上层的浸出溶剂置换其位置，形成良好的浓度差，使药材中有效成分充分浸出。

思 考 题

1. 简述粉碎的原理、常用的粉碎方法的特点及其适用范围。
2. 影响 F_T 的因素有哪些？说明 D 值与 Z 值的意义。
3. 影响湿热灭菌的因素有哪些？使用热压灭菌器的注意事项是什么？
4. 常用的浸出方法有哪些？各有何特点及适用性？
5. 说明药材的浸出过程及影响浸出的因素。

第二篇

普通制剂

第四章 液体制剂

第一节 概述

液体制剂系指药物分散在适宜的分散介质中制成的液体形态的制剂，可供内服或外用。药物可以是固体、液体或气体。液体制剂的品种多，临床应用广泛，它们的性质、理论和制备工艺在药剂学中占有重要地位。由浸出法或经灭菌法及无菌操作法制备的液体制剂将在其他章中论述。

一、液体制剂的特点

1. 液体制剂的优点

① 与固体制剂相比，药物以分子或微粒状态分散在介质中，分散度大，接触面积大，吸收快，能迅速发挥疗效。

②给药途径广泛，既可用于内服，也可用于皮肤、黏膜和腔道给药。

③ 便于分取剂量，老幼服用方便。

④ 减少某些药物的刺激性。某些固体药物如溴化物、碘化物等口服后，由于局部浓度过高，对胃肠道有刺激性。制成液体制剂，通过调整浓度可减少刺激。

2. 液体制剂的不足

① 化学稳定性差，药物之间容易发生作用而致减弱或失去原有的效能。

② 以水为溶剂者易发生水解或霉败。

③ 非水溶剂多有一定不良的药理作用，且成本高。

④ 携带、运输、贮存不方便等。

二、液体制剂的分类和质量要求

1. 液体制剂的分类

液体制剂尚无理想的分类方法，目前常用的分类方法有两种，即按分散系统分类和按给药途径及应用方法分类。前者是将液体制剂概括成几种分散系统，从而便于研究其制备工艺及稳定性等，但它不能指出每类剂型的应用特征及根据应用特征而必须具备的条件。若按给药途径和应用方法分类，可将液体制剂分成很多剂型，虽能密切结合医疗实践，但它们的基本要求和制法相似之处较多而难免有所重复。故本章主要是按分散系统分类叙述，对按给药途径及应用方法分类的常用剂型，另设专节加以说明。这样既便于研究其制备工艺和稳定性，又能加强与临床医疗实践的结合。

（1）按分散系统分类

① 均相（单相）液体制剂。药物以分子或离子形式分散在液体分散介质中，是热力学

稳定体系，根据分散相分子或离子大小不同，又可分为：低分子溶液剂，常称溶液型液体制剂，是由低分子或离子药物分散在分子介质中形成；高分子溶液剂，是由高分子化合物分散在分散介质中形成的液体制剂。

② 非均相（多相）液体制剂。药物是以微粒（多分子聚集体）或液滴的形式分散在液体分散介质中，为不稳定的多相分散体系。根据其分散相粒子的不同，又可分为：溶胶剂，是由多分子聚合形成的胶体微粒分散于介质中形成的溶液，又称疏水胶体溶液；混悬剂，是由难溶性固体药物以微粒的形式分散于液体介质中形成的溶液；乳剂，是由不溶性液体药物以液滴的形式分散于液体介质中形成的溶液。

按分散系统分类，分散相粒子大小决定了分散体系的特征，见表 4-1。

表 4-1 分散体系中微粒大小与特征

液体类型	微粒大小/nm	特征与制备方法
溶液剂	<1	分子或离子分散的澄明溶液，体系稳定，溶解法制备
溶胶剂	1～100	胶态分散形成多相体系，具有聚结不稳定性，胶溶法制备
乳剂	>100	液体微粒分散形成多相体系，具有聚结和重力不稳定性，分散法制备
混悬剂	>500	固体微粒分散形成多相体系，具有聚结和重力不稳定性，分散法和凝聚法制备

(2) 按给药途径与应用方法分类

① 内服液体制剂。如合剂、糖浆剂、乳剂、混悬液、滴剂等。

② 外用液体制剂。可分为：皮肤用液体制剂，如洗剂、搽剂等；五官科用液体制剂，如洗耳剂、滴耳剂、滴鼻剂、含漱剂、滴牙剂等；直肠、阴道、尿道用液体制剂，如灌肠剂、灌洗剂等。

2. 液体制剂的质量要求

溶液型液体制剂应澄明，乳状型或混悬液型制剂应保证其分散相粒子细小而均匀，振摇时可均匀分散；浓度准确、药物稳定；分散介质最好用水，其次是乙醇、甘油和植物油等；制剂应适口、无刺激性；制剂应具有一定的防腐能力，保存和使用过程不应发生霉变；包装容器大小适宜，方便患者携带和应用。

第二节 液体制剂的溶剂和附加剂

一、液体制剂的常用溶剂

液体制剂的溶剂，对溶液剂来说可称为溶剂。对溶胶剂、混悬剂、乳剂来说药物并不溶解而是分散，因此称作分散介质。溶剂对液体制剂的性质和质量影响很大，故制备时应选择优良的溶剂。优良的溶剂的条件是：①对药物具有较好的溶解性和分散性；②化学性质稳定，不与药物或附加剂发生反应；③不影响药效的发挥和含量测定；④毒性小、无刺激性、无不适的臭味。完全符合这些条件的溶剂很少，所以需要根据药物的性质及用途选择适宜的溶剂，尤其应注意混合溶剂的应用。

常用的溶剂按其极性大小分为极性溶剂、半极性溶剂和非极性溶剂。

1. 极性溶剂

(1) 水（water） 是最常用溶剂，本身无任何药理及毒理作用。能与乙醇、甘油、丙二醇等溶剂以任意比例混合，能溶解大多数的无机盐和极性大的有机药物，能溶解药材中的生物碱盐类、苷类、糖类、树胶、黏液质、鞣质、蛋白质、酸类及色素等。但有些药物在水中不稳定，易霉变，不宜久贮。配制水性液体制剂时应使用蒸馏水或精制水，不宜使用常水，因其含杂质较多。

(2) 甘油（glycerin） 甘油为无色黏稠性澄明液体，味甜，毒性小，能与水、乙醇、丙二醇等以任意比例混合。可内服，也可外服，其中外用制剂应用较多。甘油能溶解许多不易溶于水的药物，如硼酸、鞣质、苯酚等。无水甘油有吸水性，对皮肤黏膜有刺激性，但含水10%的甘油无刺激性，且对一些刺激性药物可起到缓和作用。甘油多作为黏膜用药的溶剂，如苯酚甘油、硼酸甘油、碘甘油等。在外用液体制剂中，甘油还有防止干燥（作保湿剂）、滋润皮肤、延长药物局部疗效等作用。在内服浸出溶液中含甘油 0.12g/mL 以上时，不但使制剂带有甜味，且能防止鞣质的析出。此外，含 30%以上甘油有防腐作用。

(3) 二甲基亚砜（dimethyl sulfoxide，DMSO） 为无色澄明液体，具大蒜臭味，有较强的吸湿性，能与水、乙醇、甘油、丙二醇等溶剂以任意比例混合，一般用其 40%～60%的水溶液为溶剂。本品溶解范围很广，有“万能溶剂”之称。本品对皮肤和黏膜的穿透能力很强，尚有一定的消炎、止痒与治疗风湿病的作用。对皮肤有轻度刺激性，高浓度可引起皮肤灼烧感、瘙痒及发红，本品孕妇禁用。

2. 半极性溶剂

(1) 乙醇（alcohol） 没有特殊说明时，乙醇指 95%乙醇（体积分数），可与水、甘油、丙二醇等溶剂以任意比例混合，能溶解大部分有机药物和药材中的有效成分，如生物碱及其盐类、苷类、挥发油、树脂、鞣质、有机酸和色素等。其毒性比其他有机溶剂小，含 20%以上的乙醇即具有防腐作用，40%以上可延缓某些药物水解作用。外用时有利于某些药物发挥局部作用。但乙醇有一定的药理作用，有易挥发、易燃烧等缺点。为防止乙醇挥发，制剂应密闭贮存。乙醇与水混合时，由于化学作用生成水合物而产生热效应，并使体积缩小，故在稀释乙醇时应使其凉至室温（20℃）后，再调至需要量。

(2) 丙二醇（propylene glycol） 制药用品是 1,2-丙二醇，性质与甘油相似，但黏度较甘油小，可作为内服及肌内注射用药的溶剂。丙二醇毒性及刺激性小，可与水、乙醇、甘油任意混合，能溶解很多有机药物，如磺胺类药、局部麻醉药、维生素 A、维生素 D 及性激素等。丙二醇与水的等量混合液能延缓某些药物的水解，增加其稳定性。丙二醇对药物在皮肤和黏膜的吸收有一定的促进作用。本品因其价格较贵，一般较少应用。

(3) 聚乙二醇（polyethylene glycol，PEG） 液体制剂中常用聚乙二醇 300～600，为无色澄明液体，理化性质稳定，能与水、乙醇、丙二醇、甘油等溶剂任意混合。聚乙二醇不同浓度的水溶液是良好溶剂，能溶解许多水溶性无机盐和水不溶性的有机药物。本品对一些易水解的药物有一定的稳定作用。在洗剂中，能增加皮肤的柔韧性，具有与甘油类似的保湿作用。

3. 非极性溶剂

(1) 脂肪油（fatty oils） 为常用非极性溶剂，如麻油、豆油、花生油、橄榄油等植物油。脂肪油能溶解油溶性药物，如激素、挥发油、游离生物碱和许多芳香族药物。脂肪油易酸败，也易与碱性物质起皂化反应而变质。脂肪油多为外用制剂的溶剂，如洗剂、搽剂、滴鼻剂等。本品不能与水、乙醇、甘油等混合。

(2) 液状石蜡（liquid paraffin） 是从石油产品中分离得到的液状烃的混合物，分为轻质和重质两种。前者相对密度为 0.828～0.860，后者为 0.860～0.890。液状石蜡为无色澄明油状液体，无色无臭，化学性质稳定，但接触空气能被氧化，产生令人不快的臭味，可加入油性抗氧剂。本品能与非极性溶剂混合，能溶解生物碱、挥发油及一些非极性药物等。本品在肠管中不分解也不吸收，有润肠作用。可作口服制剂和搽剂的溶剂。

(3) 乙酸乙酯　无色油状液体，微臭。相对密度（20℃）为 0.897～0.906。有挥发性和可燃性。在空气中容易氧化、变色，需加入抗氧剂。能溶解挥发油、甾体药物及其他油溶性药物。常作为搽剂的溶剂。

(4) 肉豆蔻酸异丙酯　本品系由异丙醇和肉豆蔻酸酯化而得，为透明、无色、流动液体。密度 0.846～0.854g/mL，黏度（25℃）为 0.7cP[1]，酸值≤1，皂化值 202～212，碘值≤1。本品化学性质稳定，不会酸败，不易氧化和水解。可与液体烃类、蜡、脂肪及脂肪醇等混合，在 20℃时，1 份可溶于 3 份 90％乙醇中，不溶于水、甘油和丙二醇。本品常用作外用药物的溶剂，特别当药物需要与患部直接接触或渗透时更为理想。本品刺激性极低，无过敏性，可忍受性优于麻油和橄榄油。

二、液体制剂的防腐

1. 防腐的重要性

液体制剂易为微生物所污染，尤其是含有营养物质如糖类、蛋白质等时，微生物更易在其中滋生与繁殖。即使是抗生素和一些化学合成的消毒防腐药的液体制剂，有时也会染菌生霉。这是因为各种抗菌药物对本身抗菌谱以外的微生物不起抑菌作用所致。液体制剂一旦染菌长霉，会严重影响药剂质量而危害人体健康，不能再供临床应用。《中国药典》2015 年版关于药品微生物限度标准，对液体制剂规定了染菌数的限量要求，按微生物限度标准，对液体制剂进行微生物限度检查，对提高液体制剂的质量，保证用药安全有效具有重要意义。

2. 防腐措施

(1) 防止污染　防止微生物污染是防腐的重要措施，特别是容易引起发霉的一些霉菌，如青霉菌、筛状菌、酵母菌等。在尘土和空气中常引起污染的细菌有枯草杆菌、产气杆菌等。为了防止微生物污染，在制剂的整个配制过程中，应尽量注意避免或减少污染微生物的机会。例如缩短生产周期和暴露时间；缩小与空气的接触面积；加防腐剂前不宜久存；用具容器最好进行灭菌处理，瓶盖、瓶塞可用水煮沸 15min 后烘干或临用前取出淋干；灌装时瓶口内少留空气并密塞，可防止一些需氧菌的生长和繁殖；还应加强制剂室的环境卫生和操作者的个人卫生；成品应在阴凉、干燥处贮存，以防长霉变质。

(2) 添加防腐剂　尽管在配制过程中，注意了防菌，但并不能完全保证不受细菌的污染。因此加入适量防腐剂用以抑制微生物的生长繁殖，甚至杀灭已存在的微生物，也是有效防腐措施之一。

优良防腐剂的条件：①在抑菌浓度范围内对人体无害、无刺激性、内服者应无特殊臭味；②在水中有较大的溶解度，能达到防腐需要的浓度；③不影响制剂的理化性质和药理作用；④不受制剂中药物的影响；⑤对大多数微生物有较强的抑制作用；⑥防腐剂本身的理化性质和抗微生物性质稳定，不易受热和 pH 的影响；⑦长期贮存应稳定，不与包装材料起作用。

影响防腐作用的因素：不同的药剂应选用不同的防腐剂，使用的浓度亦不相同。防腐剂抑菌作用的强弱，除了与防腐剂本身的性质有关外，还受药物剂型、pH 条件、微生物的数量、温度、湿度以及是否含有利于微生物生长的营养性物质等因素的影响。如硝酸苯汞使用

[1] $1cP=10^{-3}Pa\cdot s$，全书余同。

浓度为0.001%时，在pH2～7条件下无效，而在pH8～10条件下则显效；而三氯叔丁醇作用浓度为0.5%，在pH2～4条件下显效，而在pH5～10条件下无效。

3. 常用防腐剂

（1）对羟基苯甲酸酯类 也称尼泊金类，系一类优良的防腐剂，常用的有对羟基苯甲酸甲酯、乙酯、丙酯、丁酯等四种。它们无毒、无味、无臭，化学性质稳定，在pH3～8范围内能耐100℃、2h灭菌。在酸性溶液中作用较强，对大肠杆菌作用最强。药液pH超过7时作用减弱，是由于酚羟基解离所致。羟苯酯类的抑菌作用随烷基碳数增加而增强，但溶解度则随烷基碳数增加而减少，常用的四种以丁酯抗菌力最强，溶解度却最小。本类防腐剂配伍使用有协同作用，常是乙酯和丙酯（1∶1）或乙酯和丁酯（4∶1）合用，浓度均为0.01%～0.25%。表面活性剂对本类防腐剂有增溶作用，能增大在水中的溶解度，但不增加其抑菌效能。遇铁能变色，遇强酸或弱碱易水解，可被塑料包装材料吸附。

（2）苯甲酸与苯甲酸钠 在水中溶解度为0.29%，乙醇中为43%（20℃），通常配成20%醇溶液备用。用量一般为0.03%～0.1%。苯甲酸未解离的分子抑菌作用强，所以在酸性溶液中抑菌效果较好，最适pH是4。溶液pH增高时解离度增大，防腐效果降低。苯甲酸防霉作用较尼泊金类弱，而防发酵能力则较尼泊金类强。苯甲酸0.25%和尼泊金0.05%～0.1%联合应用对防止发霉和发酵最为理想，特别适用于中药液体制剂。苯甲酸钠在酸性溶液中的防腐作用与苯甲酸相当。

（3）山梨酸 为白色至黄白色结晶性粉末，有微弱特异臭味。其溶解度为：水（30℃）0.125%，沸水3.8%，丙二醇（20℃）5.5%，无水乙醇或甲醇12.9%，甘油0.13%。对细菌最低抑菌浓度为0.2%～0.4%（pH＜6），对酵母菌、真菌最低抑菌浓度为0.8%～1.2%。山梨酸起防腐作用的是未解离的分子，故在pH为4的水溶液中抑菌效果较好。山梨酸与其他抗菌剂合用产生协同作用。

（4）苯扎溴铵 又称新洁尔灭，为阳离子表面活性剂。淡黄色黏稠液体，低温时形成蜡状固体，极易潮解，有特臭、味极苦。无刺激性。溶于水和乙醇，微溶于丙醇和乙醚。本品在酸性和碱性溶液中稳定，耐热压。对金属、橡胶、塑料无腐蚀作用。作防腐剂时的使用浓度为0.02%～0.2%。

（5）其他防腐剂 醋酸氯乙啶，又称醋酸洗必泰，为广谱杀菌剂，用量为0.02%～0.05%。邻苯基苯酚微溶于水，具杀菌和杀霉作用，用量为0.005%～0.2%。桉叶油使用浓度为0.01%～0.05%，桂皮油为0.01%，薄荷油0.05%。

三、液体制剂的矫味与着色

1. 矫味剂

亦称调味剂，是一种能改变味觉的物质。用在药剂中常用来掩盖药物的恶味，也可用来改进药剂的味道。有些矫味剂同时兼有矫臭作用，而有些则需另加芳香剂矫臭。选用矫味剂必须通过小量试验，不要过于特殊，以免使人产生厌恶感。药剂中常用的矫味剂有甜味剂、芳香剂、胶浆剂及泡腾剂等。

（1）甜味剂 包括天然的和合成的两大类。天然的甜味剂蔗糖和单糖浆应用最广泛，具有芳香味的果汁糖浆，如橙皮糖浆及桂皮糖浆等不但能矫味，而且也能矫臭。天然甜味剂甜菊苷，为微黄白色粉末，无臭、有清凉甜味，其甜度比蔗糖大约300倍，在水中溶解度（25℃）为1∶10，pH4～10时加热也不被水解，常用量为0.025%～0.05%，本品甜味持久且不被吸收，但甜中带苦，故常与蔗糖和糖精钠合用。人工甜味剂常用的为糖精钠，可用于糖尿病患者，甜度为蔗糖的200～700倍，常用量为0.03%，水溶液长时间放置，甜味可减低。本品在体内不被吸收，无营养价值，常与单糖浆、蔗糖或甜菊苷合用，为咸味药常用的甜味矫味剂。阿司帕坦，也称蛋白糖，为二肽类甜味剂，又称天冬甜精，甜度比蔗糖高150～200倍，不致龋齿，可以有效地降低热量，适用于糖尿病、肥胖症患者。

(2) 芳香剂　在药剂中添加适量香料和香精能改善药剂的气味和香味，这些香料与香精称为芳香剂。香料分为天然香料和人造香料两大类。天然香料常用天然芳香性挥发油，如薄荷油、橙皮油、桂皮油、茴香油或其制剂如桂皮水、枸橼酊、复方橙皮酊等。天然芳香性挥发油多为芳香族有机化合物。根据天然芳香剂的组成由人工合成制得的芳香性物质一般叫作香精亦称调和香料，如香蕉香精、橘子香精等，通常一种香精是由很多种成分组成的。目前在液体制剂中，以水果味的香精最为常用，其香气浓郁且稳定。

(3) 胶浆剂　胶浆剂具有黏稠缓和的性质，可以干扰味蕾的味觉而能矫味，如阿拉伯胶、羧甲基纤维素钠、琼脂、明胶、甲基纤维素等的胶浆。如在胶浆剂中加入适量糖精钠或甜菊苷等甜味剂，则增加其矫味作用。

(4) 泡腾剂　在制剂中加有碳酸氢钠和有机酸如酒石酸或枸橼酸等，可产生二氧化碳，而二氧化碳溶于水呈酸性，能麻痹味蕾而矫味。对盐类的苦味、涩味、咸味有所改善，使患者乐于服用，故常用于苦味制剂中。有时与甜味剂、芳香剂合用，可得到清凉饮料类的佳味。

2. 着色剂

着色剂又称色素和染料，可分为天然色素和人工合成色素两大类。应用着色剂能改善制剂的外观颜色，可用来识别制剂品种、区分应用方法和减少患者对服药的厌恶感。尤其是选用的颜色与矫味剂能够配合协调，更易为患者所接受。如薄荷味用绿色，橙皮味用橙黄色。可供食用的色素称为食用色素，只有食用色素才可用作内服药剂的着色剂。

(1) 天然色素　常用的有植物性和矿物性色素，可做食品和内服制剂的着色剂。植物性色素有甜菜红、胡萝卜素、叶绿素、焦糖等。矿物性色素有氧化铁（外用呈肤色）。

(2) 合成色素　人工合成色素的特点是色泽鲜艳，价格低廉，大多数毒性比较大，用量不宜过多。我国批准的内服合成色素有苋菜红、柠檬黄、胭脂红、胭脂蓝和日落黄，通常配成1%贮备液使用，用量不得超过万分之一。外用色素有伊红（亦称曙红，适用于中性或弱碱性溶液）、品红（适用于中性弱酸性溶液）以及美蓝（亦称亚甲蓝，适用于中性溶液）等。使用着色剂时应注意：药剂所用的溶剂、pH均对色调产生影响；大多数色素往往由于曝光、氧化剂、还原剂的作用而褪色；不同色素相互配色可产生多样化的着色剂。

第三节　溶液型液体制剂

一、溶液剂

1. 概述

溶液剂（solution）一般系指化学药物（非挥发性药物）的内服或外用的均相澄明溶液。其溶剂多为水，少数则以乙醇或油为溶剂，如硝酸甘油乙醇溶液、维生素D油溶液等。溶液剂应保持澄清，不得有沉淀、浑浊、异物等。药物制成溶液剂后可以用量取代替称取，使剂量准确，服用方便，特别对小剂量或毒性大的药物更为重要。溶液剂可供内服或外用，内服者应注意其剂量准确，并适当改善其色、香、味；外用者应注意其浓度和使用部位的特点。有些性质稳定的常用药物，为了便于调配处方，亦可制成高浓度的贮备液（又称倍液），如50%硫酸镁、50%溴化钠溶液等，供临床调配应用。

2. 制法与举例

溶液剂的制备方法有三种，即溶解法，稀释法和化学反应法。化学反应法较少用。

（1）溶解法　此法适用于较稳定的化学药物，多数溶液剂都采用此法制备。制备时，一般将药物用溶剂总体积的75%～80%溶解，过滤，再自滤器上添加溶剂至全量，搅匀，即得。制备流程是：

药物的称量→溶解→过滤→质量检查→包装与贮存

例　复方碘口服溶液（compound iodine oral solution）

【处方】	碘	50g	蒸馏水	适量
	碘化钾	100g	共制	1000mL

【制法】 取碘化钾加蒸馏水溶解后，加入碘搅拌溶解，再加适量蒸馏水使成1000mL，搅动均匀，即得。

【注】 ① 本品具有调节甲状腺功能，主要用于甲状腺功能亢进的辅助治疗。外用作黏膜消毒药。口服：一次0.1～0.5mL，一日0.3～0.8mL。极量1mL/次；3mL/d。

② 碘在水中溶解度为1∶2950，加碘化钾作助溶剂，生成络合物易溶于水中，并能使溶液稳定。其反应式为：

$$KI + I_2 = KI \cdot I_2$$

先将碘化钾加适量蒸馏水配成浓溶液，有助于加快碘的溶解速率。

③ 本品具有刺激性，口服时宜用冷开水稀释后服用。

（2）稀释法　本法适用于高浓度溶液或易溶性药物的浓贮备液等原料。一般均需用稀释法调至所需浓度后方可使用。如浓氨水（质量分数）含NH_3 25%～28%，而医疗上常用的氨溶液浓度为0.095～0.105g/mL，因而只能用稀释法制备。又如工业上生产的浓过氧化氢溶液（质量分数）含过氧化氢（H_2O_2）为26%～28%，而临床常用浓度为0.025～0.035g/mL。

用稀释法制备溶液剂时，应搞清原料浓度和所需稀释溶液的浓度，计算时应细心，还应注意浓度单位。对有较大挥发性和腐蚀性的浓溶液如浓氨水，稀释操作要迅速，操作完毕应立即密塞，以免过多挥散损失，影响浓度的准确性。此外，还应注意量取操作的准确性。

例　苯扎溴铵溶液（新洁尔灭溶液）

【处方】	苯扎溴铵	1g	共制	1000mL
	蒸馏水	适量		

【制法】 取苯扎溴铵于800mL热蒸馏水中，滤过后加蒸馏水使成1000mL，即得。

【注】 ① 本品属阳离子（季铵盐）表面活性杀菌剂。具有消毒防腐作用。常用于手术器械及皮肤消毒。用于创面的消毒一般为0.01%；皮肤与器械的消毒为0.1%（其中加0.5%亚硝酸钠以防止器械生锈），浸泡30min。

② 本品不宜用于膀胱镜、眼科器械及合成橡胶制品的消毒。

③ 稀释或溶解时不且剧烈振摇，以免产生大量气泡。

④ 本品亦可用5%苯扎溴铵溶液以稀释法配制。

⑤ 本品不宜久贮，空气中微生物污染能使其浑浊、变质、失效。

⑥ 苯扎溴铵常温下为黄色胶状体，低温时可呈蜡状固体；气芳香，味极苦；水溶液呈碱性反应，振摇可产生大量泡沫。

⑦ 本品应遮光密闭贮藏。

(3) 化学反应法　此法系将两种或两种以上的药物配伍在一起，经过化学反应而制成所需药物的溶液。化学反应法制备溶液剂时其生成物中多含有化学反应的副产物以及未参加反应的原料物，应采用适宜的方法除去。此法应用较少。

二、糖浆剂

1. 概述

糖浆剂（syrups）是指含有药物、药材提取物或芳香物质的浓蔗糖水溶液。除另有规定外，糖浆剂含蔗糖量应不低于0.65g/mL。单纯蔗糖的近饱和水溶液称为单糖浆或糖浆。糖浆剂中的糖和芳香剂能掩盖某些药物的苦、咸及其他不适气味，便于服用，故糖浆剂深受儿童欢迎。

蔗糖是一种营养物质，其水溶液一旦被微生物污染很容易生长繁殖，使蔗糖逐渐分解，致使糖浆剂酸败、浑浊和药物变质。接近饱和浓度的蔗糖溶液，因其含糖量高，渗透压大，微生物不易生长，故本身有防腐作用。但浓度过高，贮存时易析出糖的结晶，致使糖浆变成糊状甚至变成硬块。浓度低的蔗糖溶液易增殖微生物，故应添加防腐剂。一般可选用苯甲酸及羟苯酯类。

糖浆剂应澄清，在贮存期间不得有酸败、异臭、产生气体或其他变质现象。含有药材提取物的糖浆，允许有少量轻摇易散的沉淀。糖浆剂中，可加入适宜的附加剂，必要时可添加适量的乙醇、甘油或其他多元醇。如需加入色素，其品种和用量应符合有关规定，且注意避免对检验产生干扰。

糖浆剂可分为：单糖浆，不含任何药物，除供制备含药糖浆外，一般可作矫味糖浆，如橙皮糖浆、姜糖浆等，有时也用作助悬剂，药物糖浆如磷酸可待因糖浆等。

2. 制法与举例

(1) 溶解法

① 热溶法。将蔗糖加入沸蒸馏水中，加热溶解后，再加可溶性药物，混合、溶解、滤过，自滤器上加适量蒸馏水至规定量即得。此法适于对热稳定的药物和有色糖浆的制备。其特点是蔗糖溶解速率快，易过滤，生长期的微生物容易杀灭，糖内一些高分子杂质（如蛋白质等）可被加热凝固而滤除。但加热过久或超过100℃时转化糖的含量即增加，糖浆易发霉变质且制品的颜色变深。因此，最好在水浴或蒸汽浴上进行，一经煮沸即停止加热，溶解后，趁热过滤。难以滤清的糖浆，可在加热前加入少许鸡蛋清（一般500mL糖浆中，加鸡蛋清两个）或其他澄清剂（骨炭、精制滑石粉、硅藻土等）充分搅匀，然后加热至100℃，蛋白遇热凝固时能将杂质微粒吸附，并浮于表面，放置稍冷，用3～4层纱布过滤，除去凝固蛋白可得澄清的糖浆溶液（或在900kg糖浆中，加入24g蛋白粉亦可）。

② 冷溶法。是在室温下将蔗糖溶于蒸馏水或含药物的溶液中，待完全溶解后，过滤即得。此法适用于主要成分对热不稳定的糖浆，其特点是可制得色泽较浅或无色的糖浆，转化糖较少。但蔗糖溶解慢，需时较长，卫生条件要求严格，以免染菌。

例　单糖浆

【处方】	蔗糖	850g	共制	1000mL
	蒸馏水	适量		

【制法】 取蒸馏水450mL，煮沸，加蔗糖搅拌溶解后，继续加热至100℃，趁热用几层纱布或薄层脱脂棉保温过滤，自滤器上添加蒸馏水至1000mL，摇匀，即得。

单糖精含蔗糖 0.85g/mL 或质量分数为 64.7%，25℃时密度为 1.313g/mL，沸点约为 103.8℃，本品主要供作矫味剂和赋形剂用。制备时用冷溶法或热溶法皆可。

（2）混合法　系将药物与糖浆直接混合而成。此法操作简便，应用广泛。

例　磷酸可待因糖浆

【处方】 磷酸可待因　5g　单糖浆　适量
蒸馏水　15mL　共制　1000mL

【制法】 取磷酸可待因溶于热蒸馏水中，加单糖浆至全量，即得。

【注】 ① 本品系麻醉药，应按麻醉药品规定供应使用。

② 本品为镇咳药，用于激烈咳嗽。口服，一次 2～10mL，1 日 10～15mL。极量一次 20mL，一日 50mL。

③ 本品可致依赖性，不宜持续服用。小儿和老年人对磷酸可待因异常敏感，可产生呼吸抑制，应减量慎用。

④ 本品在水中溶解度为 1∶3，在热水中 1∶0.5，故用热水溶解。

3. 制备糖浆剂时应注意的问题

（1）药物加入的方法　水溶性固体药物，可先用少量蒸馏水使其溶解再与单糖浆混合；水中溶解度小的药物可酌加少量其他适宜的溶剂使药物溶解，然后加入单糖浆中，搅匀，即得；药物为可溶性液体或药物的液体制剂时，可将其直接加入单糖浆中，必要时过滤；药物为含乙醇的液体制剂，与单糖浆混合时常发生浑浊，为此可加入适量甘油助溶；药物为水性浸出制剂，因含多种杂质，需纯化后再加到单糖浆中。

（2）制备时的注意事项　应在避菌环境中制备，各种用具、容器应进行洁净或灭菌处理，并及时灌装；应选择药用白砂糖；生产中宜用蒸汽夹层锅加热，温度和时间应严格控制。糖浆剂应在 30℃以下密闭贮存。

三、芳香水剂与露剂

1. 概述

芳香水剂（aromatic waters）系指芳香挥发性药物（多为挥发油）的饱和或近饱和水溶液。用水与乙醇的混合液作溶剂可制成挥发油含量较高的溶液，称为浓芳香水剂。芳香性植物药材用蒸馏法制成的含芳香性成分的澄明溶液，在中药中常称为药露或露剂。

芳香水剂除要求澄明外，还需具有与原料药物相同的气味，不得有异臭、沉淀或杂质。因挥发油或挥发性物质在水中的溶解度很小（约为 0.05%），所以芳香水剂的浓度很低，主要用作矫味、矫臭剂。但有的也有祛痰止咳、平喘和解热镇痛等治疗作用。芳香水剂中挥发性成分多半容易分解或变质而失去原味，且易霉败，所以芳香水剂不宜大量配制和久贮。用芳香水剂为溶剂配制液体药剂时，常因挥发性物质的盐析而微呈浑浊，若其气味未变者，可加适量乙醇或增溶剂克服之，或经滤过至澄清后应用。

2. 制法与举例

芳香水剂的制法因原料不同而异。纯净的挥发油或化学药物多用溶解法或稀释法，含挥发成分的植物药材则多用水蒸气蒸馏法。

（1）溶解法　采用溶解法制备芳香水剂时，应使挥发性药物与水的接触面积增大，以促进其溶解。一般可用以下两种方法。

① 振摇溶解法。取挥发性药物 2mL（2g）置于容器中，加入蒸馏水 1000mL，强力振摇一定时间使溶解成饱和溶液；用蒸馏水润湿的滤纸滤过，初滤液如浑浊，应重滤至澄清。

自滤器上添加蒸馏水至足量即得。

② 加分散剂溶解法。取挥发性药物 2mL（或 2g）置于乳钵中，加入精制滑石粉 15g（或适量的滤纸浆），混研均匀，移至容器中加入蒸馏水 1000mL，振摇一定时间，用润湿滤纸滤至澄清，自滤器上添加蒸馏水至足量，即得。

加入滑石粉（或滤纸浆）作为分散剂，目的是使挥发性药物被分散剂吸附，增加挥发性药物的表面积，促进其分散与溶解；此外，滤过时分散剂在滤过介质上形成滤床吸附剩余的溶质和杂质，起助滤作用，利于溶液的澄清。所用的滑石粉不应过细，以免通过滤材使溶液浑浊。

（2）稀释法　系取浓芳香水剂 1 份，蒸馏水 39 份稀释而成。浓芳香水剂制法：取挥发油 20mL，加乙醇 600mL 溶解后分次加入蒸馏水使成 1000mL，剧烈振摇后，再加入滑石粉振摇，放置数小时滤过，即得。

（3）水蒸气蒸馏法　取规定量含挥发性成分的植物药材拣洗处理，适当粉碎后，置蒸馏器中，加适量的蒸馏水通入蒸汽蒸馏。至馏液达到规定量。一般约为药材重的 6～10 倍，除去过量未溶解的挥发油，必要时滤过澄清，使成澄明溶液，即得。

例　薄荷水

【处方】	薄荷油	2mL	共制	1000mL
	蒸馏水	适量		

【制法】取薄荷油加精制滑石粉 15g，在乳钵中研匀。加少量蒸馏水移至有盖的容器中，加蒸馏水 1000mL，振摇 10min 后用润湿的滤纸滤过，初滤液如浑浊，应重滤至滤液澄清，在自滤器上加适量蒸馏水使成 1000mL，即得。

【注】① 本品为澄明或几乎澄明的液体，有薄荷味，为芳香调味药与祛风药。口服，一次 10～15mL。

② 薄荷油中含薄荷脑及薄荷酮等成分。水中溶解度（体积分数）为 0.05%，乙醇中溶解度（体积分数）为 20%，久贮易氧化变质，色泽加深，产生异臭则不能供药用。

③ 本品可加适量非离子型表面活性剂如聚山梨酯 80 为增溶剂。亦可用浓薄荷水 1 份加蒸馏水 39 份稀释制成。

四、甘油剂

1. 概述

甘油剂（glycerite）为药物的甘油溶液，专供外用。甘油具有黏稠性、防腐性和吸湿性，对皮肤黏膜有滋润作用，能使药物滞留于患处而起延长药物局部疗效的作用。常用于耳、鼻、喉科疾患。如前所述，甘油对硼酸、鞣质、苯酚和碘等有较大的溶解度，并能缓和某些药物的刺激性，故可用于黏膜。甘油引湿性较大，应密闭保存。

2. 制法与举例

（1）溶解法　系将药物直接溶于甘油中制成（必要时加热）。

例　碘甘油

【处方】	碘	10g	甘油	适量
	碘化钾	10g	共制	1000mL
	蒸馏水	10mL		

【制法】取碘和碘化钾加蒸馏水溶解后，再加甘油成 1000mL，摇匀即得。

本品局部涂搽。用于口腔黏膜及齿龈感染。

(2) 化学反应法　系甘油与药物混合后发生化学反应而制成的甘油剂。

例 硼酸甘油

【处方】	硼酸	310g	共制	1000g
	甘油	适量		

【制法】 取甘油460g，置称定质量的蒸发皿中，在沙浴上加热至140～150℃，将硼酸分次加入，随加随搅拌，待质量减至520g，再缓缓加入甘油至1000g，趁热倾入干燥的容器中，密塞即得。

本品为甘油与硼酸经化学反应生成硼酸甘油酯后，溶于甘油中的溶液。

$$C_3H_5(OH)_3+H_3BO_3 \rightleftharpoons C_3H_5BO_3+3H_2O$$

因硼酸甘油酯易水解析出硼酸结晶，故反应过程中必须加热将水除尽，但加热温度不宜超过150℃，以免甘油分解成丙烯醛，使成品呈黄色或棕色并增加刺激性。

$$C_3H_5(OH)_3 \xrightarrow{\text{大于}150℃} CH_2{=}CHCHO+2H_2O$$

本品为无刺激性的缓和消毒剂，用于耳喉部消毒。

例 复方硼砂溶液（朵贝儿液）

【处方】	硼砂	15g	甘油	35mL
	碳酸氢钠	15g	蒸馏水	适量
	液化苯酚	3mL	共制	1000mL

【制法】 取硼砂溶于约800mL热蒸馏水中，放冷后再加碳酸氢钠溶液；另取液化苯酚加入甘油中，搅匀后华倾入硼砂、碳酸氢钠溶液中，随加随搅拌，静置片刻或待不发生气泡后，滤过，自滤器上加蒸馏水使成1000mL，搅匀，加伊红着色成粉红色，即得。

【注】 ① 硼砂遇甘油后，生成一部分甘油硼酸呈酸性，遇碳酸氢钠反应生成甘油硼酸钠、二氧化碳和水。其化学反应如下：

$$Na_2B_4O_7\cdot 10H_2O+4C_3H_5(OH)_3 \longrightarrow 2C_3H_5(OH)NaBO_3+2C_3H_5(OH)HBO_3+13H_2O$$

$$2C_3H_5(OH)HBO_3+2NaHCO_3 \longrightarrow 2C_3H_5(OH)NaBO_3+2CO_2\uparrow+2H_2O$$

② 本品中所含的甘油硼酸钠与液化苯酚均有杀菌防腐作用。因甘油硼酸钠呈碱性，故尚有除去酸性分泌物的作用。

③ 制剂中苯酚有轻度局部麻醉作用和抑菌作用。

④ 本品应加着色剂（如曙红钠），调成粉红色，以示外用，不可咽下。

⑤ 本品为含漱剂。加5倍温水稀释后漱口，慎勿咽下，一日数次。用于口腔炎、咽喉炎及扁桃体炎等。

五、醑剂

1. 概述

醑剂（sopirits）系指挥发性药物的乙醇溶液。凡用于制备芳香水剂的药物一般都可以制成醑剂，供外用或内服。由于挥发性药物在乙醇中的溶解度一般均比在水中大，所以醑剂的浓度比芳香水剂大得多，为5%～20%。醑剂中乙醇的浓度一般为60%～90%。当醑剂与水性制剂混合或制备过程中与水接触时，可因乙醇浓度的降低而发生浑浊。

醑剂可作为芳香矫味剂应用，如复方橙皮醑、薄荷醑等。也有的用于治疗，如亚硝酸乙酯醑、樟脑醑、芳香氨醑等。由于醑剂中的挥发油易氧化、酯化或聚合，久贮会变色，甚至出现黏性树脂物沉淀，故应贮于密闭容器中，且不易久贮。

2. 制法与举例

(1) 溶解法 系将挥发性药物直接溶解于乙醇中制得。

例 樟脑醑

【处方】 樟脑 100g 共制 1000mL

乙醇 适量

【制法】 取樟脑加乙醇约800mL溶解后过滤，在自滤器上添加乙醇使成1000mL，即得。

【注】 ① 本品为局部刺激药。适用于神经痛、关节痛、肌肉痛及未破冻疮等。外用局部涂搽。

② 本品含醇量应为80%～87%。在常温下易挥发，故需密封，并在阴凉处保存。

③ 本品遇水易析出结晶，所用器材及包装材料均应干燥。

(2) 蒸馏法 将挥发性药物溶于乙醇后再进行蒸馏，或系将经化学反应制得的挥发性药物加以蒸馏而制得。如芳香氨醑。

第四节 胶体溶液型液体制剂

一、概述

高分子溶液剂系指高分子化合物溶解于溶剂中制成的均匀分散的液体制剂。高分子溶液剂以水为溶剂，则称为亲水性高分子溶液剂或胶浆剂，以非水溶剂制备的高分子溶液剂，称为非水性高分子溶液剂。高分子溶液剂属于热力学及动力学稳定系统。在药剂学中，几乎所有的剂型都与高分子溶液有关。如液体制剂中胃蛋白酶合剂；血浆代用品中的右旋糖酐注射液、聚氧乙烯吡咯烷酮注射液、羧甲基淀粉钠注射液；滴眼剂中的荧光素钠滴眼剂；作助悬剂的如明胶溶液，甲基纤维素溶液、甲基纤维素钠溶液等；片剂辅料中的黏合剂如淀粉浆、片剂量的薄膜衣、肠溶衣材料以及栓剂、软膏剂、胶囊剂、缓释与控释制剂、膜剂等剂型的制备均需应用大量各种高分子溶液。

溶胶剂系指固体药物微细粒子分散在水中形成的非均匀状态液体分散体系，又称疏水胶体溶液。溶胶剂微粒的大小一般在1～100nm，属热力学不稳定系统。药物制成溶胶剂后可改善药物的吸收，使药效出现增大或异常，对药物的刺激性也会产生影响。如粉末状的硫不被肠道吸收，但制成胶体则极易吸收，可产生毒性反应甚至中毒死亡。具有特殊刺激性的银盐制成具有杀菌的胶体蛋白银、氯化银、碘化银则刺激性降低。目前溶胶剂应用很少，但其性质对药剂学却有着重要意义。

二、高分子溶液剂的性质与制备

1. 性质

(1) 带电性 很多高分子化合物在溶液中带有电荷，其带电原因主要是由于高分子化合物结构中的某些基团解离所致。由于高分子化合物的种类不同，溶液中所带的电荷也不一样，如带正电的壳聚糖，带负电的阿拉伯胶、海藻酸钠，带两性电荷的蛋白质等。带两性电荷的蛋白质分子随溶液pH不同，可带正电或负电。当溶液的pH等于等电点时其分子呈中性，此时溶液的黏度、渗透压、溶解度、导电性等都变得最小。当溶液的pH大于等电点时，则蛋白质带负电荷；若溶液的pH小于等电点时，则蛋白质带正电荷。由于高分子化合物在溶液中带电，所以具有电泳现象。利用电泳法可测得高分子化合物所带电荷的种类。

(2) 渗透压　亲水性高分子溶液具有较高的渗透压。

(3) 黏度　高分子溶液为黏稠性流动液体。但一些高分子溶液，如明胶和琼脂的水溶液等，在温热条件下，为黏稠性流动的液体，但当温度降低时，呈链状分散的高分子形成网状结构，把分散介质水全部包在网状结构中，形成了不流动的半固体状物，称为凝胶。如软胶囊的囊壳就是这种凝胶。形成凝胶的过程称为胶凝。凝胶失去网状结构中的水分时，体积缩小，形成的干燥固体称干胶。如阿胶、龟板胶、鹿角胶及硬胶囊等都是干胶的存在形式。

(4) 稳定性　高分子溶液的稳定性主要是由高分子化合物水化作用和电荷两方面决定的。高分子化合物含有大量亲水基，如—NH_2、—OH、—COOH 等，能与水形成牢固的水化膜，水化膜能阻碍高分子化合物分子之间的相互凝聚，这是高分子溶液稳定的主要原因。破坏水化膜的方法之一是向亲水胶体溶液中加入大量脱水剂（如乙醇、丙酮等），可使胶粒失去水化层而沉淀。高分子代血浆右旋糖酐的制备，就是利用这一方法，通过控制所加乙醇的浓度，而将适宜相对分子质量的制品分离出来。另一破坏高分子水化膜的方法是加入大量的电解质（如盐类及其浓溶液），不仅能中和胶粒的电荷，而且更由于电解质的强烈水化作用，还夺去了高分子质点中水化膜的水分而使其沉淀。这一过程称为盐析。高分子溶液不如低分子溶液稳定，在放置过程中，会自发地聚集而沉淀或漂浮在表面，称为陈化现象。高分子溶液由于其他因素如光线、空气、盐类、pH、絮凝剂、射线等的影响，使高分子先聚集成大粒子而后沉淀或漂浮在表面的现象，称为絮凝现象。这种现象在液体浸出制剂的放置过程中也经常发生。

高分子所带电荷也影响其稳定性，如带相反电荷的两种高分子溶液混合时，由于相反电荷中和而产生凝结沉淀。如带负电荷的阿拉伯胶和带正电荷的明胶，在等电点以下混合时，形成高分子复合物而沉淀，这是复凝聚法制备微囊的基本原理。

2. 制备

制备高分子溶液时首先要经过溶胀过程。溶胀是指水分子渗入到高分子化合物分子间的空隙中，与高分子中的亲水基团发生水化作用而使体积膨胀，结果使高分子空隙间充满了水分子，这一过程称有限膨胀。由于高分子空隙间存在水分子降低了高分子分子间的作用力（范德华力），溶胀过程继续进行，最后高分子化合物完全分散在水中形成高分子溶液，这一过程称为无限溶胀。无限溶胀常需搅拌或加热等过程才能完成。形成高分子溶液的这一过程称为胶溶。胶溶过程的快慢取决于高分子的性质以及工艺条件。制备明胶溶液时，先将明胶碎成小块，放于水中浸泡 3～4h，使其吸水膨胀这是有限溶胀过程，然后加热并搅拌使其形成明胶溶液，这是无限溶胀过程。甲基纤维素则在冰水中完成这一制备过程。淀粉遇水立即膨胀，但无限溶胀过程必须加热平衡 60～70℃才能完成，即形成淀粉浆。胃蛋白酶等高分子药物，其有限溶胀和无限溶胀过程都很快，需将其撒于水面，待其自然溶胀后再搅拌可形成溶液，如果将它们撒于水面后立即搅拌则形成团块，团块周围形成水化膜，能阻止水分向团块内部扩散，给制备过程带来困难。

例　胃蛋白酶合剂

【处方】				
	胃蛋白酶	20g	羟苯乙酯溶液（5%）	10mL
	稀盐酸	20mL	蒸馏水	适量
	橙皮酊	20mL	共制	1000mL
	单糖浆	100mL		

【制法】 取稀盐酸、单糖浆加于蒸馏水 800mL 中混匀，缓缓加入橙皮酊、羟苯乙酯溶液（5%）随加随搅拌，然后将胃蛋白酶分次缓缓撒于液面上，待其自然膨胀溶解后，再加入蒸馏水使成 1000mL，轻轻摇匀，分装，即得。

【注】 ① 本品为助消化药，消化蛋白质。用于缺乏胃蛋白酶或病后消化功能减退引起的消化不良。饭前口服，一次 10mL，一日 3 次。

② 影响胃蛋白酶活性的主要因素是 pH。一般要求 pH 在 1.5～2.5，故加入稀盐酸调节 pH。但胃蛋白酶不得与稀盐酸直接混合，须先将稀盐酸加蒸馏水稀释后配制，因盐酸含量超过 0.5%时胃蛋白酶失去活性。

③ 溶解胃蛋白酶时，应将其撒在液面上，静置使其充分吸水膨胀，再缓缓摇匀即得。本品不得用热水配制，不能剧烈搅拌，以避免影响其活力。

④ 本品中的含糖胃蛋白酶消化力为 1∶1200，如用其他规格的原料药，应加以折算。

⑤ 本品胃蛋白酶带正电荷，若用润湿的带负电荷的滤纸过滤时，由于电荷中和而使胃蛋白酶沉淀在滤纸上。故本品不宜过滤，如必须过滤时，滤材需先用相同浓度的稀盐酸润湿，以饱和滤材表面电荷，消除对胃蛋白酶活性的影响，然后过滤。

⑥ 胃蛋白酶与碱性药物、碘、胰酶、鞣酸及重金属盐有配伍禁忌。服用时应加以注意。

⑦ 本品易霉败，故不宜久贮，宜新鲜配制。

例 1 羧甲基纤维素钠胶浆

【处方】				
	羧甲基纤维素钠	25g	香精	适量
	甘油	300mL	共制	1000mL
	羟苯乙酯溶液（5%）	20mL		

【制法】 取羧甲基纤维素钠分次加入 500mL 热蒸馏水中，轻加搅拌使其溶解，然后加入甘油、羟苯乙酯溶液（5%）、香精，最后添加蒸馏水 1000mL，搅匀，即得。

【注】 ① 本品为润滑剂。用于腔道、器械检查或查肛时起润滑作用。

② 羧甲基纤维素钠为白色纤维状粉末或颗粒，无臭，在冷、热水中均能溶解，但在冷水中溶解缓慢，不溶于一般有机溶剂。配制时，羧甲基纤维素钠如先用少量乙醇润湿，再按上法溶解则更为方便。

③ 羧甲基纤维素钠遇阳离子型药物及碱土金属、重金属盐能发生沉淀，故不能采用季铵类和汞类防腐剂。

④ 羧甲基纤维素钠在 pH5～7 时黏度最高，当 pH 低于 5 或高于 10 时黏度迅速下降，一般调节 pH6～8 为宜。

⑤ 甘油可起保湿、增稠和润滑作用。

例 2 心电图导电胶

【处方】				
	氯化钠	180g	羟苯乙酯溶液（5%）	6mL
	淀粉	100g	水	适量
	甘油	200g	共制	1000mL

【制法】 取氯化钠溶于适量水中，加入羟苯乙酯溶液（5%）加热至沸；另取淀粉用少量冷水调匀，将上述氯化钠溶液趁热缓缓加入制成糊状，加入甘油，再加水使成 1000mL，搅匀，分装，即得。

【注】 ① 本品供心电图及脑电图检查时电极导电用。

② 本品用于局部涂擦。

③ 本品为具流动性的无色黏稠液体。应密闭保存。

三、溶胶的性质与制备

1. 溶胶的性质

(1) 光学性质 当强光线通过溶胶剂时从侧面可见到圆锥形光束称为丁达尔效应。这是由于胶粒粒度小于自然光波长引起光散射所产生的。溶胶剂量的浑浊程度用浊度表示，浊度愈大表明散射光愈强。

(2) 电学性质 溶胶剂由于双电层结构而荷电，可以荷正电，也可以荷负电。在电场的作用下胶粒或分散介质产生移动，在移动过程中产生电位差，这种现象称为界面动电现象。溶胶的电泳现象就是界面动电现象所引起的。

(3) 动力学性质 溶胶剂中的胶粒在分散介质中有不规则的运动，这种运动为布朗运动。这种运动是由于胶粒受溶剂水分子不规则地撞击产生的。溶胶粒子的扩散速率、沉降速率及分散介质的黏度等都与溶胶的动力学性质有关。

(4) 稳定性 溶胶剂属热力学不稳定系统，主要表现为有聚结不稳定性和动力不稳定性。但由于胶粒表面电荷产生静电斥力，以及胶粒荷电所形成的水化膜，都增加了溶胶剂的聚结稳定性。由于重力作用，胶粒产生沉降，但由于胶粒的布朗运动又使其沉降速率变得极慢，增加了动力稳定性。

溶胶剂对带相反电荷的溶胶以及电解质极其敏感，将带相反电荷的溶胶或电解质加入到溶胶剂中，由于电荷被中和使 ζ 电位降低，同时又减少了水化层，使溶胶剂产生聚结进而产生沉降。向溶胶剂中加入天然的或合成的亲水性高分子溶液，使溶胶剂具有亲水胶体的性质而增加稳定性，这种胶体称为保护胶体。

2. 制备

(1) 分散法

① 机械分散法。常采用胶体磨进行制备。分散药物、分散介质以及稳定剂从加料口处加入胶体磨中，胶体磨以 10000r/min 转速高速旋转将药物粉碎使之达到胶体粒子范围。可以制成质量很好的溶胶剂。

② 胶溶法。亦称解胶法，它不是使脆的粗粒分散成溶液，而是使刚刚聚集起来的分散相又重新分散的方法。

③ 超声分散法。用 20000Hz 以上超声波所产生的能量使分散粒子分散成溶胶剂的方法。

(2) 凝聚法

① 物理凝聚法。改变分散介质的性质使溶解的药物凝聚成为溶胶。

② 化学凝聚法。借助于氧化、还原、水解、复分解等化学反应制备溶胶的方法。

第五节 混悬液型液体制剂

一、概述

混悬剂系指难溶性固体药物以微粒状态分散于分散介质中形成的非均匀的液体制剂。混悬剂中药物微粒一般在 0.5～10μm，小者可为 0.1μm，大者可达 50μm 或更大。混悬剂属于热力学不稳定的粗分散体系，所用分散介质大多数为水，也可用植物油。

1. 制备混悬剂的条件

① 凡难溶性药物需制成液体制剂供临床应用时。

② 药物的剂量超过了溶解度而不能以溶液剂形式应用时。

③ 两种溶液混合时药物的溶解度降低而析出固体药物时。

④ 使药物产生缓释作用等条件下，都可以考虑制成混悬剂。但为了安全起见，毒剧药或剂量小的药物不应制成混悬剂使用。

2. 混悬剂的质量要求

药物本身的化学性质应稳定，在使用或贮存期间含量应符合要求；混悬剂中微粒大小根据用途不同而有不同要求；粒子的沉降速率应很慢、沉降后不应有结块现象，轻摇后应迅速均匀分散，以保证剂量的准确性；混悬剂应有一定的黏度要求，便于倾倒且不沾瓶壁；外用混悬剂应容易涂布，不易流散，干后能形成保护膜；标签上应注明"用前摇匀"。

大多数混悬剂为液体制剂，但《中国药典》2015 年版收载有干混悬剂，它是按混悬剂的要求将药物用适宜方法制成粉末状或颗粒状制剂，使用时加水振摇即迅速分散成混悬剂。这有利于解决混悬剂在保存过程中的稳定性问题。在药剂学中合剂、搽剂、洗剂、注射剂、滴眼剂、气雾剂、软膏剂和栓剂等都有混悬型制剂存在。由于混悬剂中药物以微粒分散，分散度较大，胃肠道吸收快，有利于提高药物的生物利用度。

二、混悬剂的稳定性

混悬剂中药物微粒与分散介质之间存在着固液界面，微粒的分散度较大，使混悬微粒具有较高的表面自由能，故处于不稳定状态。尤其是疏水性药物的混悬剂存在更大的稳定性问题。在此主要讨论物理稳定性及提高稳定性的措施。

1. 混悬微粒的沉降

混悬剂中的微粒由于受重力作用，静置后会自然沉降，其沉降速率服从 Stokes（斯托克斯）定律：

$$V=\frac{2r^2(\rho_1-\rho_2)g}{9\eta} \tag{4-1}$$

式中，V 为混悬微粒的沉降速率，cm/s；r 为混悬微粒的半径，cm；ρ_1 和 ρ_2 分别为混悬微粒和分散介质的密度，g/mL；g 为重力加速度，cm/s^2；η 为分散介质的黏度，Pa・s。斯托克斯定律是指混悬微粒在理想体系中沉降的速度，即假设混悬微粒为均匀的球体；粒子间无电效应干扰；沉降时不发生湍流，且不受器壁的影响等条件。但实际上大多数混悬液并不符合这些条件，所以该定律的应用受到一定限制，但有重要的参考意义。

按 Stokes 定律要求，混悬剂中微粒浓度应在 2%以下。但实际上常用的混悬剂浓度均在 2%以上。此外，在沉降过程中微粒电荷的相互排斥作用，阻碍了微粒沉降，故实际沉降速率要比计算得出的速率小得多。由 Stokes 定律可见，混悬微粒的沉降速率与混悬微粒的半径的平方及混悬微粒与分散介质的密度差成正比，与分散介质的黏度成反比。混悬微粒沉降速率愈大，混悬剂的动力学稳定性就愈小，为了增大其动力学稳定性，使微粒沉降速率减小，最有效的方法是尽可能减小混悬微粒的半径，故采用适当方法将药物粉碎得越细越好。另一方面，加入高分子助悬剂，既增加了分散介质的黏度，又减小了微粒与分散介质之间的密度差，同时助悬剂被吸附于微粒的表面，形成保护膜，增加微粒的亲水性。采取这些措施可使混悬微粒沉降的速度大为降低，有效地增加混悬剂的稳定性。但混悬剂中的微粒最终总是要沉降的，混悬微粒的沉降有两种情况，一种是自由沉降，即大的微粒沉降稍快，细小微粒沉降速率较慢，因小微粒填于大微粒之间，结成相当牢固的即使振摇也不易再分散的饼状物。自由沉降没有明显的沉降面。另一种是絮凝沉降，即数个微粒聚结在一起沉降，沉降物比较疏松，经振摇可恢复均匀的混悬液。絮凝沉降有明显的沉降面。

2. 混悬微粒的荷电与水化

与溶胶微粒相似，混悬微粒可因某些基团的解离或吸附分散介质中的离子而荷电。微粒表面的电荷与分散介质中相反离子可构成双电层结构，产生ζ电位。又因微粒表面荷电，水分子在微粒周围定向排列形成水化膜，这种水化作用随着双电层的厚薄而改变。由于微粒带相同电荷的排斥和水化膜的作用，均能阻碍微粒合并，增加混悬剂的稳定性。当向混悬剂中加入少量电解质，则可改变ζ电位和水化膜，使混悬剂聚结而产生絮凝。因此，在向混悬剂中加入药物、表面活性剂、防腐剂、矫味剂及着色剂等时，必须考虑到对混悬剂微粒的电性是否有影响。亲水性药物混悬剂微粒除带电外，本身具有较强的水化作用，故受电解质的影响较小，而疏水性药物混悬剂则不同，主要靠微粒带电而水化，这种水化作用很弱，对电解质很敏感，当加入一定量的电解质时，可因中和电荷而产生沉淀。

3. 絮凝与反絮凝

固体药物分散为细小的混悬微粒，由于分散度增大而具有很大的表面积，因而微粒处于很高的界面自由能状态，高能状态下微粒不稳定，具有聚集而降低界面自由能的趋势。但由于混悬微粒表面电荷的排斥作用阻碍了微粒产生聚集。因此可加入适当的电解质，使ζ电位降低，以减小微粒间电荷的排斥力。ζ电位降低至一定数值后，混悬微粒可在介质中形成疏松的絮状聚集体，使混悬剂处于稳定状态，混悬微粒形成絮状聚集体的过程称为絮凝，为此目的而加入的电解质称为絮凝剂。制备混悬剂时，一般应控制ζ电位在20～25mV范围内，使混悬微粒恰好絮凝而得到稳定的混悬剂。絮凝剂为不同价数的电解质，其中阴离子比阳离子絮凝作用强。絮凝作用强弱与离子价数关系很大，离子价数增加1，絮凝作用增加10倍。常用的絮凝剂有枸橼酸盐（酸式盐或正盐）、酒石酸盐（酸式盐或正盐）、磷酸盐及氯化物等。絮凝状态的混悬剂沉降虽快，但沉降体积大，沉降物不结块，一经振摇又能迅速恢复均匀的混悬状态。

向絮凝状态的混悬剂中加入电解质，使絮凝状态变为非絮凝状态的过程称为反絮凝。为此目的加入的电解质称为反絮凝剂，反絮凝剂所用的电解质与絮凝剂相同。反絮凝剂可增加混悬剂流动性，使之易于倾倒，方便应用，如炉甘石洗剂中可加入适量的酸式酒石酸盐或酸式枸橼酸盐作反絮凝剂，使之便于倾倒。

4. 结晶增大与转型

混悬剂中结晶性药物微粒大小不可能完全一致，微粒大小的不一致性，不仅表现在沉降速率不同，还会发生结晶增长现象，从而影响混悬剂的稳定性。溶液中小微粒由于表面积大，在溶液中的溶解速率大于大微粒的溶解速率，于是在溶解与结晶的平衡中，小微粒逐渐溶解变得越来越小，而大微粒则不断结晶而增大，结果小微粒数目不断减少，大微粒数目不断增多，使混悬微粒沉降速率加快，从而影响混悬剂的稳定性。此时必须加入抑制剂以阻止结晶的溶解与增大，以保持混悬剂的稳定性。因此，制备混悬剂时，不仅要考虑微粒大小，还应考虑微粒大小的一致性。

许多结晶性药物，都可能有几种晶型存在，称为同质多晶型。如巴比妥、黄体酮、氯霉素、可的松等都有同质多晶型。但在同一药物的多晶型中，只有一种晶型是最稳定的，称稳定型，其他晶型都不稳定，但在一定时间后，就会转变为稳定型，这种热力学不稳定晶型，一般称为亚稳定晶型。由于亚稳定晶型常有较大的溶解度和较高的溶解速率，在体内吸收也较快，所以在药剂中常选用亚稳定晶型，以提高疗效。但在药剂的贮存或制备过程中，亚稳定型必然要向稳定型转变，这种转变的速度有快有慢，如果在混悬液制成到使用期间，不出现会晶型转变（因转变速度很慢），则不会影响混悬剂的稳定性。但对转变速度快的亚稳定型，就可能因转变成稳定型后溶解度降低等而产生结块、沉淀或生物利用度降低。对注射用混悬剂可能会堵塞针头。对此一般可增加分散介质的黏度，如混悬剂中添加亲水性高分子化合物如甲基纤维素、聚乙烯吡咯烷酮、阿拉伯胶及表面活性剂如吐温等，被微粒表面吸附可有效地延缓晶型的转变。

5. 分散相的浓度和温度

在相同的分散介质中分散相浓度增大，微粒相互接触凝聚的机会也增多，故混悬剂的稳定性降低。温度变化不仅能改变药物的溶解度和化学稳定性，还能改变微粒的沉降速率、絮凝速率、沉降容积，从而改变混悬剂的稳定性。温度升高微粒碰撞加剧，促进凝集，并使分散介质黏度降低而加大沉降速率；冷冻能破坏混悬剂的网状结构，可使稳定性降低。混悬剂一般应贮于阴凉处。

6. 混悬微粒的润湿

固体药物的亲水性强弱，能否被水所润湿，与混悬剂制备的难易、质量高低及稳定性大小关系很大。若为亲水性药物，制备时则易被水润湿、易于分散，并且制成的混悬剂较稳定。若为疏水性药物，不能为水润湿，较难分散，可加入润湿剂改善疏水性药物的润湿性，从而使混悬剂易于制备并增加其稳定性。

对于混悬剂的化学稳定性则取决于主药的性质。混悬剂中的主药以固体微粒形式分散在液体中，但也有一部分主药溶解在液体中。一般固态比液态稳定，因此混悬液的化学稳定性主要指溶解在液体中的那一部分主药是否可因化学反应而变质。通常可采用减少主药的溶解度或防止溶液中主药起化学反应的方法来提高其化学稳定性。

三、混悬剂的稳定剂

混悬剂为不稳定分散体系。为了增加混悬剂的稳定性，以适应临床需要，可加入适当的稳定剂。常用的稳定剂有：助悬剂、润湿剂、絮凝剂与反絮凝剂。

1. 助悬剂

助悬剂能增加分散介质的黏度，降低药物微粒的沉降速率；能被吸附在微粒表面，增加微粒的亲水性，形成保护膜，阻碍微粒合并和絮凝，并能防止结晶转型；个别的助悬剂还具有触变性。这些均能增加混悬剂的稳定性。助悬剂的种类如下。

(1) 低分子助悬剂　常用的低分子助悬剂有甘油、糖浆等。甘油多用于外用混悬剂。糖浆主要用于内服的混悬剂，除具有助悬作用外，还有矫味作用。这类助悬剂目前已很少使用。

(2) 高分子助悬剂

① 天然的高分子助悬剂。主要有阿拉伯胶、西黄蓍胶、桃胶、海藻酸钠、琼脂、脱乙酰甲壳素等。阿拉伯胶可用其粉末或胶浆，用量为5%～15%，西黄蓍胶用其粉末或胶浆，因黏度大，一般用量可为0.5%～1%。使用天然的高分子助悬剂的同时，应加入防腐剂，如苯甲酸类、尼泊金类或酚类等。

② 合成或半合成高分子助悬剂。主要有甲基纤维素、羧甲基纤维素钠、羟丙基纤维素、羟丙基甲基纤维素、羟乙基纤维素、卡波普、聚维酮、葡聚糖、丙烯酸钠等。它们的水溶液均透明，一般用量为0.1%～1%，性质稳定，受pH影响小，但与某些药物有配伍变化，如羧甲基纤维素与氯化铁、硫酸铝等有禁忌。

③ 触变胶。某些胶体溶液在一定温度下静置时，逐渐变为凝胶，当搅拌或振摇时，又

复变为溶胶，胶体溶液的这种可逆的变化性质称为触变性，具有触变性的胶体称为触变胶。利用触变胶作助悬剂，使静置时形成凝胶，防止微粒沉降。塑性流动和假塑性流动的高分子水溶液具有触变性，可供选用。

助悬剂的用量，则应视药物的性质（如亲水性强弱等）及助悬剂本身的性质而定。一般疏水性强的药物多加，疏水性弱的药物少加，亲水性药物一般可不加或少加。

2. 润湿剂

润湿剂能降低药物微粒与分散介质之间的界面张力，增加疏水性药物的亲水性，有助于疏水性药物的润湿与分散。常用的润湿剂是 HLB 值在 7～11 的表面活性剂，如聚山梨酯类、聚氧乙烯脂肪醇醚类、聚氧乙烯蓖麻油类、磷脂类、泊洛沙姆等。此外，乙醇、甘油也有一定润湿作用。

3. 絮凝剂与反絮凝剂

絮凝剂与反絮凝剂可以是不同的电解质，也可以是同一电解质由于用量不同而起絮凝或反絮凝作用。常用的絮凝剂和反絮凝剂有：枸橼酸盐（酸式盐或正盐）、酒石酸盐（酸式盐或正盐）、磷酸盐及一些氯化物（如氯化铝）等。

内服混悬剂中在添加稳定剂特别是表面活性剂时，应注意其毒性。经试验证实无毒后，方能使用。

四、混悬剂的制备

混悬剂的制备应使固体药物有适当的分散度，微粒分散均匀，并加入适当的稳定剂，使混悬剂处于稳定状态。混悬剂的制备方法有分散法和凝聚法。

1. 分散法

将固体药物粉碎成符合混悬剂要求的微粒，再分散于分散介质中制成混悬剂。小量制备可用乳钵，大量生产时可用乳匀机、胶体磨等机械。

分散法制备混悬剂与药物的亲水性有关。对于亲水性药物如氧化锌、炉甘石、碱式碳酸铋、碳酸钙、碳酸镁、磺胺类等，一般可先将药物粉碎至一定细度，再采用加液研磨法制备，即 1 份药物加入 0.4～0.6 份的液体，研磨至适宜的分散度，最后加入处方中的剩余液体使成全量。加液研磨通常使用处方中所含有的液体如水、糖浆、甘油等。此法可使药物更容易粉碎，得到的混悬微粒可达到 0.1～0.5μm，制成微粒细微、均匀的混悬剂。也可将称好的药物置于干净容器内，加适量水，使药物粒子慢慢吸水膨胀，使水分子通过毛细管作用进入粒子之间，以减弱粒子间的吸引力，如果搅拌反而可能破坏粒子间的毛细管作用，使药物凝聚成团块，最后添加适量助悬剂，搅匀即得。如磺胺合剂、炉甘石洗剂等均可采用这种方法，用此法配制的成品没有结块现象，容易摇匀。对于质重、硬度大的药物，为使它们有足够的分散度，可采用“水飞法”制备。“水飞法”可使药物粉碎成极细的程度而有助于混悬剂的稳定。

疏水性药物如樟脑、薄荷脑、硫等制备混悬剂时，药物与水的接触角大于 90°，不易被水润湿，很难制成混悬剂，可加入润湿剂与药物共研，改善疏水性药物的润湿性，同时加入适宜的助悬剂，可制得稳定的混悬剂。

加助悬剂的调制方法，是将固体药物先与助悬剂混合，加少量液体仔细研磨，然后再逐渐加入余量液体。或先将助悬剂制成溶液，再分次逐渐地加入固体药物中研匀。如处方中含有樟脑，可先将其与乙醇一起研磨，并加入与其等重量的软皂，以降低其与水的界面张力，使之能被水润湿。含硫时可先将其与甘油（必要时也可用软皂）研磨，甘油能将硫润湿，并能促进其形成混悬液。如果处方中有共熔混合物时，可先将其共熔变成液体后，再制成混悬液。

2. 凝聚法

是借助物理方法或化学方法将离子或分子状态的药物在分散介质中聚集制成混悬剂。

(1) 物理凝聚法（微粒结晶法） 此法一般是选择适当溶剂将药物制成热饱和溶液，在急速搅拌下加至另一种不同性质的冷液体中，通过溶剂的转换作用，使药物快速结晶，可得到10μm以下（占80%～90%）的微粒沉降物，再将微粒分散于适宜介质中制成混悬剂。如醋酸可的松滴眼剂就是采用凝聚法制成的微晶的混悬剂，其制法为：系将醋酸可的松1份溶于氯仿5份中，过滤，在不断搅拌中将醋酸可的松氯仿溶液滴加至10～15℃的汽油中，继续搅拌30min，滤取结晶，于100～120℃真空干燥，即得。

酊剂、流浸膏剂、醑剂等醇性制剂与水混合时，由于乙醇浓度降低，使原来醇溶性成分析出而形成混悬剂。配制时必须将醇性制剂缓缓注入或滴加至水中，并边加边搅拌，不可将水加至醇性药液中。

(2) 化学凝聚法 将两种药物的稀溶液，在低温下相互混合，使之发生化学反应生成不溶性药物微粒混悬于分散介质中制成混悬剂。这样制得的混悬剂分散比较均匀。如果溶液浓度较高，混合时温度又较高则生成的颗粒较大，产品质量较差。为提高产品质量有的尚需注意混合顺序。如氢氧化铝凝胶及用于胃肠道透视的 $BaSO_4$ 都是用此法制成。化学凝聚法现已很少使用。

例1 炉甘石洗剂

【处方】	炉甘石	150g	羧甲基纤维素钠	2.5g
	氧化锌	50g	蒸馏水	适量
	甘油	50mL	共制	1000mL

【制法】 取炉甘石、氧化锌研细过筛后，加甘油及适量蒸馏水研磨成糊状；另取羧甲基纤维素钠加蒸馏水溶解后，分次加入上述糊状液中，随加随研磨，再加蒸馏水使成1000mL，搅匀，即得。

【注】 ① 具有保护皮肤、收敛、消炎作用。可用于皮肤炎症，如丘疹、亚急性皮炎、湿疹、荨麻疹等。应用前摇匀，涂抹于皮肤患处。

② 氧化锌有重质和轻质两种，以选用轻质为好。

③ 炉甘石与氧化锌均为不溶于水的亲水性药物，能被水润湿，故先加入甘油和少量水研磨成糊状，再与羧甲基纤维素钠混合，使粉末周围形成水化膜，以阻碍微粒的聚合，振摇时易再分散。

例2 复方硫洗剂

【处方】	硫酸锌	30g	羧甲基纤维素钠	5g
	沉降硫	30g	蒸馏水	适量
	樟脑醑	250mL	共制	1000mL
	甘油	100mL		

【制法】 取羧甲基纤维素钠，加适量的蒸馏水，迅速搅拌，使成胶浆状；另取沉降硫分次加甘油研至细腻后，与前者混合。另取硫酸锌溶于200mL蒸馏水中，过滤，将滤液缓缓加入上述混合液中，然后再缓缓加入樟脑醑，随加随研磨至混悬状，最后加蒸馏水至1000mL，搅匀，即得。

【注】 ① 具有保护皮肤，抑制皮脂分泌，轻度杀菌与收敛作用。用于干性皮肤溢出症、

痤疮等。用前摇匀，涂抹于患处。

② 药用硫由于加工处理方法不同，而分为精制硫、沉降硫、升华硫。沉降硫的颗粒最细，易制得细腻制品，故本品采用沉降硫。

③ 硫为强疏水性药物，不被水润湿，其颗粒表面易吸附空气而形成气膜，故易集聚浮于液面。调制时加液研磨能破坏气膜，故应先以甘油润湿研磨，使易与其他药物混悬均匀。

④ 樟脑醑应以细流加入混合液中，并急速搅拌使樟脑不致析出较大颗粒。

⑤ 羧甲基纤维素钠作助悬剂，可增加分散介质的黏度，并能吸附在微粒周围形成机械性保护膜，而使本品趋于稳定。本品亦可加吐温 80 以降低硫与水间的界面张力，从而使硫易被水润湿。

⑥ 禁用软皂配伍，因它可与硫酸锌生成不溶性的二价锌皂。

五、混悬剂的质量评价

混悬剂的质量优劣，应按质量要求进行评定。评定的方法如下。

1. 微粒大小的测定

混悬剂中微粒大小及其分布情况直接关系到混悬剂的稳定性。隔一定时间测定粒子大小以分析粒径及粒度分布的变化，可大概预测混悬剂的稳定性。测定混悬剂粒子大小常采用显微镜法、库尔特计数法进行测定。

(1) 显微镜法　系用光学显微镜观测混悬剂中微粒大小及其分布。如用显微镜照相法拍摄微粒照片，方法更简单、可靠，具有保存性。通过不同时间所拍摄照片的观察对比，更确切地对比出混悬剂贮存过程中的微粒变化情况。

(2) 库尔特计数法　是常用的测定仪器。库尔特计数器的基本传感元件是小孔管，小孔管下端有小孔，小孔的直径由几十微米到 1000μm，将小孔管浸没于待测样品在适宜电解质溶液的混悬液中，在小孔管的内、外各加一电极，使样品的混悬液通过小孔管而流动，当混悬液中的粒子通过小孔时，因为粒子不导电，两个电极间的电阻瞬间增大，产生一个其大小与粒子体积相关的电压脉冲，经处理而换算成球形粒子的体积，并求得粒径。可在很短时间内测量 10 万个粒子的粒径，并可打印或绘制出若干个粒径组的分布数据或分布曲线。

为了预测混悬剂在贮存过程中微粒增大的情况，也可进行加速试验，即在一定时间内，对混悬液交替升温和降温，反复进行多次，然后分析试验前后粒子大小变化的程度。温度升降的幅度尚不统一，有人建议在 24h 内温度从 40℃降至－5℃；也有报道在 16min 内从 23℃升至 33℃。具体制剂根据实验而定。一般来说，温度波动愈大，进行试验的频率愈高以及固体药物的溶解度-温度曲线斜率愈大，则微粒增大愈明显。

应指出的是一些稳定剂在加速试验中可发生变化。如含羧甲基纤维素钠为助悬剂或含苯甲醇为抑菌剂的混悬液，在高温-低温多次循环条件下，可产生严重结块，而含甲基纤维素的在高温时析出沉淀。

2. 沉降容积比的测定

沉降容积比是指沉降物的容积与沉降前混悬剂的容积之比。测定方法：将混悬剂放于量筒中，混匀，测定混悬剂的总容积 V_0，静置一定时间后，观察沉降面不再改变时沉降物的容积 V，其沉降容积比 F 为：

$$F=\frac{V}{V_0}=\frac{H}{H_0} \tag{4-2}$$

沉降容积比也可用高度表示，H_0 为沉降前混悬液的高度，H 为沉降后沉降面的高度。

F 值愈大，混悬剂愈稳定，F 值为 0～1。混悬微粒开始沉降时，沉降高度 H 随时间而减小。以沉降容积比 H/H_0 为纵坐标，沉降时间 t 为横坐标作图，可得沉降曲线，曲线的起点最高点为 1，以后逐渐缓慢降低并与横坐标平行。根据沉降曲线的形状可以判断混悬剂处方设计的优劣。沉降曲线比较平和缓慢降低可认为处方设计优良。但较浓的混悬剂不适用于绘制沉降曲线。

3. 絮凝度的测定

絮凝度是比较混悬剂絮凝程度的重要参数，用下式表示：

$$\beta=\frac{F}{F_\infty}=\frac{V/V_0}{V_\infty/V_0}=\frac{V}{V_\infty} \tag{4-3}$$

式中，F 为絮凝混悬剂的沉降容积比；F_∞ 为去絮凝混悬剂的沉降容积比；V_∞ 为去絮凝混悬剂的沉降物容积。絮凝度 β 表示由絮凝所引起的沉降物容积增加的倍数，例如去絮凝混悬剂的 F_∞ 值为 0.15，絮凝混悬剂的 F 值为 0.75，则 $\beta=5.0$，说明絮凝混悬剂沉降容积比是去絮凝混悬剂沉降容积比的 5 倍。β 值愈大，絮凝效果愈好。用絮凝度评价絮凝剂的效果、预测混悬剂的稳定性有重要价值。

4. 重新分散试验

优良的混悬剂经过贮存后再振摇，沉降物应能很快重新分散，这样才能保证服用时的均匀性和分剂量的准确性。试验方法：将混悬剂置于 100mL 量筒内，以每分钟 20 转的速度转动，经过一定时间的旋转，量筒底部的沉降物应重新均匀分散。重新分散所需旋转次数越少，说明混悬剂再分散性良好。

5. ζ 电位测定

混悬剂中微粒具有双电层，即 ζ 电位。ζ 电位的大小可表明混悬剂存在状态。一般 ζ 电位在 25mV 以下，混悬剂呈絮凝状态；ζ 电位在 50～60mV 时，混悬剂呈反絮凝状态。可用电泳法测定混悬剂的 ζ 电位，ζ 电位与微粒电泳速率的关系为：

$$\zeta=4\pi\frac{\eta V}{\varepsilon E} \tag{4-4}$$

式中，η 为混悬剂的黏度；V 为微粒电泳速率；ε 为介电常数；E 为外加电强度。测出微粒的电泳速率，即能计算出 ζ 电位。常用的测定仪器有显微电泳仪或 ζ 电位测定仪。

6. 流变学测定

主要是用旋转黏度计测定混悬液的流动曲线，由流动曲线的形状，确定混悬液的流动类型，以评价混悬液的流变性质。若为触变流动、塑性触变流动和假塑性触变流动，能有效地减缓混悬剂微粒的沉降速率。

第六节 乳浊液型液体制剂

一、概述

乳剂系指互不相溶的两相液体混合，其中一相液体以液滴状态分散于另一相液体中形成的非均匀分散的液体药剂。分散成液滴的一相液体称为分散相、内相或不连续相。包在液滴外面的一相液体则称为分散介质、外相或连续相。乳剂中水或水性溶液称水相（用 W 表示），另一与水不混溶的相则称为油相（用 O 表示）。一般的乳剂为乳白色不透明的液体，其液滴大小为 0.1～10μm，当液滴在 0.1～0.5μm 范围称为亚微孔，液滴小于 0.1μm 的乳剂称微乳（或称胶束乳剂），微乳为透明液体。静脉注射用的乳剂应为亚微乳，液滴可控制在0.25～0.4μm范围内。乳剂中的液滴分散度大，具有很大的总表面积，界面自由能高，因而属于热力学不稳定体系。

1. 乳剂的特点

药物制成乳剂后分散度大、吸收快、显效迅速，有利于提高生物利用度；油性药物制成乳剂能保证剂量准确，而且使用方便；对于口服型乳剂来说，水包油型乳剂可将味道不佳的油分散到经矫味甜化的水相中通过味蕾进入胃中，这样可使乳剂变得可口。静脉注射乳剂注射后分布快、药效高，有靶向性；乳剂外用于皮肤时，可根据包入乳剂中的治疗物质、制剂作为软化剂期望达到效果或其软化组织的效果以及皮肤表面的情况等因素来考虑制成O/W或W/O型乳剂。对皮肤有刺激作用的药物制成局部给药的乳剂时，其存在于内相时的刺激性通常要比在外相中直接与皮肤接触小得多。当然，在制备乳剂时使用药物在水中和油中的混溶性或溶解性在很大程度上被用来指导选择何种介质，其特性反过来也间接表明了最终制得的为何种乳剂。当用于未破损的皮肤时，油包水型乳剂通常可以更均匀地涂抹于皮肤表面，这是因为皮肤表面覆盖着一层薄薄的皮脂膜，油比水有更好的软化作用。

2. 乳剂的类型与鉴别

根据分散相不同，乳剂分为水包油型（O/W型）和油包水型（W/O型），此外还有复合乳剂或称多重乳剂，可用W/O/W型或O/W/O型表示。乳剂类型的鉴别方法见表4-2。

表4-2 乳剂类型的鉴别

鉴别方法	O/W型	W/O型	鉴别方法	O/W型	W/O型
颜色	通常为乳白色	接近油的颜色	染色的效果		
皮肤上的感觉	无油腻感	有油腻感	油溶性染料	内相染色	外相染色
稀释	可用水稀释	可用油稀释	水溶性染料	外相染色	内相染色
导电性	导电	几乎不导电	滴在滤纸上的现象	水能很快扩散	水不能扩散、油扩散慢

二、乳剂的形成

乳剂是由水相、油相和乳化剂经乳化制成，但要制成符合要求的稳定的乳剂，首先必须提供足够的能量使分散相能够分散成微小的乳滴，其次是提供使乳剂稳定的必要条件。

1. 界面张力学说

当水相与油相混合时，用力搅拌即可形成液滴大小不同的乳剂，但很快会合并分层。这是因为形成乳剂的两种液体之间存在界面张力，两相间的界面张力愈大，表面自由能也愈大，形成乳剂的能力就愈小。两相液体形成乳剂的过程，是两相液体间新界面形成的过程，乳滴愈细，新增加的界面就愈大，如边长1cm的立方体总表面积为$6cm^2$，若保持总体积不变，边长变为1μm时，则总表面积变为$600000cm^2$，表面积增10万倍。乳剂的分散度越大，新界面增加就越多，而乳剂粒子的表面自由能也就越大。这时乳剂就有巨大的降低界面自由能的趋势，促使乳滴合并以降低自由能，所以乳剂属于热力学不稳定分散体系。为保持乳剂的分散状态和稳定性，必须降低界面自由能，一是乳剂粒子自身形成球形，以保持最小表面积；其次是最大限度地降低界面张力或表面自由能。

加入乳化剂的意义在于：①乳化剂被吸附于乳滴的界面，使乳滴在形成过程中有效地降低表面张力或表面自由能，有利于形成和扩大新的界面；②在乳剂的制备过程不必消耗更大的能量，以至用简单的振摇或搅拌的方法，就能形成具有一定分散度和稳定的乳剂。所以适宜的乳化剂，是形成稳定乳剂的必要条件。

2. 界面吸附膜学说

这一学说是在界面张力学说不够完善的基础上提出来的。当液滴的分散度很大时，具有很大的吸附能力，乳化剂能被吸附在液滴的周围，有规律地排列在液滴的界面上形成界面吸附膜，像一个屏障似的阻碍着液滴间的合并。这层膜的两面分别为水和油所吸附，油、膜间是一个界面，水、膜间又是一个界面，因而存在着两个界面张力。由于界面吸附膜是向界面张力较大的一面弯曲，所以内相是具有较高界面张力的一面。

油/水型乳剂中，水、膜间的界面张力小于油、膜间的界面张力，水/油型乳剂中则油、膜间的界面张力较小。乳剂的稳定性取决于形成界面膜的附着性和牢固性。因乳化剂的种类不同，在油/水型乳剂中可形成以下三种类型的界面吸附膜。

(1) 单分子膜 形成单分子膜的乳化剂主要是表面活性剂。乳化后乳化剂吸附于两相界面形成单分子膜，明显地降低了界面张力而形成乳剂，这些单分子膜又可防止液滴相遇时发生合并。如果单分子膜是离子化的，则由于同种电荷相互排斥而可使乳剂更加稳定。非离子型表面活性剂作乳化剂所形成的单分子膜，由于从溶液中吸附离子，也可以带电。如吐温80可以从溶液中吸附存在的月桂酸钾的离子，形成双电层，由于静电斥力而稳定。

(2) 多分子膜 高分子溶液（亲水胶体）作乳化剂时，可以在分散相的油滴周围形成多分子膜。当高分子（如蛋白质、明胶、阿拉伯胶、皂素等）被吸附在油水界面时，虽不能明显地降低界面张力，但却能形成坚固的多分子膜，就像在油滴周围包了一层外衣一样，能有效地阻碍油滴的合并。另外还有些高分子溶液如西黄蓍胶溶液虽不能吸附在液滴界面形成稳定的多分子膜，但能增加连续相的黏度，也有利于提高乳剂的稳定性。

(3) 固体粉末膜 也叫固体颗粒膜。当固体粉末很细，其重力不易引起沉降，且对水相和油相都有一定程度的湿润性时，粉末也能起到乳化剂的作用。它们可在液滴周围形成固体粒子膜而使乳剂稳定，如硅皂土、氢氧化镁等。亲水性大的固体粒子，其体积大部分保持在水相中，水的表面张力减小的程度大，形成O/W型乳剂；如固体粒子亲油性大，粒子体积大部分在油相中，油的表面张力减小的程度大，则可形成W/O型乳剂。

3. 定向楔理论

假设乳化剂的单分子层在乳剂内相的液滴表面环绕排列。此理论基于的假设是：乳化剂在液体周围或内部定向排列，而这种排列方式反映其在这种特定液体中的溶解性。在含有两种互不相溶液体的系统中，可以推测在其中一相中较易溶解的乳化剂能更深地嵌入其中并与其有更强的亲和力。基于此种理论，由于很多的物质分子（如肥皂）都有一个亲水部分以及一个疏水或憎水部分。其分子可在各相中定位和定向排列。根据分子的形状、大小和溶解性，它们的定向和楔形排列可形成油滴或水滴。一般来说，亲水性大于疏水性的乳化剂有助于形成水包油型乳剂，而疏水性大于亲水性的乳化剂有助于形成油包水型乳剂。换句话说，乳化剂在其中有更大溶解度的那一相就成为乳剂的连续相或外相。尽管此理论并不能完全准确地描述乳化剂的分子排列，但水溶性乳化剂一般总形成水包油型乳剂的概念是很重要的，实践也证明如此。

4. 相比对乳剂的影响

油、水两相的容积比简称相比。从几何学的角度看，具有相同粒径的球体，最紧密填充时，球体的最大体积占总体积的74%，如果球体之间再填充不同粒径的小球体，球体所占总体积可达90%，但实际上制备乳剂时，分散相浓度一般在10%～50%，分散相的浓度超过50%时，乳滴之间的距离很近，乳滴易发生碰撞而合并或引起转相，反而使乳剂不稳定。

制备乳剂时应考虑油、水两相的相比，以利于乳剂的形成和稳定。

实际上，单一的乳化理论并不能用来解释用许多不同乳化剂促进乳剂形成的过程。甚至在一种已知的乳剂系统中，不止一种上述的乳化理论在其中起着一定作用。例如：降低界面张力在乳剂形成的初始过程中是很重要的，但分子的保护性楔或乳剂膜的形成在以后的乳剂稳定性方面也起着重要作用。不容置疑，某些乳化剂在这两方面都起作用。

三、乳化剂

为了使乳剂易于形成和稳定而加入的第三种物质称为乳化剂。乳化剂对于乳剂的形成、稳定性及药效发挥等方面起着重大作用。因而乳化剂是乳剂的重要组成部分。

1. 乳化剂的基本要求

优良的乳化剂应具备以下基本重要条件。

(1) 乳化能力强　乳化能力是指能显著降低油水两相之间的界面张力，并能在液滴周围形成牢固的乳化膜。

(2) 乳化剂本身应稳定　乳化剂对不同的 pH、电解质、温度的变化等应具有一定的耐受性。

(3) 对人体无害　不应对机体产生近期的毒副作用，无刺激性，且来源广、价廉。

2. 乳化剂的种类

(1) 天然乳化剂　天然乳化剂多为高分子化合物，具有较强亲水性，能形成 O/W 型乳剂，由于黏性较大，能增加乳剂的稳定性。天然乳化剂容易被微生物污染，故宜新鲜配制或加入适宜防腐剂。

① 阿拉伯胶。主要含阿拉伯胶的钾、钙、镁盐。可形成 O/W 型乳剂。适用于乳化植物油、挥发油，因阿拉伯胶羧基离解，形成的多分子膜带负电荷，可形成物理障碍和静电斥力而阻止乳滴的集聚，多用于制备内服乳剂。阿拉伯胶的常用浓度为 10%～15%，稳定 pH 为 4～10。因内含氧化酶，易使胶腐败或与一些药物有配伍禁忌，故使用前应在 80℃加热 30min 使之破坏。在阿拉伯胶作乳化剂的产品中，西黄蓍胶和琼脂通常被用作增稠剂。

② 西黄蓍胶。为 O/W 型乳化剂，其水溶液黏度大，pH5 时黏度最大。由于西黄蓍胶乳化能力较差，一般不单独作乳化剂，而是与阿拉伯胶合并使用。

③ 明胶。可作为 O/W 型乳化剂使用，用量为油量的 1%～2%。明胶为两性化合物，使用时需注意 pH 的变化及其他乳化剂（如阿拉伯胶等）的电荷，防止产生配伍禁忌。

④ 杏树胶。乳化能力和黏度都超过阿拉伯胶，可作为阿拉伯胶的代用品，其用量为 2%～4%。

⑤ 磷脂。由卵黄提取的卵磷脂或由大豆提取的豆磷脂，能显著降低油水界面张力，乳化能力强，为 O/W 型乳化剂。可供内服或外用，精制品可供静脉注射用。常用量为 1%～3%。其他天然乳化剂还有果胶、桃胶、海藻酸钠、琼脂、酪蛋白、胆酸钠等。

(2) 表面活性剂　此类乳化剂具有较强的亲水性、亲油性，容易在乳滴周围形成单分子乳化膜，乳化能力强，性质较稳定。

① 阴离子型乳化剂。硬脂酸钠、油酸钠、硬脂酸钙、十二烷基硫酸钠、十六烷基硫酸化蓖麻油等。

② 非离子型乳化剂。单甘油脂肪酸酯、三甘油脂肪酸酯、聚甘油硬脂酸酯、蔗糖单月桂酸酯、脂肪酸山梨坦、聚山梨酯、卖泽、苄泽、泊洛沙姆等。

常用HLB值3～8者为W/O型乳化剂，而HLB值8～16者为O/W型乳化剂。表面活性剂类乳剂混合使用效果更好。要注意的是，在制备乳剂时，选择表面活性剂首先考虑的是其离子的性质。非离子型表面活性剂在pH3～10范围内是有效的，而阴离子型表面活性剂则要求pH大于8。

(3) 固体微粒乳化剂 这类乳化剂为不溶性固体微粉，可聚集于液-液界面上形成固体微粒膜而起乳化作用。此类乳化剂形成的乳剂类型是由接触角θ决定的。当$\theta<90°$易被水润湿，形成O/W型乳剂，如氢氧化镁、氢氧化铝、二氧化硅、皂土等；当$\theta>90°$易被油润湿，则形成W/O型乳剂，如氢氧化钙、氢氧化锌、硬脂酸镁等。固体微粒乳化剂不受电解质影响，若与非离子型表面活性剂合用效果更好。

(4) 辅助乳化剂 是指与乳化剂合并使用能增加乳剂稳定性的乳化剂。辅助乳化剂的乳化能力一般很弱或无乳化能力，但能提高乳剂的黏度，并能增强乳化膜的强度，防止乳滴合并。

① 增加水相黏度的辅助乳化剂。甲基纤维素、羧甲基纤维素钠、羟丙基纤维素、海藻酸钠、琼脂、西黄蓍胶、阿拉伯胶、黄原胶、果胶、皂土等。

② 增加油相黏度的辅助乳化剂。鲸蜡醇、蜂蜡、单硬脂酸甘油酯、硬脂酸、硬脂醇等。

3. 乳化剂的选择

乳化剂的选择应根据乳剂的使用目的、药物的性质、处方的组成、欲制备乳剂的类型、乳化方法等综合考虑，适当选择。

(1) 根据乳剂的类型选择 在乳剂的处方设计时应先确定乳剂类型，根据乳剂类型选择所需的乳化剂。O/W型乳剂应选择O/W型乳化剂，W/O型乳剂应选择W/O型乳化剂。乳化剂的HLB值为这种选择提供了重要的依据。

(2) 根据乳剂给药途径选择 口服乳剂应选择无毒的天然乳化剂或某些亲水性高分子乳化剂，如阿拉伯胶、西黄蓍胶、白及胶、吐温类、卵黄、卵磷脂、琼脂、果胶等。外用乳剂应选择对局部无刺激性、长期使用无毒性的乳化剂，如肥皂类及各种非离子型表面活性剂等。一般不用高分子溶液作乳化剂，因易于结成膜。一般表面活性较强的物质，可以引起刺激性，产生过敏和皮炎。外用乳剂可以有不同的稠度，可以是O/W型或W/O型。注射用乳剂应选择磷脂、泊洛沙姆等乳化剂。

(3) 根据乳化剂性能选择 乳化剂的种类很多，其性能各不相同，应选择乳化性能强、性质稳定、受外界因素（如酸、碱、盐、pH等）的影响小、无毒无刺激性的乳化剂。

(4) 混合乳化剂的选择 乳化剂混合使用有许多特点，可改变HLB值，以改变乳化剂的亲油亲水性，使其有更大的适应性，如磷脂与胆固醇混合比例为10∶1时，可形成O/W型乳剂，比例为6∶1时则形成W/O型乳剂；可增加乳化膜的牢固性，如油酸钠为O/W型乳化剂，与鲸蜡醇、胆固醇等亲油性乳化剂混合使用，可形成络合物，增强乳化膜的牢固性，并增加乳剂的黏度及其稳定性。非离子型乳化剂可以混合使用，如聚山梨酯和脂肪酸山梨坦等。非离子型乳化剂可与离子型乳化剂混合使用。但阴离子型乳化剂和阳离子型乳化剂不能混合使用。乳化剂混合使用，必须符合油相对HLB值的要求，乳化油相所需HLB值列于表4-3。若油的HLB值为未知，可通过实验加以确定。

四、乳剂的稳定性

乳剂属于热力学不稳定的非均相分散体系，其不稳定现象主要表现在以下几方面。

表 4-3 乳化油相所需 HLB 值

名 称	所需 HLB 值		名 称	所需 HLB 值	
	W/O 型	O/W 型		W/O 型	O/W 型
液状石蜡(轻)	4	10.5	鲸蜡醇	—	15
液状石蜡(重)	4	10～12	硬脂醇	—	14
棉籽油	5	10	硬脂酸	—	15
植物油	—	7～12	精制羊毛脂	8	15
挥发油	—	9～16	蜂蜡	5	10～16

1. 分层

乳剂分层又叫乳析。内相液滴的聚集体比其单个颗粒具有更大的趋势上浮到乳剂顶部或下沉到底部。这种聚集体的形成称为乳剂的分层。乳剂中分层的部分可通过振摇使其分散均匀，但在给一定剂量之前聚集体很难被再分散，或振摇不充分时，可导致内相中剂量的不准确。而且，药物乳剂的分层使其产品变得不美观，不易被消费者接受。更重要的是，它增加了液滴合并的危险。

根据 Stokes 方程，乳剂中分散相的分层速度与一些因素有关，如，分散相的粒子大小、各相间的密度差异以及外相的黏度。重要的是必须意识到内相粒子大小的增加、较大的两相密度差异以及外相黏度的降低会导致分层速度增加。因此，要增加乳剂的稳定性，其液滴或粒子的大小必须尽可能地降低到最小程度，内外相的密度差异应最小，外相的黏度在合理范围内应最大。增稠剂如西黄蓍胶和微晶纤维素经常被用于乳剂以增加外相的黏度。内相密度小于外相密度的不稳定 O/W 或 W/O 型乳剂易在上部发生分层；在乳剂底部分层则发生与之相反的不稳定乳剂中。

2. 絮凝

乳剂中内相的乳滴发生可逆的聚集现象称为絮凝。但由于乳滴荷电以及乳化膜的存在，阻止了絮凝时乳滴的合并。发生絮凝的条件是：乳滴的电荷减少，使 ζ 电位降低，乳滴发生聚集而絮凝。絮凝状态仍保持乳滴及其乳化膜的完整性。乳剂中的电解质和离子型乳化剂的存在是产生絮凝的主要原因，同时絮凝与乳剂的黏度、相容积比以及流变性有密切关系。由于乳剂的絮凝作用，限制了乳滴的移动并产生网状结构，可使乳剂处于高黏度状态，有利于乳剂稳定。絮凝与乳滴的合并是不同的，但絮凝状态进一步变化也会引起乳滴的合并。

3. 转相

由于某些条件的变化而改变乳剂的类型称为转相。由 O/W 型转变为 W/O 型或由 W/O 型转变为 O/W 型，转相主要是由于乳化剂的性质改变而引起的。如：油酸钠是 O/W 型乳化剂，遇氯化钙后生成油酸钙，变为 W/O 型乳化剂，乳剂则由 O/W 型变为 W/O 型。向乳剂中加入相反类型的乳化剂也可使乳剂转相，特别是两种乳化剂的量接近相等时，更容易转相。转相时两种乳化剂的量比称为转相临界点。在转相临界点上乳剂不属于任何类型，处于不稳定状态，可随时向某种类型乳剂转变。

4. 合并与破裂

比分层更具有破坏性的是乳剂内相液滴的合并，从而产生相分离形成不同的液层。乳剂中内相的分离称为乳剂的“破坏”，此时乳剂则被描述成“破裂”。这是不可逆的变化，因为对内相液滴具有保护性的液层已不复存在，即使对分离的两相进行搅拌一般也无法重新制成乳剂。要重新将其制成乳剂，通常必须另外加入乳化剂，再通过适当的设备重新进行处理。通常，乳剂需要小心保存，避免过冷或过热。冷冻和解冻会导致乳剂粒子的合并，有时会造成乳剂的破裂。过热也会产生相同的后果。

由于还有其他一些环境条件（如：光、空气和微生物的污染）可对乳剂的稳定性产生负面影响，因此通常还在处方和包装中采取一些措施以减少这些可能影响产品稳定性的危险因素。对光敏感的乳剂需使用不透光的容器。易氧化变质的乳剂需在处方中加入抗氧剂，并有适当的标签警告以保证在每次使用后将容器密闭以隔绝空气。许多霉菌、酵母菌和细菌可使乳剂中的乳化剂分解，从而导致系统的破坏。当乳化剂不受微生物影响时，即使产品中已有微生物存在和生长也不会被发觉，而从药剂学和治疗的观点来看这当然不会是有效的产品。一般在O/W型乳剂的水相中加入抑真菌剂，这是因为真菌（霉菌和酵母菌）比细菌更容易污染乳剂。经常采用的是联合使用对羟基苯甲酸甲酯和对羟基苯甲酸丙酯。口服O/W型乳剂中经常加入占外相体积12%～15%的乙醇起防腐作用。

五、乳剂的制备

1. 乳剂的制备方法

（1）干胶法　又叫油中乳化剂法。本法先取油与胶粉的全量，同置于干燥乳钵中研匀，然后一次加入一定比例量的水迅速沿同一方向旋转研磨，至稠厚的乳白色初乳形成为止，再逐渐加水稀释至全量，研匀，即得。

（2）湿胶法　又称水中乳化剂法。采用本法时，油、水、胶的比例与干胶法相同，但混合的次序不同，并且在制备初乳过程中成分的比例可根据操作者的需要而修改。通常可将阿拉伯胶颗粒与两倍于其重量的水在研钵中研碎来形成胶浆剂，然后按比例将油缓慢加入，研磨使油乳化。如果在此过程中混合物黏度太大，可在继续加入油之前补充一些水。当所有的油都加完后，将所得的混合物完全混合几分钟，以保证其均匀性。然后同干胶法，将乳剂转移至量筒中，加水至一定体积。

（3）新生皂法　将油水两相混合时，两相界面上生成的新生皂类产生乳化的方法。植物油中含有硬脂酸、油酸等有机酸，加入氢氧化钠、氢氧化钙、三乙醇胺等，在高温下（70℃以上）生成的新生皂为乳化剂，经搅拌即形成乳剂。生成的一价皂则为O/W型乳化剂，生成的二价皂则为O/W型乳化剂。本法多用于乳膏剂的制备。

（4）两相交替加入法　向乳化剂中每次少量交替地加入水或油，边加边搅拌，即可形成乳剂。天然胶类、固体微粒乳化剂等可用本法制备乳剂。当乳化剂用量较多时，本法是一个很好的方法。

（5）机械法　将油相、水相、乳化剂混合后用乳化机械制备乳剂的方法。机械法制备乳剂时可不用考虑混合顺序，借助于机械提供的强大能量，很容易制成乳剂。乳化机械主要有高速搅拌机、乳匀机、胶体磨、超声波乳化装置等。

（6）纳米乳（微乳）的制备　纳米乳除含有油相、水相和乳化剂外，还含有辅助成分。很多油，如薄荷油、丁香油等，还有维生素A、维生素D、维生素E等均可制成纳米乳。纳米乳的乳化剂，主要是表面活性剂，其HLB值应在15～18的范围内，乳化剂和辅助成分应占乳剂的12%～25%，通常选用聚山梨酯60和聚山梨酯80等。制备时取1份油加5份乳化剂混合均匀，然后加于水中，如不能形成澄明乳剂，可增加乳化剂的用量。如能很容易形成澄明乳剂可减少乳化剂的用量。

在给药体系中使用微乳的优点有：口服时药物吸收比固体剂型更快、更有效；可增加扩散入皮肤的药物量，促进透皮吸收；在开发人工血红细胞和将细胞毒药物靶向给药于癌细胞有其独特的潜力。

(7) 复合乳剂的制备 采用二步乳化法制备，第一步先将水、油、乳化剂制成一级乳，再以一级乳为分散相与含有乳化剂的水或油再乳化制成二级乳。如制备 O/W/O 型复合乳剂，先选择亲水性乳化剂制成 O/W 型一级乳剂，再选择亲油性乳化剂分散于油相中，在搅拌下将一级乳剂加于油相中，充分分散即得 O/W/O 型乳剂。

2. 乳剂中药物的加入方法

乳剂是药物良好的载体，加入各种药物使其具有治疗作用。药物的加入方法有如下几种。

① 水溶性药物先制成水溶液，可在初乳制成后加入。

② 油溶性药物先溶于油，乳化时尚需适当补充乳化剂用量。

③ 在油、水两相中均不溶的药物制成细粉后加入乳剂中。

④ 大量生产时，药物能溶于油的先溶于油，可溶于水的先溶于水，然后将乳化剂以及油水两相混合进行乳化。

3. 影响乳化的因素

(1) 温度 制备乳剂时需要外加能量（加热、研磨、搅拌等），乳剂的黏度、温度与乳剂的形成、制备的难易有关，升高温度不仅能降低黏度，而且能降低界面张力，有利于乳剂的形成。但温度升高的同时也增加液滴的功能，可使液滴聚集甚至破裂，故乳化温度一般不宜超过70℃。

(2) 乳化时间 乳化时间对乳化过程的影响较为复杂，在乳化的开始阶段，外加的机械力作用可促使液滴的形成，但液滴形成后继续长时间的施加机械力，可使液滴之间的碰撞机会增加，导致液滴合并增大，稳定性降低，因此，乳化时间长短要适当。另外，乳化时间与乳化剂的乳化力的强弱、乳化器械及所制备乳剂量的多少有关。最适宜的乳化时间一般需凭经验或预试验确定。

4. 举例

例 1 鱼肝油乳

【处方】			
鱼肝油	368mL	糖精	1.3g
吐温 80	12.5	杏仁油香精	2.8g
西黄蓍胶	9g	香蕉油香精	0.9g
甘油	19g	蒸馏水	适量
苯甲酸	1.5g	共制	1000mL

【制法】将蒸馏水、甘油、糖精混合，投入粗乳机搅拌 5min，用少量的鱼肝油润匀苯甲酸、西黄蓍胶投入粗乳机，搅拌 5min，投入吐温 80，搅拌 20min，缓慢均匀地投入鱼肝油，搅拌 80～90min，将杏仁油香精、香蕉油香精投入搅拌 10min 后粗乳液即成。将粗乳液缓慢均匀地投入胶体磨中研磨，重复研磨 2～3 次，用 2 层纱布过滤，并静置脱泡，即得。

【注】① 本品用作治疗维生素 A 与维生素 D 缺乏的辅助剂。口服，一次 38mL，一日 3次。

② 本品采用吐温 80 为乳化剂，西黄蓍胶是辅助乳化剂，苯甲酸为防腐剂，糖精是甜味剂，杏仁油香精、香蕉油香精为矫味剂。

③ 本品是 O/W 型乳剂，可用阿拉伯胶为乳化剂，采用干胶法或湿胶法制成。

④ 本品采用机械法制备，成品液滴细小而均匀，较为稳定。

例 2 丝裂霉素 C 复合乳剂

【处方】			
丝裂霉素 C	50g	司盘 80	10g

单硬脂酸铝	10g	吐温 80	适量
精制麻油	80mL		

【制法】 将单硬脂酸铝加热溶于精制麻油中，加司盘 80 混匀，然后加丝裂霉素 C 水溶液（丝裂霉素 C 溶于 100mL 蒸馏水制得），搅拌乳化，使成 W/O 型乳剂。另取 2%吐温 80 水溶液加入上述 W/O 型乳剂中，边加边搅拌，最后通过乳匀机匀化得 W/O/W 型复合乳剂。W/O 型乳剂直径 4μm。

六、乳剂的质量评定

由于乳剂的种类很多，其作用和给药途径各不相同，因此很难规定统一的质量标准。因为稳定是相对的，在使用过程中，乳剂不发生一点变化是不可能的，但变化不应超过使用上对乳剂的要求。因此对乳剂的质量必须有最基本的评定。

1. 乳剂粒子大小的测定

乳剂粒径大小是衡量乳剂质量的重要指标。不同用途的乳剂对粒径大小的要求不同，如静脉注射乳剂，其粒径应在 0.5μm 以下。其他用途的乳剂粒径也都有不同要求。乳剂粒径的测定方法如下。

(1) 显微镜测定法 用光学显微镜可测定粒径范围在 0.2～100μm 的粒子，测定粒子数不少于 600 个。

(2) 库尔特计数器测定法 库尔特计数器可测定粒径范围为 0.6～150μm 粒子和粒度分布。方法简便，速度快，可自动记录并绘制分布图。

(3) 激光散射光谱法 样品制备容易，测定速度快，可测定约 0.01～2μm 范围的粒子，最适于静脉乳剂的测定。

(4) 透射电镜法 可测定粒子大小及分布，可观察粒子形态。测定粒径范围 0.01～20μm。

2. 分层现象的观察

将乳剂以 4000r/min 离心处理 15min，如不分层则认为质量较好，也可用加速试验法进行乳剂分层考察，将乳剂放于 3750r/min 半径为 10cm 的离心机中，离心 5h，相当于因密度不同放置一年产生分层的效果。也可将乳剂置刻度试管中，加以染色，再于室温、高温、低温放置一定时间，观察颜色变化。以判断乳剂分层程度。有人认为乳剂在 45℃或 50℃放置至少 60～90d，在 37℃放置至少 5～6 个月，在室温放置至少 12～18 个月，如果不分层，则认为该乳剂是稳定的。

3. 测定乳滴合并时间

将含有亲油性乳化剂的油相小心地倒入含有亲水性乳化剂的水面上，形成油-水界面，再取油一滴，注入到油-水界面下一定距离处，该油滴就浮到油相界面，然后停止，直到合并，观察该油滴与油相合并所需时间。合并时间越长，乳剂越稳定。

第七节 按给药途径和应用方法分类的液体制剂

一、合剂

合剂（mixtures）系指以水为溶剂含有一种或一种以上药物成分的内服液体制剂。在临床上除滴剂外所有的内服液体制剂都属于合剂。合剂中的药物可以是化学药物，也可是中药材的提取物。合剂中的溶剂，主要是水，有时为了溶解药物可加少量的乙醇。合剂中可加入矫味剂、着色剂、香精等。合剂可以是溶液型、混悬型、乳剂型的液体制剂。如复方甘草剂等。口服液目前应用得较多，口服液必须是澄明溶液或允许含有极少量的一摇即散的沉淀物。口服液主要是以水为溶剂，少数口服液中含有一定量的乙醇。调配合剂时，还应注意以下几点。

① 胶体型合剂一般不宜过滤，以免因带电荷不同而被滤纸吸附。

② 不溶性药物如为亲水性药物或质地疏松者，可不加助悬剂；如为疏水性药物或质地较重者，因不易分散均匀，应加适宜助悬剂。

③ 两种药物混合时可发生沉淀者，可分别溶解，稀释后再混合，并酌加糖浆或甘油等以避免或延缓沉淀的产生。

④ 酊剂、流浸膏剂、醑剂等醇性制剂在与水混合时，应以细流将其缓缓加入，并不断搅拌或加入适量的黏性物质，使其易于混悬，减少浑浊或沉淀。

高浓度盐类溶液与含醇量高的溶液配伍时宜分别稀释后再混合，以免产生沉淀；含树脂性成分的醇溶液，可酌加助悬剂，混匀后再缓缓加水稀释。

⑤ 凡水溶性药物应先溶于水，醇溶性药物应先溶于醇或醇溶液，然后混合，以防止或减少沉淀。

⑥ 合剂中含有易氧化变质的药物时，可酌加适量的抗氧剂（硫代硫酸钠、焦亚硫酸钠、亚硫酸钠等）。合剂宜新鲜配制，如需大量贮备时，可酌加防腐剂。为了便于服用和区别，对某些含有刺激性或味苦不易服用的药物，可加入适量的矫味剂和着色剂，以调节其色、香、味。

⑦ 混悬液型合剂必须在标签上注明“服用摇匀”字样。

二、洗剂

洗剂一般指专供涂、敷于皮肤或冲洗用的外用液体制剂。其分散剂多为水和乙醇。应用时涂于皮肤患处或涂于敷料上再施于患处。亦有用于冲洗皮肤伤患处或腔道等。一般有清洁、消毒、消炎、止痒、收敛及保护等局部作用。

根据分散系统不同，洗剂包括有溶液型、乳剂型、混悬型及它们的混合液，其中以混悬型的洗剂居多。

混悬型洗剂中所含水分在皮肤上蒸发时，有冷却及收缩血管的作用，能减轻急性炎症。留下的干燥粉末有保护皮肤免受刺激的作用。洗剂中常加乙醇，目的是促进蒸发、增加冷却作用，且能增加药物的穿透性。有时加入甘油，目的是待水分蒸干后，剩留的甘油能使药物粉末不易脱落。由于助悬剂和界面活性剂等的发展和应用，使洗剂的质量也得到了进一步的提高。如复方硫黄洗剂、苯甲酸苄酯洗剂。

三、搽剂

搽剂一般系指专供皮肤表面用的液体制剂。其分散介质一般为乙醇或油。搽剂有镇痛、收敛、保护、消炎、防腐、引赤及抗刺激作用。凡起镇痛、引赤、抗刺激作用的搽剂多用乙醇为溶剂，使用时用力揉搓，可增加药物的穿透性。凡起保护作用的搽剂多用油、液状石蜡为溶剂，搽用时润滑、无刺激性。使用时涂于皮肤后搓搽或涂于敷料上再贴于患处。一般不用于破损或擦伤的皮肤表面，因为其可引起高浓度刺激。搽剂有溶液型、乳剂型及混悬液型制品。乳剂型的搽剂多用肥皂为乳化剂，搽用时润滑且乳化皮脂而有利于药物的穿透。

四、滴耳剂

滴耳剂系指供滴入耳腔内的外用液体制剂。一般以水、乙醇和甘油为溶剂；也有以丙二醇、聚乙二醇为溶剂。以乙醇为溶剂的溶液，穿透性及杀菌作用较强，但有刺激性，用于鼓膜穿孔时，常能引起疼痛。以甘油为溶剂的制剂，作用缓和，药效持久，并有吸湿性，但穿透性较差，且易使患处堵塞。以水为溶剂者，作用缓和，但穿透性差，因此往往使用混合溶剂。

滴耳剂一般用作消毒、止痒、收敛、消炎及润滑作用。患慢性中耳炎时，由于黏稠分泌物的存在，使药物很难达到中耳部，但若与溶菌酶、透明质酸酶、纤维致活酶等酶类并用时，能液化分泌物，促进药物的分散，加速肉芽组织再生。外耳道发炎时，其 pH 多在 7.1～7.8，所以外耳道所用的药物最好呈弱酸性。

五、滴鼻剂

滴鼻剂是指专供滴入鼻腔使用的液体制剂。滴鼻剂常以水、丙二醇、液状石蜡和植物油为溶剂。一般为溶液，也有乳剂和混悬液者。水溶液易与鼻腔黏液相混合，易分散于鼻黏膜表面，但维持作用时间短。为促进吸收并防止黏膜水肿，应适当调节其渗透压、pH 及黏稠度。油溶液与液状石蜡刺激性小，作用持久，但不易与鼻腔黏液混合，药物不易透入，用量过多，易被吸入肺部而引起肺炎。正常人鼻腔液的 pH 一般为 5.5～6.5，炎症或病变时呈碱性，甚至高达 pH9，有利于细菌增殖，影响鼻腔分泌物的溶菌作用及纤毛正常活动，所以有些滴鼻剂如蛋白银溶液，因呈碱性，而不宜久用。

六、含漱剂

含漱剂是指清洁口腔用的液体制剂。用于口腔具有清洗、防腐、去臭、杀菌、消毒及收敛等作用。多为水溶液，也有含少量乙醇及甘油的溶液。含漱剂中常加适量着色剂，表示外用漱口不可咽下。含漱剂的 pH 要求微碱性。有利于除去微酸性分泌物和溶解黏液蛋白。为了方便，有时酿成浓溶液，临用时稀释。个别品种可发给患者粉末，临用时加水溶解。

七、滴牙剂

滴牙剂是指用于局部牙孔的液体制剂。其特点是药物浓度较大，往往不用溶剂或仅用少量的溶剂稀释。因其刺激性和毒性较大，应用时不能接触黏膜。滴牙剂一般不发给病人，由医护人员施于病人。

八、涂剂

涂剂是指涂于口腔、喉部黏膜的液体制剂。多为消毒、消炎药物的甘油溶液，也有用其他溶剂者。甘油可使药物滞留于局部，并且有滋润作用，对喉头炎、扁桃体炎等均能起辅助治疗作用。

第八节　液体药剂的包装与贮藏

一、液体制剂的包装

液体制剂的包装关系到成品的质量、运输和贮存。即使成品符合质量标准，但因包装不当，在贮存过程中也会发生变质。因此选择适当的包装材料是非常重要的。包装材料一般要符合下列要求：不与药物发生作用，不改变药物的理化性质和疗效；能防止和杜绝外界不利因素的影响；坚固耐用、体轻、形状适宜、便于携带运输；不吸收、不沾留药物；价廉易得。

液体制剂的包装材料包括：容器（如玻璃瓶、塑料瓶等）、瓶塞（如橡胶塞、塑料塞等）、瓶盖（电木盖、金属盖帽等）、标签、硬纸盒以及说明书、纸箱等。

二、液体制剂的贮藏

液体制剂特别是以水为分散剂者，在贮存期间极易因水解和污染微生物而沉淀、变质或败坏，故应临时配制，大量生产除应注意有关抑菌措施外，尚需添加适当的防腐剂；选择适宜的包装材料。一般应密闭、贮于阴凉、干燥处。贮存期不宜过久。

思 考 题

1. 液体制剂的常用溶剂和附加剂有哪些？各有何特点？
2. 表面活性剂有几类？在药剂学实践中有何应用？
3. 增加药物溶解度的方法有几种？
4. 比较高分子溶液剂和溶胶剂的性质和制备方法的异同。常用的乳化剂有哪些？
5. 简述混悬剂的稳定性。

第五章 灭菌制剂与无菌制剂

第一节 概述

一、注射剂的特点与分类

注射剂（injection）系指药物与适宜辅料制成的药物溶液、乳状液及混悬液注射入体内的无菌制剂。尽管注射剂在临床上应用只有一百多年的历史，但因为它在皮内、皮下、肌内、脊椎腔，特别是在静脉部位给药方面，为药物疗效发挥和疾病诊断上提供了可靠的有效途径，所以注射剂的品种和使用数量都有很大发展，已成为目前临床上应用最广泛的剂型。

1. 注射剂的特点

注射剂俗称针剂，是目前临床上应用最广泛的剂型之一，具有如下特点。

（1）作用迅速可靠，剂量准确　因注射剂是将药物以液体形式直接注入人体组织、血管或器官内，故吸收快，作用迅速。特别是静脉注射，药液直接进入血液循环，不存在吸收过程，往往是注射结束，血药浓度即达到最高，适用于抢救危重病人。注射剂由于不经过胃肠道，故不受消化液及食物的影响，作用可靠，剂量易于控制。

（2）适用于不能吞咽的患者给药　临床上处于昏迷、抽搐、惊厥状态或者因消化系统疾患、吞咽功能丧失或者障碍的患者，注射给药是最佳的途径。

（3）不宜口服的药物制成注射剂可保证疗效　如青霉素、胰岛素等可被消化液破坏，链霉素口服不易吸收，将这些药物制成注射剂后，能够发挥药物应有的疗效。

（4）产生局部定位作用　如局部麻醉、注射封闭疗法、穴位注射药物、关节腔注射会产生特殊疗效。

此外，某些药物制成注射剂后还具有延长药效或诊断疾病的作用。

注射剂也存在一些不足，主要表现在：①注射疼痛；②使用不便；③制备技术条件要求较高。一旦注入人体，其生理作用则难以逆转，若使用不当易发生危险。

2. 注射剂的分类

（1）按制备方法　注射剂按制备方法可分为注射液、注射用无菌粉末与注射用浓溶液。

① 注射液。包括溶液型注射液、乳状液型注射液或混悬型注射液。可用于肌内注射、静脉注射、静脉滴注等。其中，供静脉滴注用的大体积（除另有规定外，一般不小于100mL）注射液也称静脉输液。

② 注射用无菌粉末。系指药物制成的供临用前用适宜的无菌溶液配制成澄清溶液或均匀混悬液的无菌固体制剂，可用于肌内注射、静脉注射、静脉滴注等。无菌粉末可用溶剂结晶法、喷雾干燥法或冷冻干燥法等制得。

③ 注射用浓溶液。系指临用前用适宜的无菌溶液稀释后供静脉滴注用的无菌浓溶液。

(2) 按分散系统 注射剂按分散系统可分为溶液型、混悬型、乳状液型及粉末四种类型。

① 溶液型注射液。分为水溶性和油溶性。《中国药典》2015 年版规定：溶液型注射液应澄明。对易溶于水且在水溶液中稳定的药物，可制成水溶液型注射剂，适于各种注射给药，如氯化钠注射液、葡萄糖注射液等。有些在水中难溶或注射后需要延长药效的药物可制成油溶液型注射剂，如黄体酮注射剂。油溶型注射剂一般仅用于肌内注射。

② 混悬型注射液。难溶于水或注射后要求延长作用的药物，可制成水混悬液或油混悬液。《中国药典》2015 年版规定：除另有规定外，药物粒度应控制在 15μm 以下，含 15～20μm（间有个别 20～50μm）者，不应超过 10%，若有可见沉淀，振摇时应容易分散均匀，不得用于静脉注射与脊椎注射。如醋酸氢化可的松注射液等。

③ 乳状液型注射液。不溶于水的液体药物根据医疗需要可以制成乳状液型注射液，例如将植物油制成静脉营养乳剂等。《中国药典》2015 年版规定：乳状液型注射液应稳定，不得有相分离现象，不得用于椎管注射，静脉用乳状液型注射液分散相球粒的粒度 90%应在 1μm 以下，不得大于 5μm 的球粒。

④ 粉末型注射剂（注射用无菌粉末）。系将供注射用的灭菌粉末装入安瓿或其他适宜容器中，或将供注射用的无菌溶液装入适宜的容器中，冷冻干燥成粉末，临用前用适当的溶剂溶解或混悬而成的制剂，亦称粉针剂。例如将遇水不稳定的药物青霉素、天花粉等制成粉针剂。

二、注射剂的给药途径

注射剂的给药途径在临床上主要有皮内注射、皮下注射、肌内注射、静脉注射和脊椎腔注射。

(1) 皮内注射 药液注射于表皮与真皮之间。因该部位对药物的吸收少而缓慢，故用量少，一次注射量在 0.2mL 以下。主要用于过敏性试验或疾病诊断，如青霉素皮试和结核菌阳性试验。

(2) 皮下注射 药液注射于真皮与肌肉之间。药物吸收速度较肌内注射慢，注射剂量通常为 1～2mL。皮下注射剂主要是无刺激性的水溶液，具有刺激性的药物或混悬液型注射剂不宜作皮下注射。常用于接种疫苗或疾病治疗。

(3) 肌内注射 药液注射入人体肌肉层内。一次剂量一般在 5mL 以下，水溶液、油溶液、混悬液均可作肌内注射。主要用于疾病治疗，为临床上广泛应用的一种给药途径。

(4) 静脉注射 药液注射入静脉内。有静脉推注和静脉滴注两种方法，前者剂量小，一般 5～50mL，后者剂量大，多达数千毫升。静脉注射药效快，常作急救、补充体液及供营养之用，多为水溶液。油溶液和一般混悬型注射液以及能导致红细胞溶解和蛋白质沉淀的药物，均不能作静脉注射。大剂量静脉注射时应严格控制药液的 pH 及渗透压，静脉注射剂一般不加抑菌剂。

(5) 脊椎腔注射 药液注入脊椎四周蛛网膜下腔内。由于该处神经组织比较敏感，脊髓液循环较慢，易出现渗透压的紊乱，能很快引起头痛和呕吐，所以脊椎腔注射产品只能是水溶液，不能添加任何附加剂，不得含有微粒，pH 接近中性，严格等渗并等张；每次注射量在 10mL 以下。

三、注射剂的质量要求

注射剂是直接注入人体内的制剂，显效快，为了确保注射剂用药的安全，必须保证注射剂的质量。按照《中国药典》2015年版规定，注射剂的质量应符合下列要求。

(1) 无菌　注射剂均应按《中国药典》2015年版无菌检查法项下的方法进行检查，应符合规定。

(2) 无细菌内毒素或无热原　无细菌内毒素或无热原是注射剂的重要质量指标，特别是注射用水、大容量注射液、供静脉注射及脊椎腔注射的药物制剂，均应按规定进行细菌内毒素或热原检查，合格后方能应用。

(3) 可见异物　可见异物是指在规定条件下目视可以观测到的不溶性物质，其粒径或长度通常大于50μm。鉴于微粒进入机体所造成的危害，注射剂应在符合药品生产质量管理规范的条件下生产，产品在出厂前应采用适宜的方法逐一检查并同时剔除不合格产品。

(4) 不溶性微粒　静脉滴注用注射液在可见异物检查符合规定后还要检查不溶性微粒的大小及数量，应符合规定。

(5) 渗透压　注射剂的渗透压要求与血浆的渗透压相等或接近，供静脉注射量大注射剂应与血液具有相同的等张性，脊椎腔注射剂必须等张。

(6) pH　注射剂的pH与血液的pH相等或接近（血液pH7.4），通常情况下注射剂的pH应控制在4～9的范围内。

(7) 安全性　注射剂在临床应用前应经过动物试验，防止其对机体组织产生刺激或发生毒性反应。有些注射液如复方氨基酸注射液，其降压物质必须符合规定，以保证用药安全。

(8) 稳定性　注射剂应具有一定的物理、化学与生物学稳定性，确保产品在使用和贮存期内药效不发生变化。

第二节　注射剂的溶剂与附加剂

一、注射剂的溶剂

要将药物制成符合质量要求的注射剂，溶剂的选择非常重要。注射剂的溶剂应无菌、无热原；性质稳定，溶解范围较广；不与药物或附加剂发生反应，在注射剂量内不影响疗效，并能被组织吸收；对机体安全无害。

注射剂的溶剂有注射用水、注射用植物油及其他注射用溶剂。最常用的注射溶剂为注射用水。

1. 注射用水

为纯化水经蒸馏制得的水，应符合细菌内毒素试验要求。注射用水必须在防止内毒素产生的设计条件下生产、贮藏及分装。注射用水可作为配制注射剂的溶剂或稀释剂及注射用容器的清洗，也可作为滴眼剂的配制溶剂。

(1) 注射用水的质量　注射用水的质量必须符合《中国药典》2015年版的规定，应为无色的澄明液体；无臭、无味；pH为5.0～7.0；每1mL中含细菌内毒素量应小于0.25EU；细菌、霉菌和酵母菌总数每100mL不得过10个；氨、氯化物、硫酸盐与钙盐、硝酸盐与亚硝酸盐、二氧化碳、易氧化物、不挥发物与重金属等均应符合规定。

(2) 注射用水的制备　注射用水的制备是用纯化水（为饮用水经蒸馏、离子交换及反渗透等方法制得）经蒸馏制得。多采用多效蒸馏水机和气压式蒸馏水机。

(3) 注射用水的收集和贮存　收集注射用水时，初馏液应弃去，经检查合格后，方可收集；应采用带有无菌过滤装置的密闭收集系统；每间隔2h检查一次氯化物，每天检查一次氨。

为保证注射用水的质量，必须随时监控蒸馏法制备注射用水的各生产环节，定期清洗与消毒注射用水制造与输送设备，严防细菌内毒素产生。一般应采用 80℃以上保温、65℃保温循环或 4℃无菌状态下存放，并在制备 12h 内使用。

2. 注射用油

有些不溶于水而溶于油或需要在人体内缓慢释放以达到长效的药物，在制成注射剂时可选用注射用油作溶剂。

（1）注射用油质量标准　根据《中国药典》2015 年版规定，注射用油选用的是供注射用大豆油。其质量标准为：①性状，淡黄色的澄明液体，无臭或几乎无臭；②相对密度，0.916～0.922；③折射率，1.472～1.476；④皂化值，应为 188～195；⑤碘值，应为 126～140；⑥酸值，应不大于 0.1。

皂化值、碘值、酸值是衡量注射用油的重要指标。皂化值系指皂化 1g 油脂所需氢氧化钾的质量，mg/g。皂化值的高低表示油中游离脂肪酸和结合成酯的脂肪酸的总量，以此可辨别油的种类和纯度。碘值是指 100g 油脂与碘起加成反应时所需碘的质量，g/100g。碘值表示油中不饱和键的多少，碘值高，则不饱和键多，油易氧化，不适合供注射用。酸值是指中和 1g 油脂中含有的游离酸所需氢氧化钾的质量，mg/g。酸值表示油脂中游离脂肪酸的多少，反映酸败的程度，酸值越大，则油脂酸败程度越严重。

（2）注射用油的精制　植物油在贮存时与空气、光线接触往往会发生复杂的化学变化，产生特异的刺激性臭味，称为酸败。酸败的油脂产生低分子分解产物如醛类、酮类和脂肪酸等，注入体内后会产生刺激性，故凡用于制备注射剂的植物油均应精制。

① 中和植物油中的游离脂肪酸。根据药典方法测定植物油的酸值，加入比计算量多20％～30％的氢氧化钠（预先配制成 5％～10％的醇溶液），将待精制的植物油置蒸汽夹层锅中加热，滴加上述碱液，随加随搅拌，并取油一滴，加 1 滴酚酞指示剂显粉红色为止，表示中和完全。60～70℃保温 30min，静置过夜。

② 洗涤与分离。分离油液，并用 50～60℃的注射用水反复洗至油液澄清为止。加水洗涤时不可剧烈搅拌和振摇，以防乳化影响分离。

③ 脱色与除臭。在澄清油中加入油量 1％～2％的活性炭及 3％活性白陶土，加热至80℃并搅拌 30min，除去挥发性杂质；趁热过滤除去脱色剂，并滤至油液完全澄明。

④ 灭菌。已精制的油用 150～160℃干热空气灭菌法灭菌 1～2h。

注射用油应贮于避光密闭洁净容器中，避免日光、空气接触，为保证贮存过程不变质，可考虑加入没食子酸丙酯、维生素 E 等抗氧剂。

3. 其他注射用溶剂

（1）乙醇　乙醇与水、甘油、挥发油等可任意混合。可供肌内或静脉注射，浓度可高达50％，但乙醇浓度超过 10％肌内注射有疼痛感。对小白鼠的 LD_{50} 静脉注射为 1.973g/kg，皮下注射为 8.285g/kg。

（2）甘油　甘油与水或醇可任意混合。甘油对许多药物具有较大溶解性。由于黏度、刺激性等原因不能单独作为注射用溶剂，常与乙醇、丙二醇、水等混合应用。常用浓度一般为15％～20％，也有浓度高达 55％的。甘油对小白鼠的 LD_{50} 皮下注射为 10mL/kg，肌内注射6mL/kg，大白鼠静脉注射 LD_{50} 为 5～6g/kg。

（3）丙二醇　即 1,2-丙二醇，能与水、乙醇、甘油相混溶，溶解范围较广。丙二醇特点是溶解范围较广，可供肌内、静脉等给药。丙二醇小鼠腹腔注射的 LD_{50} 为 9.7g/kg，皮

下注射 LD_{50} 为 18.5g/kg，静脉注射 LD_{50} 为 5～8g/kg。丙二醇用量适当可使制成品具有长效作用；不同浓度的丙二醇水溶液有冰点下降的特点，可用于制备各种防冻注射液。

（4）聚乙二醇（PEG） 作为注射用的 PEG 平均相对分子质量在 300～400，黏度 0.73cP（99℃），相对密度 1.125，无色略有微臭液体，能与水、乙醇相混合，化学性质稳定。PEG400 小白鼠腹腔注射 LD_{50} 为 4.2g/kg，大白鼠皮下注射 PEG400 10mL/kg，未见持久的损害，结果与丙二醇相似。

（5）苯甲酸苄酯 苯甲酸苄酯不溶于水和甘油，能与乙醇（95%）及脂肪油相混溶。在二巯基丙醇油注射液中，苯甲酸苄酯不仅作为助溶剂，而且能够增加二巯基丙醇的稳定性。

（6）二甲基乙酰胺（DMA） 二甲基乙酰胺为澄明的中性液体，能与水及乙醇任意混合，极易溶于有机溶剂和矿油中。小白鼠腹腔注射 LD_{50} 为 3.266g/kg，连续使用时应注意其慢性毒性。

此外还可选用油酸乙酯、*N*-(*β*-羟基乙基）乳酰胺、肉豆蔻异丙基酯、乳酸乙酯（0.1%）等作注射用溶剂。

供注射用的非水性溶剂，应严格限制其用量，并应在品种项下进行相应的检查。

二、注射剂的附加剂

为了保证注射剂的安全、有效与稳定，《中国药典》2015 年版规定，在配制注射液时，可根据药物的性质加入适宜的附加剂。

附加剂添加的原则是：①根据药物的性质和给药途径；②与主药无配伍禁忌；③不影响药物的疗效和含量测定；④所用浓度对机体无害。制剂成品说明书中应注明附加剂的名称与用量，便于临床医生应用时参考。

常见注射剂的附加剂有以下几种。

1. 增加主药溶解度的附加剂

为了增加药物的溶解度，在配制注射剂时，可以添加增溶剂与助溶剂、采用非水溶剂或混合溶剂、加酸碱使难溶性药物生成可溶性盐以及在药物的分子结构上引入亲水基团等，不仅可以增加主药的溶解度，同时还能提高药液澄明度。

目前常用的增溶剂如下。

（1）聚山梨酯 80 主要用于肌内注射剂。因有降压及轻微的溶血作用，故在静脉注射或静脉滴注中应慎用。常用量为 0.5%～1.0%。应用聚山梨酯 80 作增溶剂时应注意“起昙”现象，与尼泊金类、山梨酸、三氯叔丁醇等防腐剂同用可使防腐作用减弱。

（2）胆汁 主要成分是胆酸钠盐，是一种天然的增溶剂，对 pH6 以上的中药注射液有改善澄明度的作用。胆汁不能直接作增溶剂，一般是将胆汁浓缩至原体积的 1/4，再加入 3 倍量乙醇沉淀蛋白，过滤，回收乙醇，在 100℃烘干即可使用。常用量为 0.5%～1.0%。

（3）甘油 对鞣质或酚性成分的溶解性较好。某些以鞣质为有效成分的中药在制备成注射剂时常用甘油作增溶剂，常用量为 15%～20%。

2. 防止主药氧化的附加剂

有些药物在配制成注射剂后或在贮存期间，由于空气中的氧、金属离子、光线及温度等作用可发生氧化变质，使成品出现变色、分解、析出沉淀，导致药效降低、消失或增大毒性。为避免或延缓主药氧化，一般采取下列措施加以克服。

（1）加抗氧剂 抗氧剂为一类极易氧化的还原性物质，当有抗氧剂与易氧化的主药共存时，则抗氧剂首先被氧化，从而保护主药不被氧化，但应注意氧化产物对成品的影响。常用的抗氧剂见表 5-1。

表 5-1　常用的抗氧剂

抗氧剂名称	使用浓度/%	应用范围
亚硫酸钠	0.1～0.2	水溶液呈碱性，适于偏碱性药液
亚硫酸氢钠	0.1～0.2	水溶液呈酸性，适用于偏酸性药液
焦亚硫酸钠	0.1～0.2	水溶液呈酸性，适用于偏酸性药液。热压灭菌后，pH 值下降
硫代硫酸钠	0.1	水溶液呈中性或微碱性，适用于偏碱性药液；遇酸可产生硫沉淀
硫脲	0.05～0.1	水溶液呈中性
亚硫酸钠	0.1～0.2	水溶液呈碱性，适于偏碱性药液

(2) 加入金属络合剂　许多注射剂如维生素 C、肾上腺素、普鲁卡因、青霉素等因铜、铁、锌等金属离子的存在而加速氧化。这些金属离子来源于原辅料、溶剂、容器、橡皮塞及制备过程中所接触的金属设备。在注射剂的配制过程中除应采取一些必要措施避免带入金属离子外，对含有微量金属离子的药液可加入金属络合剂，使之形成稳定的络合物，避免其对药物的催化氧化作用。常用的金属络合剂有依地酸钙钠或依地酸二钠，常用浓度为0.01%～0.05%。

(3) 通入惰性气体　注射剂中通入惰性气体可以驱除注射用水中溶解的氧和容器空间的氧，以防药物氧化。常用的惰性气体有 N_2 和 CO_2，须净化后使用。使用 CO_2 时应注意某些药液的 pH 可能发生改变，并易使安瓿破裂。

通入惰性气体的方法：先在注射用水中通入惰性气体使其饱和，配液时再通入药液中，并在惰性气体的气流下灌封，驱除安瓿中的空气。

3. 抑制微生物增殖的附加剂

对采用低温灭菌、过滤除菌或无菌操作法制备的注射液及多剂量包装的注射液，为了防止微生物的生长繁殖，可加入适宜的抑菌剂，以确保用药安全。

抑菌剂的用量应能抑制注射液中微生物的生长，加有抑菌剂的注射液，仍应用适宜的方法灭菌。剂量超过 5mL 的注射剂在添加抑菌剂时应特别审慎，除另有规定外，一次注射量超过 15mL 的注射液，不得添加抑菌剂；静脉输液与脑池内、硬膜外、椎管内用的注射液均不得加抑菌剂。加有抑菌剂的注射剂应在标签或说明书上注明抑菌剂的名称和用量。

抑菌剂应符合以下要求：①对人体无毒害；②与主药无配伍禁忌，不影响疗效与质量检查；③抑菌效果好；④性质稳定。

注意抑菌剂的作用易受溶液的 pH、黏度及温度等影响，如酚类抑菌剂在酸性溶液中比在碱性溶液中抑菌效能强，在油溶液中抑菌效果比在水中弱。

常用的抑菌剂为 0.5%苯酚、0.3%甲酚、0.5%三氯叔丁醇等。

4. 调节渗透压的附加剂

两种渗透压相等的溶液称等渗溶液，医药学所称的等渗溶液是指与人体血浆、泪液具有相同渗透压的溶液。低于血浆渗透压的溶液称为低渗溶液；反之为高渗溶液。0.9%氯化钠溶液和 5%葡萄糖溶液和血浆、泪液具有相同渗透压，故为等渗溶液。凡大量注入人体或点滴的药液，一般应调成等渗或偏高渗溶液。因为血细胞膜（血球外壁）为一半透膜，当注入低渗溶液的量过大时，为了达到血细胞膜内外渗透压平衡，血细胞膜外水（低渗压）要向细胞内转移，造成血细胞膨胀甚至破裂，引起溶血现象，此时病人会感到头胀、胸闷，严重时可发生麻木、寒战、高烧、血尿等。当血液中注入大量高渗溶液时，血细胞中的水分就会渗出而使红细胞呈现萎缩，但只要控制注射速度，使渗透压的变化在人体自身调节的范围内，短时间内即可自动恢复，不致产生不良影响，故临床上常常静脉注入 50%的葡萄糖高渗溶液。皮下或肌内注射用的溶液，渗透压只要在人体可以耐受的范围内，即相当于 0.45%～2.7%NaCl 溶液，不会对机体产生不良反应。但为了减少疼痛或刺激，有利于机体吸收，最好在配制注射剂时将其渗透压调节成等渗或接近等渗溶液。凡脊椎腔内注射的注射剂必须为等渗溶液。

常用的等渗调节剂有氯化钠、葡萄糖、磷酸盐及枸橼酸盐等。调节等渗的计算方法如下。

(1) 冰点降低数据法　冰点降低数据法的依据是，冰点相同的稀溶液具有相等的渗透压。人的血浆和泪液的冰点均为－0.52℃，因此，任何溶液只要将其冰点调整为－0.52℃时，即成等渗溶液。

表 5-2　一些药物水溶液的冰点降低值与氯化钠等渗当量

名称	1%水溶液冰点降低值/℃	1g 药物氯化钠等渗当量 E	等渗浓度溶液的溶血情况		
			浓度/%	溶血/%	pH
无水葡萄糖	0.10	0.18	5.05	0	6.0
葡萄糖(H_2O)	0.091	0.16	5.51	0	5.9
氯化钠	0.578	1	0.9	0	6.7
硼酸	0.28	0.47	1.9	100	4.6
尿素	0.341	0.55	1.63	100	6.6
维生素 C	0.105	0.18	5.05	100	2.2
枸橼酸钠	0.185	0.30	3.02	0	7.8
安钠咖	0.15	0.27	3.92		
盐酸乙基吗啡	0.19	0.16	6.18	38	4.7
硫酸阿托品	0.08	0.10	8.85	0	5.0
盐酸可卡因	0.09	0.14	6.33	47	4.4
氯霉素	0.06				
依地酸钙钠	0.12	0.21	4.50	0	6.1
盐酸麻黄碱	0.16	0.28	3.2	96	5.9
氢溴酸后马托品	0.097	0.17	5.67	92	5.0
盐酸吗啡	0.086	0.15			
碳酸氢钠	0.381	0.65	1.39	0	8.3
青霉素钾	0.101	0.16	5.48	0	6.2
硝酸毛果芸香碱	0.133	0.22			
聚山梨酯-80	0.01	0.02			
盐酸普鲁卡因	0.122	0.18	5.05	91	5.6
盐酸丁卡因	0.109	0.18			
甘露醇	0.10	0.17	5.07		
硫酸锌($7H_2O$)	0.085	0.12	7.65		

表 5-2 列出一些药物的 1%水溶液的冰点降低数据，根据这些数据可以计算该药物配制成等渗溶液的浓度。若要对低渗溶液进行调节，则可按下列公式计算。

$$W=\frac{0.52-a}{b} \tag{5-1}$$

式中，W 为配制 100mL 等渗溶液所需加入等渗调节剂的质量，g；a 为未经调节的药物溶液冰点降低值，若溶液中含有两种或两种以上的物质时，则 a 为各物质冰点降低值的总和；b 为 1%等渗调节剂的冰点降低值。

例 1　配制 1%盐酸吗啡注射液 100mL，需要加多少氯化钠，使其成等渗溶液？

解　查表 5-2 可知 $a=0.086$，$b=0.58$

$$W=\frac{0.52-0.086}{0.58}=0.748(\text{g})$$

即需加入 0.75g 的氯化钠，可使 1%盐酸吗啡注射液成为等渗溶液。

(2) 氯化钠等渗当量法　氯化钠等渗当量系指 1g 药物呈现等渗效应的氯化钠量，一般用 E 表示。例如，从表 5-2 查出维生素 C 的氯化钠等渗当量为 0.18，即 1g 维生素 C 在溶液中能产生与 0.18g 氯化钠相等的质点，即同等渗透压效应。因此，查出药物的氯化钠等渗当量后，可计算出等渗调节剂的用量。

$$X=0.009V-EW \tag{5-2}$$

式中，X 为配制体积为 V 的等渗溶液需加入的氯化钠的质量，g；E 为药物的氯化钠等渗当量；W 为体积为 V 的等渗溶液内所含药物的质量，g；0.009 为每 1mL 等渗氯化钠溶液中所含氯化钠的质量，g。

例 2　欲配制 1%硫酸阿托品注射液 200mL，应加入多少克氯化钠，使其成为等渗溶液？

已知：

$$E=0.1,\ W=200\text{mL}\times0.01\text{g/mL}=2\text{g}$$

$$X=0.009\times200-0.1\times2=1.6\ (\text{g})$$

答：配制 1%硫酸阿托品注射液 200mL，应加入 1.6g 氯化钠，使其成为等渗溶液。

(3) 等张溶液　有些药物如盐酸普鲁卡因、丙二醇、尿素、甘油等配制成等渗溶液，经临床上使用后仍可发生不同程度的溶血，因此有人提出等张溶液的概念。等张溶液是指与红细胞张力相等的溶液，在等张溶液中红细胞的形状和大小不变，更不会发生溶血，所以等张是生物学概念，而等渗则是物理化学概念。两者既有联系又有区别。0.9%的氯化钠溶液既是等渗溶液又是等张溶液。然而一些药物的等渗溶液却不是等张溶液，如 5%的葡萄糖溶液与 0.9%的氯化钠溶液等渗，却不是等张溶液，而 10%的葡萄糖溶液则是等张溶液。

人体对药物溶液，特别是对注射剂和滴眼剂的要求应是等张而不是等渗，在临床上，凡皮下注射、肌内注射以及滴眼剂，因用量小可不要求成品为等张；对静脉滴注因用量大而要求制成等张；鞘内注射因脑脊液本身量少，其渗透压可因高张或低张注射液的注入而发生相当大的改变，故必须制成等张。

等张溶液通常采用溶血试验法测定，但实验条件要求较高。

5. 调节 pH 的附加剂

注射剂在配制时应调节 pH 在适宜范围，使药物稳定和保证用药安全。因为药物的氧化、水解、分解、变旋及脱羧等化学变化与溶液的 pH 有一定关系，在配制注射液时，将溶液调整至反应速度最小的 pH（最稳定 pH）是保持注射剂稳定性的措施之一。

正常人体血液的 pH 在 7.35～7.45，可保证机体细胞的代谢活动和生理功能的正常运转。如果突然改变血液的 pH，对细胞的代谢会造成极大的危害，可引起酸中毒或碱中毒，严重时甚至会危及生命。正常人体血液的 pH 可通过血液中的缓冲系统、肺清除、肾排泄等一系列调整活动来维持。所以注射液的 pH 只要不超过血液的缓冲极限，机体可自行调节。对肌内和皮下注射液及小剂量的静脉注射液，要求其 pH 在 4～9；大剂量的静脉注射液原则上要求尽可能接近正常血液的 pH；椎管注射液的 pH 应接近 7.4。

常用的 pH 调节剂有盐酸、硫酸、枸橼酸及其盐，氢氧化钠（钾）、碳酸氢钠、磷酸氢二钠和磷酸二氢钠等。枸橼酸盐和磷酸盐均为缓冲溶液，使注射液具有一定的缓冲能力，以维持药液适宜的 pH。调节 pH 不是简单的加酸或加碱，应选择最佳的 pH 调节剂，例如：维生素 C 注射液用碳酸氢钠调节 pH，既可防止碱性过强而影响药液稳定性，又可产生

CO_2，驱除药液中的氧，利于药物稳定。

在调节 pH 的过程中，酸或碱不能反复调节，以避免渗透压增高。

6. 其他附加剂

(1) 减轻疼痛与刺激的附加剂　有些注射剂在皮下和肌内注射时，对组织产生刺激而引起疼痛，除根据疼痛原因如调节适宜的 pH、调整渗透压外，可考虑酌加局部止痛剂。常用的局部止痛剂有：①苯甲醇，常用量 1%～2%，本品吸收较差，连续注射易使局部产生硬结；②三氯叔丁醇，常用量 0.3%～0.5%，本品既有止痛作用，又具抑菌作用；③盐酸普鲁卡因，常用量 0.5%～2%，止痛时间仅维持 1～2h，对个别患者有过敏反应；④利多卡因，常用量 0.2%～1.0%，作用比盐酸普鲁卡因强，过敏反应发生率低。

(2) 助悬剂与乳化剂　要制备性质稳定、通针性良好的混悬剂和乳剂注射液，应分别加入助悬剂或乳化剂。要求应无抗原性、无毒性、无热原、无刺激性，不产生溶血，耐热，具有高度的分散性和稳定性，粒子一般小于 1μm。常用的助悬剂为羟丙基甲基纤维素(HPMC)，用量为 0.1%～1%，其助悬和分散作用均较好，贮藏期质量稳定。此外还有卵磷脂、大豆磷脂、普流罗尼克 F-68 等。

第三节　热原

一、热原的定义与组成

有的注射剂，特别是输液剂注入人体，约 30min 后病人会产生发冷、寒战、体温升高、身痛、出汗、恶心呕吐等不良反应；有时体温可达 40℃，严重者出现昏迷、虚脱，甚至有生命危险。临床上称这种现象为“热原反应”。

热原即是指微量即能引起恒温动物体温异常升高的物质的总称。大多数的细菌和霉菌都能产生热原。热原是微生物的代谢产物，主要是细菌的内毒素，存在于细菌的细胞膜和固体膜之间。内毒素是由磷脂、脂多糖和蛋白质组成的复合物，其中脂多糖是内毒素的主要成分，具有特别强的致热活性。脂多糖的化学组成因菌种不同有一定差异，从大肠杆菌分离出来的脂多糖中有 68%～69%的糖（葡萄糖、半乳糖、庚糖、氨基葡萄糖、鼠李糖等），12%～13%的类脂化合物，7%的有机磷和其他一些成分。热原的相对分子质量一般为 10×10^5 左右。

二、热原的性质

(1) 耐热性　热原具有一定的耐热性，在 60℃加热 1h 不发生任何变化；100℃也不会发生热解。但热原的耐热性也有一定限度，120℃连续 4h 加热可破坏 98%的热原；在 180～200℃干热 2h 或 250℃干热 30min 或 650℃干热 1min 可使热原彻底破坏。热原的耐热性因菌种不同而有一定差异，由青霉菌属霉菌所产生的热原的耐热性比金黄色葡萄球菌所产生的热原的耐热性强，前者在 121℃灭菌 30min 不发生变化，而后者在 100℃30min 即被破坏 92%。

(2) 过滤性　由于热原的直径约在 1～5nm，体积小，故能通过一般滤器进入滤液中。若用活性炭或硅藻土等具有吸附能力的材料作滤材时则可吸附热原。

(3) 水溶性　因热原磷脂结构上连接有多糖，故溶于水，其浓缩溶液带有乳光。

(4) 不挥发性　热原本身不挥发，但因具水溶性，蒸馏时，往往可随水蒸气雾滴进入蒸馏水中，所以在制备注射用水时应在蒸馏水器上安装完好的隔沫装置，避免热原进入注射用水中。

(5) 其他 热原能被强酸、强碱破坏，也能被强氧化剂如高锰酸钾或过氧化氢所破坏，超声波及某些表面活性剂（如去氧胆酸钠）也能破坏热原。

三、注射剂污染热原的途径

(1) 由注射用溶剂带入 注射用溶剂是注射剂污染热原的主要途径，特别是注射用水，如蒸馏水器结构不合理，操作不当，都可使注射用水带有热原。即使原有的注射用水不带热原，但如果贮存时间较长或存放容器不洁，也有可能由于污染微生物而产生大量热原。因此，注射剂配制，要注意溶剂质量，最好是应用新鲜溶剂。

(2) 由原辅料带入 原辅料因贮存时间过长或包装不严易被微生物污染，导致热原产生；用生物方法制备的药品如右旋糖酐、水解蛋白或抗生素以及中药提取物等，由于原料中的致热物质未除尽而引起发热反应，制备时应加以注意。

(3) 由容器及生产设备带入 在注射剂的配制过程中，药液与容器、用具、管道和装置等会直接接触，若未按规定进行严格清洗与灭菌，均能导致热原产生。因此对容器、用具、管道和装置等要按 GMP 操作规程进行认真清洗和灭菌处理，符合规定后才能使用。

(4) 由配制过程中带入 在注射剂配制过程中，因生产环境达不到规定要求，操作人员未严格按 GMP 操作规程进行配制以及生产周期较长，灭菌不及时或灭菌不彻底，会导致微生物污染，产生热原。需要采用严格的净化程序，来减少污染机会，如通过空气净化、环境净化、人员净化、物料净化等，并尽可能缩短生产周期。

(5) 由使用过程中带入 注射剂本身不含热原，但在使用注射剂的过程中，由于输液器、配药器具的污染或输液环境不良等会引起热原反应，也应引起重视。

四、除去热原的方法

(1) 高温法 耐高温的容器与用具如针头、针筒或其他玻璃器皿等洗净干燥后在 180℃加热 2h 或 250℃加热 30min 以上，即可达到破坏热原的目的。

(2) 酸碱法 对于耐酸碱的玻璃容器、瓷器或塑料制品可用重铬酸钾硫酸清洗液或稀氢氧化钠等处理，可有效地破坏热原。

(3) 吸附法 常用活性炭处理。活性炭对热原有较强的吸附作用，同时有助滤、脱色作用，所以在注射剂生产中广泛使用，常用量为 0.1%～0.5%。还可将活性炭与白陶土合用，增加除去热原的效果。

(4) 离子交换法 热原分子上带有磷酸根和羧酸根，带负电荷，而离子交换树脂有较大的表面积和表面电荷，能吸附和交换热原。国内采用 10%的 301 型弱碱性阴离子交换树脂与 8%的 122 型弱酸性阳离子交换树脂除去丙种胎盘球蛋白注射液中的热原。

(5) 凝胶滤过法 利用凝胶物质作过滤介质，以除去注射液中热原的方法，又称分子筛过滤法。国内有人采用二乙氨基乙基葡聚糖凝胶 A-259（700～800g）装入交换柱内，以每小时 80L 的流速滤过，可制得 5～8t 无热原去离子水。

(6) 其他方法 利用反渗透法通过三醋酸纤维膜除去热原，也可用超滤法除去热原。

五、热原的检查方法

1. 热原检查法

《中国药典》2015 年版规定热原检查法系将一定剂量的供试品，静脉注入家兔体内，在规定时间内，观察家兔体温升高的情况，以判定供试品中所含热原的限度是否符合规定。由于家兔对热原的反应与人体基本相同，故目前各国药典仍以家兔发热试验法作为法定检查方法。

为使试验结果正确，避免其他因素的影响或干扰，热原试验用注射器、针头及一切与供试品溶液接触的器皿应置烘箱中在180℃加热2h或250℃加热30min，也可用其他适宜的方法除去热原，以保证试验结果准确可靠；供试验用家兔也应按药典要求进行认真挑选，以免影响试验结果。国内生产的ZRY-1型智能热原仪已用于选兔和热原检查。

2. 细菌内毒素检查法

由于家兔发热试验法的操作繁琐，且影响结果正确性的因素很多，加之如放射性药剂、肿瘤抑制剂等也不宜采用家兔进行热原检查，因而，细菌内毒素检查法通过体外试验法也被《中国药典》2015年版收入，也作为法定的热原检查方法。

细菌内毒素检查法系利用鲎试剂来检测或量化由革兰阴性菌产生的细菌内毒素，以判断供试品中细菌内毒素的限量是否符合规定的一种方法，细菌内毒素的量用内毒素单位（EU）表示。此检查法的原理是热原与细菌内毒素产生凝集反应。

细菌内毒素检查法具有灵敏度高、操作简单、重现性好、迅速等优点，《中国药典》1990年版首次规定两种放射性药品用本法检测细菌内毒素。

细菌内毒素检查包括两种方法，即凝胶法和光度测定法，后者包括浊度法和显色基质法。供试品检测时，可使用其中任何一种方法进行试验。当测定结果有争议时，除另有规定外，以凝胶法结果为准。

第四节 注射剂的制备

一、注射剂的制备工艺与管理

注射剂为无菌制剂，在配制过程中不仅要按生产工艺流程进行生产，还要严格控制生产环境并按GMP管理生产，以确保注射剂的质量和用药安全。

1. 注射液的工艺流程

注射剂一般生产工艺流程如下。

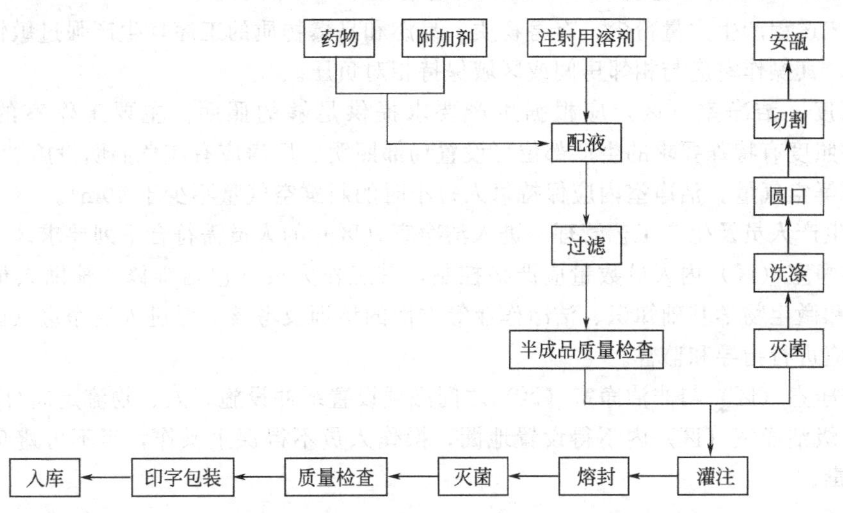

2. 注射剂的生产管理

(1) 生产环境管理 注射剂生产车间根据各工序的要求可划分为：①一般生产区，系指无洁净度要求的生产车间及辅助车间等，如注射剂的容器粗洗、灭菌、灯检及包装等工序；②控制区，系指对洁净度或菌落数有一定要求的生产车间及辅助车间等，一般洁净度为C级或大于C级。如配液、容器精洗等工序；③洁净区，需要对尘粒及微生物含量进行控制的区域。其建筑结构、装备及其使用均具有减少该区域内污染的介入、产生和滞留的功能。一般规定洁净度为A级或B级。如注射液的精滤、灌封等工序。

《药品生产质量管理规范》附录对无菌药品生产环境的空气洁净度级别要求见表5-3。

表 5-3 无菌药品生产环境的空气洁净度级别要求

药品分类	空气洁净度级别			
	A级	B级	C级	D级
最终灭菌药品	大容量注射剂(≥50mL)的灌封(B级背景下的局部A级)	①注射剂稀配、滤过；②小容量注射剂的灌封；③直接接触药品的包装材料最终处理	注射剂浓配或采用密闭系统的稀配	
非最终灭菌药品	①灌装前不需除菌过滤的药液配制；②注射剂的灌封、分装和压塞；③直接接触药品的包装材料最终处理后的暴露环境(B级背景下局部A级)	灌装前需除菌滤过的药液配制	①轧盖；②直接接触药品的包装材料最后一次精洗的最低要求	
其他无菌药品		供角膜创伤或手术用滴眼剂的配制和灌装		

注射剂生产环境还应符合以下要求。

① 温度和湿度。洁净室（区）的温度和相对湿度应与药品生产工艺要求相适应。无特殊要求时，A级、B级的洁净室（区）温度为20～24℃，相对湿度为45%～60%；C级、D级洁净室（区）温度应控制在18～26℃，相对湿度控制在45%～65%。

② 压力差。洁净室（区）的窗户、天棚及进入室内的管道、风口、灯具与墙壁或天棚的连接部位均应密封。空气洁净级别不同的相邻房间之间的静压差应大于5Pa，洁净室（区）与室外大气的静压差应大于10Pa，并应有指示压差的装置。

在工艺过程产生大量粉尘、有害物质、易燃和易爆物质的工序，生产强过敏性药物和有毒药物等，其操作室应与相邻房间或区域保持相对负压。

③ 照度。洁净室（区）应根据生产要求提供足够的照明。主要工作室的照度宜为300lx；对照度有特殊要求的生产部位可设置局部照明。厂房应有应急照明设施。

④ 新鲜空气量。洁净室内应保持每人每小时的新鲜空气量不少于40m^3。

(2) 生产人员及生产工艺管理 进入洁净室（区）的人员需符合下列要求。

① 洁净室（区）内人员数量应严格控制，其工作人员（包括维修、辅助人员）应定期进行卫生和微生物学基础知识、洁净作业等方面的培训及考核；对进入洁净室（区）的临时外来人员应进行指导和监督。

② 洁净室（区）与非洁净室（区）之间必须设置缓冲设施，人、物流走向合理。

③ A级洁净室（区）内不得设置地漏，操作人员不得裸手操作，当不可避免时，手部应及时消毒。

④ B级洁净室（区）使用的传输设备不得穿越较低级别区域。

⑤ C级以上区域的洁净工作服应在洁净室（区）内洗涤、干燥、整理，必要时应按要求灭菌。

⑥ 洁净室（区）内设备保温层表面应平整、光洁，不得有颗粒性物质脱落。

⑦ 洁净室（区）内应使用无脱落物、易清洗、易消毒的卫生工具，卫生工具要存放于对产品不造成污染的指定地点，并应限定使用区域。

⑧ 洁净室（区）在静态条件下检测的尘埃粒子数、浮游菌数或沉降菌数必须符合规定，应定期监控动态条件下的洁净状况。

⑨ 洁净室（区）的净化空气如可循环使用，应采取有效措施避免污染和交叉污染。

⑩ 空气净化系统应按规定清洁、维修、保养并作记录。

二、注射剂的容器与处理

1. 注射剂的容器

（1）注射剂容器的种类　注射剂常用容器有玻璃安瓿、玻璃瓶、塑料安瓿、塑料瓶（袋）等。容器的密封性，须用适宜的方法确证。除另有规定外，容器应符合有关注射用玻璃容器和塑料容器的国家标准规定。容器用胶塞，特别是多剂量包装注射液用的胶塞要有足够的弹性，其质量应符合有关国家标准规定。除另有规定外，容器应足够透明，以便内容物的检视。

安瓿的式样目前采用曲颈安瓿与粉末安瓿两种，其容积通常为1mL、2mL、5mL、10mL、20mL等规格。通常使用无色安瓿，利用检查澄明度，对光敏感的药物应采用棕色安瓿。为避免在折断安瓿瓶颈时，造成玻璃屑、微粒进入安瓿污染药液，国家药品监督管理部门规定，水针剂使用的安瓿一律为曲颈易折安瓿，其标准规格见国标GB 2637—2011。

曲颈易折安瓿有两种：即色环易折安瓿和点刻痕易折安瓿。色环易折安瓿是将一种膨胀系数高于安瓿玻璃二倍的低熔点粉末熔固在安瓿颈部成环状，冷却后由于两种玻璃膨胀系数不同，在环状部位产生一圈永久应力，用力一折即平整断裂，不易产生玻璃屑和微粒。点刻痕易折安瓿是在曲颈部分刻有一微细的刻痕，在刻痕上方中心标有直径为2mm的色点，折断时施力于刻痕中间的背面，折断后，断面平整。

粉末安瓿用于分装注射用粉末或结晶性药物。为便于将药物装入瓶内，一般将瓶加工成口颈粗或带喇叭口，瓶身与颈同粗，在颈与身的连接处吹有沟槽，以便临用时锯开，将注射溶剂顺利灌入，此种安瓿使用不便。

（2）安瓿的质量要求　由于注射液的性质不同以及在制备过程中需经高温灭菌，并且还要在不同的环境下长期贮藏，因此，药液与玻璃表面在长期接触过程中能互相影响，使注射剂发生pH改变、沉淀、变色、脱片等变质现象。所以安瓿的质量对注射剂的质量有很大影响。安瓿的质量应达到如下要求：①无色透明，便于检查注射剂的澄明度、杂质以及变质情况；②膨胀系数小、耐热性好，能耐受洗涤和灭菌过程中产生的冲击，在生产过程中不易冷爆破裂；③有足够的物理强度，能耐受热压灭菌时所产生的压力差，生产、运输、贮藏过程中不易破损；④化学稳定性高，不易被药液侵蚀，也不改变溶液的pH；⑤熔点较低，易于熔封；⑥不得有气泡、麻点及砂粒。

（3）安瓿的质量检查　为了保证注射剂质量，对所选用的安瓿要进行下列质量检查：①物理检查，包括外观、尺寸、内应力、清洁度、热稳定性等；②化学检查，如耐酸性、耐碱性检查和中性检查；③装药试验，当安瓿材料变更时，应作装药试验，证明无影响才能应用。

2. 安瓿的处理

(1) 安瓿的洗涤　先将安瓿灌满纯化水，100℃蒸煮 30min 后再进行洗涤。目的是使瓶内灰尘和附着的砂粒等杂质经加热浸泡后落入水中，易于洗涤干净，同时也能使玻璃表面的硅酸盐水解，微量的游离碱和金属离子溶解，提高安瓿的化学稳定性。

安瓿的洗涤方法如下。

① 甩水洗涤法。将安瓿通过灌水机灌满滤净的纯化水后，用甩水机使水甩出，如此反复 3 次，即能达到清洗目的。此法洗涤安瓿生产效率高、劳动强度低，符合大生产需要。但洗涤质量欠佳，一般仅限于 5mL 以下的安瓿。

② 气水喷射洗涤法。是目前生产上认为最有效的洗瓶方法，该法利用过滤的纯化水与过滤的压缩空气，由针头喷入安瓿内交替喷射洗涤。压缩空气的压力控制在 294.2～392.3kPa 之间，冲洗顺序为气→水→气→水→气，洗涤 4～8 次。为防止压缩空气中带入油雾而污染安瓿，应对压缩空气进行净化处理，即将压缩空气先冷却，待压力平稳后再经纯化水洗，经焦炭（或木炭）、泡沫塑料、瓷圈、砂芯滤棒等过滤，使空气净化。洗涤水和空气也可用微孔滤膜过滤。近年来国内有采用无润滑油空气压缩机，此种压缩机出来的空气含油雾较少，过滤系统可以简化。

③ 超声波洗涤法。采用超声波洗涤与气水喷射洗涤相结合的方法。先超声波粗洗，再经气→水→气→水→气精洗。该法是最佳的洗瓶方法。

(2) 安瓿的干燥与灭菌　将洗涤后的安瓿倒置或平放于盒内，置烘箱内 120～140℃干燥 2h 以上，若用于盛装无菌操作药物或低温灭菌的安瓿则需 180℃干热灭菌 1.5h 或 200℃干热灭菌 45min 以上。

大生产多采用隧道式干热灭菌机进行安瓿的干燥，此设备隧道内平均温度 200℃左右，有利于安瓿连续化生产。亦有采用电热红外线隧道式自动干燥灭菌机、电热远红外线隧道式自动干燥灭菌机进行安瓿的灭菌处理，具有干燥速度快、产量大、效率高及节能的特点。

灭菌后的安瓿应有净化空气保护，防止污染。

三、注射剂原液的配制

1. 原辅料的质量要求与投料计算

(1) 原辅料的质量要求　配制注射剂的原辅料，必须符合《中国药典》2015 年版或部颁标准的规定。由于注射剂的特殊要求，有些原辅料可根据具体情况和要求，除按药典规定外，还应制定“厂内标准”。同一药厂生产的原辅料，由于批号不同，配制成注射剂的质量可能出现差异，所以在生产前应作小样试制，检验合格后才能应用，否则会造成重大损失。若在生产时没有专供注射用规格的原料，而医疗上又的确需要，则可将普通药用原料进行精制，达到注射原料标准，并报有关部门批准后方可使用。活性炭应使用针剂用规格。

(2) 投料计算　配液前，应按处方规定计算原料的用量。如果原料在灭菌后含量下降时，应酌情增加投料量；若原料中含有结晶水时应注意换算。

投料量可按下式计算：

$$\text{原料实际用量}=\frac{\text{原料理论用量}\times\text{成品标示量}}{\text{原料实际含量}} \tag{5-3}$$

$$\text{原料理论用量}=\text{实际配液量}\times\text{成品含量}$$

$$\text{实际配液量}=\text{实际灌注量}+\text{实际灌注时损耗量}$$

例 配制2mL装1%硫酸阿托品注射液2000支，应称取硫酸阿托品原料多少克？（原料实际含量为98%）。

① 计划配液量＝(2＋0.15)×2000＝4300（mL）

0.15mL系《中国药典》2015年版增加装量规定。

② 实际配液量＝4300＋(4300×5%)＝4515（mL）

5%为实际灌注时损耗量。

③ 原料理论量＝4515×1%＝45.15（g）

④ 原料实际用量$=\dfrac{45.15\times 100\%}{98\%}=46.07$（g）

药典规定硫酸阿托品注射液的含量应为标示量的95%～105%，故按平均值100%计。

答 配制2mL装1%硫酸阿托品注射液2000支，应称取硫酸阿托品46.07g，若在灭菌或贮藏过程中含量下降者，可适当提高“相当标示量的百分数”。

2. 配制用具的选择与处理

用于注射剂生产的配制用具和容器应不影响药液的稳定性，通常采用不锈钢夹层配液罐，并装配轻便式搅拌器，夹层锅既可通蒸汽加热，又可通冷水冷却。还可选用搪瓷、中性玻璃、耐酸耐碱陶瓷、不锈钢及无毒聚乙烯、聚氯乙烯塑料等加工制成的容器。

配制用具和容器在使用前，应先用洗涤剂等清洁液洗净，临用前再用新鲜注射用水荡洗或灭菌后备用。玻璃器具可加重铬酸洗液处理，然后用纯化水和注射用水冲洗。橡皮管道先用纯化水蒸煮搓洗，再用注射用水反复抽洗。

3. 配制方法

注射液配制分为稀配法与浓配法。质量好的原料可采用稀配法，即将原料加入所需的溶剂中，一次配成所需的浓度，小剂量注射剂的配制通常用稀配法；质量较差的原料采用浓配法，即将全部原料药物加入到部分注射用溶剂中配制成浓溶液，加热过滤或冷藏后过滤，再用注射用溶剂稀释至所需浓度，此法可将溶解度小的杂质在浓配时过滤除去，适用于大剂量注射剂的配制。

在药液的配制过程中应注意：①毒性药品的配制要特别谨慎，仪器、用具宜分开使用，防止交叉污染；②性质不稳定的药剂应按处方先将增加稳定性的附加剂溶于注射用溶剂中，再加入不稳定的药物进行溶解，必要时还要控制温度和避光操作；③如处方中含两种或多种药物时，难溶性药物宜先溶；④如有易氧化药物需加抗氧剂时，应先加抗氧剂，后加药物；⑤为防止有效成分被吸附，小剂量注射液如生物碱盐等最好不要用活性炭处理，若澄明度不佳而必须使用时，最好选用一级针用活性炭，用量为配液量的0.02%～1%；⑥活性炭在酸性溶液中吸附作用较强，在碱性溶液中有时出现“胶溶”或脱吸附作用，反而使溶液中的杂质增加，故活性炭最好用酸处理并活化后使用。

药液配好后为保证质量，应取样进行半成品的测定，内容包括pH检查、含量测定等，合格后方可滤过灌封。

若配制油性注射液，用具应充分干燥，而注射用油则在150～160℃灭菌1～2h，冷却后进行配制。

四、注射液的滤过

滤过是借多孔性材料通过机械过筛或滤器的深层截留，使固体微粒与液体分离，为注射剂制备的重要步骤之一，是保证药液澄明度的关键工序。

1. 滤器

参见本书第三章第五节过滤与空气净化。

2. 滤过

（1）高位静压滤过装置　利用液位差所产生的压力进行过滤，适用于生产量不大、缺乏加压或减压设备的情况，一般将药液贮罐置于高处，通过管道滤过传到低处进行灌封。此法压力稳定，但滤速较慢。

（2）减压滤过装置　该设备要求简单，但压力不够稳定，操作不当，易使滤层松动，影响质量，适应于各种滤器。整个系统工作时处于密封状态，可进行连续操作。为保证药液不被污染，凡进入系统的空气均需经过过滤。

（3）加压滤过装置　该类装置在药厂大生产中经常使用。系统压力稳定，滤速快、质量好、产量高。由于全部装置保持正压，滤过时若中途停顿，对滤层影响也较小，同时外界空气也不易漏入滤过系统。但此法需要离心泵和压滤器等耐压设备，可用于配液、滤过及灌封工序在同一平面的情况。为防止污染，无菌过滤宜采用此法。

滤过后的药液，必须进行可见异物检查或不溶性微粒检查，合格后方可灌装。

五、注射液的灌封

药液滤过经可见异物检查合格后，应立即灌封，以减少污染。灌封室是灭菌制剂制备的关键区域，生产环境要严格控制，达到 A 级或 B 级的洁净室。

灌封包括药液灌注和封口两步。

1. 药液灌装

药液灌装时，为了保证注射剂使用时有足够的剂量，灌注剂量应略高于标示量。《中国药典》2015 年版规定，灌装标示量为不大于 50mL 的注射剂，应按表 5-4 适当增加装量。除另有规定外，多剂量包装的注射剂，每一容器的装量不得超过 10 次注射量，增加装量应能保证每次注射用量。

表 5-4　注射液装量增加量

标示装量/mL	增加量/mL		标示装量/mL	增加量/mL	
	易流动液体	黏稠液		易流动液体	黏稠液
0.5	0.10	0.12	10	0.50	0.70
1	0.10	0.15	20	0.60	0.90
2	0.15	0.25	50	1.0	1.5
5	0.30	0.50			

药液灌注时应注意：①剂量准确；②避免灌注针头与安瓿颈内壁碰撞；③药液不黏附安瓿颈壁；④接触空气易变质的药物，在灌装过程中应排出容器内空气（填充二氧化碳或氮等气体），立即熔封或封严。

小量生产或试制使用可用手工灌注器，有竖式和横式两种，其结构原理相同，图 5-1 为竖式灌注器。单向活塞控制药液向一个方向流动，当注射器芯向上提时，器内压力减少，下面活塞开放将药液吸入，上面活塞关闭。注射器芯下压，压力增大，上面活塞开放，并将药液压出，而下面活塞则关闭。一吸一注达到灌注药液的目的。容量调节螺丝上下移动，可控制注射器针筒芯拉出的距离以决定抽取药液的容量。

大量生产用机械灌装，主要用洗灌封联动机完成，该设备具有结构紧凑、操作方便、经济效益高等优点。

2. 封口

安瓿的封口有手工熔封、机械熔封两种。安瓿封口要严密不漏气，颈端圆整光滑，无尖头和小泡。目前，国家规定封口方法必须采用直立（或倾斜）旋转拉丝式封口。拉丝封口严密，不易出现毛细孔。

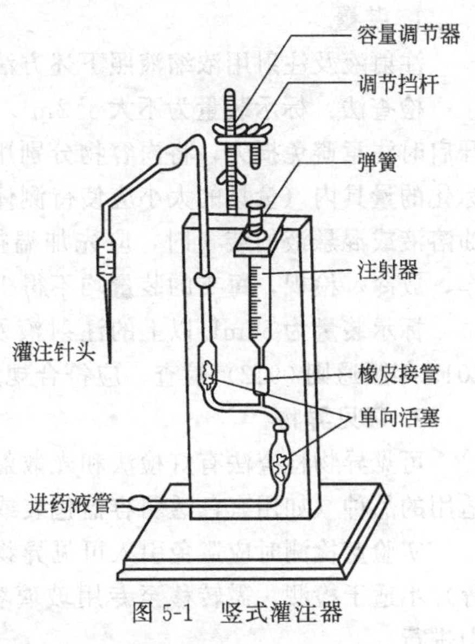

图 5-1　竖式灌注器

灌装与封口过程中，因操作方法或生产设备原因，可出现以下问题：①灌装剂量不准确，主要原因是剂量调节装置的螺丝松动所引起；②安瓿出现毛细孔，因熔封火焰强度不够，导致安瓿封口不严密；③安瓿出现大头（鼓泡）或瘪头现象，火焰太强导致大头，安瓿受热不均匀形成瘪头；④安瓿产生焦头，产生的原因是药液灌装时黏附瓶颈所致，可通过灌注器的位置应高于贮液瓶的位置、抽液与插针头的动作要协调、针头插入的位置要端正、用硅油处理针头、用注射用水所产生的高压蒸汽冲洗安瓿颈部内壁等措施加以解决。

六、注射液的灭菌与检漏

1. 注射液的灭菌

安瓿经过熔封后应立即灭菌，一般注射剂的生产从配制到灭菌应在 12h 内完成。灭菌的方法与灭菌时间要根据药物的性质来选择，既要保证灭菌效果，又不会影响主药的疗效与稳定性，必要时可采取几种灭菌方法联用。一般小剂量的注射液如 1～5mL 安瓿剂可用流通蒸汽 100℃灭菌 30min，10～20mL 安瓿剂使用 100℃灭菌 45min；对热稳定的药物，宜采用热压 115℃灭菌 30min。

2. 检漏

安瓿熔封时因各种原因可导致少数安瓿顶端留有毛细孔或微小的裂缝，造成漏气或药液渗出。漏气的安瓿在贮存过程中因与空气接触以及温度变化等因素，引起药液逐渐变质，产生沉淀或污染微生物，给临床用药带来危险；甚至安瓿内药液泄漏，污染包装纸盒，造成极大浪费。因此，注射液在灭菌时或灭菌后，按规定应采用减压法或其他适宜方法进行安瓿检漏。

检漏可采用灭菌检漏两用灭菌器。灭菌完毕后，稍开柜门，从进水管放进冷水淋洗安瓿使温度降低，然后关紧柜门并抽气，灭菌器内压力逐渐降低。如有漏气安瓿，则安瓿内空气被抽出。当真空度达到 85.3～90.6kPa 后，停止抽气。将有色溶液（如 0.05％曙红、亚甲蓝或酸性大红 G 溶液）吸入灭菌柜中至淹没过安瓿后，关闭色水阀，开启放气阀，再将有色溶液回贮器中，开启柜门，将注射液车架推出，淋洗后检查，剔去带色的漏气安瓿。也可将灭菌后的安瓿趁热浸入有色溶液中，当冷却时，由于漏气安瓿内部压力低，有色溶液即从漏气的毛细孔进入安瓿，使药液染色，从而达到检漏的目的。此外还可将安瓿倒置或横放于灭菌器内，灭菌与检漏同时进行。以上检漏方法均较简便，可根据情况选用。

七、注射剂的质量标准

按《中国药典》2015 年版规定，除另有规定外，注射剂应进行以下相应检查。

1. 装量

注射液及注射用浓缩液照下述方法检查，应符合规定。

检查法：标示装量为不大于 2mL 者取供试品 5 支，2mL 以上至 50mL 者取供试品 3 支；开启时注意避免损失，将内容物分别用相应体积的干燥注射器及注射针头抽尽，然后注入经标化的量具内（量具的大小应使待测体积至少占其额定体积的 40%），在室温下检视；测定油溶液或混悬液的装量时，应先加温摇匀，再用干燥注射器及注射针头抽尽后，同前法操作，放冷，检视，每支的装量均不得少于标示量。

标示装量为 50mL 以上的注射液及注射用浓缩溶液照最低装量检查法（《中国药典》2015 年版通则 0942）检查，应符合规定。

2. 可见异物

可见异物检查法有灯检法和光散射法。一般常用灯检法，也可采用光散射法。灯检法不适用的品种（如用有色透明容器包装或液体色泽较深的品种）应选用光散射法。

实验室检测时应避免引入可见异物。当供试品溶液的容器（如不透明、不规则形状容器等）不适于检测，需转移至专用玻璃容器中时，均应在 A 级的洁净环境（如层流净化台）中进行。

照可见异物检查法（《中国药典》2015 年版通则 0904）检查，应符合规定。

3. 不溶性微粒

不溶性微粒检查是在可见异物检查符合规定后，用以检查溶液型静脉用注射剂中不溶性微粒的大小及数量。除另有规定外，测定方法一般先采用光阻；当光阻法测定结果不符合规定或供试品不适于用光阻法测定时，应采用显微计数法进行测定，应符合规定，并以显微计数法的测定结果作为判定依据。

4. 无菌

照无菌检查法（《中国药典》2015 年版通则 1101）检查，应符合规定。

5. 细菌内毒素或热原

除另有规定外，静脉用注射剂按各品种项下的规定，照细菌内毒素检查法（《中国药典》2015 年版通则 1143）或热原检查法（《中国药典》2015 年版通则 1142）检查，应符合规定。

6. 其他检查项目

每个注射剂品种应根据药物性质或生产工艺要求可检查主药含量、鉴别、pH 等。

八、注射剂的印字与包装

注射剂经质量检查合格后可进行印字与包装。通常在安瓿上印上注射剂的名称、规格及批号等。目前使用印字包装机取代手工印字包装，使印字、装盒、贴签及包装等联成一体的半自动生产线，提高了安瓿的印字和包装效率。

包装对保证注射剂在贮存期的质量具有重要作用，应该认真对待。包装盒内应放入说明书，盒外应贴标签。说明书和标签是供临床用药的重要参考资料。说明书和标签上必须注明药品的品名、规格、生产企业、批准文号、生产批号、主要成分、适应证、用法、用量、禁忌、不良反应和注意事项等。加有抑菌剂的注射剂，在标签中应标明所加抑菌剂的名称与浓度。

除另有规定外，注射剂应遮光贮存。

九、注射剂举例

例 1 盐酸普鲁卡因注射液

本品为盐酸普鲁卡因加氯化钠适量使成等渗的灭菌水溶液。含盐酸普鲁卡因（$C_{13}H_{20}N_2O_2 \cdot HCl$）应为标示量的95.0%～105.0%。

【处方】

盐酸普鲁卡因	20.0g	0.1mol/L盐酸	适量
氯化钠	4.0g	注射用水	加至1000mL

【制法】 在配制容器中，取约800mL的注射用水，加入氯化钠，搅拌溶解，再加盐酸普鲁卡因使之溶解，加入0.1mol/L的盐酸溶液调节pH，再加注射用水至足量，搅匀，用垂熔玻璃漏斗与膜滤器滤过，分装于中性玻璃容器中，封口，用流通蒸汽100℃灭菌30min。瓶装者可适当延长灭菌时间（100℃灭菌45min）。

【注】 ① 本品为局部麻醉药，用于封闭疗法、浸润麻醉和传导麻醉。

② 本品为酯类药物，易水解生成对氨基苯甲酸与二乙氨基乙醇，此分解产物无明显的麻醉作用。保证本品的稳定性的关键是调节pH，故本品应用盐酸溶液调pH在3.5～5.0。灭菌温度不宜过高，时间不宜过长。

③ 氯化钠用于调节等渗，实验表明还有稳定本品的作用。未加氯化钠的处方，一个月分解1.23%，加0.85%氯化钠的仅分解0.4%。

④ 极少数病人对本品有过敏反应，故用药前询问病人过敏史或做皮试。

例2　盐酸肾上腺素注射液

本品为肾上腺素加盐酸适量，并加氯化钠适量使成等渗的灭菌溶液。含肾上腺素（$C_9H_{13}NO_3$）应为标示量的85.0%～115.0%。

本品中可加适宜的稳定剂。

【处方】

肾上腺素	10g	焦亚硫酸钠	2g
盐酸（36%C.P.）	约5.47mL	EDTA-2Na	2g
氯化钠	88g	注射用水	加至10000mL

【制法】 将氯化钠、焦亚硫酸钠、EDTA-2Na溶于通二氧化碳或氮气饱和的适量注射用水中。另取少量注射用水用二氧化碳或氮气饱和，加盐酸搅匀后，加肾上腺素搅拌使完全溶解。将两液合并，以二氧化碳或氮气饱和的注射用水加至全量。用盐酸（1mol/L）或氢氧化钠（1mol/L）调整pH为3.0～3.2。在二氧化碳或氮气流下过滤，分装于安瓿中，安瓿空间填充二氧化碳或氮气，封口。以100℃流通蒸汽灭菌15min即得。

【注】 ① 肾上腺分子中有邻二酚结构，易氧化变质。空气中的氧、光、热以及微量金属离子均为促使其氧化变质的外界条件。氧化变质过程极为复杂，最后呈现红色至棕色，甚至产生沉淀。为了避免氧化变质，除加入焦亚硫酸钠抗氧剂外，还可在溶液中和安瓿空间通入二氧化碳或氮气，以逐出氧；加金属螯合剂（如EDTA-2Na）；操作中避免与光线及金属接触；控制溶液的pH、灭菌温度和时间等，防止肾上腺素失效。

② 一般生产单位控制pH为3.0～3.2，《中国药典》2015年版规定为2.5～5.0。

③ 肾上腺素难溶于水，故应加入盐酸使成盐而溶解。亦可以酒石酸代替，使成酒石酸盐，也能促使肾上腺素溶解。

④ 处方中所加氯化钠系调节溶液的渗透压，使注射液与血液呈等渗。

第五节　粉针剂

一、概述

凡遇热不稳定或在水溶液中不稳定的药物，如青霉素、头孢菌素类及一些酶制剂（胰蛋白酶、辅酶 A）等生物制剂，加热易被破坏，在水溶液中也容易水解，故只能采用无菌操作工艺将其制成注射用无菌粉末，临用前加溶剂溶解、分散供临床注射用，该剂型称为注射用无菌粉末，简称粉针剂。

粉针剂的生产必须在无菌室内进行，其质量要求与注射用水溶液基本一致，应符合《中国药典》2015 年版中关于注射用药物的各项规定及注射用无菌粉末的各项检查。

二、粉针剂的制备

粉针剂可根据生产工艺条件和药物性质不同有两种制备方法，一种是将原料药精制成无菌粉末直接进行无菌分装，制成品为无菌分装制品，如青霉素；另一种是将药物配成无菌溶液或混悬液，无菌分装后，再进行冷冻干燥得到冻干粉末（块），该产品也称冻干制品。

1. 注射用无菌粉末直接分装法

注射用无菌粉末直接分装法是将符合注射用要求的药物粉末，在无菌操作条件下直接分装于洁净灭菌的小瓶或安瓿中，密封制成的粉针剂。操作条件的空气洁净度应在 A 级。

（1）生产工艺

① 原材料准备。无菌原料可采用灭菌溶剂结晶法、喷雾干燥法及发酵法制备；必要时应在无菌条件下进行粉碎、过筛等操作。

② 容器的处理。安瓿或小瓶及胶塞均按规定方法处理后灭菌。玻璃瓶应在 200℃干热灭菌 45min；胶塞洗净后用硅油处理，硅油应在 180℃加热 1.5h 去热原后方可使用，再用 125℃干热灭菌 2h。灭菌空瓶的存放柜应有净化空气保护，存放时间不超过 24h。

③ 分装。在高度洁净的无菌室中按无菌操作法进行分装。分装室的相对湿度必须控制在分装产品的临界相对湿度以下。分装过程中应注意抽样检查装量差异。分装后，小瓶立即加塞铝盖密封，安瓿熔封。药物的分装及安瓿的封口宜在局部 A 级层流条件下进行。目前使用的分装机械有螺旋自动分装机、插管式及真空吸粉式分装机等。此外，青霉素分装车间不得与其他抗生素分装车间轮换生产，以防交叉污染。

④ 灭菌和异物检查。对于耐热的品种，可进行补充灭菌，以确保用药安全与稳定。对于不耐热的品种，必须严格按无菌操作法操作，产品不再灭菌。异物检查一般在传送带上目检。

⑤ 贴签（印字）包装。贴有药物名称、规格、批号、用法等的标签，并装盒。

（2）注射用无菌粉末直接分装法存在的问题

① 装量差异问题。药粉因吸潮而导致黏性增加，流动性下降；药粉的物理性质如晶型、粒度、粉末松密度及机械设备性能等因素均能影响装量差异；应根据具体情况采取相应措施加以克服。

② 无菌问题。在药粉分装工艺中，染菌的环节比较多，而药品进行无菌检查时，只能说明抽查部分产品，即便是检查结果无菌，但不能代表全部产品完全无菌。故为保证用药安全，解决无菌分装过程中的污染问题，应注意生产的各个环节，包括无菌室的环境。

③ 吸潮变质问题。在贮存过程中，瓶装无菌粉末时有发生吸潮变质现象。这是因为橡胶塞的透气性及铝盖轧封不严所致。因此，应对所有橡胶塞进行密封防潮性能测定，选择性能好的橡胶塞，同时铝盖压紧后瓶口烫蜡，防止水汽透入。

2. 冷冻干燥法

注射用冷冻干燥制品是将药物制成无菌水溶液，进行无菌灌装，再经冷冻干燥，在无菌的条件下封口制成的粉针剂。此法所制产品呈多孔疏松结构，并保持了原冻结前的体积，加水后极易溶解，恢复药液原有的特性；由于是在低温高真空条件下干燥，制品未受热而变化或氧化，特别适用于不耐热药品的干燥。冷冻干燥中，可除去95%～99%的水分，这有利于制品的长期保存。

冷冻干燥是将需要干燥的药物溶液预先冻结成固体，然后在低温低压条件下，从冻结状态不经过液态而直接升华除去水分的一种干燥方法。其工艺过程为：测定产品的低共熔点→预冻→升华干燥→再干燥等。某些熔点较低或结构较复杂黏稠的物料如蜂蜜、蜂王浆等需采用反复冷冻升华法。

例　注射用细胞色素C

【处方】	（每支配方）		亚硫酸钠	2.5mg
	细胞色素C	15mg	亚硫酸氢钠	2.5mg
	葡萄糖	15mg	注射用水	0.7mL

【制法】　在无菌操作室内称取细胞色素C、葡萄糖，置于适当无菌容器中，加无菌注射用水，在氮气流下加热（75℃以下），搅拌使溶解，再加入抗氧剂溶解，用氢氧化钠溶液（2mol/L）调节pH7.0～7.2，然后加配制量的0.1%～0.2%针用规格活性炭，搅拌数分钟，用无菌抽滤漏斗铺两层灭菌滤纸滤过，滤液送检，含量和pH合格后，以灭菌的G_6垂熔玻璃漏斗精滤，分装于瓶中低温冷冻干燥约34h，在无菌条件下塞上胶塞，扎盖即得。

【注】　① 本处方测得的最低共熔点为－27℃。

② 细胞色素C为含铁卟啉的结合蛋白质，溶于水，易溶于酸性溶液。其氧化型水溶液呈深红色，其还原型水溶液呈桃红色，对热稳定。

第六节　输液剂

一、概述

输液剂（infusion solution）是指由静脉滴注输入人体内的大剂量（一次给药在100mL以上）注射液。使用时通过输液器以适当的滴速持续而稳定地滴入静脉，用以补充体液、电解质，提供营养物质或稀释毒物和排泄毒素，也常把输液剂作为载体将多种注射液如抗生素类、强心类药物加入其中供静脉滴注，达到迅速起效的目的。由于给药剂量和给药途径与小剂量注射剂不同，所以在质量要求、生产工艺、设备、包装材料和临床应用等方面均有一定差异。

1. 输液剂的种类

（1）电解质输液剂　用以补充体内水分与电解质，纠正体内酸碱平衡。如氯化钠注射液、复方氯化钠注射液、乳酸钠注射液等。

（2）营养输液剂　营养输液剂主要为患者提供营养成分，其中包括糖类输液、氨基酸输液、脂肪乳剂输液和维生素等。糖类输液最常用的为葡萄糖注射液，根据临床要求也可用果糖注射液、木糖醇注射液等。氨基酸输液与脂肪乳剂输液均可提供营养和能量，脂肪乳剂必须单独输入。

（3）胶体输液剂　胶体输液剂是一种与血浆等渗及有近似黏度的胶体溶液，又称血浆代用液，用于增加血容量和提高血压。必要时可与氨基酸输液合用，可克服单独使用时只有增加血容量而无营养功能的缺点。如右旋糖酐注射液、淀粉衍生物注射液、明胶注射液、聚维酮（PVP）注射液等。

2. 输液剂的临床应用

(1) 用于严重呕吐、腹泻等原因引起的严重失水用电解质紊乱而需要补充水分和电解质的患者。

(2) 用于食物、药物或农药中毒，通过输液剂扩充血容量、稀释毒素、改善血循环、加速利尿以促使毒素排泄。

(3) 用于大量失血及重症感染性休克等引起的有效血循环量减少，通过输液剂以扩充血容量，改善血循环和防止休克。

(4) 用于酸中毒或碱中毒（代谢性或呼吸性），通过输液剂调节体液酸碱平衡。

(5) 对不能进食的患者，通过输液剂补给营养、热量和水分。

3. 输液剂的质量要求

输液剂的质量要求与安瓿剂基本相同，但因注射剂量较大，所以在制备时还应注意以下问题。

(1) 输液剂中不得添加任何抑菌剂。

(2) pH在保证药物疗效和稳定性基础上，力求接近人体血液的正常值，避免pH过低过高引起机体酸碱中毒。

(3) 渗透压应为等渗或偏高渗，不能配制成低渗溶液，因为低渗溶液大量输入人体后会产生溶血现象。

(4) 应无毒副反应，输入体内不引起血象的任何异常变化，对肝脏、肾脏等无损害作用。对某些输液剂还要求无过敏性的异性蛋白及降压物质。

(5) 应澄明，无菌，无热原反应。

二、输液剂的制备

1. 输液剂制备的生产工艺流程

输液剂制备的生产工艺流程如下：

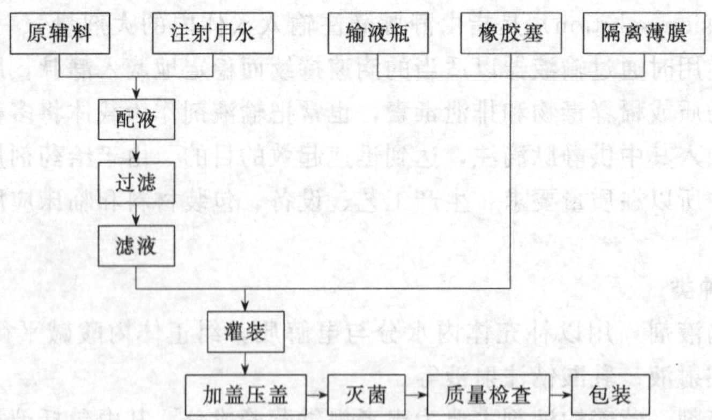

2. 输液剂车间的一般要求

输液剂车间按GMP要求应采用洁净技术，输液剂的配制要求在洁净度B级条件下操作；滤过和灌封应在A级条件下操作。洁净室温度18～24℃，相对湿度为45%～65%，室内正压大于4.9Pa。

3. 输液剂包装容器的质量要求与处理

(1) 输液瓶　我国目前生产输液剂仍以玻璃输液瓶为主。按玻璃类型分为Ⅰ型和Ⅱ型，应标记在瓶子底部。Ⅰ型为硼硅盐玻璃，Ⅱ型玻璃为经过内表面处理的普通钠钙玻璃。Ⅱ型玻璃仅适用于一次性使用的玻璃输液瓶。输液瓶的外观应无色透明，光滑均匀、端正、无条纹、无气泡等；瓶口内径适度、无毛口，利于密封。

除玻璃输液瓶外，亦可采用聚丙烯塑料瓶和无毒软聚乙烯塑料袋，具有无毒、质轻、不易破损、耐压、耐腐蚀、重量轻等优点。

① 新瓶的处理。先用常水冲洗瓶的表面，除去灰尘，再清洗内壁，倒置沥干；用清洁液荡涤整个内壁，放置。临用前先用纯化水冲去清洁液，再用注射用水冲洗，灌注药液前用过滤注射用水倒冲，备用。药厂大量生产时多用冲瓶机洗涤。

② 回收旧瓶的处理。先去掉标签和瓶塞，再用合成洗涤剂刷洗瓶的表面和内壁，以饮用水冲洗干净后再按新瓶处理法进行处理。若瓶内外污染严重不宜使用。

③ 塑料袋和塑料瓶的处理。先灌入已滤过的注射用水，热压灭菌，临用时再用滤过的注射用水荡洗三次，即可灌装药液。

(2) 橡胶塞　橡胶塞的质量直接影响到输液剂质量，所以橡胶塞应具有较高的化学稳定性和较小的吸附性，富有弹性和柔曲性，表面光滑，不易老化，并能耐高温高压灭菌。目前我国使用的橡胶塞为卤化丁基橡胶塞，属一类药包材，其质量应符合 CFDA 颁布的《直接接触药品的包装材料和容器管理办法》以及其他有关规定。

卤化丁基橡胶塞使用前的处理方法：通常以超声波清洗，将清洗液放入槽内，经过超声清洗，通过超声波的作用，把胶塞表面附着的东西清洗下来，再用注射用水漂洗多次或酌情在漂洗水中添加清洗剂清洗，清洗完后，一般采用温度不超过 120℃的热空气吹干；温度过高，会使胶塞变形。注意：不能采用天然橡胶塞的处理方法如酸、碱处理后，再用注射用水漂洗。如果采用这种方式，卤化丁基橡胶塞中橡胶成分将断裂，网状结构被破坏，包裹的填充剂裸露，在水的作用下脱落下来，导致药液产生不溶性，可见白点。

(3) 隔离薄膜　输液与橡胶塞接触后，其中一些物质能进入药液，使药物溶液出现异物或浑浊，有些药物还可与橡胶塞中的成分发生化学反应。因此，为了减少橡胶塞对药液的污染，还应在橡胶塞下衬垫隔离薄膜。常用隔离薄膜有聚酯薄膜和聚丙烯薄膜。前者适用于微酸性药液，后者适用于微酸或微碱性药液。

聚酯薄膜的处理方法为：①将薄膜刷去细屑，捻开，置于含 0.9%氯化钠的 85%乙醇的滤清溶液中，浸泡 12h 以上，解除静电效应并除去有机质，洗去吸附的尘埃，漂洗干净；②放入滤过的纯化水中，煮沸 30min 或在纯化水中用 68.7kPa(0.7kgf/cm^2) 压力灭菌 15～30min，并用滤过的注射用水漂洗至水中无白点、纤维等异物为止；③浸泡在澄清的注射用水中备用。

因聚酯薄膜长时间浸泡在乙醇中会发生醇解，故应即洗即用。

聚丙烯薄膜的处理方法与聚酯薄膜基本相同，只是不加热，而以 10%盐酸浸泡 12h，取出搓洗至无异物。

4. 原辅料的质量要求

输液剂应选择优质高纯度的注射用规格的原辅料配制。如原辅料不纯，含有杂质，会影响澄明度，且注射后会产生副作用。配制输液剂的原料其包装上必须注有“供注射用”字样才能应用。

每批原辅料在使用前应检查包装是否严密，有无受潮、发霉、变质等现象，如有上述情况发生，则不能用于配制输液剂。制备代血浆用的右旋糖酐是利用微生物发酵制得的，故需进行异性蛋白测定和安全试验，以确保临床使用安全。

输液剂配制所用的溶剂必须是符合要求的新鲜注射用水。

输液剂配制过程中涉及的其他辅料也应按注射用规格要求进行选择，如活性炭。市售药用规格含硫化物及重金属较多，会影响产品质量，需经精制处理，符合针剂用活性炭要求后才能使用。

5. 输液剂的配制

输液剂的配制多在带有夹层的不锈钢或搪瓷玻璃罐内进行。有两种配制方法。

(1) 浓配法 将原料药物加部分注射用水，加热使溶解，配成浓溶液，如葡萄糖注射液配成50%～70%的浓溶液、氯化钠注射液配成20%～30%的浓溶液，经煮沸、加活性炭吸附、冷藏、过滤等，再用注射用水稀释至所需浓度。此法用于原料质量虽符合《中国药典》2015年版规定的标准，但制成品澄明度较差的输液剂的配制。

(2) 稀配法 准确称取原料药物，直接加注射用水配成所需要的浓度，调节pH即可，必要时可用0.1%～0.3%针用活性炭搅匀，放置约30min即可过滤，此法一般不加热，操作简便。若原料质量较好，澄明度符合规定要求，药液浓度不高，配液量不太大时，可采用稀配法。

配制输液剂时常使用活性炭过滤，以吸附药液中的热原、色素及其他杂质。一般用量为溶液总量的0.2%，吸附时间为20min左右，使用时，一般采用加热煮沸后再冷至45～50℃过滤，也可趁热过滤。活性炭在酸性溶液中吸附力强，在碱性溶液中少数品种会出现“胶溶”现象，造成过滤困难。因活性炭吸附杂质到一定程度后，吸附与脱吸附处于平衡状态时，吸附效力降低，所以活性炭分次吸附比一次吸附效果好。还应注意活性炭对溶解度小的药物如生物碱等也具有吸附作用。

6. 输液剂的滤过

输液剂的滤过方法与滤过装置和一般注射剂基本相同，采用加压过滤法效果比较好。滤过分预滤与精滤两步。一般用陶瓷滤棒、垂熔玻璃滤棒或板框式压滤机作预滤材料，操作时，可在滤棒上先吸附一层活性炭，并在滤过开始后反复进行回滤直至滤液澄明合格为止。滤过过程中，不要随意中断操作，以免冲动滤层，影响滤过质量。精滤多采用微孔滤膜作为滤过材料，常用滤膜孔径为0.65μm或0.8μm，也可采用双层微孔滤膜，上层为3μm微孔滤膜，下层为0.8μm微孔滤膜，这些装置可大大提高输液剂的质量。目前，输液剂生产时也有将预滤与精滤同步进行，采用加压三级滤过装置，即砂滤棒-垂熔玻璃滤球-微孔滤膜，通过密闭管道连接，即提高了滤过效率，又保证了滤液的质量。

7. 输液剂的灌封

药液滤过至澄明度合格后即可灌装于输液瓶或塑料输液袋中。灌封室的洁净度应在100级或局部100级。因此，每次生产时均应进行室内消毒。

用输液瓶灌封分药液灌注、加隔离膜、盖橡胶塞和轧铝盖四步，连续完成。目前生产上多采用自动灌装机灌封，此设备将冲洗输液瓶、灌装、加塞、轧盖等操作工序集于一机完成，整个灌封过程实现了联运化，提高了工作效率和产品质量。

灌装完毕，应进行封口检查，对于轧口松动不紧的输液瓶应及时剔出，以免灭菌时冒塞或贮存时成品变质。

8. 输液剂的灭菌

输液剂灌装完毕后应立即进行灭菌，以减少微生物污染繁殖的机会。从配制到灭菌的时间应尽量缩短，以不超过4h为宜。

由于输液剂容器大、壁厚，灭菌开始时温度应逐渐升高，一般预热20～30min，因为骤然升温，会引起输液瓶爆炸；当灭菌温度达到115℃、68.64kPa(0.7kgf/cm^2)时，维持

30min，待柜内压力下降到零时，放出柜内蒸汽，柜内压力与大气相等后，缓慢打开灭菌柜门，绝不能带压操作，否则将引起严重的人身安全事故。为了减少玻璃瓶爆破及成品漏气，也有在灭菌温度与时间达到后用不同温度的无盐热水喷淋逐渐降温，以降低输液瓶内外压力差，保证产品密封完整。

塑料输液袋的灭菌，常采用 109℃灭菌 45min 或 110℃灭菌 30min。为了防止灭菌时输液袋膨胀破裂，有些采用外加布袋，或在灭菌温与时间达到规定后，通入压缩空气驱逐柜内蒸汽，待冷却后，再打开灭菌柜取出。由于灭菌温度较低，生产过程须注意防止污染。

灭菌条件按《中国药典》2015 年版规定应进行验证，F_0 值应不低于 8min。

9. 输液剂的质量检查

（1）热原及无菌检查　对于输液剂，热原和无菌检查非常重要，必须按《中国药典》2015 年版四部通则规定的方法进行检查。

（2）可见异物与不溶性微粒检查　输液剂的可见异物按《中国药典》规定的方法，用目测检视，应符合可见异物检查判断标准的规定。为提高输液剂的质量，《中国药典》2015 年版四部通则规定了注射液中不溶性微粒检查法，除另有规定外，每 1mL 中含 10μm 以上的微粒不得超过 20 粒，含 25μm 以上的微粒不得过 2 粒。

注射液中不溶性微粒检查方法如下。

① 显微计数法。将药物溶液用微孔滤膜滤过，在显微镜下测定微粒的大小及数目，具体方法参看《中国药典》2015 年版四部通则。

② 光阻法。光阻法的检测原理系当液体中的微粒通过一窄小的检测区时，与流体流向垂直的入射光，由于被不溶性微粒所阻挡，从而使传感器输出的信号变化，这种信号变化与微粒的截面积成正比。要求每 100mL 中含 10μm 以上的不溶性微粒应在 10 粒以下。光阻法不适于混悬液和易析出结晶的制剂。如，甘露醇注射液、乳剂、胶体溶液、脂肪乳等。另外，还可采用库尔特计数器。国内生产的 ZWF-4 型注射液微粒分析仪，也可用于注射液中不溶性微粒的检查。但这些方法均需将输液瓶打开，故只能用于抽检，不能用于常规检查。

（3）pH 及含量测定　根据该品种项下的具体品种要求进行测定。

10. 输液剂的包装

输液剂经质量检查合格后，应贴上标签。在标签上应注明药品名称、规格、批号、含量、用法与用量、注意事项、生产单位等，以免发生差错。贴上标签后即可进行装箱，装箱时注意装严装紧，便于运输。

11. 输液剂举例

例 1　10%葡萄糖注射液　本品为葡萄糖或无水葡萄糖的灭菌水溶液。含葡萄糖（$C_6H_{12}O_6 \cdot H_2O$）应为标示量的 95.0%～105.0%。

【处方】	注射用葡萄糖	100g	注射用水	加至 1000mL
	1%盐酸	适量		

【制法】取处方量注射用葡萄糖，加到煮沸的注射用水中，使成 50%～70%的浓溶液，以盐酸调 pH 至 3.8～4.0，同时加浓溶液量的 0.001g/mL 活性炭混匀，加热煮沸约 20～30min，趁热滤过活性炭。滤液加注射用水至 1000mL，测定 pH 及含量，合格后，反复滤过至澄明即可灌装封口，115℃、68.7kPa 热压灭菌 30min 即得。

【注】① 10%葡萄糖注射液，具补充体液、营养、强心、利尿、解毒作用，用于大量失水、血糖过低等症。

② 葡萄糖注射液有时产生絮凝状沉淀或小白点，主要原因是原料不纯或滤过时漏炭等

原因造成，所以在配制时主要采用浓配法，并加入适量盐酸，中和蛋白质、脂肪等胶粒上的电荷，凝聚后微孔滤膜滤过；在酸性条件下加热的目的是使原料中的糊精水解，蛋白质凝聚，通过加入活性炭吸附滤过除去。采取这些措施在于提高成品的澄明度。

③ 葡萄糖注射液易发生颜色变黄和 pH 下降，若灭菌温度愈高、时间愈长，则变色的可能性愈大，特别是在 pH 不适宜的条件下，加热灭菌可引起显著变色。葡萄糖注射液变色的原因，一般认为葡萄糖在弱碱性溶液中脱水形成 5-羟甲基呋喃甲醛，而 5-羟甲基呋喃甲醛再分解为乙酰丙酸和甲酸，同时形成带色物质，颜色的深浅与 5-羟甲基呋喃甲醛的量成正比。由于 pH3.0 时葡萄糖分解最少，所以在配液时用盐酸调节溶液的 pH 至 3.8～4.0，同时严格控制灭菌温度和受热时间，以保证成品稳定。

例 2 右旋糖酐 20 氯化钠注射液（血浆代用品） 本品为右旋糖酐 20 与氯化钠的灭菌水溶液。含右旋糖酐 20 与氯化钠（NaCl）均应为标示量的 95.0%～105.0%。

【处方】 右旋糖酐 60g 注射用水 加至 1000mL
氯化钠 9g

【制法】 将注射用水加热至沸腾，加入处方量右旋糖酐 20 配成 12%～15%的溶液，加 1.5%活性炭，煮沸约 30min，用砂滤棒压滤脱炭，加注射用水至 1000mL，然后加入氯化钠，溶解，调整 pH 至 4.4～4.9，再加 0.05%活性炭，搅拌，加热至 70～80℃，过滤至药液澄明，灌装，112℃热压灭菌 30min 即得。

【注】 ① 右旋糖酐是蔗糖发酵后生成的葡萄糖聚合物，其通式为 $(C_6H_{10}O_5)_n$，按相对分子质量不同分为中相对分子质量（4.5 万～8 万，称为右旋糖酐 70）、低相对分子质量（2.5 万～4.5 万，称为右旋糖酐 40）和小相对分子质量（1 万～2.5 万，称为右旋糖酐 20）3 种。相对分子质量愈大，在体内排泄愈慢。右旋糖酐 70 一般用于防治低血容量性休克，右旋糖酐 40 和右旋糖酐 20 主要用于改善微循环，防止血管内红细胞聚集，减少血管内血栓形成。

② 由于右旋糖酐是经生物合成法制得，容易夹带热原，故制备时活性炭用量较大。

③ 右旋糖酐溶液的黏度较大，应在较高温度条件下进行过滤。

④ 严格控制灭菌温度和时间。因为右旋糖酐灭菌一次，相对分子质量下降 3000～5000。灭菌后应尽早移出灭菌锅，以免色泽变黄。

⑤ 右旋糖酐在贮藏过程中易析出片状结晶，这与贮存温度和相对分子质量有关。在同一温度下相对分子质量越低越容易析出结晶。

第七节 滴眼剂

一、概述

滴眼剂（eye-drop）系指药物与适宜辅料制成的无菌水性或油性澄明溶液、混悬液或乳状液，供滴入的眼用液体制剂，也可将药物以粉末、颗粒、块状或片状形式包装，另备溶剂，在临用前配成澄明溶液或混悬液。除滴眼剂外，临床上还使用洗眼剂，一般由医院药剂科制备，供眼部冲洗、清洁用，如 0.9%氯化钠溶液、2%硼酸溶液。

滴眼剂用于眼黏膜，每次用量一般 1～2 滴，对眼部起杀菌、消炎、收敛、缩瞳、麻醉等作用。有的在眼球外部发挥作用，有的则要求主药透入眼球内才能产生治疗作用。近年来，为增加药物在作用部位的接触时间，减少用药次数，在适当增加滴眼剂的黏度基础上，还研制出了如眼用膜剂、眼用凝胶制剂、接触眼镜等一些新型眼用剂型，满足临床用药需要。

滴眼剂在生产与贮藏期间应符合以下要求。

① 滴眼剂应在无菌环境下配制，各种器具均需用适当方法清洗干净，必要时进行灭菌。

② 滴眼剂中可加入调节渗透压、pH、黏度以及增加药物溶解度和制剂稳定的辅料，并可加适宜浓度的抑菌剂和抗氧剂。所用辅料不应降低药效或产生局部刺激。

③ 除另有规定外，滴眼剂应与泪液等渗，并应进行渗透压摩尔浓度测定。混悬型滴眼剂的沉降物不应结块或聚集，经振摇应易再分散，并应检查沉降体积比。

④ 用于外科手术、供角膜穿透伤用的滴眼剂应按无菌制剂操作配制，密封于单剂量容器中，且不得加抑菌剂与抗氧剂。

⑤ 滴眼剂的包装容器应无毒，不易破裂，并清洗干净及灭菌，不应与药物或辅料发生理化作用，容器壁要有一定的厚度且均匀，其透明度应不影响澄明度检查。

⑥ 滴眼剂每个容器的装量，除另有规定外，应不超过10mL。

⑦ 除另有规定外，滴眼剂应遮光密封贮存；在启用后最多可使用4周。

二、滴眼剂的质量要求

眼睛属机体最敏感的器官之一，故对滴眼剂的质量要求应类似于注射剂，在pH、无菌、渗透压、澄明度等方面都有相应的要求。

(1) 无菌　正常人的泪液中含有溶菌酶，故有杀菌作用，同时由于泪液不断冲刷眼部，使眼部保持清洁无菌；角膜、巩膜等也能阻止细菌侵入眼球。但当眼部损伤或眼手术后，以上保护机制则消失。因此，对眼部损伤或眼手术后所用的滴眼剂，必须绝对无菌。对于一般用于无眼外伤的滴眼剂要求没有致病菌，尤其不得含有铜绿假单胞菌和金黄色葡萄球菌。

(2) 渗透压　滴眼剂的渗透压应与泪液的渗透压相近。眼球能适应的渗透压范围相当于浓度为0.6%～1.5%的氯化钠溶液，超过2%就有明显的不适。低渗溶液应用等渗调节剂调整成等渗溶液，常用硼酸、氯化钠等。

(3) pH　人体正常泪液的pH为7.4，正常眼可耐受的pH为5.0～9.0，pH6.0～8.0时眼球无不舒适感，当pH小于5.0或大于11.4时则有明显的不适感觉。当pH不当时会而引起的刺激性，增加泪液的分泌，导致药物迅速流失，甚至损伤角膜。眼对碱性比较敏感，较强酸更能使眼损伤。所以滴眼剂的pH应控制在适当范围，并兼顾药物的疗效、稳定性及药剂的刺激性等多方面的情况。

(4) 澄明度与混悬微粒细度　滴眼剂应澄明无异物，特别是不得有碎玻璃屑；混悬液型滴眼剂的颗粒细度要求小于50μm，其中含15μm以下的颗粒不得少于90%，颗粒不得结块，易摇匀。

(5) 黏度　适当增加黏度，提高滴眼剂的稳定性。滴眼剂合适的黏度在4～5cP。

三、滴眼剂中药物的吸收

1. 药物的吸收途径

眼的药物吸收途径有两条，即滴眼剂滴入结膜囊内通过角膜和结膜吸收。一般认为滴入眼中的药物首先进入角膜内，药物透过角膜至前房，而后至虹膜。药物经结膜吸收的途径，并可通过巩膜，到达眼球后部。

滴眼剂滴入眼内时，大部分药物集中在结膜的下穹隆中，借助于毛细管力、扩散力和眨眼反射等，使药物进入角膜前的薄膜层中，并由此渗入到角膜中。角膜前薄膜由脂质外层、水性中层和黏蛋白层组成，它与水性或脂性药物均能相容。

当药物采用滴入方式给药不能透入或透入太慢时，可将其直接注射进入结膜下，药物可借助于简单扩散过程而通过巩膜进入眼内，对睫状体、脉络膜和视网膜发挥作用。若将药物作眼球后注射，药物则同样以简单扩散方式进入眼后段，对眼球后的神经及其他结构发挥作用。

此外，药物尚可通过眼以外的部位给药，但应加大药物剂量才能达到有效治疗浓度。因此，作用于眼部的药物，通常情况下以局部给药为宜。

2. 影响吸收的因素

影响药物在眼部吸收的因素如下。

(1) 药物从眼睑缝隙流失　人的正常泪液容量约为 7μL，若不眨眼则可容纳 30μL 左右的液体。一般的滴眼剂一滴药液约为 50～75μL，滴入眼部后，估计约有 70％的药液从眼溢出而造成损失，若眨眼则有 90％的药液损失；而泪液每分钟能补充总体的 16％，角膜或结膜囊内存在的泪液和药液的容量越小，泪液稀释药液的比例就越大。因此，滴眼剂在临床应用时，应每次多滴进一些药液量或增加滴药次数，有利于提高主药的疗效。

(2) 药物经外周血管消除　当滴眼剂中的药物进入眼睑和结膜囊的同时，也通过外周血管迅速从眼组织消除。结膜含有许多血管和淋巴管，当由外来物引起刺激时，血管处于扩张状态，透入结膜的药物有很大比例进入血液中，有可能引起全身性副作用。

(3) 药物的脂溶性与解离度　药物的脂溶性与解离度同药物透过角膜和结膜的吸收有关。角膜厚度约为 0.5～1mm，角膜的外层为脂溶性上皮层，中间为水性基质层，最内为脂性内皮层，故脂溶性药物（分子型）较易渗入角膜的上皮层和内皮层，水溶性药物（离子型）则比较容易渗入基质层。具有两相溶解的药物容易透过角膜。完全解离或完全不解离的药物则不能透过完整的角膜。当角膜受到某种程度的损伤时，药物的透过可发生很大的改变，通透性大大增加。结膜下为巩膜，水溶性药物易通过，而脂溶性药物则不易渗入。

(4) 表面张力　滴眼剂的表面张力对其与泪液的混合及对角膜的透过均有较大影响。表面张力愈小，愈有利于泪液与滴眼剂的混合，也有利于药物与角膜上皮层接触，使药物容易渗入。

(5) 刺激性　滴眼剂的刺激性较大时，能使结膜的血管和淋巴管扩张，增加了药物从外周血管的消除；同时，由于泪液分泌增多，既能将药物浓度进行稀释，还会增加药物的流失，最终导致药物的吸收减少，药效降低。

(6) 黏度　黏度增加，滴眼剂中的药物与角膜接触时间则延长，例如 0.5％甲基纤维素滴眼剂对角膜接触时间可延长约 3 倍，从而有利于药物的吸收，并可降低药物的刺激性。

四、滴眼剂的附加剂

为了保证滴眼剂的安全、有效和稳定，满足临床用药需要，在滴眼剂的制备中，除主药以外，还可根据加入适当的附加剂。

1. 调整 pH 的附加剂

滴眼剂的 pH 不当可引起刺激性，增加泪液的分泌，导致药物迅速流失，甚至损伤角膜。滴眼剂的最佳 pH，应是刺激性最小、药物溶解度最大和制剂稳定性最强。因此，可选用适当的缓冲液作溶剂，能使滴眼剂的 pH 稳定在一定范围内，既保证对眼无害，又能抵抗包装玻璃的碱性。常用的缓冲液如下。

(1) 磷酸盐缓冲液　以无水磷酸二氢钠和无水磷酸氢二钠各配成一定浓度的溶液，临用时将两种溶液按不同比例混合后得 pH5.9～8.0 的缓冲液，具体比例见表 5-5：其中二液等量配合成的 pH 为 6.8 的缓冲液最常用，该缓冲液适用药物有阿托品、麻黄碱、后马托品、毛果芸香碱、东莨菪碱等。

表 5-5　磷酸盐缓冲液

pH	0.8%磷酸二氢钠/mL	0.94%磷酸氢二钠/mL	使 100mL 溶液等渗应加氯化钠的质量/g	pH	0.8%磷酸二氢钠/mL	0.94%磷酸氢二钠/mL	使 100mL 溶液等渗应加氯化钠的质量/g
5.91	90	10	0.48	6.98	40	60	0.45
6.24	80	20	0.47	7.17	30	70	0.44
6.47	70	30	0.47	7.38	20	80	0.43
6.64	60	40	0.46	7.73	10	90	0.43
6.81	50	50	0.45	8.04	5	95	0.42

(2) 硼酸盐缓冲液　以 1.24%的硼酸溶液及 1.91%的硼砂溶液按表 5-6 比例配合可得 pH 为 6.7～9.1 的缓冲液。硼酸盐缓冲液能使磺胺类药物的钠盐稳定而不析出结晶。

表 5-6　硼酸盐缓冲液

pH	1.24%硼酸/mL	1.91%硼砂/mL	使 100mL 溶液等渗应加 NaCl 的质量/g	pH	1.24%硼酸/mL	1.91%硼砂/mL	使 100mL 溶液等渗应加 NaCl 的质量/g
6.77	97.0	3.0	0.22	8.20	65.0	35.0	0.25
7.09	94.0	6.0	0.22	8.41	55.0	45.0	0.26
7.36	90.0	10.0	0.22	8.60	45.0	55.0	0.27
7.60	85.0	15.0	0.23	8.69	40.0	60.0	0.27
7.87	80.0	20.0	0.24	8.84	30.0	70.0	0.28
7.94	75.0	25.0	0.24	8.98	20.0	80.0	0.29
8.08	70.0	30.0	0.25	9.11	10.0	90.0	0.30

(3) 硼酸缓冲液　以 1.9g 硼酸溶于 100mL 注射用水中制成 1.9%硼酸溶液，pH 为 5，可直接作溶剂。适用于盐酸可卡因、盐酸普鲁卡因、盐酸丁卡因、去氧肾上腺素、盐酸乙基吗啡、甲基硫酸新斯的明、水杨酸毒扁豆碱、肾上腺素、硫酸锌等药物。

2. 调整渗透压的附加剂

除另有规定外，滴眼剂应与泪液等渗。眼球能适应的渗透压范围相当于浓度为 0.8%～1.2%的氯化钠溶液，由于泪液能使滴眼剂浓度下降，渗透压在上述范围以外所产生的刺激性也是暂时的，所以滴眼剂为低渗溶液时应加调节剂调制成等渗，但也可因治疗需要采用高渗溶液。

作为调整渗透压的附加剂常用氯化钠、硼酸、硼砂、葡萄糖等。调整渗透压的计算方法与注射液相同。

3. 抑菌剂

滴眼剂为多剂量型制剂，虽在生产时采用无菌和灭菌措施，但在使用过程中无法始终保证无菌。被污染后的药液不仅会变质、失效，更严重的是能引起病人眼部的继发性感染，甚至丧失视力。为了避免在多次使用后染菌，成品可添加适当的抑菌剂。用于滴眼剂的抑菌剂应具备：①抑菌有效且作用迅速，在两次用药的间隔时间内能达到抑菌，实验条件下要求在 1h 内能将铜绿假单胞菌及金黄色葡萄球菌杀死；②有合适的 pH 范围，无配伍禁忌；③对眼无刺激。滴眼剂常用抑菌剂见表 5-7。

表 5-7 常用抑菌剂及其使用浓度

抑菌剂	浓度	抑菌剂	浓度	
氯化苯甲羟胺	0.01%～0.02%	苯乙醇	5%	
硝酸苯汞	0.002%～0.004%	三氯叔丁醇	0.35%～0.5%	
硫柳汞	0.005%～0.01%	对羟基苯甲酸甲酯与丙酯混合物	甲酯 0.03～0.1%	丙酯 0.01%

单一的抑菌剂，经常因为处方中 pH 不适宜或与其他成分有配伍禁忌不能达到迅速杀菌的目的，尤其是在杀灭铜绿假单胞菌方面，效果不理想。采用复合的抑菌剂可发挥协同作用，例如少量的依地酸钠能使其他抑菌剂对铜绿假单胞菌的作用增强，而依地酸钠本身是没有抑菌作用。个别抑菌剂配合苯氧乙醇后，对铜绿假单胞菌的杀灭能力也有提高，如：①苯扎氯铵加依地酸钠。②苯扎氯铵加三氯叔丁醇再加依地酸钠或羟苯酯类。③苯氧乙醇加羟苯酯类。

4. 增稠剂

滴眼剂的黏度适当增大可使药物在眼内停留时间延长，从而增强药物的作用，同时黏度增加后减少刺激作用，也能增加药效。滴眼剂适宜的黏度在 4.0～5.0cP。

常用的增稠剂有甲基纤维素、聚乙烯醇、聚乙二醇、聚乙烯吡咯烷酮、羟丙基乙基纤维素等。应注意增黏剂与某些抑菌剂有配伍禁忌，如甲基纤维素与某些抑菌剂有配伍禁忌，如羟苯酯类、氯化十六烷基吡啶等，而与酚类、有机汞类、苯扎溴铵无禁忌。

5. 其他附加剂

滴眼剂制备中，如毒扁豆碱、后马托品、乙基吗啡等易氧化的药物需加抗氧剂和金属螯合剂；若溶解度小的药物需加增溶剂或助溶剂。

五、滴眼剂的制备

1. 滴眼剂的制备工艺流程

（1）药物性质稳定的滴眼剂　药物溶解，垂熔玻璃滤器或微孔薄膜器滤过，灭菌，无菌分装。

（2）药物不耐热的滴眼剂　将药物溶解，用垂熔玻璃滤器或微孔薄膜滤器滤过，分装。所有制备过程均采用无菌操作法。

（3）用于眼外伤或眼部手术的滴眼剂　除按上述方法进行制备外，还必须制成单剂量包装的制剂，灌装后用适当方法进行灭菌处理。

2. 容器的处理

滴眼剂的包装材料有玻璃和塑料。中性玻璃对药液的影响小，配有滴管的小瓶，可使滴眼剂保存时间较长。塑料瓶包装价廉、不易碎、轻便，但是塑料瓶会吸收或吸附某些药物，使含量降低影响药效；若用于高浓度的药物则影响不大。因塑料瓶的透气性较好，故不适宜盛装对氧敏感的药物溶液。塑料中的增塑剂或其他成分容易溶入药液中，导致药液不纯。所以若采用塑料瓶作滴眼剂的容器时要通过试验后，才能决定能否使用。塑料瓶有软塑料瓶与硬塑料瓶两种，后者常配有带滴管的密封瓶盖，使用方便。

无菌滴眼剂玻璃容器按安瓿处理方法进行。塑料滴眼瓶可按下法清洗处理：先将封口切开，通过真空灌装器将滤过灭菌注射用水灌入滴眼瓶中，然后用甩水机将瓶中水甩干，如此反复三次，至洗涤液抽样检查符合澄明度要求后，甩干，气体灭菌后通风备用。

橡胶帽可用 0.5%～1.0%碳酸钠煮沸 15min，放冷揉搓，用纯化水冲洗干净，再用

0.3%盐酸煮沸15min，同样用纯化水冲洗干净，最后用滤过注射用水冲至澄明，煮沸灭菌后备用。

3. 药液的配制

滴眼剂的配制一般采用溶解法，即将药物加适量灭菌溶剂溶解后，用微孔滤膜或G_3～G_4垂熔玻璃漏斗滤过至澄明，并从滤器上添加灭菌溶剂至全量，检验合格分装。

配制混悬型滴眼剂，一般是将主药先在无菌乳体中粉碎成极细粉，另取助悬剂（如甲基纤维素、羧甲基纤维素等）加灭菌注射用水配成黏稠液，与主药一起研磨成均匀细腻的糊状，再添加灭菌注射用水至全量，研匀即得。大生产时采用乳匀机搅匀。操作中应避免微生物污染。

4. 药液的灌装

滴眼剂配制成药液后应抽样检查，鉴别试验及含量测定符合规定后可分装于无菌容器中。普通滴眼剂每支装量为5～10mL，供手术用的可装1～2mL。用适当的灭菌方法灭菌。

小量生产常用简易真空灌装器分装，大生产用减压真空灌装法分装。减压真空灌装法是将已清洗干净、灭菌后的容器，小口向下排列在一平底盘中，将盘放入真空箱中，由管道把药液从贮液瓶定量地放入盘中，密闭箱门，抽气减压，瓶中空气从液面下的小口逸出，然后通入空气，恢复常压。药液即灌入瓶中，取出盘子，立即套上橡胶帽密封。分装后经澄明度检查、无菌检查，符合规定即可供临床使用。

5. 质量检查

除另有规定外，滴眼剂应进行以下相应检查。

（1）可见异物　除另有规定外，滴眼剂可照异物检查法《中国药典》2015年版（通则0904）中滴眼剂项下的方法检查，应符合规定。

（2）粒度　除另有规定外，混悬型滴眼剂照下述方法检查，粒度应符合规定。

检查法：取供试品强烈振摇，立即量取适量（相当于主药10μg）置于载玻片上，照粒度分布测定法《中国药典》2015年版（通则0982）检查，大于50μm的粒子不得超过2个，且不得检出大于90μm的粒子。

（3）沉降体积比　混悬型滴眼剂照下述方法检查，沉降体积比应不低于0.90。

检查法：除另有规定外，用具塞量筒量取供试品50mL，密塞，用力振摇1min，记下混悬物的开始高度H_0，静置3h，记下混悬物的最终高度H，按下式计算：

$$\text{沉降体积比}=H/H_0 \tag{5-4}$$

（4）无菌　供手术、伤口、角膜穿通伤用的滴眼剂，按《中国药典》2015年版无菌检查法（通则1101）检查，应符合规定。

（5）微生物限度　除另有规定外，按《中国药典》2015年版薄膜过滤法或直接接种法（通则1105）检查，至少从2支供试品抽取规定量（每种培养基各接种2支，每支1mL），直接或处理后接种于硫乙醇流体培养基及改良马丁培养基中。培养7d，不得有菌生长。若有菌生长，应重新取2倍量供试品，分别依法复试，各管均不得有菌生长。

6. 滴眼剂举例

例1　氯霉素滴眼剂　本品含氯霉素（$C_{11}H_{12}Cl_2N_2O_5$）不得少于标示量的85.0%，含有适量的防腐剂。

【处方】	氯霉素	0.25g	羟苯丙酯	0.011g
	氯化钠	0.9g	注射用水	加至100mL
	羟苯甲酯	0.023g		

【制法】 称取羟苯甲酯及羟苯丙酯，加沸注射用水溶解，于60℃溶入氯霉素及氯化钠，过滤，自滤器上加注射用水至足量，搅匀，100℃流通蒸汽灭菌30min，精滤，澄明度检查合格后，无菌分装，即得。

【注】 ① 氯霉素溶解度为1∶400，浓度在0.25%已达到饱和，若配制高浓度时，可加适量聚山梨酯80为增溶剂。

② 氯霉素滴眼剂的处方很多，有采用硼砂、硼酸作缓冲剂的；用生理盐水调节渗透压刺激性小且稳定。

③ 氯霉素滴眼剂在贮藏过程中效价会逐渐降低，故配制时应适当提高投料量，保证其在有效贮藏期间，效价能维持在规定范围内。

例2 硝酸毛果芸香碱滴眼剂 本品含硝酸毛果芸香碱（$C_{11}H_{16}N_2O_2 \cdot HNO_3$）应为标示量的90.0%～110.0%，可加适量的抑菌剂。

【处方】 硝酸毛果芸香碱 5g 羟苯乙酯 0.3g
氯化钠 8g 注射用水 加至1000mL

【制法】 称取羟苯乙酯溶于适量热注射用水中，加硝酸毛果芸香碱及氯化钠使其溶解，过滤，自滤器上加注射用水使成全量，搅匀，100℃流通蒸汽灭菌半小时，精滤，澄明度检查合格后，无菌分装，即得。

【注】 ① 本品为毒药，操作时应注意劳动保护。

② 本品在碱性溶液中不稳定，容易生成异毛果芸香碱或分子裂解成毛果芸香酸而降低疗效；毛果芸香碱遇光或高温亦能分解；本品遇碱金属盐类、硼砂或鞣酸等均能析出沉淀；在配制中应尽量避免与高温、光线及碱性物质的接触。

③ 活性炭可吸附毛果芸香碱，使含量降低、药液pH下降。

④ 毛果芸香碱结构中具有易被氢氧离子侵袭的内酯环，开环后生成异毛果芸香碱，失去效力。毛果芸香碱的半衰期在高压灭菌器中（115℃）pH 6.6时为34min，室温下pH 6.6时为66d，在pH 5.0时可耐受120℃高压灭菌，24h只分解5%。较适宜的pH为4.0～6.0。

思考题

1. 注射剂有哪些附加剂？它们各自起何作用？有哪些常用的品种？
2. 什么叫热原反应？热原由哪些物质组成，具有什么性质？热原可通过哪些途径污染注射剂？
3. 简述制备注射剂的工艺流程。
4. 输液剂存在哪些质量问题？如何解决？
5. 注射用无菌粉末直接分装法存在的什么问题？如何克服？
6. 什么叫滴眼剂？滴眼剂在生产与贮藏期间应符合哪些要求？

第六章 散剂、颗粒剂与胶囊剂

第一节 散剂

一、概述

1. 散剂的概念

散剂（powders）系指一种或数种药物经粉碎、均匀混合或与适量辅料均匀混合而制成的粉末状制剂，可供内服和外用。

散剂是我国中药传统剂型之一，在《五十二病方》、《黄帝内经》、《神农本草经》、《伤寒论》等医药典籍中均有不少记载，至今，散剂仍是中医常用的一种剂型。西药散剂由于颗粒剂、胶囊剂、片剂的发展，制剂的品种已不太多，但在医院药房调配的制剂中仍占有一席之地，如痱子粉、脚气粉等。

2. 散剂的特点

散剂表面积较大，因而具有易分散、奏效快的特点。古代用药早有“散者散也，去急病用之”的记载。此外，与传统中药制剂相比，散剂制法简便，剂量容易控制，运输和携带较方便，成本较低。但由于药物粉碎后，表面积加大，故其嗅味、刺激性、吸湿性及化学活性也相应增加，使部分药物易起变化，挥发性成分易散失，所以一些腐蚀性强及易吸潮变质的药物，不宜制成散剂。

3. 散剂的分类

散剂的分类方法较多，根据用途、组成、剂量以及成分性质，主要有以下四种分类方法。

（1）按用途分类　有内服、外用散剂和煮散剂三大类。其中内服散剂又可分为口服散剂、吸入散剂（肺或鼻）等；外用散剂包括撒布散剂、吹入散剂（口腔、耳等部位）、牙用散剂、杀虫散剂等；煮散剂为经过煎煮以后可供内服或外敷用。

（2）按组成药味多少分类　有单方散刘和复方散剂两类。单方散剂系由一种药物组成；复方散剂系由两种或两种以上的药物组成。

（3）按组成成分性质分类　有中药散剂、浸膏散剂、低共熔组分散剂、泡腾散剂以及剧毒药散剂等。

（4）按剂量分类　有分剂量散剂和不分剂量散剂两类。分剂量指每包作为一个剂量；不分剂量指以多次服用量发出，由病人服用或使用时按医嘱自取。一般情况下，外用散剂多为不分剂量散剂，内服散剂则两者均采用，但剧毒药散剂必须分剂量。

二、散剂的制备

散剂的一般制备过程包括：粉碎、过筛、混合、分剂量、质量检查、包装等工序。其中粉碎、过筛、混合等单元操作已在第三章详细说明。这里仅就散剂的有关问题做以说明。

1. 粉碎与过筛

制备散剂的药物都需适当粉碎，其目的是增加药物有效面积，提高生物利用度；调节药物粉末的流动性；改善不同药物粉末混合均匀性，降低药物刺激性等。一般而言，粒度对水溶性药物的溶出、吸收、疗效影响较小，难溶性药物粒度越小，溶出、吸收、起效越快。作用于胃肠道局部的药物，其粉末越细，分散作用面积越大，作用越强。如硫糖铝微粉因能在胃黏膜形成较细腻的连续薄膜，避免溃疡部位被食物刺激，有利于溃疡的愈合，同剂量药物疗效较普通粉末有较大提高。红霉素在胃中不稳定，降低其粒度则加速其在胃中的降解，影响疗效。因此，对内服散剂的粉碎度，应根据药物的性质、作用机制以及临床效果加以控制。

外用散剂主要用于皮肤、黏膜和伤口，其中多为不溶性成分，如白陶土、滑石粉、磺胺、冰片等。这些药物均应粉碎成细粉，以减轻其对组织或黏膜的机械刺激性，提高分布性能。

煮散剂因在应用时需先煎煮，为了防止因药物粉末过细，在煎煮时易糊化，不易过滤等，煮散剂一般粉碎成粗粉。

对肺、鼻吸入型粉末，应根据人体生理特征，给药部位，药物特性（如密度）选择合适的粒度。过细粉末易随气流丢失，过粗粉末达不到病变部位，且易产生刺激性，甚至阻塞给药通道（如肺支气管等）。

总之，药物粉碎度不仅关系到散剂的物理性质（如外观、均匀性、流动性等），并且可直接影响其疗效和毒副作用，粉碎度的选择，应根据药物的性质、给药方法和医疗要求而定。

2. 混合

混合是制备复合散剂的重要过程，也是制剂工艺中的基本工序之一。其目的是保证制剂外观色泽一致、含量均匀、准确，对含有毒、剧毒或贵药物的散剂具有更重要的意义。

常用的混合方法有：搅拌混合、研磨混合与过筛混合。各种方法应灵活运用，才能保证混合的均匀性。以下是几种特殊情况。

(1) 混合组分的比例　组分比例量相差悬殊时，应采用等量递加混合法（亦称等体积递增配研法，倍增法），即将量大的药物先研细，然后取出大部分，剩余部分与量小药物约等量混合研匀，如在调配一些毒性较大，药效很强或贵重小剂量药物散剂时，常需加入一定比例的稀释剂稀释成倍散，此时可先取与药物等体积的辅料（如乳糖、淀粉、蔗糖、白陶土、沉降碳酸钙等）与药物混合均匀，取该混合物再与等体积辅料混匀，如此倍量增加。倍散中稀释倍数随药物的剂量而定，如剂量在0.01～0.1g者可配制1∶10倍散（药物1份加入稀释剂9份混匀），如剂量在0.01g以下，则应配成1∶100或1∶1000的倍散。

(2) 混合中的液化或润湿　药物之间或药物与辅料之间在混合过程中可能出现低共熔、吸湿或失水而导致混合物出现液化或润湿现象，这主要与组分性质有关。

① 低共熔。当两种或两种以上药物经混合后，导致混合物熔点降至室温附近，出现润湿或液化的现象，如樟脑与水杨酸苄酯的混合，此现象在研磨混合时通常出现较快，其他方式的混合有时需若干时间后才出现。

② 失水或吸潮。一些含结晶水或吸湿性较强的药物由于其他组分的加入，在混合过程中可能释放出结晶水，可用无水物替代；氯化钠、氯化铵易吸湿潮解，在制备散剂时，应在干燥环境中迅速操作，并密封包装防潮；水杨酸钠和安替比林混合后易吸潮，单独放置不吸

湿，可采用分别包装或包衣后混合。

③ 处方液体组分。处方中若含有少量液体组分，如挥发油、酊剂、流浸膏等，可利用处方中其他固体组分吸附，若含量较多时，亦可加入一定量的适宜吸收剂（如磷酸钙、白陶土等）吸收至不显潮湿为度。

（3）混合机械的吸附性 混合容器内表面常易吸附少量药粉，在混合开始时，常加入处方中量大的辅料或药物先行混合，然后加入小剂量组分，以保证散剂的质量。

（4）组分间的化学反应 含有氧化和还原性或其他混合后易起化学变化的药物组分，应分别将药物包装，服用时混合，或将某组分粉末包衣后混合。

3. 分剂量

系将混合均匀的散剂，按临床需要剂量分成等重份数的过程，使每一份代表一个剂量。常用的办法有：目测法或估分法、重量法、容量法。

（1）目测法或估分法 系将一定重量的散剂，根据目力分成所需的若干等份。此法简便，适合于药房小量调配，但误差大（20%），对含有细料和剧毒药物的散剂不宜使用，亦不适用于大生产。

（2）重量法 系根据每一剂量要求，采用适宜称量器具（如天平），逐一称量后包装，这是目前分剂量机械中常采用的定量方式，它可有效地避免容量法由于每批散剂粒度和流动性差异造成的误差，该法必需严格控制散剂的含水量，否则亦易造成误差。

（3）容量法 系根据每一剂量要求、采用适宜体积量具逐一分装。该法在某些分剂量机械中仍在采用，采用容量法时，散剂的粒度和流动性是分剂量是否准确的关键因素。

三、散剂的质量检查、包装与贮藏

1. 质量检查

散剂主要质量检查项目有药物含量、外观均匀度、水分和装量差异等。

① 均匀度检查。取供试品适量置光滑纸上，平铺成约 $5cm^2$，将其表面压平，在亮处观察，应呈现均匀的色泽，无花纹、色斑。

② 水分检查。取供试品适量，精密称定，照《中国药典》2015 年版通则水分测定项下操作，除另有规定外，水分不得超过 9.0%，一般散剂采用烘干法测定，处方中含挥发性成分为主的散剂按甲苯法测定。

③ 装量差异检查。单剂量、一日剂量包装的散剂，装量差异应符合表 6-1 的规定。

表 6-1 散剂装量差异限度要求

标示装量/g	装量差异限度/%	标示装量/g	装量差异限度/%
0.1 或 0.1 以下	±15.0	1.5 以上至 6.0	±5.0
0.1 以上至 0.3	±10.0	6.0 以上	±3.0
0.3 以上至 1.5	±7.5		

④ 必要时做粉末细度检查，还应按要求做卫生学检查。

2. 散剂的包装和贮藏

一般散剂的比表面积较大，故其吸湿性或风化性亦较显著。吸湿后的散剂不仅会发生结块、色泽不均、流动性差等外观物理变化，有的甚至发生变色，降解或效价降低等化学变化，潮湿的环境还有利于微生物的生长，特别是高营养性散剂吸湿后更易发生长霉等微生物污染。因此，防湿是保证散剂质量的主要措施，选用适量的包装材料与适宜的贮藏条件可有效地延缓散剂的吸湿，保证散剂质量稳定。

(1) 散剂的吸湿性　对大部分水溶性药物混合物而言，曾得出如下假设："混合物的临界相对湿度（critical relative humidity，CRH）约等于各药物的临界相对湿度乘积（即 $CRH_{AB}=CRH_A \times CRH_B$），而与各组分的比例无关。"这一假设表明告诉我们，大部分水溶性药物混合物的 CRH 将小于各组分的 CRH，即具有吸湿性的药物混合后，混合物具有更强的吸湿性。

测定药物或散剂（混合物）的 CRH 不是为了单纯地了解其吸湿性强弱，更重要的是利用 CRH 值控制散剂或其他药品的包装贮藏相对湿度必须低于样品的 CRH，以免吸湿而降低药物粉末的流动性，影响分剂量和产品质量。对易吸湿性散剂的分装，分装室可采用除湿设备，样品包装应采用水、气不透性材料，密封贮藏并附加硅胶等干燥剂。

(2) 散剂的包装　散剂的包装应根据其吸湿性强弱采用不同的包装材料，包装材料的透湿性将直接影响散剂在贮藏期的物理化学以及生物稳定性，材料的透湿系数 P 愈小，防潮性能愈好。

(3) 散剂的贮藏　药品的贮藏主要由运输和放置两部分组成，在运输过程中，由于不可避免的振动，散剂常发生均匀性变化，对多剂量散剂是有害的，瓶装散剂应装满压实，尽量避免粒子的相互流动；袋装散剂封口应牢固，以防外力作用而散口。在放置场所应考虑温度、湿度、微生物以及光线等条件对散剂质量的影响，其中防潮是关键，根据药物性质，包装材料等因素选择适宜的存放条件。

四、散剂举例

例 1　硫酸阿托品千倍散

【处方】	硫酸阿托品	1.0g	乳糖	998.5g
	1%胭脂红乳糖	0.5g		

【制法】 先研磨乳糖使乳钵内壁饱和后倾出，将硫酸阿托品与胭脂红乳糖置乳钵中研和均匀，再少量渐次加入所需要的乳糖，充分研和待全部色泽均匀即可。

【注】 1%胭脂红乳糖的制备方法：取胭脂红于乳钵中，加 90%乙醇 10～20mL，搅拌，再加入少量的乳糖研磨均匀，至全部加入混合均匀，并于 50～60℃干燥，过筛即得。

例 2　痱子粉

【处方】	氧化锌	60g	硼酸	85g
	麝香草酚	6g	薄荷脑	6g
	薄荷油	6mL	樟脑	6g
	水杨酸	11g	升华硫	40g
	淀粉	100g	滑石粉	加至 1000g

【制备】 取麝香草酚、薄荷脑、樟脑研磨共熔，加入薄荷油，混匀；另取水杨酸、氧化锌、硼酸、升华硫、淀粉、滑石粉共置磨粉机内磨成混合细粉，过 100～200 目筛；将混合细粉置于带有挥发油喷雾装置的混合机中混合，在混合过程中慢慢喷入以上共熔的混合液，混合均匀，过筛，分装即得。

【注】 ① 本品为外用散剂，具有吸湿、止痒、消炎作用。用于治疗痱子和汗疹。

② 本品中麝香草酚、薄荷脑、樟脑在研磨混合时发生低共熔，加入薄荷油使呈混合液，采用喷雾方式易与其他药物混匀。

③ 滑石粉、氧化锌淀粉等用前宜灭菌。

例 3 冰硼散

【处方】 冰片 50g 朱砂 60g

硼砂（炒） 500g 玄明粉 500g

【制法】 以上四味，朱砂水飞或粉碎成极细粉，硼砂粉碎成细粉，将冰片研细，与上述粉末与玄明粉配研，过筛，混合，即得。

【注】 ① 朱砂主含硫化汞，为粒状或块状集合体，色鲜红或暗红，具光泽，质重而脆，水飞法可获极细粉。玄明粉系芒硝经风化干燥而得，含硫酸钠不少于 99%。

② 本品朱砂有色，易于观察混合的均匀性。本品用乙醚提取，重量法测定，冰片含量不得少于 3.5%。

③ 本品具清热解毒、消肿止痛功能，用于咽喉疼痛，牙龈肿痛，口舌生疮。吹散，每次少量，一日数次。

第二节 颗粒剂

一、概述

颗粒剂（granules）是将药物与适宜的辅料混合而制成的颗粒状制剂。《中国药典》规定的粒度范围是不能通过 1 号筛（2000μm）的粗粒和通过 4 号筛（250μm）的细粒的总和不能超过 8.0%。

颗粒剂既可直接吞服，又可冲入水中饮服。根据颗粒剂在水中的溶解情况可分类为可溶性颗粒剂、混悬性颗粒剂及泡腾性颗粒剂。

颗粒剂与散剂相比具有以下特点：①飞散性、附着性、团聚性、吸湿性等均较少；②服用方便，根据需要可制成色、香、味俱全的颗粒剂；③必要时对颗粒进行包衣，根据包衣材料的性质可使颗粒具有防潮性、缓释性或肠溶性等，但包衣时需注意颗粒大小的均匀性以及表面光洁度，以保证包衣的均匀性；④注意多种颗粒的混合物，如各种颗粒的大小或粒密度差异较大时易产生离析现象，从而导致剂量不准确。

二、颗粒剂的制备

颗粒剂的制备过程一般为粉碎、过筛、混合、制软材、制湿颗粒、干燥、整粒、分级或包衣、质量检查与分剂量等单元操作组成。

（1）制软材　将药物与适当的稀释剂（如淀粉、蔗糖或乳糖等），必要时还加入崩解剂（如淀粉、纤维素衍生物等），充分混匀，加入适量的水或其他黏合剂制软材。制软材是传统湿法制粒的关键技术，黏合剂的加入量可根据经验“手握成团，轻压即散”为准。

（2）制湿颗粒　颗粒的制备常采用挤出制粒法。将软材用机械挤压通过筛网，即可制得湿颗粒。除了这种传统的过筛制粒方法以外，近年来开发许多新的制粒方法和设备应用于生产实践，其中最典型的就是流化（沸腾）制粒，流化制粒可在一台机器内完成混合、制粒、干燥，因此称为“一步制粒法”。

（3）颗粒的干燥　除了流化或喷雾制粒法制得的颗粒已被干燥以外，其他方法制得的颗粒必须再用适宜的方法加以干燥，以除去水分、防止结块或受压变形。常用的方法有箱式干燥法、流化床干燥法等。

（4）整粒与分级　在干燥过程中，某些颗粒可能发生粘连，甚至结块。因此，要对干燥后的颗粒给予适当的整理，以使结块、粘连的颗粒散开，获得具有一定粒度的均匀颗粒。一般采用过筛的办法整粒和分级。

(5) 包衣 某些药物为了达到矫味、矫臭、稳定、肠溶或长效等目的，也可对颗粒剂进行包衣，一般采用薄膜包衣。

(6) 质量检查与分剂量 将制得的颗粒进行含量检查与粒度测定等，按剂量装入适宜袋中。颗粒剂的贮存基本与散剂相同，但应注意均匀性，防止多组分颗粒的分层，防止吸潮。

三、颗粒剂的质量检查、包装与贮藏

颗粒剂的质量检查，除主要含量外，《中国药典》2015 年版还规定了粒度、干燥失重、溶化性以及重量差异等检查项目。

(1) 外观 颗粒应干燥、均匀、色泽一致，无吸潮、软化、结块、潮解等现象。

(2) 粒度 除另有规定外，一般取单剂量包装颗粒剂 5 包或多剂量包装颗粒剂 1 包，称重，置药筛内轻轻筛动 3min，不能通过 1 号筛和能通过 4 号筛的粉末总和不得过 8.0%。

(3) 干燥失重 取供试品照药典方法测定，除另有规定外，不得超过 2.0%。

(4) 溶化性 取供试颗粒 10g，加热水 200mL，搅拌 5min，可溶性颗粒应全部溶化或可允许有轻微浑浊，但不得有焦屑等异物。混悬型颗粒剂应能混悬均匀，泡腾性颗粒剂遇水时应立即产生二氧化碳气体，并呈泡腾状。

(5) 装量差异 单剂量包装的颗粒剂，其装量差异限度应符合表 6-2 的规定。检查方法参考药典有关规定。

表 6-2 颗粒剂装量差异限度要求

标示装量/g	装量差异限度/%	标示装量/g	装量差异限度/%
1.0 或 1.0 以下	±10.0	1.5 以上至 6.0	±7.0
1.0 以上至 1.5	±8.0	6.0 以上	±5.0

(6) 卫生学检查 应符合要求。

四、颗粒剂举例

例 感冒颗粒剂

【处方】 (万袋量)

金银花	33.4kg	大青叶	80.0kg
桔梗	43.0kg	连翘	33.4kg
苏叶	16.7kg	甘草	12.5kg
板蓝根	80.0kg	芦根	33.4kg
防风	25.0kg		

【制法】 ①连翘、苏叶加 4 倍水，提取挥发油备用；②其余 7 种药材与第①项残渣残液混合在一起，并凑足 6 倍量水，浸泡 30min，加热煎煮 2h；第 2 次加 4 倍量水，煎煮 1.5h；第 3 次加 2 倍量水，煎煮 45min；合并 3 次煎煮液，静置 12h，上清液过 200 目筛，滤液待用；③滤液减压蒸发浓缩至稠膏状，停止加热，向稠膏中加入 2 倍量 75%乙醇液，搅匀，静置过夜，上清液过滤，滤液待用；④滤液减压回收乙醇，并浓缩至稠膏状，加入 5 倍量的糖粉，混合均匀，加入 70%乙醇少许，制成软材，过 14 目尼龙筛制粒，湿颗粒于 60℃干燥，干颗粒过 14 目筛整粒，再过 4 号筛（65 目）筛去细粉，在缓慢搅拌下，将第①项挥发油和乙醇混合液（约 200mL）喷入干颗粒中，并闷 30min，然后分装，密封，包装即得。

本品为抗感冒药。用于治疗感冒、发热、咳嗽、咽喉炎、急性扁桃体炎等症。

冲服，一日 3 次，一次 1 袋。

第三节　胶囊剂

一、概述

1. 胶囊剂的概念

胶囊剂（capsules）系指将药物填装于空心硬质胶囊中或密封于弹性软质胶囊中而制成的固体制剂。上述硬质胶囊壳或软质胶囊壳的材料，称为囊材，一般由明胶、甘油、水以及其他的药用材料组成。填装的药物可为粉末、液体或半固体。

我国早在明代就已有类似的应用，欧洲人 Murdock 和 Mothes 分别于 1848 年和 1883 年提出软胶囊和硬胶囊，以后随着高速自动化机械生产工艺，胶囊剂无论在品种上或数量上以及产量上都有了较大的增长，世界各国药典收载胶囊剂的品种数仅次于注射剂和片剂而居第三位。

2. 胶囊剂的特点

（1）能掩盖药物的不良嗅味、提高药物稳定性　因药物装在胶囊壳中与外界隔离，避开了水分、空气、光线的影响，对其不良嗅味、不稳定的药物有一定程度的遮蔽、保护与稳定作用。

（2）药物在体内的起效快　胶囊剂中的药物是以粉末或颗粒状态直接填装于囊壳中，不受压力等因素的影响，所以在胃肠道中迅速分散、溶出和吸收，一般情况下其起效将高于丸剂、片剂等剂型。

（3）液态药物的固体剂型化　含油量高的药物或液态药物难以制成丸剂、片剂等，但可制成软胶囊剂，将液态药物以个数计量，服药方便。

（4）可延缓药物的释放和定位释药　可将药物按需要制成缓释颗粒装入胶囊中，以达到缓释延效作用，康泰克胶囊即属此种类型；制成肠溶胶囊剂即可将药物定位释放于小肠；亦可制成结肠给药或阴道给药的胶囊剂，使定位在这些腔道释药；对在结肠段吸收较好的蛋白类、多肽类药物，可制成结肠靶向胶囊剂。

由于胶囊壳的主要囊材是水溶性明胶，所以，填充的药物不能是水溶液或稀乙醇溶液，以防囊壁溶化。若填充易风干的药物，可使囊壁软化，若填充易潮解的药物，可使囊壁脆裂，因此，具有这些性质的药物一般不宜制成胶囊剂。胶囊壳在体内溶化后，局部药量很大，因此易溶性的刺激性药物也不宜制成胶囊剂。

3. 胶囊剂的分类

胶囊剂可分硬胶囊剂（hard capsule）、软胶囊剂（soft gelatin capsule，即胶丸）和肠溶胶囊剂（enteric capsule），一般均供口服应用。

（1）硬胶囊剂　系将固体或半固体药物填充于硬胶囊中而制成。目前应用较广泛。随着科学技术的发展，硬胶囊现在也可装填液体和半固体药物。

（2）软胶囊剂　系将油类或对明胶无溶解作用的液体药物或混悬液，封闭于软胶囊中而成的一种圆形或椭圆形的内服软型制剂。软胶囊剂常称胶丸剂。近年来也有将固体、半固体药物制成胶丸剂内服的。

（3）肠溶胶囊剂　指不在胃而只在肠中释药的硬和软胶囊剂。

近年来为了适应医疗上的不同需要，还制成了许多供其他给药途径应用的胶囊剂，如有植入胶囊、气雾胶囊、直肠和阴道胶囊和外用胶囊等，但这类胶囊使用远不如口服胶囊广泛。

二、胶囊剂的制备

1. 硬胶囊剂的制备

硬胶囊剂的制备一般分为空胶囊的制备和填充物料的制备、填充、封口等工艺过程。

(1) 空胶囊的制备

① 空胶囊的组成。明胶是空胶囊的主要成囊材料，是由骨、皮水解而制得的（由酸水解制得的明胶称为A型明胶，等电点pH7～9；由碱水解制得的明胶称为B型明胶，等电点pH4.7～5.2）。以骨骼为原料制得的骨明胶，质地坚硬，性脆且透明度差；以猪皮为原料制得的猪皮明胶，富有可塑性，透明度好。为兼顾囊壳的强度和塑性，采用骨、皮混合胶较为理想。还有其他胶囊，如淀粉胶囊、甲基纤维素胶囊、羟丙基甲基纤维素胶囊等，但均未广泛使用。为增加韧性与可塑性，一般加入增塑剂，如甘油、山梨醇、CMC-Na、HPC、油酸酰胺磺酸钠等；为减小流动性、增加胶冻力，可加入增稠剂琼脂等；对光敏感药物，可加遮光剂二氧化钛（2%～3%）；为美观和便于识别，加食用色素等着色剂；为防止霉变，可加防腐剂尼泊金等。以上组分并不是任一种空胶囊都必须具备，而应根据具体情况加以选择。

② 空胶囊制备工艺。空胶囊系由囊体和囊帽组成，其主要制备流程如下。

溶胶→蘸胶（制坯）→干燥→拔壳→切割→整理，一般由自动化生产线完成，生产环境洁净度应达B级，温度10～25℃，相对湿度35%～45%。为便于识别，空胶囊壳上还可用食用油墨印字。

③ 空胶囊的规格与质量。空胶囊的质量与规格均有明确规定，空胶囊共有8种规格，由大到小为000、00、0、1、2、3、4、5号，常用的为0～5号，随着号数由小到大，容积由大到小（表6-3）。

表 6-3 空胶囊的号数与近似容积

空胶囊号数	0	1	2	3	4	5
近似容积/mL	0.75	0.55	0.40	0.30	0.25	0.15

一般多凭经验或试装后选用适当号码的空胶囊，亦可从图6-1中找到所需的空胶囊的号码。例如某固体药粉700mg，密度为1.8g/cm³，在图上密度与重量间做虚线，得交叉点即为欲找的2号胶囊。

(2) 填充物料的制备、填充与封口

① 物料的处理与填充。若纯药物粉碎至适宜粒度就能满足硬胶囊剂的填充要求，即可直接填充，但多数药物由于流动性差等方面的原因，均需加一定的稀释剂、润滑剂等辅料才能满足填充（或临床用药）的要求。一般可加入蔗糖、乳糖、微晶纤维素、改性淀粉、二氧化硅、硬脂酸镁、滑石粉、HPC等改善物料的流动性或避免分层。也可加入辅料制成颗粒后进行填充。

胶囊剂填充方式可归为四种类型（图6-2）：(a) 型是由螺旋钻压进物料；(b) 型是用柱塞上下往复压进物料；(c) 型是自由流入物料；(d) 型是在填充管内，先将药物压成单位量药粉块，再填充于胶囊中。从填充原理看，(a)、(b) 型填充机对物料要求不高，只要物料不易分层即可；(c) 型填充机要求物料具有良好的流动性，常需制粒才能达到；(d) 型适于流动性差但混合均匀的物料，如针状结晶药物、易吸湿药物等。

② 胶囊规格的选择与套合、封口。应根据药物的填充量选择空胶囊的规格，首先按药物的规定剂量所占容积来选择最小空胶囊，可根据经验试装后决定，但常用的方法是先测定待填充物料的堆密度，然后根据应装剂量计算该物料容积，以决定应选胶囊的号数。将药物填充于囊体后，即可套合胶囊帽。目前多使用锁口式胶囊，密闭性良好，不必封口；使用非锁口式胶囊（平口套台）时需封口，封口材料常用不同浓度的明胶液，如明胶 20%、水 40%、乙醇 40%的混合液等。

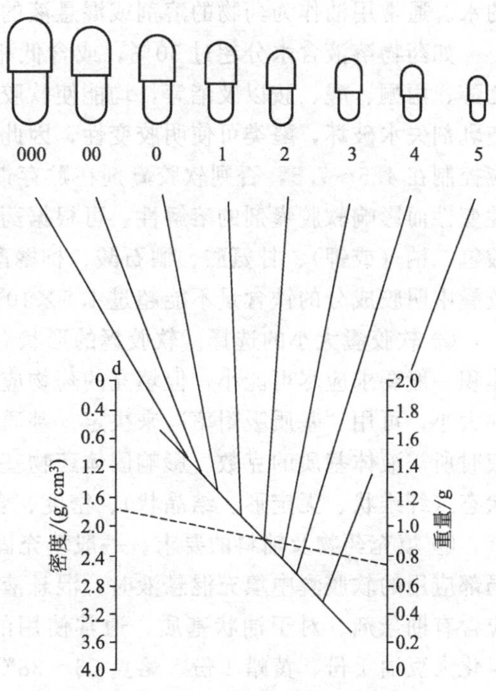

图 6-1 空胶囊号码与近似容量的关系

2. 软胶囊剂的制备

（1）制备前的准备工作

① 软胶囊的性质。软胶囊主要的特点是可塑性强、弹性大。软胶囊的弹性与干明胶、增塑剂及水之间的重量比例有关。通常较适宜的比例是：干增塑剂与干明胶为（0.4～0.6）：1，而水与干明胶之比为 1：1。由于软胶囊干燥在干燥过程中只是水分损失，所以增塑剂与明胶的比例保持不变。在选择软胶囊的硬度时，应考虑到所填充药物的性质以及药物与软胶囊之间的相互影响，在选择增塑剂时亦应考虑药物的性质。

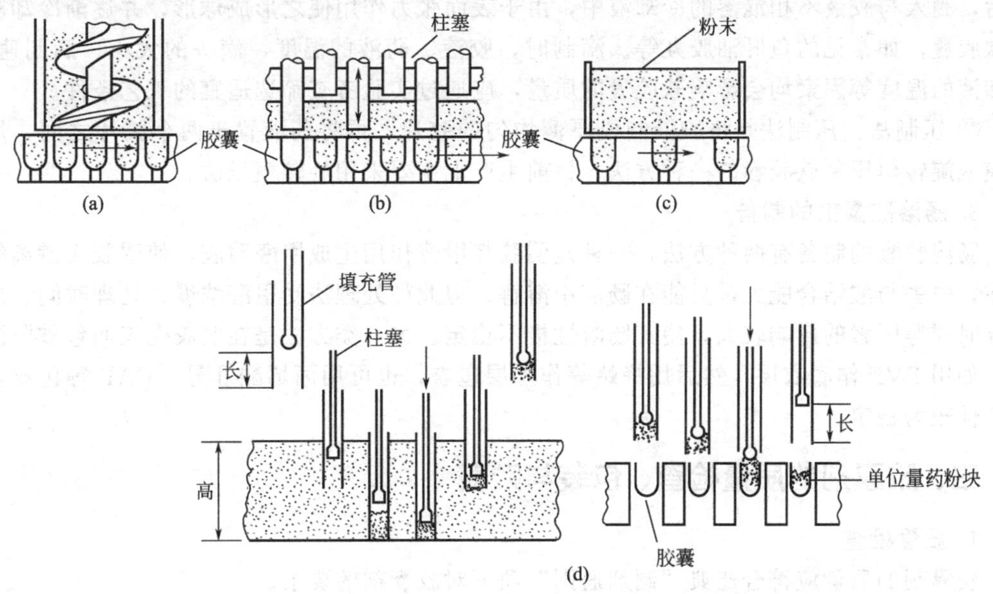

图 6-2 硬胶囊剂填充机的类型

软胶囊可以填充各种油类或对明胶无溶解作用的液体药物、药物溶液或混悬液，也可填充固体药物。若药物可能吸水时，软胶囊本身含有的水往往可能转到药物中。填充药物后的软胶囊太干时，药物含有的水可以转到囊壁中。一般如药物是亲水的，可在药物中保留 5%

的水。通常用油作为药物的溶剂或混悬液的介质，然后再填充于软胶囊中。

如药物溶液含水分超过50%，或含低相对分子质量的水溶性或挥发性的有机化合物如乙醇、丙酮、酸、胺以及酯等，均能使软胶囊软化或溶解，O/W型乳剂填充于软胶囊中可使乳剂失水破坏，醛类可使明胶变性，因此均不能制成软胶囊剂。在填充液体药物时，pH应控制在4.5～7.5，否则软胶囊剂在贮存期间可因明胶的酸水解而泄漏，或引起明胶的碱性变性而影响软胶囊剂的溶解性。可根据药物的性质，选择不同的缓冲剂如磷酸二氢钠、磷酸氢二钠（或钾）、甘氨酸、酒石酸、枸橼酸、乳酸及其盐类，或以上缓冲剂的混合物。软胶囊中明胶成分的铁含量不能超过1.5×10^5 mol/L，以免对铁敏感的药物变质。

② 软胶囊大小的选择。软胶囊的形状有球形（亦称胶丸）、椭圆形等多种型号，软胶囊体积一般要求应尽可能小，但填充的药物应达到治疗量。混悬液制成软胶囊时，所需软胶囊的大小，可用"基质吸附率"来决定。基质吸附率是指将1g固体药物制成填充胶囊的混悬液时所需液体基质的克数。影响固体药物基质吸附率的因素有固体的颗粒大小、形状、物理状态（纤维状、无定形、结晶状）、密度、含湿量以及亲油性和亲水性等。

③ 填充药物及辅料的要求。一般填充固体药物时，药物粉末应过80目筛。通常口服或局部应用的软胶囊中填充混悬液时，混悬液的分散介质常用植物油或PEG400，混悬液中还应含有助悬剂。对于油状基质，通常使用的助悬剂是10%～30%油蜡混合物，其组成为：氢化大豆油1份、黄蜡1份、熔点33～38℃的短链植物油4份；对于非油状基质，通常用1%～15%PEG400或PEG6000。有时可加入抗氧剂、表面活性剂来提高软胶囊剂的稳定性与生物利用度。

（2）软胶囊剂的制备方法　常用滴制法和压制法制备软胶囊。

① 滴制法。滴制法由具双层滴头的滴丸机完成。以明胶为主的软质囊材（一般称为胶液）与药液，分别在双层滴头的外层与内层以不同速度流出，使定量的胶液将定量的药液包裹后，滴入与胶液不相混溶的冷却液中，由于表面张力作用使之形成球形，并逐渐冷却凝固成软胶囊，如常见的鱼肝油胶丸等。滴制时，胶液、药液的温度，滴头的大小、滴制速度、冷却液的温度等因素均会影响软胶囊的质量，应通过实验考查筛选适宜的工艺条件。

② 压制法。压制法是将胶液制成厚薄均匀的胶片，再将药液置于两个胶片之间，用钢板模或旋转模压制软胶囊的一种方法。目前生产上主要采用旋转模压法。

3. 肠溶胶囊剂的制备

肠溶胶囊的制备有两种方法，一种是明胶与甲醛作用生成甲醛明胶，使明胶无游离氨基存在，失去与酸结合能力，只能在肠液中溶解。但此种处理法受甲醛浓度、处理时间、成品贮存时间等因素的影响较大，使其肠溶性极不稳定。另一类方法是在明胶壳表面包被肠溶衣料，如用PVP作底衣层，然后用蜂蜡等作外层包衣，也可用丙烯酸Ⅱ号、CAP等包衣，其肠溶性较为稳定。

三、胶囊剂的质量检查、包装与贮藏

1. 质量检查

胶囊剂的质量应符合药典"制剂通则"项下对胶囊剂的要求。

（1）外观　胶囊外观应整洁，不得有黏结、变形或破裂现象，并应无异臭。硬胶囊剂的内容物应干燥、松紧适度、混合均匀。

（2）水分　硬胶囊剂内容物的水分，除另有规定外，不得超过9.0%。

（3）装量差异　取供试品20粒，分别精密称定重量，倾出内容物（不得损失囊壳），硬胶囊剂囊壳用小刷或其他适宜的用具拭净（软胶囊剂囊壳用乙醚等溶剂洗净，置通风处使溶剂挥散尽），再分别精密称定囊壳重量，求出每粒胶囊内容物的装量与 20 粒的平均装量。每粒装量与平均装量相比较，超出装量差异限度的不得多于 2 粒，并不得有一粒超出限度一倍（平均装量为 0.3g 以下，装量差异限度为±10.0%；0.3g 或 0.3g 以上，装量差异限度为±7.5%）。

（4）崩解度与溶出度　胶囊剂作为一种固体制剂，通常应作崩解度、溶出度或释放度检查，并应符合规定。凡规定检查溶出度或释放度的胶囊不再检查崩解度。

2. 包装与贮存

由胶囊剂的囊材性质所决定，包装材料与贮存环境如湿度、温度和贮藏时间对胶囊剂的质量都有明显的影响。一般来说，高温、高湿（相对湿度＞60%）对胶囊剂可产生不良的影响，不仅会使胶囊吸湿、软化、变黏、膨胀、内容物结团，而且会造成微生物滋生。因此，必须选择适当的包装容器与贮藏条件。一般应选用密闭性能良好的玻璃容器、透湿系数小的塑料容器和泡罩式包装，在小于 25℃、相对湿度不超过 45%的干燥阴凉处，密闭贮藏。

四、胶囊剂举例

例 1　速效感冒胶囊

【处方】

对乙酰氨基酚	300g	维生素 C	100g
胆汁粉	100g	咖啡因	3g
扑尔敏	3g	10%淀粉浆	适量
食用色素	适量	共制成硬胶囊剂	1000 粒

【制法】①取上述各药物，分别粉碎，过 80 目筛；②将 10%淀粉浆分为 A、B、C 三份，A 加入少量食用胭脂红制成红糊，B 加入少量食用橘黄（最大用量为万分之一）制成黄糊，C 不加色素为白糊；③将对乙酰氨基酚分为三份，一份与扑尔敏混匀后加入红糊，一份与胆汁粉、维生素 C 混匀后加入黄糊，一份与咖啡因混匀后加入白糊，分别制成软材后，过 14 目尼龙筛制粒，于 70℃干燥至水分 3%以下；④将上述三种颜色的颗粒混合均匀后，填入空胶囊中，即得。

【注】① 本品为一种复方制剂，所含成分的性质、数量各不相同，为防止混合不均匀和填充不均匀，采用适宜的制粒方法使制得颗粒的流动性良好，经混合均匀后再进行填充，这是一种常用的方法。

② 加入食用色素可使颗粒呈现不同的颜色，一方面可直接观察混合的均匀程度，另一方面若选用透明胶囊壳，将使制剂看上去比较美观。

例 2　硝苯地平胶丸

【处方】

硝苯地平	5mg	PEG400	220mg

【制法】先将硝苯地平与 1/8 的 PEG400 混合，用胶体磨粉碎，然后加入余量的 PEG400 混溶，即得一透明淡黄色药液（亦可用球磨机研磨 3h），置灌装槽内待用；另配明胶液（明胶 100 份、甘油 55 份、水 120 份），放入铺展箱内备用。在室温（23±2)℃、相对湿度 40%的条件下，药液与明胶液用压丸机制丸，每丸 225mg，在（28±2)℃、相对湿度 40%时将胶丸干燥 24h，即得。

【注】① 硝苯地平遇光不稳定，以制成软胶囊为宜，但剂量小需加稀释剂。

② 硝苯地平在植物油中不溶，故选用 PEG400 为溶剂，PEG400 易吸湿可使胶囊壁硬化，故制得的软胶囊干燥后，其囊壁仍保留约 5%的水分。

③ 本品操作时应避光。

思 考 题

1. 散剂有何特点？哪些情况药物可制成散剂？哪些情况药物不易制成散剂？
2. 制备含液体组分的散剂要采用什么方法？
3. 水溶性颗粒与醇溶性颗粒剂在药材的提取方面有何不同？
4. 供填充硬胶囊、软胶囊的药物应分别处理成哪几种类型？
5. 散剂、颗粒剂、胶囊剂的制备工艺有哪些相同之处？

第七章　滴丸剂与微丸剂

第一节　滴丸剂

一、概述

滴丸剂是指固体或液体药物与适宜的基质加热熔融后溶解、乳化或混悬于基质中，再滴入不相混溶、互不作用的冷凝液中，由于表面张力的作用使液滴收缩成球状而制成的制剂。主要供口服，也可外用（如眼、耳、鼻、直肠、阴道用滴丸）。

滴丸剂的主要特点是：①药物高度分散于基质，所以起效迅速、生物利用度高、副作用小，如联苯双酯滴丸剂，其剂量只需片剂的1/3；②可将液体药物制成滴丸剂这种固体剂型，便于服用和运输，如牡荆油滴丸、芸香油滴丸等；③能增加药物的稳定性，因药物与基质熔合后，与空气的接触面积减小，故不易氧化和挥发，基质又是非水溶性物质，所以也不易引起水解；④生产设备简单、操作容易，重量差异较小，成本低，无粉尘，有利于劳动保护；⑤可根据需要制成内服、外用、缓释、控释或局部治疗等多种类型的滴丸剂。

目前可供使用的基质品种较少，且难以滴制成大丸（一般丸重都不超过 100mg），故只能用于剂量较小的药物。

二、基质与冷凝液

1. 选择原则

滴丸剂中除主药和附加剂以外的辅料称为基质，它与滴丸的形成、溶散时限、溶出度、稳定性、药物含量等有密切关系。基质应具有良好的化学惰性，不与主药发生化学反应，也不影响主药的作用及对主药的检测，对人体无害且熔点较低，在 60～100℃温度下能熔化成液体，遇冷却液又能立即凝固，并且在室温下仍能保持固体状态。

2. 分类

（1）基质　分为水溶性和非水溶性两类，常用的水溶性基质有：聚乙二醇类、聚氧乙烯单硬脂酸酯、硬脂酸钠、甘油明胶、尿素、泊洛沙姆等；非水溶性基质有：硬脂酸、单硬脂酸甘油酯、虫蜡、氢化植物油、十八醇（硬脂醇）、十六醇（鲸蜡醇）等。实际生产中也常将水溶性和非水溶性基质混合使用，混合基质可容纳更多的药物，还可调节溶出速率或溶散时限。

（2）冷凝液　分为水溶性和非水溶性两类，常用的水溶性冷凝液有水及不同浓度的乙醇，适用于非水溶性基质的滴丸；非水溶性冷凝液有液状石蜡、二甲基硅油、植物油、汽油或它们的混合物等，适用于水溶性基质的滴丸。

三、滴丸剂的制备

采用滴丸机以滴制法制备，其一般工艺流程为：药物＋基质→均匀分散→滴制→冷却→洗丸→干燥→选丸→质量检查→包装。滴出方式有下沉式和上浮式，冷凝方式有静态冷凝与流动冷凝两种，熔化可在滴丸机中或在熔料锅中进行，可根据生产的实际情况选择。

四、滴丸剂的质量检查

（1）外观 要求大小均匀，色泽一致，无粘连现象，表面无黏附的冷凝液。

（2）重量差异 见表 7-1。取滴丸 20 丸，精密称定总重量，求得平均丸重后，再分别精密称定各丸的重量。每丸重量与平均丸重相比较，超出重量差异限度的滴丸不得多于 2 丸，并不得有 1 丸超出限度一倍。

表 7-1 滴丸重量差异

滴丸的平均重量	重量差异限度/%	滴丸的平均重量	重量差异限度/%
0.03g 及 0.03g 以下	±15	0.30g 以上	±7.5
0.03g 以上至 0.30g	±10		

包衣滴丸应在包衣前检查丸芯的重量差异，符合重量差异限度规定后方可包衣，包衣后不再检查重量差异。

（3）溶散时限 除另有规定外，照崩解时限检查法检查均应符合规定。除另有规定外，小蜜丸、中药滴丸剂还应进行微生物限度检查。

五、滴丸剂举例

例 1 芸香油滴丸

【处方】

芸香油	200mL	虫蜡	8.4g
硬脂酸钠	21g	纯化水	8.4mL

【制法】 将前三种物料放入烧瓶中，摇匀，加水后再摇匀，水浴加热回流，时时振摇，使熔化成均匀的液体，移入贮液槽内。药液保持 65℃由滴管滴出（滴头内径 4.9mm，外径 8.04mm，滴速约 120 丸/min），滴入含 1%硫酸的冷却水溶液中，滴丸形成后取出，浸于冷水中洗去附着的酸液，吸去水迹，即得，丸重 0.21g。

【注】 ① 本品用于支气管哮喘、哮喘性支气管炎，并适用于慢性之气管炎。

② 由于药液相对密度小，所以采用上浮式滴制设备和方法制备。由于冷凝液中含有硫酸，可与液滴和丸粒表面的硬脂酸钠反应生成硬脂酸，从而在滴丸的表面形成一层硬脂酸（掺有虫蜡）的薄壳，所以制成的是肠溶性滴丸剂，这就避免了芸香油对胃的刺激，减轻了恶心、呕吐等不良反应。

例 2 联苯双酯滴丸

【处方】

	①	②
联苯双酯	1.5g	3.75 g
聚乙二醇 6000	13.35g	33.375g
聚山梨酯 80	0.15g	0.375g
共制	1000 粒	1000 粒

【制法】 以上物料在油浴中加热至约 150℃熔化成液体。滴制温度约为 85℃，滴速约 30 丸/min。用二甲基硅油作冷凝液。

【注】 ① 本品有降低血清谷丙转氨酶的作用，用于慢性迁延性肝炎所致血清谷丙转氨

酶持续升高者。

② 将联苯双酯制成滴丸剂后，疗效提高，其剂量降为片剂的 1/3 时，仍有片剂全量的药效。

第二节　微丸剂

一、概述

微丸（micropills）是指直径小于 2.5mm 的各类丸剂，可根据不同需要将其制成速释或缓释微丸。速释微丸可使药物迅速释放，缓释微丸是由药物与阻滞剂混合制成或先制成普通丸心而后再包控释膜而成。微丸可压制成片或制成控释胶囊剂。微丸在胃肠道分布面积大，生物利用度高，刺激性小；由于粒径小，受消化道输送食物节律影响小（如幽门关闭等）；微丸的流动性好，大小均匀，易于处理（如包衣、分剂量）；改善药物稳定性，掩盖不良味道；适合复方制剂的配伍。

二、微丸的辅料

用于微丸丸心的主要辅料有稀释剂和黏合剂；用于微丸薄膜衣的辅料有成膜材料，增塑剂，有的还需加入一定量的致孔剂、润滑剂和表面活性剂。

常用作丸心或包衣的辅料有蔗糖、淀粉、糊精、蜂蜡、脂肪酸、虫胶及聚乙烯醇、聚维酮、甲基纤维素、醋酸纤维素、聚丙烯酸树脂或它们的混合物。常用的增塑剂有柠檬酸三乙酯、甘油三醋酸酯、苯二甲酸二乙酯、蓖麻油、油酸等。常用的致孔剂有甘油、乙二醇、PEG、十二烷基硫酸钠、微晶纤维素、糖类、羧甲基纤维素、碳酸盐、碳酸氧盐及氯化钠等。近年来，也有用可生物降解材料如聚乳酸、聚氨基酸、聚羟基乙酸、聚烷基-2-氰基丙烯酸酯等制备微丸的。

三、微丸的制备

（1）流化沸腾制粒法（一步制粒法）　流化沸腾制粒法系将药物与辅料置于流化室，在流化状态下混合均匀，再喷入黏合剂，使之黏结成为颗粒，当颗粒大小满足要求时停止喷雾，颗粒可直接在沸腾床内干燥。微丸的包衣过程也可同时进行，即制粒、干燥、包衣一步完成。在整个过程中，微丸始终处于流化状态，可有效地防止微丸在包衣过程中发生粘连，缩短操作时间；所得微丸大小均匀、圆整、粒度分布窄、无粘连；微丸衣层厚薄均匀。

（2）包衣锅法（滚转制粒法）　包衣锅法系将药物与辅料粉末混合均匀，加入黏合剂制成软材，过筛制粒，于包衣锅中滚制成小球，包衣后即得所需微丸，是比较传统的制备方法。如肠溶红霉素微丸的制备，是将红霉素与辅料充分混合，湿法制粒，于包衣锅中以一定转速滚制成丸，干燥后再包肠溶衣即得。为了改善微丸的圆整性，可采用“丸模法”——以蔗糖或淀粉细粒为“丸模”（空白丸心），以水为黏合剂，加入药物与辅料滚制成含药丸心，干燥后再重复进行此操作至大小合适的微丸，再包上薄膜衣。

（3）挤出滚圆法　挤出滚圆法系将药物、辅料粉末加入黏合剂混合均匀，通过挤出机将之挤成条柱状，再于滚圆机中将圆柱形物料切割，滚制成大小均匀、规整的球形，再进行干燥、包衣。微丸的制备方法很多，随着物理机械的发展，还出现了喷雾干燥制粒法、离心造粒法、液中制粒法、熔融制粒法等方法。

思 考 题

1. 滴丸剂常用的基质有哪些？
2. 微丸的制备方法有几种？
3. 简述滴丸剂制备的工艺过程。

第八章　片　剂

第一节　概述

一、片剂的概念和特点

1. 片剂的概念

片剂（tablets）系指药物与适宜的辅料均匀混合后压制而成的圆片状或异形片状（如三角形、菱形、长胶囊形等）的固体制剂。片剂是现代药物制剂中应用最为广泛的剂型之一，世界各国药典收载的制剂中以片剂为最多。

片剂始创于19世纪40年代，随着科学技术的不断发展，片剂成型的新理论、新方法和新技术不断涌现，如药物粉体性质、崩解溶出理论及新型辅料等；机械设备和质量控制等都有很大的发展，如流化喷雾制粒、湿法高速制粒、粉末直接压片、新型高效压片机、全自动程序控制高效包衣机等设备已经广泛应用于国内外的片剂生产实践中，实现了片剂品种的多样化，改善了片剂的生产条件，提高了片剂的质量和生物利用度并实现了连续化规模生产。

2. 片剂的特点

片剂作为第一大类剂型，有许多优点：①生产的机械化、自动化程度较高，生产卫生条件容易控制，产量大，成本及售价较低；②分剂量准确，便于贮存、运输、携带和应用；③药物稳定性较好，因为片剂密度较高、体积较小，与外界空气、光线、水分等接触面积较小，必要时还可通过包衣加以保护；④可以制成不同类型的片剂，如口含片、肠溶包衣片、分散（速释）片、缓释（长效）片等，以满足不同的医疗或预防的需要。

但片剂也存在不少缺点：①婴幼儿和昏迷患者不易吞服；②压片时需加入若干种辅料并且经过压制成型，有时会影响药物的溶出和生物利用度；③含挥发性成分的片剂，久贮存含量会有所下降等。

二、片剂的分类和质量要求

1. 片剂的分类

片剂给药途径符合生理规律，根据制备方法、用法、用途的不同，可制备成各种类型的片剂，分述如下。

（1）普通压制片（compressed tablets）　指药物与辅料均匀混合后压制而成的、未包衣的片剂，又称素片或片心，片重一般为0.1～0.5g，经胃肠道吸收而发挥治疗作用。

（2）多层片（multilayer tablets）　指由两层或多层组成的片剂，每层含不同的药物或每层中药物相同而辅料不同，目的是避免复方制剂中不同药物之间的配伍变化或达到缓释、控释的效果。该类片剂有两种制法，一种是将其中一种药物压制成片心，然后将另一种药物压包在片心外，制成片中有片的多层片；另一种是将组分不同的颗粒分上、下两层或多层压制成片。

(3) 包衣片 (coated tablets)　指普通压制片的外表面包上一层衣膜的片剂。根据包衣所用的衣膜材料不同，可分为以下两种。

① 糖衣片 (sugar coated tablets)。指以蔗糖为主要包衣材料进行包衣而制得的片剂。

② 薄膜衣片 (film coated tablets)。指以高分子成膜材料为主要包衣材料进行包衣而制得的片剂。根据高分子成膜材料性质的不同，可分为普通薄膜衣片、胃溶薄膜衣片、肠溶衣片 (enteric coated tablets)。肠溶衣片系指用肠溶性包衣材料进行包衣的片剂。为防止药物在胃内分解失效、对胃的刺激或控制药物肠道内定位释放，可对片剂包肠溶衣；为治疗结肠部位疾病等，可对片剂包结肠定位肠溶衣。

2. 片剂的质量要求

《中国药典》2015 年版四部"制剂通则"规定片剂在生产与贮存期间均应符合下列规定。

① 原料药与辅料混合均匀。含药量小或含毒、麻药物的片剂，应采用适宜方法使药物分散均匀。

② 凡属挥发性或对光、热不稳定的药物，在制片过程中应避光、避热，以避免成分损失或失效。

③ 压片前的物料或颗粒应适当的控制水分，以满足压片的需要，防止片剂在贮存期间发生霉、变质或失效。

④ 含片、口腔贴片、咀嚼片、分散片、泡腾片等根据需要可加入矫味剂、芳香剂和着色剂等附加剂。

⑤ 为增加稳定性、掩盖药物不良嗅味、改善片剂外观等，可对片剂进行包衣。

⑥ 片剂外观应完整光洁，色泽均匀。片剂应具有适宜的硬度，对于非包衣片，应符合片剂脆碎度检查的要求，防止包装贮运过程中发生磨损或碎片。

⑦ 片剂的溶出度、释放度、含量均匀度、微生物限度等应符合要求。必要时，薄膜包衣片应检查残留溶剂。

⑧ 除另有规定外，片剂应密封贮存。

第二节　片剂的辅料

片剂由药物和辅料组成。辅料亦称赋形剂，指片剂中除主药外的所有其他物料的总和。加入辅料的目的是使药物在制备过程中具有良好的流动性和可压性；有一定的黏结性；遇体液能按要求崩解、溶解、吸收而产生作用等。根据辅料在制备片剂的过程中的主要作用不同，可分为稀释剂、润湿剂和黏合剂、崩解剂和润滑剂等。

一、稀释剂

片剂的直径一般不小于 6mm，片重多在 100mg 以上。有许多药物因剂量过小无法压制成片，需要加入稀释剂方能成型。这类用来增加片剂的重量和体积，以利于片剂成型或分剂量的辅料叫稀释剂。稀释剂一般又称为填充剂。常见的稀释剂如下。

(1) 淀粉　比较常用的是玉米淀粉，其性质非常稳定，与大多数药物不起作用，价格也比较便宜，吸湿性小、外观色泽好。淀粉的可压性较差，在实际生产中，常与可压性较好的糖粉、糊精混合使用。

(2) 糖粉　糖粉是指结晶性蔗糖经低温干燥粉碎后而成的白色粉末，其优点是黏合力强，可用来增加片剂的硬度，并使片剂的表面光滑美观，其缺点是吸湿性较强，长期贮存会使片剂的硬度过大，崩解或溶出困难，除口含片或可溶性片剂外，一般不单独使用，常与糊精、淀粉混合使用。

(3) 糊精　是淀粉水解中间产物，在冷水中溶解较慢，较易溶于热水，不溶于乙醇。糊精具有较强的黏结性，使用不当会使片面出现麻点、水印或造成片剂崩解或溶出迟缓；另外在含量测定时会影响测定结果的准确性和重现性，所以，很少单独大量使用糊精作为填充剂，常与糖粉、淀粉混合使用。

(4) 乳糖　是一种优良的片剂稀释剂。常用含有一分子水的结晶乳糖，无吸湿性，可压性好，性质稳定，与大多数药物不起化学反应，压成的片剂光洁美观；由喷雾干燥法制得的乳糖为非结晶乳糖，其流动性、可压性良好，可供粉末直接压片使用。

(5) 可压性淀粉　亦称为预胶化淀粉，是新型的药用辅料。本品是多功能辅料，作为稀释剂，既具有良好的流动性、可压性、自身润滑性和干燥黏合性，又有较好的崩解作用。若用于粉末直接压片时，硬脂酸镁的用量不可超过0.5%，以免产生软化效应。

(6) 微晶纤维素　微晶纤维素是纤维素部分水解而制得的聚合度较小的结晶性纤维素，具有良好的可压性、流动性，为片剂良好填充剂和可作为粉末直接压片的“干燥黏合剂”。另外，片剂中含20%微晶纤维素时崩解较好。

(7) 无机盐类　主要是无机钙盐，如硫酸钙、磷酸氢钙及药用碳酸钙等。其中硫酸钙较为常用，其性质稳定，无臭无味，微溶于水，与多种药物均可配伍，制成的片剂外观光洁，硬度、崩解度均好，对药物也无吸附作用。

(8) 甘露醇　甘露醇呈颗粒或粉末状，在口中溶解时吸热，因而有凉爽感，同时兼具一定的甜味，在口中无沙砾感，因此较适用于制备咀嚼片的稀释剂，但价格稍贵，常与蔗糖混合使用。

二、润湿剂和黏合剂

润湿剂系指可使物料润湿以产生足够强度的黏性以利于制成颗粒的液体。如纯化水、乙醇等。黏合剂指能使无黏性或黏性较小的物料黏结成颗粒或压缩成型的具有黏性的固体粉末或黏稠液体。如淀粉浆、糖浆、胶浆等。常用的润湿剂和黏合剂如下。

(1) 纯化水　纯化水是一种润湿剂。应用时，由于物料往往对水的吸收较快，因此较易发生润湿不均匀的现象，最好采用低浓度的淀粉浆或乙醇代替。弥补这种不足。

(2) 乙醇　乙醇也是一种润湿剂。可用于遇水易分解或遇水黏性太大的药物。随着乙醇浓度的增大，润湿后所产生的黏性降低，因此，醇的浓度的选择应根据原辅料的性质而定，一般为30%～70%。中药浸膏片常用乙醇做润湿剂，但应注意迅速操作以免乙醇挥发而产生强黏性的团块。

(3) 淀粉浆　淀粉浆是片剂中最常用的黏合剂，常用8%～15%的浓度，其中10%淀粉浆最为常用；若物料可压性较差，可再适当提高淀粉浆的浓度到20%，相反，也可适当降低淀粉浆的浓度，如氢氧化铝片用5%淀粉浆作黏合剂即可。淀粉浆的制法主要有冲浆和煮浆两种方法：冲浆是将淀粉混悬于少量（1～1.5倍）水中，然后根据浓度要求冲入一定量的沸水，不断搅拌成糊状；煮浆是将淀粉混悬于全部量的水中，在夹层容器中加热并不断搅拌（不宜用直火加热，以免焦化）成糊状。因为淀粉价廉易得且黏合性良好，所以凡在使用淀粉浆能够制粒并满足压片要求的情况下，大多数选用淀粉浆作为黏合剂。

(4) 纤维素衍生物

① 羧甲基纤维素钠（CMC-Na）用作黏合剂的浓度一般为1%～2%，其黏性较强，常用于可压性较差的药物。但应注意容易造成片剂硬度过大或崩解超限。

② 羟丙基纤维素（HPC）既可做湿法制粒的黏合剂，也可作为粉末直接压片的黏合剂。

③ 甲基纤维素具有良好的水溶性，可形成黏稠的胶体溶液，可用作黏合剂使用，但应注意：当蔗糖或电解质达一定浓度时本品会析出沉淀。

④ 乙基纤维素不溶于水，在乙醇等有机溶剂中的溶解度较大，可用其乙醇溶液作为对水敏感药物的黏合剂。

⑤ 羟丙基甲基纤维素（HPMC）也是一种最为常用的薄膜衣材料，因其溶于冷水成为黏性溶液，常用其2%～5%的溶液作为黏合剂使用。

(5) 其他黏合剂　5%～20%的明胶溶液、50%～70%的蔗糖溶液、3%～5%的聚乙烯吡咯烷酮（PVP）的水溶液或醇溶液，可用于可压性很差的药物的黏合剂。但应注意这些黏合剂黏性很大，制成的片剂较硬，稍稍过量就会造成片剂的崩解超限。

三、崩解剂

崩解剂系指能促使片剂在胃肠道中迅速崩解成小粒子的辅料。为了迅速发挥药效，除需要药物缓慢释放的含片、舌下片、植入片、缓释片等外，一般均需加入崩解剂。崩解剂多为亲水性物质，有良好的吸水性和膨胀性，进而起到崩解的作用。常用的崩解剂如下。

(1) 干淀粉　是一种最为经典的崩解剂，含水量在8%以下，吸水性较强且有一定的膨胀性，较适用于水不溶性或微溶性药物的崩解剂，但对易溶性药物的崩解作用较差，这是因为易溶性药物遇水溶解产生浓度差，使片剂外面的水不易通过溶液层面透入到片剂的内部，阻碍了片剂内部淀粉的吸水膨胀。

(2) 羧甲基淀粉钠（CMS-Na）　是一种白色无定形的粉末，吸水膨胀作用非常明显，吸水后可膨胀至原体积的300倍，是一种性能优良、价格较低的崩解剂，其用量一般为1%～6%（国外产品的商品名为“Primojel”）。

(3) 低取代羟丙基纤维素（L-HPC）　是国内近年来应用较多的一种崩解剂。由于具有很大的比表面积和孔隙度，所以它有很好的吸水速度和吸水量，其吸水膨胀率在500%～700%（取代基占10%～15%时），崩解后的颗粒也较细小，故有利于药物的溶出。一般用量为2%～5%。

(4) 交联聚乙烯吡咯烷酮（PVPP或CPUP）　为白色粉末；流动性良好；在水、有机溶剂及强酸强碱溶液中均不溶解，但在水中迅速溶胀并且不会出现高黏度的凝胶层，因而其崩解性能很好，已为英美等国药典所收载，国内产品现已研制成功。

(5) 交联羧甲基纤维素钠（CCNa）　是交联化的纤维素羧甲基醚（大约有70%的羧基为钠盐型），由于交联键的存在，故不溶于水，但能吸收数倍于本身重量的水而膨胀，具有较好的崩解作用；当与羧甲基淀粉钠合用时，崩解效果更好，但与干淀粉合用时崩解作用会降低。

(6) 泡腾崩解剂　泡腾崩解剂是一种专用于泡腾片的特殊崩解剂，最常用的是由碳酸氢钠与枸橼酸组成的混合物。遇水时，以上两种物质反应产生持续不断的二氧化碳气体，使片剂在几分钟之内迅速崩解。含有这种崩解剂的片剂，应妥善包装，避免受潮造成崩解剂失效。

四、润滑剂

润滑剂指压片时为了能顺利加料和出片，并减少黏冲及降低颗粒与颗粒、药片与模孔壁之间的摩擦力，使片剂表面光洁美观，而在压片前加入颗粒（或结晶）中的物质。根据其作用不同可分为三类：①主要用于增加颗粒流动性，改善颗粒的填充状态的物质，称为助流剂；②主要用于减轻原料对冲模的黏附作用的物质，称为抗黏剂；③主要用于降低颗粒间及颗粒与冲头和模孔壁间的摩擦力，可改善力的传递和分布的物质，称为润滑剂（有润滑作用）。

润滑剂必须是过100目以上筛的极细粉。加入方法有：①直接加到待压的颗粒中，此法不能保证混合均匀；②用60目筛筛出颗粒中部分细粉，与润滑剂充分混合后再加入干颗粒中；③将润滑剂溶于适宜的溶剂中或制成混悬或乳浊液，喷入颗粒中混匀后挥去溶剂，液体润滑剂常用此法。常用的润滑剂如下。

（1）硬脂酸镁　硬脂酸镁为疏水性润滑剂，白色粉末，细腻轻松，有良好的附着性，易与颗粒混匀，压片后片面光滑美观，应用最为广泛。用量一般为0.3%～1%，用量过大时，由于其疏水性，会造成片剂的崩解（或溶出）迟缓。另外，本品不宜用于乙酰水杨酸、某些抗生素药物及多数有机碱盐类药物的片剂。

（2）微粉硅胶　本品为优良的片剂助流剂，可用作粉末直接压片的助流剂。其性状为轻质白色粉末，化学性质稳定，无臭无味，比表面积大，特别适用于油类和浸膏类等药物，常用量为0.15%～3%。

（3）滑石粉　滑石粉可将颗粒表面的凹陷处填满补平，降低颗粒表面的粗糙性，从而达到降低颗粒间的摩擦力，改善颗粒流动性、滑动性的目的，但应注意由于压片过程中的机械振动，会使之与颗粒相分离，一般不单独使用。常用量一般为0.1%～3%，最多不能超过5%。

（4）氢化植物油　本品是一种润滑性能良好的润滑剂。应用时，将其溶于热轻质液状石蜡或己烷中，然后喷于颗粒上，以利于均匀分布。凡不宜用碱性润滑剂的药物均可选用本品。

（5）聚乙二醇类与十二烷基硫酸镁　二者皆为典型的水溶性润滑剂。前者主要使用聚乙二醇4000和6000，可用作润滑剂，也可用作干燥黏合剂。后者为表面活性剂，具良好的润滑作用，并可促进片剂崩解和药物溶出的作用。

第三节　片剂的制备

片剂的制备首先应根据药物的性质、临床用药的要求和设备条件等来选择辅料和具体的制备方法。通常片剂的制备方法包括有湿法制粒压片、干法制粒压片及直接压片法三种。其中应用较广泛的是湿法制粒压片。

一、湿法制粒压片

湿法制粒压片是最常用的片剂制备方法，其原因为：①粉末制粒时因加入了黏合剂而增进了粉末的黏合性和可压性，故压片时仅需要较小的压力，损耗降低并使设备的寿命延长；②使流动性差、剂量大、可压性差的药物通过湿法制粒后获得适宜的流动性；③剂量小的药物可通过湿法制粒达到含量准确、分散良好和色泽均匀；④可防止已混匀的物料在压片过程中分层；⑤可选择适宜的润湿剂或黏合剂制粒，以增加药物的溶出速率。

湿法制粒压片，适用于对湿热稳定的药物，其一般制备操作过程如图 8-1 所示。

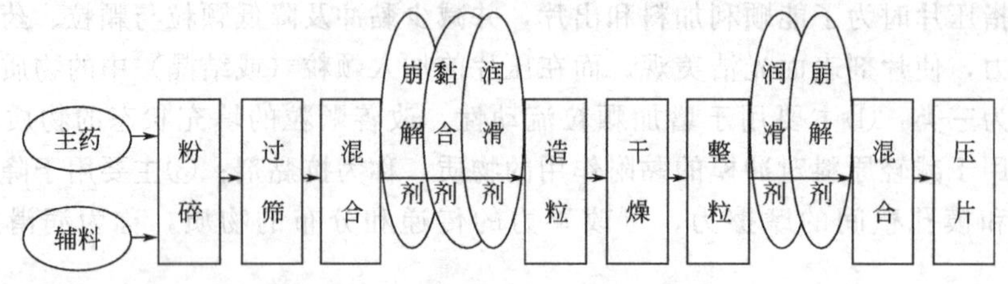

图 8-1 湿法制粒压片法工艺流程

1. 原辅料的准备和处理

湿法制粒压片用的原料药及辅料，在使用前必须经过鉴定、含量测定、干燥、粉碎、过筛等处理。其细度以通过 80～100 目筛为适宜，对毒性药、贵重药和有色原辅料宜更细一些，便于混合均匀，含量准确，并可避免压片时出现裂片、黏冲和花斑等现象。

2. 制颗粒

一般药物粉末均需事先制成颗粒后才能压片（除某些结晶性或可供直接压片的药物），其原因是：①粉末流动性差，不易均匀地充填于模孔中，造成粉末架桥，出现松片或片重差异超限；②细粉内含有很多空气，在压片时部分空气不能及时从冲模间隙逸出，解压后残留空气膨胀，产生松片、顶裂等现象；③由于片剂中各成分的密度不同，当机器振动时易分层，致使主药含量不均匀。如果原料色泽不同，还会因此出现花斑；④粉末直接压片易造成细粉飞扬而损失，黏性粉末易出现黏冲和拉模等现象。如将药物制成一定大小的颗粒，则可克服上述缺点。

（1）制粒法　主要包括制软材、制湿颗粒、湿颗粒干燥及整粒等步骤。

① 制软材。将原、辅料细粉置混合机中，加适量润湿剂或黏合剂，搅拌混匀即成软材。小量生产可用手工拌和，大量生产则用混合机。软材的干湿程度应适宜，生产中多凭经验掌握，以用手“轻握成团，轻压即散”为度。

润湿剂或黏合剂的用量应根据物料的性质而定，如粉末细、质地疏松，干燥及黏性较差的粉末，应酌量多加，反之用量应酌减。黏合剂的用量及混合条件等对所制得颗粒的密度和硬度有一定影响，一般黏合剂用量多，混合时的强度大、时间长则所制得颗粒的硬度大。

② 制湿颗粒。软材压过适宜的筛网即成颗粒。少量生产时可用手将软材握成团块，用手掌轻轻压过筛网即得。颗粒筛孔落下时不呈粒状而呈长条状时，表明软材过湿，黏合剂或润湿剂用量过多。相反若软材通过筛孔后呈粉状，表明软材过干，应适当调整黏合剂或润湿剂用量。

在工厂生产中均使用颗粒机制粒。最常用的制粒机是摇摆式颗粒机和高速搅拌制粒机。

通常软材只要通过筛网一次即可制成湿粒，称单次制粒法，但对有色的以及润湿剂或黏合剂用量不当而颗粒质量较差时可采用多次制粒，即先用较粗（8～10 目）筛网通过 1～2 次，再用较细（12～14 目）筛网通过 1 次，这样可使颗粒的质量更好，且黏合剂的用量比单次制粒法的用量少 15％左右。

③ 湿颗粒的干燥。制成湿颗粒后应立即干燥，以免结块或受压变形。干燥温度由原料性质而定，一般以 50～60℃为宜。一些对湿热稳定的药物为缩短干燥时间，干燥温度可适当增高到 80～10℃。含结晶水的药物，干燥温度不宜高，时间不宜长，因为失去过多的结晶水可使颗粒松脆而影响压片及片剂的崩解。干燥时温度应逐渐升高，否则颗粒表面干燥后

结成一层硬壳而影响内部水分的蒸发。颗粒中如有淀粉或糖粉，骤遇高温时能引起糊化或熔化，使颗粒变硬不易崩解。

干燥的设备种类很多，生产中常用的有箱式（如烘房、烘箱）干燥器、沸腾干燥器、微波干燥或远红外干燥等加热干燥设备。

（2）流化喷雾制粒法 又称一步制粒法。本法制粒是将沸腾混合、喷雾制粒和气流干燥等工序合并在一套设备中完成，实现了一步制粒，简化了工序与设备，便于生产过程的自动化、减少了粉尘飞扬，有利于劳动保护。

3. 干颗粒的质量要求

干颗粒除必须具备流动性和可压性外，还要求达到：①主药含量符合要求；②含水量控制在1%～3%；③细粉量应控制在20%～40%，因细粉表面积大，流动性差，易产生松片、裂片、黏冲等，并加大片重差异及含量差异，但细粉能填补颗粒间的空隙，能使片面光滑平整，因此根据生产实践认为片重在0.3g以上时，含细粉量可控制在20%左右，片重在0.1g～0.3g时，细粉量在30%左右；④颗粒硬度适中，若颗粒过硬，可使压成的片剂表面产生斑点；若颗粒过松可产生顶裂现象，一般用手指捻搓时应立即粉碎，并无粗细感为宜；⑤疏散度应适宜，疏散度系指一定容积的干粒在致密时重量与疏散时重量之差值，它与颗粒的大小、松紧程度和黏合剂用量多少有关，疏散度大则表示颗粒较松，振摇后部分变成细粉，压片时易出现松片、裂片和片重差异大等现象。

4. 压片

（1）压片前干颗粒的处理

① 过筛整粒。颗粒在干燥过程中，一部分湿粒彼此粘连结块，须过筛整粒，使成为适合压片的均匀颗粒。整粒可用摇摆式颗粒机进行。整粒时常用筛网目数为12～20目。

② 挥发油或挥发性物质。挥发油可加在润滑剂与颗粒混合后筛出的部分细粒中，或加在从干颗粒中筛出的部分细粒中，再与全部干颗粒混匀。若挥发性药物为固体（如薄荷脑）或量较少时，可用适量乙醇溶解，或与其他成分混合研磨共熔后喷入干颗粒中，混匀后，密闭数小时，使挥发性药物渗入颗粒中。

③ 加润滑剂与崩解剂。润滑剂常在整粒后用细筛筛入干颗粒中混匀。崩解剂应先干燥过筛，再加入干颗粒中充分混匀，也可将崩解剂及润滑剂与干颗粒一起加入混合器中进行总混合。然后抽样检查，测定主药含量，计算片重。

（2）片重计算

① 按主药含量计算片重。药物制成干颗粒时，因经过了一系列的操作过程，原料药必将有所损耗，所以应对颗粒中主药的实际含量进行测定，然后按照下式计算片重：

$$片重=\frac{每片含主药量(标示量)}{颗粒中主药的百分含量(实测值)} \tag{8-1}$$

此式适用于投料时未考虑制粒过程中主药的损耗量。

例 某片剂中含主药量为0.1g，测得颗粒中主药的百分含量为25%，则每片所需颗粒的重量应为：0.1/0.25g=0.4g，即片重应为0.4g。

② 按干颗粒总重计算片重。当压片剂成分复杂，没有准确的含量测定方法时，可根据实际投料量与预定压片按下式计算：

$$片重=\frac{干颗粒重+压片前加入的辅料量}{预定的应压片数} \tag{8-2}$$

（3）压片机及压片过程 目前常用的压片机有单冲压片机和多冲旋转压片机，还有多层

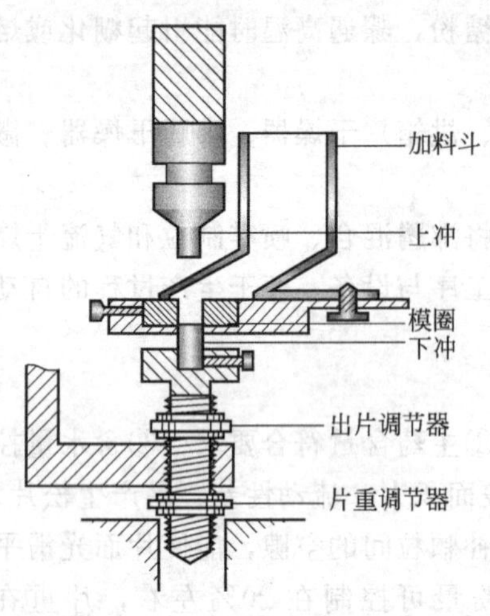

图 8-2 单冲压片机主要构造示意

压片机和压制包衣机等。压片机的压片过程如下。

以单冲压片机为例（如图 8-2 所示）：①上冲升起，加料器移动到模孔之上；②下冲下降到适宜的深度（使容纳颗粒重恰好等于片重），振动将加料器内的颗粒填充于模孔中；③加料器由模孔上部移开，使模孔中的颗粒与模孔的上缘相平；④上冲下降并将颗粒压成片剂；⑤上冲升起，下冲也随之上升到与模孔缘相平时，加料斗又移到模孔之上，将药片推开落于接收器中，同时下冲又下降，使模孔内又填满颗粒，如此反复进行。

二、干法制粒压片

某些药物的可压性、流动性均不好，且对湿、热较敏感，这类药物可采用干法制粒压片，即将药物原粉与适量粉状填充剂、润滑剂或黏合剂等混合均匀后；常用滚压法、重压法压成块状或大片状，然后再将其破碎成大小适宜的颗粒进行压片。其一般制备操作过程如图 8-3 所示。

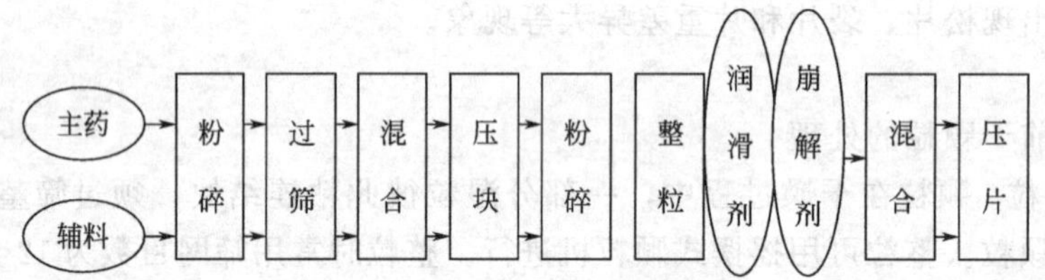

图 8-3 干法制粒压片法工艺流程

三、直接压片法

1. 粉末直接压片

指药物粉末与适宜的辅料混合后，不经制粒而直接压片的方法。本法的优点是生产工序少，设备简单，减少辅料用量，产品崩解或溶出较快，在国外约有 40% 的品种采用这种工艺。但由于细粉的流动性和可压性均比颗粒差，压片有一定困难，常采用改善压片物料的性能、改进压片机的办法解决。

2. 结晶药物直接压片

某些结晶性药物如阿司匹林、氯化钠、氯化钾、溴化钾、硫酸亚铁等无机盐及维生素 C 等有机药物，呈正方结晶，具有适宜的流动性和可压性，只需经适当粉碎等处理，筛出适宜大小的晶体或颗粒，再加入适量崩解剂和润滑剂混合均匀，不经制粒即可压片。制备溶液片时，常用此法。其一般制备操作过程如图 8-4 所示。

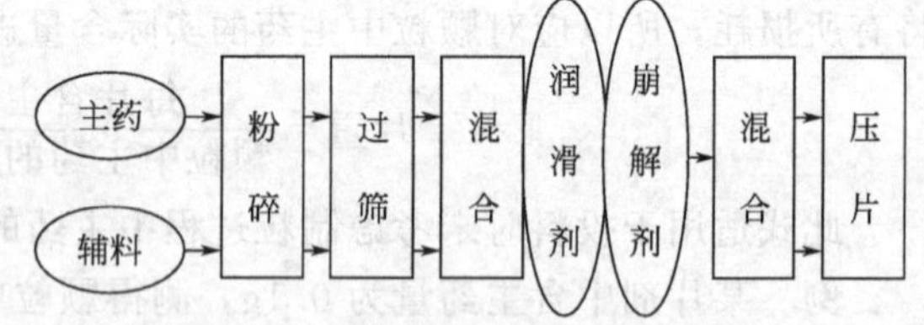

图 8-4 直接粉末压片法工艺流程

四、中药片剂的制备

中药片剂是指将中药材的细粉或提取物加药材细粉或辅料压制而成的片状中药制剂。可分为药材全粉末片、半浸膏片、浸膏片、有效成分片等。其生产方法和一般片剂大致相同，但也有其特殊性。为了提高疗效和减少服用量，一般需先对中药材进行提取、去杂或精制等过程。

1. 中药片的原药材预处理原则

因中药材的性状各不相同，有效成分亦不一样，加上制成的片剂类型各异，它们的预处理过程不可能完全相同。必须掌握因地、因时、因物而异的原则，做好中药材的预处理工作。按照制剂处方选择地道药材，经过洁净、炮制和干燥后备用。

(1) 制粉　含淀粉、糖类等物质较多的药材以磨粉为好。贵重药物一般应研磨成细粉备用，以免煎煮时损失。某些挥发性药材亦可制成细粉，在压片前直接倒入到干颗粒中，再进行压片。

(2) 制稠膏　凡含纤维素等组织结构物质较多的茎、叶、草等中药材以煎膏为宜、黏性较大的药材一般可水煎煮浓缩成稠膏备用；含芳香性药材，一般应先通过水蒸气蒸馏以提取挥发油或芳香水备用，然后再煎煮，取汁浓缩成稠膏备用。

(3) 提取有效成分　含已知有效成分的药材，可根据有效成分性质，采用特定的方法和溶剂提取有效成分。进行定性、定量和杂质检查，备用。

2. 中药片的制备

(1) 颗粒的制备　中药片的生产过程一般都采用湿法制粒。

① 全粉末片的制粒。将全部中药材制成细粉，混匀后加入适量黏合剂或润湿剂制成软材，再过筛制粒。本法适宜于服用量较小、对热敏感和易被破坏的中药材制粒。

② 半浸膏片的制粒。将药物提取液浓缩成稠膏，与预留的细粉混匀制粒。一般要求膏、粉的比例（质量比）为1∶(3.5～4)。

③ 全浸膏片的制粒。直接将干浸膏磨成大小适宜的颗粒；将干浸膏磨成细粉，过100目筛，再与崩解剂混合、同稀乙醇做润湿剂制成软材，经过筛制粒。第二种方法制成的颗粒质量较好，压成的片剂也较理想。

④ 有效成分片的制粒与一般片剂的制粒相同。

(2) 颗粒的干燥和整粒　中药片的湿颗粒一般要求在60～80℃干燥，以免颗粒中的淀粉受到湿热因素而糊化，失去崩解作用。干颗粒中的水分亦宜控制在3%～5%。一般用16～22目筛整粒，但全浸膏片中的颗粒较硬，故可用40目筛整粒。

(3) 片重的计算　除有效成分片按一般片剂计算片重外，大多数中药片均按投料量计算片重。

(4) 压片　压制中药片的方法与一般片剂相同，但压力常需增大些，以免出现松片现象；还应采用选择适宜的黏合剂、改变黏合剂用量、更换崩解剂和润滑剂等综合措施来解决。

五、片剂制备过程中可能出现的问题和解决方法

由于片剂的处方、生产工艺技术及机械设备等方面的综合因素的影响，在压片过程中可能出现某些问题，需要具体问题具体分析，查找原因，加以解决。常见问题如下。

(1) 松片　指片剂的硬度不够，在包装、运输过程中受震动易松散破碎的现象。片剂弹性复原大，原辅料可压性差为主要原因。一般可采用调整压力和增加适当的黏合剂等方法来加以解决。

(2) 裂片　指片剂经过振动或贮存时从腰间裂开的现象；从片子顶部或底部剥落一层的

现象称顶裂。产生裂片原因很多，如黏合剂选择不当，细粉过多，压力过大和冲头与模圈不符等，而最主要原因是压片时压力分布不均匀和片剂的弹性复原所致，因此需及时处理解决。

（3）黏冲　指冲头或冲模上黏着细粉，导致片表面不平整或有凹痕的现象。尤其刻有药名和横线的冲头更容易发生黏冲现象。其原因为：颗粒含水量过多、润滑剂使用不当、冲头表面粗糙和工作场所湿度过大等，应查找原因，及时处理解决。

（4）崩解迟缓　指片剂不能在药典规定的时间内完全崩解或溶解。其原因如崩解剂选用不当、用量不足，润滑剂用量过多，黏合剂黏性太大，压力太强和片剂硬度过大所致，需针对性地处理解决。

（5）片重差异过大　指片重差异超过药典规定限度，其原因是颗粒大小不均，在压片时流速不一致，颗粒时多时少地填入模圈，下冲升降不灵活等，均能引起片重差异超限，应及时停机检查，若为颗粒的原因，应重新制粒。

（6）变色与色斑　指片剂表面的颜色发生改变或出现色泽不一致的斑点，其原因有颗粒过硬、混料不匀；接触金属离子及压片机的油污等，需针对原因进行处理解决。

（7）迭片　指两个药片叠压在一起的现象。其原因主要是压片机出片调节器调节不当、上冲黏片、加料斗故障等，如不及时处理，则因压力过大，可损坏机器，故应立即停机检修。

（8）麻点　指片剂表面产生许多小凹点，其原因可能是润滑剂和黏合剂用量不当、颗粒引湿受潮、颗粒大小不均、粗粒或细粉量多、冲头表面粗糙或刻字太深、有棱角及机器异常发热等，可针对原因处理解决。

（9）卷边　指冲头与模圈碰撞，使冲头卷边，造成片剂表面出现半圆形的刻痕。此时需立即停机，更换冲头或重新调节机器。

第四节　片剂的包衣

一、概述

片剂包衣（tablet coating）　是指在片剂（片心、素片）表面均匀地包裹上适宜材料的衣层。

1. 包衣目的

① 防潮、避光、隔绝空气，以便增加药物的稳定性。

② 掩盖药物的不良嗅味。

③ 利用不同厚薄的包衣，控制药物在胃肠道的一定部位释放或缓慢释放。在胃液中易被破坏或对胃有刺激性的药物可以包肠溶性薄膜衣。

④ 可将有配伍变化的两种药物分别置于片心和衣层，以免发生反应。

⑤ 改善片剂的外观和便于识别等。

2. 包衣的种类和质量要求

根据包衣材料不同，片剂的包衣通常分为包糖衣、包薄膜衣和包肠溶衣三类。

二、包衣材料与工艺

1. 糖衣

指以蔗糖为主要包衣材料的包衣。糖衣有一定防潮、隔绝空气的作用；可掩盖药物的不良气味，改善外观并易于吞服。糖衣层可迅速溶解，对片剂崩解影响不大，是目前广泛应用的一种包衣方法。

(1) 包糖衣材料

① 胶浆。多用于包隔离层，因具有黏性和可塑性，能增加衣层的固着和防潮能力。常用的有10%～15%明胶浆、30%～35%阿拉伯胶浆、10%玉米朊乙醇溶液等，应现用现配。

② 糖浆。浓度为65%或0.84g/mL，主要用作粉层的黏结与包糖衣层。因其为高浓度溶液，包衣后容易干燥，析出微晶体致密地黏附在片剂表面。如需要包有色糖衣时，则可加入0.3%的食用色素，为使有色衣的色调均匀无花斑，包有色衣时应由浅至深。有时也可用0.1%以上的炭黄或氧化铁等作为着色剂。为增加糖浆的黏性，可制成10%明胶糖浆。

③ 粉衣料。最常用滑石粉为粉衣料。滑石粉常与10%～20%的碳酸钙、碳酸镁或淀粉等混合使用作为油类吸收剂和糖衣层的崩解剂。

④ 打光剂。常用虫蜡作为打光物料，可增加片面的光洁度和抗湿性。用前需精制，即加热至80～100℃熔化后过100目筛，除去悬浮杂质并掺入20%硅油作增塑剂，混匀冷却后刨成80目细粉备用。其他如蜂蜡、巴西棕榈蜡等也可作为打光剂。

(2) 包糖衣工艺　包衣前应将片心中的细粉、碎片筛去。

① 隔离层。指在片心外包一层起隔离作用的衣层。大多数片剂不需要包隔离层，但含有酸性、水溶性及引湿性药物制成的片剂包衣时必须包隔离层，目的是使片心与糖衣层隔离，防止包衣时糖浆中的水分被吸入片心而不易吹干，引起片剂膨胀而裂开或使糖衣变色。隔离层还起到增加片心硬度、牢固性、黏结性等作用。隔离层主要以胶浆（有时混合适量滑石粉）为包衣料。

操作：将一定量片心置包衣锅中，开动包衣锅，随之加入适宜温度的胶浆使均匀黏附于片面上，吹热风干燥；为防止药片粘连或黏附在包衣锅上，可加入适量的粉衣料（如滑石粉）至不发生粘连为止；在热风40～50℃下干燥后，再重复包数层，直至片心全部包严为止，一般需包4～5层。要求达到对水有隔绝作用，且又不影响片剂崩解。

② 粉衣层。包完隔离层后再包粉衣层，对不需要包隔离层的片剂可直接包粉衣层。包粉衣层的目的是迅速增加衣层的厚度以便遮盖片剂原有的棱角。

操作：片剂继续在包衣锅中滚动，加入润湿黏合剂（如糖浆、明胶浆、阿拉伯胶浆或胶糖浆），使片剂表面均匀润湿后，撒粉（滑石粉、蔗糖粉、白陶土、糊精等）适量，使黏着在片剂表面，继续滚动吹风干燥（30～40℃热风），重复上述操作若干次，直到片剂棱角消失为止，一般需包15～18层，操作的关键是做到层层干燥。

③ 糖衣层。用浓糖浆为包衣物料，当糖浆受热后，在片心表面缓缓干燥，形成细腻的表面和坚实的薄膜。

操作：与包粉衣层相同，加热温度控制在40℃以下，一般需包10～15层。

④ 有色糖衣层。包衣物料为有色糖浆。包衣目的是使片衣有一定的颜色，增加美观、便于识别或起到遮光作用（在糖浆中加入食用色素和二氧化铁），包色浆时应由浅到深，开始温度应控制在37℃左右，以后逐渐降至室温，一般需包8～15层，并注意层层干燥。

⑤ 打光。是在包衣片剂表面打上蜡，使片剂表面光洁美观，且有防潮作用。

操作：由于片剂间和片剂与锅壁间的摩擦作用，使糖衣表面产生光泽。如在虫蜡中加入2%硅油（称保光剂）则可使片面更加光亮。取出包衣片后，放置于干燥器中贮存12～24h，以除去水分，即可包装。

2. 薄膜衣

指在片心外包上一层比较稳定的高分子材料衣层。对于药片可防止水分、空气的浸入，掩盖片心药物特有气味的外溢。与包糖衣相比具有生产周期短、效率高、片重增加小（一般增加 2%～5%）、包衣过程可实行自动化、对崩解的影响小等特点。根据高分子衣料的性质，可制成胃溶、肠溶及缓释、控释制剂。近年来已广泛应用于片剂、丸剂、颗粒剂、胶囊剂等剂型中。以提高制剂质量，拓宽了医疗用途。

(1) 薄膜衣料

① 纤维素衍生物类。羟丙基甲基纤维素（HPMC），是目前应用较广泛、效果较好的包衣材。其特点是成膜性能好，膜透明坚韧，包衣时没有黏结现象，其胃溶型用量为片心重的 2%～3%，肠溶型用量为片心重的 6%～10%，羟丙基纤维素（HPC）其最大缺点是干燥过程中产生较强的黏性，因此常与其他薄膜衣料混合使用；羟乙基纤维素（HEC）、羧甲基纤维素钠（CMC-Na）、甲基纤维素（MC）等都可作薄膜衣料，但其成膜性能均不如 HPMC。

② 丙烯酸树脂Ⅳ号。具有良好的成膜性，是较理想的薄膜衣料。

③ 其他。如聚乙烯醇缩乙醛二乙胺。

(2) 溶剂　用来溶解、分散成膜材料及增塑剂的溶剂，常用乙醇、丙酮等有机溶剂，近年来国内外正在研究用水为溶剂的薄膜包衣工艺，取得一定进展。

(3) 增塑剂　指能增加包衣材料塑性的物料。加入增塑剂可提高薄膜衣在室温时的柔韧性，增加其抗撞击强度。增塑剂与薄膜衣材料应有相容性、不易挥发并不向片心渗透。常用的水溶性增塑剂有丙二醇、甘油、PEG 等；非水溶性的有甘油三醋酸酯、邻苯二甲酸醋酸酯、蓖麻油、硅油、司盘等。

(4) 着色剂和掩蔽剂　加入着色剂和掩蔽剂可使片剂的外观美观，并易于识别各种不同类型的片剂，遮盖某些有色斑的片心或不同批号片心间的色调的差异，提高片心对光的稳定性。目前常用的着色剂为色素，包括有水溶性、水不溶性和色淀三类。常用的掩蔽剂是二氧化钛（钛白粉），一般混悬于包衣液中应用。

(5) 包薄膜衣方法　可用滚转包衣法（锅包衣法），但包衣锅应有可靠的排气装置，以排除有毒、易燃的有机溶剂，包衣时溶液以细流或喷雾加入，在片心表面均匀地分布，通过热风使溶剂蒸发，反复若干次即得。也可用空气悬浮包衣法，用热空气流直接通入包衣室后，把片心向上吹起呈悬浮状态，然后用雾化系统将包衣液喷洒于片心表面进行包衣。

3. 肠溶衣

肠溶衣片是指在胃中保持完整而在肠道内崩解或溶解的包衣片剂。包肠溶衣是由药物性质和用药目的决定的：为了防止酸性及酶对某些药物的破坏或防止药物对胃的强烈刺激性；或者为了使药物如驱虫药、肠道消毒药等在肠内发生作用；或者希望某些药物在肠道吸收或需要在肠道保持较长时间以延长药物作用。这类药物可选择包肠溶衣，使其在 pH2～3 的胃液中不溶解，而进入十二指肠和小肠时，在 pH5.8～6.0 的肠液中溶解而发挥作用。

(1) 肠溶衣材料

① 醋酸纤维素酞酸酯（CAP）。包衣时用 8%～12%的乙醇丙酮混合液，用喷雾法进行包衣，成膜性能好，操作方便，包衣后片剂不溶于酸性溶液，而能溶于 pH5.8～6.0 的缓冲液中。胰酶能促进其消化。本品有吸湿性，因此常与其他增塑剂或疏水性辅料苯二甲酸二乙酯等配合使用。

② 丙烯酸树脂。常用的 Eudragit L100 和 S100，是甲基丙烯酸与甲基丙烯酸甲酯共聚物，作为肠溶衣层其具有渗透性较小，且在肠中溶解性能好的特点。

③ 羟丙基甲基纤维素酞酸酯（HPMCP）。本品不溶于水，也不溶于酸性缓冲液中，其薄膜衣在 pH5～6 之间能溶解，是一种在十二指肠上端能开始溶解的肠溶衣材料，其效果比 CAP 好。

（2）包肠溶衣方法　肠溶衣可采用锅包衣法和悬浮包衣法。

三、包衣的方法与设备

包衣方法有滚转包衣法、流化包衣法、压制包衣法。片剂包衣最常用的方法为滚转包衣法。

1. 滚转包衣法

滚转包衣法亦称锅包衣法，是经典且广泛使用的包衣方法，可用于糖包衣、薄膜包衣以及肠溶包衣等，包括普通滚转包衣法和埋管包衣法。

包衣锅（图 8-5）一般是用紫铜或不锈钢等性质稳定且导热性良好的材料制成，常为荸荠形。包衣锅的轴与水平面的夹角为 30～45℃。在适宜的转速下，物料既能随锅的转动方向滚动，又能沿轴的方向运动，使片剂在包衣锅口附近形成旋涡状的运动，有良好的混合作用。转速直接影响包衣效率，转速过快，则离心力大，片心依附在锅壁上不能滚落；如果太慢，则片心在锅底沿着锅壁滑动，亦难混匀。应根据包衣锅直径、片心大小及硬度来调节转速。

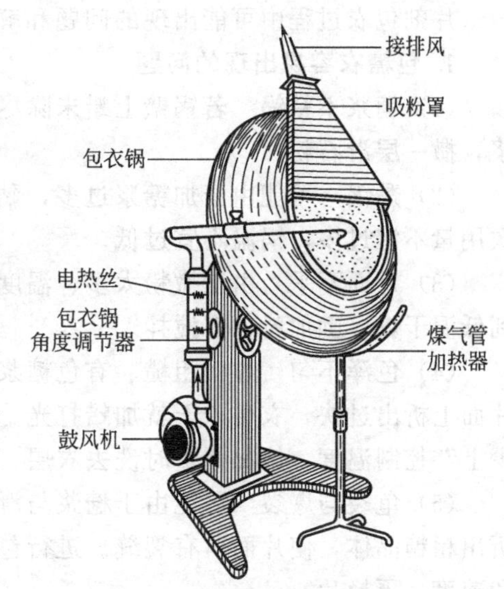

图 8-5　普通倾斜式包衣锅

为加速包衣液中溶剂的蒸发，包衣锅装有加热装置。一种是直接用电炉或煤气加热锅壁，此法升温快，但物料受热不均匀；另一种是通入干热空气，此法物料受热均匀，但升温速率较慢。常二者联用，可达到理想的加热效果。

为加速水蒸气的排除和吸去粉尘，一些包衣锅装有排风装置和吸粉罩等，也利于加速干燥和劳动保护。

目前常用的是传统包衣锅经改良后的埋管包衣锅，即在物料层内插进喷头和空气入口，使包衣液的喷雾在物料层内进行，热气通过物料层，不仅能防止喷液的飞扬，而且能加快物料的运动速度和干燥速度。

2. 流化包衣法

流化包衣与流化制粒原理基本相似，是将片心置于流化床中，通入气流，借急速上升的空气流的动力使片心悬浮于包衣室内，上下翻动处于流化（沸腾）状态；然后将包衣材料的溶液或混悬液以雾化状态喷入流化床，使片心表面均匀分布一层包衣材料，并通入热空气使之干燥，如此反复包衣，直至达到规定要求。流化包衣时，药片的运动主要依靠热气流推动，干燥能力强，包衣时间短，装置密闭，安全卫生；但大药片运动较难，小药片包衣易粘连。

3. 压制包衣法

一般采用两台压片机联合起来实施压制包衣，是将两台旋转式压片机用单传动轴连接配套使用。包衣时，先用一台压片机将物料压成片心后，由传递装置将片心传递到另一台压片机的模孔中，在传递过程中由吸气泵将片外的细粉除去，在片心到达第二台压片机之前，模孔中已填入了部分包衣物料作为底层，然后片心置于其上，再加入包衣物料填满模孔，进行第二次压制包衣片。此法可以避免水分、高温对药物的不良影响，生产流程短、自动化程度高、劳动条件好，但对压片机械的精度要求较高。

四、片剂的包衣过程中可能出现的问题和解决办法

包衣质量可直接影响包衣片的外观及内在质量。如果由于包衣片心的质量（如形状、硬度、水分等）较差，所用包衣物料或配方组成不合适或包衣工艺操作不当等原因，致使包衣片在生产过程中或贮藏过程中也可能出现一些问题，应当分析原因，采取适当措施加以解决。

片剂包衣过程中可能出现的问题和解决办法如下。

1. 包糖衣容易出现的问题

（1）糖浆不粘锅　若锅壁上蜡未除尽，可出现粉浆不粘锅，应洗净锅壁或再涂一层热糖浆，撒一层滑石粉。

（2）黏锅　可能由于加糖浆过多，黏性大，搅拌不匀。解决办法是将糖浆含量恒定，一次用量不宜过多，锅温不宜过低。

（3）片面不平　由于撒粉太多、温度过高、衣层未干又包第二层。应改进操作方法，做到低温干燥，勤加料，多搅拌。

（4）色泽不匀　片面粗糙、有色糖浆用量过少且未搅匀、温度过高、干燥太快、糖浆在片面上析出过快，衣层未干就加蜡打光。解决办法是采用浅色糖浆，增加所包层数，“勤加少上”控制温度，情况严重时洗去衣层，重新包衣。

（5）龟裂与爆裂　可能由于糖浆与滑石粉用量不当、片心太松、温度太高、干燥太快、析出粗糖晶体，使片面留有裂缝。进行包衣操作时应控制糖浆和滑石粉用量，注意干燥温度和速度，更换片心。

（6）露边与麻面　由于衣料用量不当，温度过高或吹风过早。解决办法是注意糖浆和粉料的用量，糖浆以均匀润湿片心为度，粉料以能在片面均匀黏附一层为宜，片面不见水分和产生光亮时再吹风。

（7）膨胀磨片或剥落　片心层与糖衣层未充分干燥，崩解剂用量过多，包衣时注意干燥，控制胶浆或糖浆的用量。

2. 包薄膜衣容易出现的问题

（1）起泡　由于固化条件不当，干燥速度过快，应控制成膜条件，降低干燥温度和速度。

（2）皱皮　由于选择衣料不当，干燥条件不当。应更换衣料，改变成膜温度。

（3）剥落　因选择衣料不当，两次包衣间隔时间太短。应更换衣料，延长包衣间隔时间，调节干燥温度和适当降低包衣溶液的浓度。

（4）花斑　因增塑剂、色素等选择不当，干燥时溶剂将可溶性成分带到衣膜表面。操作时应改变包衣处方，调节空气温度和流量，减慢干燥速度。

3. 包肠溶衣容易出现的问题

（1）不能安全通过胃部　可能由于衣料选择不当，衣层太薄，衣层机械强度不够。应注意选择适宜衣料，重新调整包衣处方。

（2）肠溶衣片肠内不溶解（排片）　如选择衣料不当，衣层太厚，贮存变质。应查找原因，合理解决。

（3）其他片面不平，色泽不匀，龟裂和衣层剥落等产生原因及解决办法与糖衣片相同。

第五节　片剂的质量评价

片剂的质量直接影响其药效和用药的安全性。因此在片剂的生产过程中，除了要对生产处方的设计、原辅料的选用、生产工艺的制定、包装和贮藏条件的确定等采取适宜的措施外，还必须严格按照《中国药典》2015年版中的有关质量规定进行检查，经检查合格后方可提供临床使用。片剂的质量检查主要有以下几个方面。

一、外观

片剂外观应完整光洁，边缘整齐，片形一致，色泽均匀，字迹清晰。

二、重量差异

在片剂生产过程中，许多因素能影响片剂的重量，重量差异大，意味着每片的主药含量不一。因此必须将各种片剂的重量差异控制在规定的限度内。《中国药典》2015年版规定片剂重量差异限度见表8-1。

表8-1　片剂重量差异限度

平均片重	重量差异限度/%	平均片重	重量差异限度/%
0.30g以下	±7.5	0.30g及0.30g以上	±5

检查法：取药片20片 精密称定总重量，求得平均片重后，再分别精密称定各片的重量，每片重量与平均片重相比较（凡无含量测定的片剂，每片重量应与标示片重比较），超出重量差异限度的药片不得多于2片，并不得有1片超出限度1倍。

糖衣片、肠溶衣片的片心应检查重量差异符合规定，包衣后不再检查重量差异。薄膜衣片应在包薄膜衣后检查重量差异并符合规定。

三、崩解时限

崩解系指固体制剂在检查时限内全部崩解溶散或成碎粒，除不溶性包衣材料，应通过筛网（直径2mm）。在规定的介质中崩解，即片剂崩解成能通过直径2mm筛孔的颗粒或粉末。照《中国药典》2015年版通则0921崩解时限检查法，应符合规定。口含片、咀嚼片、溶液片、缓控释片，不需要做崩解时限检查。

崩解时限标准如下。

① 压制片应在15min内全部崩解。

② 浸膏（半浸膏）片、糖衣片应在1h内全部崩解。

③ 肠衣片先在盐酸溶液中检查2h，每片不得有裂缝崩解或软化现象，于pH为6.8的磷酸盐缓冲液中1h内应全部崩解。

四、硬度与脆碎度

片剂应有适宜的硬度，避免在包装、运输等过程中破碎或磨损。硬度也与片剂的崩解和溶出有密切的关系。在生产中检查硬度常用指压法，将片剂置于中指与食指之间，以拇指轻压，根据片剂的抗压能力判断它的硬度。对于测定片剂硬度和脆碎度的仪器有：孟山都（Monsanto）硬度计、片剂四用测定仪、罗许（Roche）脆碎仪等。具体测定方法详见《中国药典》2015 年版通则 0923。

五、溶出度测定

溶出度系指药物从片剂、胶囊剂或颗粒剂等固体制剂在规定条件下溶出的速率和程度。凡检查溶出度的制剂，不再进行崩解时限的检查。

难溶性药物的溶出是其吸收的限制过程。实践证明，很多药物的片剂体外溶出与体内吸收有相关性，因此溶出度测定法作为反映或模拟体内吸收情况的试验方法，在评定片剂质量上有着重要意义。在片剂中除规定有崩解时限外，对以下情况还要进行溶出度测定以控制或评定其质量：①含有在消化液中难溶的药物；②与其他成分容易发生相互作用的药物；③久贮后溶解度降低的药物；④剂量小，药效强，不良反应大的药物片剂。

溶出度测定有 3 种检测方法即转篮法、桨法、小杯法，操作过程有所不同，但操作结果的判断方法相同。符合下述条件之一者，可判为符合规定。

① 6 片中，每片的溶出量按标示量计算，均不低于规定限度（Q）。

② 6 片中，如有 1～2 片低于 Q，但不低于 $Q-10\%$，且其平均溶出量不低于 Q。

③ 6 片中，有 1～2 片低于 Q，其中仅有 1 片低于 $Q-10\%$，但不低于 $Q-20\%$，且其平均溶出量不低于 Q 时，应另取 6 片复试；初、复试的 12 片中有 1～3 片低于 Q，其中仅有一片低于 $Q-10\%$，但不低于 $Q-20\%$，且其平均溶出量不低于 Q。

以上结果判断中所示的 10%、20%是指相对于标示量的百分数（%），具体测定方法详见《中国药典》2015 年版通则 0931。

六、释放度测定

释放度系指药物从缓释制剂、控释制剂、肠溶制剂及透皮贴剂等在规定条件下释放的速率和程度。凡检查释放度的制剂，不再进行崩解时限的检查。释放度测定的仪器装置，除另有规定外，照溶出度测定法（《中国药典》2015 年版通则 0931）项下所示。

第一法用于缓释制剂或控释制剂；第二法用于肠溶制剂；第三法用于透皮贴剂。具体测定方法详见《中国药典》2015 年版通则 0931。

七、含量均匀度

含量均匀度系指小剂量或单剂量的固体制剂、半固体制剂和非均相液体制剂的每片（个）含量符合标示量的程度。

除另有规定外，片剂、胶囊剂或注射用无菌粉末，每片（个）标示量不大于 10mg 或主药含量小于每片（个）重量 5%者；其他制剂中每个标示量小于 2mg 或主药含量小于每个重量 2%者以及透皮贴剂，均应检查含量均匀度。对于药物的有效浓度与毒副反应浓度比较接近的品种或混匀工艺较困难的品种，每片（个）标示量不大于 25mg 者，也应检查含量均匀度。复方制剂仅检查符合上述条件的组分。

凡检查含量均匀度的制剂，一般不再检查重（装）量差异。具体测定方法详见《中国药典》2015 年版通则 0941。

第六节　片剂的包装与贮藏

适宜的包装和贮藏是保证片剂质量的重要措施。

一、片剂的包装

片剂的包装既要注意外形美观，更应密封、防潮、避光以及使用方便等。片剂包装通常采用以下两种形式。

1. 多剂量包装

几片至几百片包装在一个容器中，常用的容器多为玻璃瓶或塑料瓶，也有用软性薄膜、纸塑复合膜、金属箔复合膜等制成的药袋。

2. 单剂量包装

将片剂每片隔开包装，每片均处于密封状态，提高了对片剂的保护作用，使用方便，外形美观。

(1) 泡罩式包装　是用底层材料（无毒铝箔）和热成型塑料薄膜（无毒聚氯乙烯硬片），在平板泡罩式或吸泡式包装机上经热压成型的泡罩式包装。铝箔成为背层材料，背面印有药名等，聚氯乙烯成为泡罩，透明、坚硬、显得美观、贵重。

(2) 窄条式包装　由两层膜片（铝塑复合膜、双纸塑料复合膜等）经黏合或热压形成的带状包装。比泡罩式包装简便，成本也稍低。

单剂量包装均为机械化操作，包装效率较高。但尚有许多问题有待改进。首先在包装材料上应从防潮、密封、轻巧及美观方面着手，不仅有利于片剂质量稳定而且与产品的销售息息相关。其次加快包装速度，减轻劳动强度，要从机械化、自动化、联动化等方面入手。

二、片剂的贮藏

片剂应密封贮藏，防止受潮、发霉、变质。除另有规定外，一般应将包装好的片剂放在阴凉（20℃以下）、通风、干燥处贮藏。对光敏感的片剂，应避光保存（宜采用棕色瓶包装）。受潮后易分解变质的片剂，应在包装容器内放干燥剂（如干燥硅胶）。

片剂是一较稳定剂型，只要包装和贮藏适宜，一般可贮藏数年不变质，但因片剂所含药物性质不同，往往片剂质量也不同，如含挥发性药物的片剂贮藏时，易有含量的变化；糖衣片易有外观的变化等，应予注意。另外必须注意每种片剂的有效期。

第七节　片剂举例

例 1　复方磺胺甲基异噁唑片 compound sulfamethoxazole tablets

【处方】

磺胺甲基异噁唑	400g	10%淀粉浆	24g
三甲氧苄氨嘧啶	80g	硬脂酸镁	3g
干淀粉	23g	共制成	1000 片（每片含磺胺甲噁唑 0.4g）
淀粉（120 目）	40g		

【制法】 将磺胺甲基异噁唑、三甲氧苄氨嘧啶过 80 目筛后与淀粉混合均匀，加淀粉浆制成软材。以 14 目筛制粒后置 70～80℃干燥后，12 目筛整粒。加入干淀粉及硬脂酸镁混匀后，压片。

【注】 ① 这是一般的湿法制粒压片的实例，处方中的磺胺甲基异噁唑为磺胺类抗菌消炎药，三甲氧苄氨嘧啶为抗菌增效剂，具有很强活性，两药配伍，能双重阻断细菌的叶酸合成，抑制细菌的生长和繁殖，作用显著增强。

② 制备时，两种主药必须分别粉碎，否则易熔融；处方中淀粉为内加崩解剂，干淀粉

为外加崩解剂；10%淀粉浆为黏合剂，硬脂酸镁为润滑剂。

例 2 复方阿司匹林片 compound aspirin tablets

阿司匹林	228g	轻质液状石蜡	2.5g
16%淀粉浆	85g	淀粉	66g
对乙酰氨基酚	136g	酒石酸	2.7g
滑石粉	25g	共制成	1000片
咖啡因	33.4g		

【制法】 将对乙酰氨基酚、咖啡因分别磨成细粉，与约1/3的淀粉混匀，加淀粉浆混匀制软材，14目或16目尼龙筛制粒，70℃干燥，干颗粒过12目尼龙筛整粒，将此颗粒与阿司匹林混合均匀，加剩余淀粉（预先在100～105℃干燥）及吸附有液状石蜡的滑石粉（将轻质液状石蜡喷于滑石粉中混匀），共同混匀后，再通过12目尼龙筛，颗粒经含量测定合格后，用12mm冲压片，即得。

【注】 ① 本品为解热镇痛药。口服成人1～2片/次，3次/日。

② 本品中加其他辅料的原因及制备时应注意以下问题。

a. 本品中三种主药混合制粒及干燥时易产生低共熔现象，应采用分别制粒的方法，并且避免阿司匹林与水直接接触，保证了制剂的稳定性。

b. 阿司匹林遇水易水解成水杨酸和醋酸，其中水杨酸对胃黏膜有较强的刺激性，长期应用会导致胃溃疡。因此，本品中加入阿司匹林量1%的酒石酸，可在湿法制粒过程中有效地减少阿司匹林水解。

c. 阿司匹林的水解可受金属离子的催化，必须采用尼龙筛网制粒，同时不得使用硬脂酸镁，所以采用5%的滑石粉作为润滑剂。

d. 阿司匹林的可压性极差，因此采用了较高浓度的淀粉浆（15%～17%）作为黏合剂。

e. 阿司匹林具有一定的疏水性因此必要时可加入适宜的表面活性剂，如聚山梨酯80等，加快其崩解和溶出（一般加入0.1%即可有显著的改善）。

f. 为了防止阿司匹林与咖啡因等的颗粒混合不匀，可采用滚压法或重压法将阿司匹林制成干颗粒，然后再与咖啡因等颗粒混合。

g. 处方中的液状石蜡为滑石粉的10%，可使滑石粉更易于黏附在颗粒的表面上，在压片震动时不易脱落。

h. 车间中的湿度亦不宜过高，以免阿司匹林发生水解。总之，当遇到像阿司匹林这样理化性质不稳定的药物时，要从多方面综合考虑其处方组成和制备方法，从而保证用药的安全性、稳定性和有效性。

例 3 硝酸甘油片

【处方】

硝酸甘油	0.6g	硬脂酸镁	1.0g
17%淀粉浆	适量	糖粉	38.0g
乳糖	88.8g	共制成	1000片（每片含硝酸甘油0.5mg）

【制法】 首先用乳糖、糖粉、淀粉浆制备空白颗粒，然后将硝酸甘油制成10%的乙醇溶液（按120%投料）拌于空白颗粒的细粉中（30目以下），过两次14目筛后，于40℃以下干燥50～60min，再与事先制成的空白颗粒及硬脂酸镁混匀，压片，即得。

【注】 ① 这是一种通过舌下吸收治疗心绞痛的小剂量药物的片剂，不宜加入不溶性的辅料（除微量的硬脂酸镁作为润滑剂以外）。

② 为防止混合不匀造成含量均匀度不合格，采用主药溶于乙醇再加入（当然也可喷入）

空白颗粒中的方法。

③ 在制备中还应注意防止震动、受热和吸入人体，以免造成爆炸以及操作者的剧烈头痛。另外，本品属于急救药，片剂不宜过硬，以免影响其舌下的速溶性。

思　考　题

1. 片剂制备中常用的辅料有哪些？各起什么作用？
2. 片剂的制备方法有几种？各适用于何种药物？
3. 简述湿法制粒压片的工艺过程。
4. 片剂的薄膜包衣与糖包衣比较，有何优点？
5. 片剂制备过程中常见的问题及原因是什么？

第九章 软膏剂、凝胶剂

第一节 软膏剂

一、概述

1. 软膏剂的概念

软膏剂（ointments）系指药物与适宜基质均匀混合制成的具有适当稠度的半固体外用制剂。皮肤应用后软膏剂能在较长的时间内紧贴、黏附或铺展在用药部位，主要发挥局部治疗作用，也可以产生全身性治疗作用。

软膏剂主要用于局部疾病的治疗，如抗感染、保护、消毒、止痒、止痛和麻醉等。这些作用要求药物作用于表皮或经过表皮渗入表皮下组织，一般并不期望产生全身性作用。近年来以脂质体和传递体（transfersome）为载体的局部外用制剂的研制引起广泛的注意，它具有加强药物进入角质层和增加药物在皮肤局部累积的作用，还可形成持续释放。新基质和新型高效皮肤渗透促进剂的出现加快了新制剂的发展，提高了软膏剂的疗效、皮肤给药方便，可以根据情况随时终止给药。近年通过皮肤给药来达到全身治疗作用，在临床上越来越受到重视。

软膏剂临床应用很早，是一种古老的剂型，其发展与基质的改进十分相关，最初使用天然来源的动、植物油脂。近代，由于石油工业的发展，烃类被广泛用作基质。随着“药用高分子材料学”的迅速发展，性能较好的乳剂型基质和凝胶基质在很大程度上取代了油脂性基质，从而制成较为理想的软膏剂。

2. 软膏剂的类型

（1）软膏剂的类型按药物在基质中分散状态不同分为三类：①溶液型（为药物溶解或共熔于基质或基质组分中制成的软膏剂）；②混悬型（为药物细粉均匀分散于基质中制成的软膏剂）；③乳剂型（W/O 型，O/W 型）。

（2）按基质的性质和特殊用途分为：①油膏剂；②乳膏剂；③凝胶剂；④糊剂；⑤眼膏剂等。其中，凝胶剂为较新的半固体制剂。

（3）按软膏中药物作用的深度和广度分为：①仅作用于皮肤表面的软膏剂（如硅油乳膏、氧化锌软膏）；②透过表皮，在皮肤内部发挥作用的软膏剂（如醋酸地塞米松乳膏、复方苯甲酸软膏）；③透过皮肤，吸收后在体内循环发挥全身治疗作用的软膏剂（如治疗心绞痛的硝酸甘油软膏、抗过敏类软膏）。

3. 软膏剂的质量要求

软膏剂的质量要求有：①应均匀、细腻、涂于皮肤上无粗糙感觉，无刺激性；②有适宜的黏稠度，易涂布于皮肤或黏膜上，涂布后能软化但不融化；③性质稳定，应无酸败、异臭、变色、变硬、油水分离等变质现象；④应无刺激性、过敏性及其他不良反应，混悬型软膏剂中不溶性固体药物及糊剂的固体成分，均应预先用适宜的方法磨成细粉，确保粒度符合规定；⑤应用于溃疡面、创伤面的软膏剂还应无菌；⑥必要时可向软膏中加入乳化剂、保湿剂、防腐剂、抗氧剂和透皮吸收促进剂等附加剂；⑦所用的包装材料，特别是直接与软膏剂接触的内包装材料不应与药物或基质发生物理或化学变化；⑧除另有规定外，软膏剂应置遮光容器中密闭贮藏。

二、软膏剂的基质

软膏剂由主药和基质（bases）两部分组成。基质不仅是软膏剂的赋形剂，同时也是药物的载体，对保证软膏剂的质量和疗效的发挥起着重要的作用（如直接影响疗效、流变性质、外观等），因此合理选用基质是制备品质优良的软膏剂的关键。常用的软膏剂基质有油脂性基质、乳剂型（O/W 型或 W/O 型）基质、水溶性基质。一个理想的软膏基质应符合下列要求：①润滑、无刺激性和过敏性；②性质稳定，不与主药或附加剂等其他物质发生配伍变化；③具有吸水性，能吸收伤口分泌物；④不妨碍皮肤的正常功能，具有良好的释药性能；⑤容易清洗，不污染皮肤和衣物等。目前使用的各种基质均有各自的优缺点，很难找到一种完全符合上述要求的基质，因此在实际工作中常常使用几种基质的混合物，来保证制剂的质量以满足临床治疗要求。

1. 油脂性基质

油脂性基质是一大类强疏水性物质，包括烃类、类脂类、动植物油脂及硅酮类等。此类基质的共同特点是润滑、无刺激性、对皮肤保护和软化作用比其他基质强；涂于皮肤上能形成封闭性的油膜，防止水分蒸发，促进皮肤的水合作用，主要用于遇水不稳定的药物；不易长霉。缺点是油腻及疏水性大，不易洗除；易使渗出液存留于局部而重新被皮肤吸收，不适用于有多量渗出液的皮损；释药性能差。

（1）烃类基质　该类基质是石油蒸馏后得到的多种饱和烃的混合物。

① 凡士林（vaselin）。又称软石蜡，是液体烃类与固体烃类的半固体混合物，熔程为38～60℃，有黄、白两种，白凡士林由黄凡士林经漂白制得。本品无臭味，无毒，性质稳定，不酸败，无刺激性，特别适用于遇水不稳定的药物，如某些抗生素等；有适当的黏稠性和涂展性，可单独用作基质；凡士林涂于皮肤上能形成封闭性油膜，可以保护皮肤和裂损伤面，使皮肤柔润，防止干裂或软化痂皮。但其缺点是阻碍皮损部位水性分泌物排泄及汗液和热的散发，不适用于急性炎症和多量渗出液的患处；凡士林仅吸收其重量5%的水分，不能与较大量的水溶液混合均匀；其释放药物和穿透皮肤性能差，仅适用于表皮病变的治疗；油腻性大，不易洗除。若在其中加入适量的羊毛脂、胆固醇和鲸蜡醇等可增加其吸水性能，例如在凡士林中加入15%羊毛脂，可使其吸收水分增至50%。

② 固体石蜡（paraffin）。是各种固体饱和烃的混合物，熔点为50～65℃，与其他基质融和后不会单独析出，故优于蜂蜡，用于调节软膏的稠度。

③ 液状石蜡（liquid paraffin）。是各种液体饱和烃的混合物，能与多数脂肪油或挥发油混合，以调节软膏的稠度，在油脂性基质或 W/O 型软膏中用于研磨药物粉末利于药物与基质混合。

（2）脂肪及混合油基质　此类基质是来源于动、植物的饱和和不饱和高级脂肪酸的甘油酯及混合物，贮藏过程中易受温度、光线、氧气等的影响而分解、氧化和酸败，如花生油、芝麻油、橄榄油、玉米油等，因其分子结构中存在不饱和键，这类基质受到光线、空气中的氧、高温、微量金属离子等因素影响时易氧化降解和酸败，故用此类油脂作基质时，适当加入抗氧剂和防腐剂加以克服。总之，此类基质有两大缺点，一是极易氧化，二是吸水量有限，所以目前在皮肤用局部制剂中已很少应用。

(3) 类脂类 此类基质是高级脂肪酸与高级脂肪醇化合而成的酯及混合物，其物理性质与脂肪有相似之处，但化学性质较脂肪稳定。具有一定的吸水性，有乳化作用，大多数能吸收较多的水形成 W/O 型乳剂。常用的有羊毛脂、蜂蜡和鲸蜡。

① 羊毛脂 (woolfat)。无水羊毛脂是从绵羊毛中提取纯化的、无水的脂肪性物质的混合物，由胆固醇、羊毛甾醇、脂肪醇等的脂肪酸酯组成，主要成分是胆固醇类的棕榈酸酯及游离的胆固醇类。为淡棕黄色膏状半固体，熔程 36～42℃，其特点是吸水能力较强，能吸收两倍重量的水形成 W/O 乳剂；不易酸败；羊毛脂的功能和组成接近皮脂，有利于药物透入皮肤，适合于要求吸收的药物。但过于黏稠，不能单独用作基质，通常与凡士林合用，增加凡士林的吸水性和穿透性。在凡士林中加入 5%的羊毛醇（为羊毛脂的衍生物），即能吸收三倍的水，并且乳剂不能被弱酸所破坏，加入十六、十八混合醇可进一步使乳剂稳定。如《英国药典》的单软膏，是由羊毛脂，固体石蜡，十六、十八混合醇，白或黄凡士林组成，该基质能吸收等重量的水。含有 30%水分的羊毛脂称含水羊毛脂，其黏性较低，便于应用。

② 蜂蜡 (beeswax) 与鲸蜡 (spermaceti)。蜂蜡为从蜂巢中提取得到的蜡状物质，主要成分是蜂蜡醇棕榈酸酯，熔程为 62～67℃。鲸蜡为从鲸头部获得的蜡状物质，主要成分是鲸蜡醇棕榈酸酯，熔程为 42～50℃。两者均含有少量游离高级脂肪醇，具有一定的表面活性作用，属较弱的 W/O 型乳化剂，在 O/W 型乳剂型基质中起稳定作用。两者均不易酸败，常用于取代乳剂型基质中部分脂肪性物质以调节稠度或增加稳定性。

(4) 硅酮 (silicones) 硅酮与烃类基质具有相似的物理性质，最重要的化合物是二甲基硅油（或称二甲基聚硅氧烷，dimethylpolysiloxanes），流动性很好。本品为一种无色或淡黄色的透明油状液体，无臭、无味，黏度随相对分子质量的增加而增大。硅酮具有优良的疏水性和很小的表面张力，因此润滑作用较好且易于涂展，不污染衣物；对氧或热稳定，对大多数化合物稳定，但在强酸强碱中降解；无毒性，对皮肤无刺激性和致敏作用；具有优异的防水功能，主要用作制备保护性乳膏来保护皮肤免受水溶性刺激物的侵袭。本品成本较高，对眼有刺激性，不宜作眼膏基质。

2. 乳剂型基质

乳剂型基质是具有一定稠度的半固体基质。乳剂型基质的组成、形成基质的类型及原理与乳剂相似，其组成为油相、水相及乳化剂三部分，但所用油相物质多为半固体或固体，故在一定温度下混合乳化后形成半固体基质。常用的油相有油脂性基质、硬脂酸、高级脂肪醇、多元醇酯类等，用量一般为软膏总量的 15%～30%。药物溶解或分散于乳剂型基质中形成的均匀的半固体外用制剂，也称为乳膏剂 (cream)。

乳剂型基质的类型有 O/W 和 W/O 两类。O/W 型乳剂基质（或称雪花膏）色白如雪、易于清洗，涂抹在皮肤上，几乎不留痕迹。W/O 型乳剂比不含水的油脂性基质油腻性小，易涂布，由于水分的慢慢蒸发而具有冷却作用，故有“冷霜”之称。

因乳化剂的作用，一般乳剂型基质特别是 O/W 型乳剂基质中药物的释放、穿透、吸收较快；乳剂型基质不阻止皮肤表面分泌物的分泌及水分的蒸发，对皮肤的正常功能影响较小。O/W 型乳剂基质能与大量水混合，含水量较高，但所吸收的分泌物可重新透入皮肤（反向吸收）而使炎症恶化，故不适宜用于分泌物较多的皮肤病，如润湿性湿疹，忌用于糜烂、溃疡、水疱及脓疱症等。通常乳剂型基质适用于亚急性、慢性、无渗出液的皮肤损伤和皮肤瘙痒症。O/W 型乳剂基质外相含大量水分，在贮藏过程中可能霉变，常需加入羟苯酯类、山梨酸类、三氯叔丁醇等作防腐剂；同时水分易蒸发而使软膏变硬，常需加入甘油、丙二醇、山梨醇等作保湿剂，一般用量为5%～20%，遇水不稳定的药物不宜选用乳剂型基质。常用的乳剂基质及稳定剂有以下几类。

(1) 肥皂类

① 一价皂。一般用钠、钾、铵的氢氧化物及硼酸盐或三乙醇胺等有机碱与脂肪酸（如硬脂酸或油酸）作用，生成的一价新生皂为O/W型乳化剂，与水相、油相混合时降低水相界面张力的能力强于油相，可形成O/W型乳剂基质。一价皂的乳化能力，随脂肪酸中碳原子数12到18递增，在18以上这种能力又下降。故硬脂酸是常用的脂肪酸，其用量常为基质总量的10%～25%，其中75%～85%的硬脂酸并未皂化而是作为油相被乳化后形成分散相，除能增加基质的稠度外，还使成品带有珠光，施用于皮肤时，当水分蒸发后留有一层硬脂酸薄膜而有保护性。单用硬脂酸作为油相，制成的基质润滑作用较小，所以常加入凡士林、液状石蜡等油脂性基质加以调节。

此类基质应避免用于酸、碱类药物。尤其不宜与含钙、镁、铝等离子的药物配伍，以免形成不溶性的皂类而破坏其乳化作用。一价皂是阴离子型乳化剂，忌与阳离子型表面活性剂及阳离子药物如醋酸洗必泰、硫酸庆大霉素等配伍。

例 以三乙醇胺皂为乳化剂的乳剂基质处方：

【处方】					
油相	单硬脂酸甘油酯	35g	硬脂酸		120g
	凡士林	10g	液状石蜡		60g
	羊毛脂	50g			
水相	甘油	50g	三乙醇胺		4g
	羟苯乙酯	1g	纯化水	加至	1000g

【制法】 油相：取硬脂酸、单硬脂酸甘油酯、凡士林、羊毛脂、液状石蜡水浴加热至80℃左右使熔化，保持温度。

水相：取甘油、三乙醇胺、羟苯乙酯加入纯化水中，加热至80℃左右，将油相加至水相中，依同一方向不断搅拌至冷凝，即得。

【注】 本品系三乙醇胺与部分硬脂酸作用生成有机胺肥皂，为O/W型乳化剂，此乳化剂的乳化力强（HLB约12）；单硬脂酸甘油酯系非离子型表面活性剂，一般用作乳剂基质的稳定剂或增稠剂，并有滑润作用；羊毛脂增加油相的吸水性和对药物的穿透性；凡士林主要用作克服本类基质的干燥，减少基质中水分散失，可使皮肤角质层水合能力增强，使皮肤润滑防止干裂及软化痂皮等作用；液状石蜡用于调节乳剂基质的稠度，或用于研磨粉状药物，以利于基质均匀混合；甘油作保湿剂；羟苯乙酯作防腐剂。

本基质的化学稳定性较差，酸性药物；钙、镁等重金属离子；阳离子型乳化剂或药物等不宜配合应用。

② 多价皂。系由二价、三价的金属（钙、镁、锌、铝）氧化物与脂肪酸作用形成的多价皂，其HLB值小于6，形成W/O型乳剂基质。

例 以多价皂为乳化剂的乳剂基质

【处方】					
油相	单硬脂酸甘油酯		17g	硬脂酸	13g
	白凡士林		70g	液状石蜡	450g
	石蜡		75g	蜂蜡	5g
	双硬脂酸铝		10g		
水相	氢氧化钙		1g	羟苯乙酯	1.5g
	纯化水	加至	1000g		

【制法】 油相：取硬脂酸、单硬脂酸甘油酯、石蜡、蜂蜡在水浴上加热熔化，再加入白凡士林、液状石蜡、双硬脂酸铝加热至 85℃，保持温度。

水相：取氢氧化钙（上清液）、羟苯乙酯加入纯化水中，加热至 85℃，逐渐加入油相中，依同一方向不断搅拌至冷凝，即得。

【注】 处方中的氢氧化钙与部分硬脂酸反应生成的新生钙肥皂及双硬脂酸铝均为 W/O 型乳化剂。

(2) 脂肪醇硫酸钠类 常用品种为十二烷基硫酸钠，为优良的 O/W 型乳化剂，易溶于水，水溶液为中性，对皮肤刺激作用小，常用十六醇、十八醇、单硬脂酸甘油酯、司盘等作辅助乳化剂。本品不宜与阳离子型表面活性剂及阳离子型药物（如盐酸苯海拉明、盐酸普鲁卡因等）配伍。

例 含十二烷基硫酸钠的乳剂基质

【处方】

油相	十六醇（或十八醇）	76.5g	白凡士林	150g
	液状石蜡	60g		
水相	十二烷基硫酸钠	8.5g	甘油	50mL
	羟苯乙酯	1g	纯化水	加至 1000g

【制法】 取十六醇、白凡士林、液状石蜡加热熔化，保持温度 80℃左右，另取十二烷基硫酸钠、甘油 、氯甲酚溶于水中，保持同样温度，缓缓加入油相中，不断搅拌至冷凝，即得。

【注】 ① 十二烷基硫酸钠为主要的乳化剂，形成 O/W 乳剂基质，此乳化剂不受硬水的影响，故能与肥皂、碱类以及钙、镁离子配伍，但不能与阳离子型药物或表面活性剂配合使用，因可形成沉淀，使药物减效或失效。

② 溶液的 pH 会影响其乳化作用，pH 在超过 8 以上时乳化受到影响，pH 在 4 以下不能发生乳化作用。

③ 与氯化钠有配伍禁忌，乳剂中有 1.5%的氯化钠就可丧失乳化性。

④ 与聚山梨酯 80 混合使用能增强乳化作用。十六醇既是油相，增加基质的稠度，又作辅助乳化剂增加 O/W 乳剂基质的稳定性和质量。甘油作保湿剂。羟苯乙酯作防腐剂。

(3) 高级脂肪醇及多元醇酯类

① 十六醇及十八醇。十六醇即鲸蜡醇，十八醇即硬脂醇，均不溶于水，但有一定的吸水能力，既可以作油相，增加稠度使乳剂基质柔软；又是一种较弱的乳化剂，与油脂性基质及水接触时形成 W/O 型乳剂基质，增加乳剂基质的稳定性。

② 脂肪酸山梨坦与聚山梨酯类。均为非离子型乳化剂，常用作乳化剂的有聚山梨酯 20、60、80 和脂肪酸山梨坦 40、60、80。脂肪酸山梨坦为 W/O 型乳化剂，聚山梨酯类为 O/W 乳化剂。本类乳化剂做成的基质性质稳定，对黏膜与皮肤比离子型乳化剂刺激性小，能与酸性盐、电解质配伍。但与酚类、羧酸类药物如水杨酸、间苯二酚等作用使乳剂基质破坏。聚山梨酯类能严重影响一些消毒剂及防腐剂的作用，如与羟苯酯类、苯甲酸类、季铵盐类等发生配合作用使防腐和消毒作用降低。

例 含聚山梨酯类的乳剂型基质

【处方】

油相	硬脂酸	60g	白凡士林	60g
	硬脂醇	60g	液状石蜡	90g
	油酸山梨坦	16g		
水相	聚山梨酯 80	44g	甘油	100g
	山梨酸	2g	纯化水	加至 1000g

【制法】 将油相成分与水相成分分别加热至 80℃，将油相加入水相中，边加边搅拌至

冷凝，即得。

【注】 本基质的主要乳化剂是聚山梨酯80，加相反类型的油酸山梨坦作成混合乳化剂，以便调节适宜的HLB值，利于形成复合膜，更增加产品的稳定性。本基质耐酸、碱，能与多数药物配伍。

(4) 聚氧乙烯醚的衍生物类

① 平平加（peregal）。又名匀染剂，为烷基（芳基）聚乙二醇醚型非离子型表面活性剂的商品名，分子式为$RO(CH_2CH_2O)_nH$，其HLB值为15.9～17.0，系非离子型O/W型乳化剂。国内已生产有多种型号的产品，如平平加O、平平加-OS、平平加-OP、平平加-102等。

例 以平平加O为基质

【处方】						
	油相	十六醇	100g	液状石蜡	100g	
		白凡士林	100g			
	水相	平平加O	25g	甘油	50g	
		羟苯乙酯	1g	纯化水	加至	1000g

【制法】 将油相成分与水相成分分别加热至80℃，将油相加入水相中，边加边搅拌至冷凝，即得。

【注】 本品的主要乳化剂为平平加O，系以单十八（烯）醇聚乙二醇800醚为主要成分的混合物。

本品在冷水中溶解度比在热水中大，水溶液澄清透明，能与熔融的石蜡烃混合，pH 6～7，对皮肤无刺激性，性质稳定，耐酸、碱、硬水，耐热、耐金属盐。

HLB16.5，有良好的乳化、分散性能。其用量一般为油相重量的5%～10%（一般搅拌）或2%～5%（高速搅拌）。

本品不宜配伍某些羟基或羧酸类药物如苯酚、水杨酸、间苯二酚等，因能与羟基或羧基化合物形成络合物，使形成的乳膏基质破坏。

② 乳化剂OP。为烷基酚聚氧乙烯醚类的混合物，分子式为$R—(C_6H_5)—O(CH_2CH_2O)_nH$，HLB值为14.5，亦为非离子O/W乳化剂。在冷水中溶解度比在热水中大，在室温中25%水溶液仍澄清，1%水溶液的pH为5～7，对皮肤黏膜无刺激性。本品耐酸、碱还原剂及氧化剂，对盐类亦甚稳定；但水溶液中如有大量金属离子如铁、锌、铝、铜等时，其表面活性将降低。本品不宜与酚羟基类化合物，如苯酚、间苯二酚、麝香草酚、水杨酸等配伍，因能形成络合物，破坏形成的乳膏基质。其用量一般为油相总量的5%～10%。常与其他乳化剂合用。

例 以乳化剂OP为基质

【处方】					
	油相	单硬脂酸甘油酯	40g	石蜡	40g
		液状石蜡	200g	白凡士林	20g
		司盘80	1g		
	水相	乳化剂OP	2g	羟苯乙酯	1g
		纯化水 加至	100g		

【制法】 分别将油相成分与水相成分混合，加热至同温（80℃以上），将油、水两相混合，制成O/W型乳剂基质。

【注】 本处方中主要乳化剂是乳化剂OP，为棕黄色的膏状物，易溶于水，本品性质稳定，耐酸、碱，对盐类较稳定。1%水溶液的pH5～7，昙点是75～85℃。适于制备外用O/W型乳剂和乳膏基质。加入司盘以调整基质的HLB值。

（5）硬脂酸聚氧乙烯酯类 柔软剂SG为非离子型O/W型乳化剂，分子式：$C_{17}H_{35}COO(CH_2CH_2O)_6H$。白色膏状，可溶于水，pH近中性。HLB值为10，本品渗透性较大。

例 以柔软剂SG为基质

【处方】

油相	二甲基硅油	200g	硬脂酸	85g
	鲸蜡醇	15g	硬脂醇	30g
	液状石蜡	100g		
水相	柔软剂SG	8.4g	平平加A-20	3.6g
	甘油	200g	羟苯乙酯	1g
	纯化水	加至 1000g		

【制法】 分别取油相成分与水相成分溶解混合后，加热至同温（80℃以上），将油相加入至水相中制成O/W乳剂基质。

【注】 ① 本品用于保护皮肤，防裂。硅油无致敏性，不被身体所吸收，无毒性，疏水，并具有较低的表面张力。

② 在软膏剂中常用10%～30%浓度的硅油以保护皮肤对抗水溶性刺激剂的刺激性，防止褥疮、尿布疹以及保护由尿失禁或结肠瘘术引起的受损皮肤。但硅油制剂禁用于需要引流或发炎与损伤的皮肤。

③ 平平加A-20是高级脂肪醇环氧乙烷缩合物，白色蜡状膏体，易溶于水呈澄明液，pH为中性，对硬脂酸、石蜡、矿物油等混合物具有特殊的乳化性能。HLB为16.0。本处方采用平平加A-20与柔软剂SG的混合乳化剂，能增加乳剂的稳定性，改善产品的稠度。高级醇为辅助乳化剂，增加乳剂的稳定性，同时使乳剂涂于皮肤具有光滑与柔软性，又能增加乳剂的吸水性。

（6）含水软膏基质 如下例所示。

例 含水软膏基质

【处方】

油相	白蜂蜡	125g	液状石蜡	560g
	石蜡	120g		
水相	硼砂	5g	纯化水 加至	1000g

【制法】 油相成分与水相成分分别加热至80℃，将水相加入油相中，边加边搅拌至冷凝，即得。

【注】 本品为油包水型乳剂基质，白蜂蜡可用蜂蜡代替，石蜡可用等量十六醇或十八醇代替。本品中乳化剂有两种，系由蜂蜡与硼砂发生化学反应后生成棕榈酸钠（O/W型乳化剂）与蜂蜡醇（W/O型乳化剂）。反应中产生的蜂蜡醇及反应后过剩的蜂蜡，均为W/O型乳化剂。处方中油相占80%，水相仅占20%，油相大于水相，故最终形成W/O乳剂基质。

3. 水溶性基质

（1）聚乙二醇 水溶性基质使用得较多的是合成的高、低相对分子质量聚乙二醇（PEG）的混合物，常用的聚乙二醇其平均相对分子质量在300～6000之间。PEG700以下均为液体，微带有特殊的臭味。PEG1000、1500、1540为半固体，PEG2000～6000是固体。用不同相对分子质量的PEG以适当的比例配合可制成稠度适宜的基质。一般情况下，聚乙二醇基质是聚乙二醇400与聚乙二醇4000的混合物，其比例不同得到不同熔点、不同稠度的基质。为了使该基质能与大量的水混溶，可以用少量的十八醇来代替一些聚乙二醇4000。

聚乙二醇基质具有易溶于水，易与皮肤的渗出物混合，易于洗除、不堵塞毛孔、不污染衣物、不刺激皮肤；不易水解、不易滋生霉菌、耐高温不宜霉败等优点。但对皮肤的润滑、保护作用较差，长期应用可引起皮肤干燥；聚乙二醇和许多药物，如苯酚、碘、碘化钾、山梨醇、鞣酸、银、汞和铋的金属盐会产生配伍禁忌，并且可降低季铵盐化合物和羟苯酯类的抑菌活性，可使杆菌肽迅速失活。目前聚乙二醇基质逐步被水凝胶基质所代替。

例　不同比例的 PEG 4000 与 PEG400 混合物

【处方】

	①	②
PEG4000	400g	500g
PEG400	600g	500g
共制	1000g	1000g

【制法】称取两种成分，混合后，在水浴上加热至65℃，搅拌均匀至冷凝，即得。

【注】① 聚乙二醇4000为蜡状固体，熔点为50～58℃，聚乙二醇400为黏稠液体，两种成分用不同比例量可调节软膏的稠度，以适应不同季节的需要。

② 本基质水溶性大，与水溶液混合时会引起稠度的改变，因此与水溶液配伍时应限制在3%以下。如需与6%～25%的水溶液配合时，可用50g硬脂醇代替等量的聚乙二醇4000。

③ 本品吸收分泌物和促进干燥，能应用于发红、小水泡、糜烂面、溃疡面、手术伤口肉芽面等。对烧伤、植皮手术亦有效。但须注意，若用于大范围的烫伤面上可使患者产生针扎样疼感。本品连续应用后能引起皮肤过度干燥。此类基质还可作为防油性物质（如矿物油、漆类）刺激的防护软膏，工作前涂擦，工作后洗除。

(2) FAPG基质　是一种新型水溶性软膏基质，主要是由十八醇（含量15%～45%）和丙二醇（45%～85%）组成。还可含有少量的聚乙二醇（为增塑剂，含量0%～15%,）和甘油或硬脂酸（增黏剂）或透皮吸收促进剂（二甲基亚砜，二甲基甲酰胺或氮酮）。制品润滑，白皙，柔软，是无水的亲水性半固体，具有水洗性，并带有珠光。不易水解，不易酸败，适于易水解的药物；在皮肤上的铺展性好，黏附性好，能形成封闭的薄膜。国外应用得较多。

软膏剂的质量控制和疗效的发挥与基质的正确选择有十分密切的关系。基质的选择应考虑的问题有：药物的性质；软膏剂的临床应用；产品的稳定性；基质对药物释放和穿透皮肤的作用；基质对药物亲和力的大小；基质的pH；基质对皮肤的水合作用；软膏剂的分散系统等。也可以选择不同类型的基质混合组成以满足质量要求。

三、软膏剂的制备与举例

软膏剂的制备方法分为研磨法、熔融法和乳化法三种。制备时需根据软膏剂的分散系统、药物和基质的性质、制备量及设备条件等适当选用。溶液型或混悬型软膏剂采用研和法和熔融法制备，乳剂型软膏剂采用乳化法制备。药物、基质与必要时加入的附加剂必须要混合均匀。一般制备的工艺过程是：基质、药物处理→配制软膏→灌装→质量检查→包装→成品。

1. 基质的处理

油脂性基质如凡士林、石蜡、硬脂酸等用作软膏基质时，若混有机械性异物或工厂大量生产时需要加热滤过及灭菌处理，灭菌可用反应罐夹套加热至150℃保持1h，起到灭菌和蒸除水分作用。过滤采用多层细布抽滤或压滤方法，去除各种异物。固体药物原料可直接加入配制罐内或经气流粉碎机处理，使粒度达到规定要求。

2. 药物加入的一般方法

软膏剂要想达到均匀、细腻、涂于皮肤或黏膜上无刺激性，符合药剂的质量要求，保证其疗效。就要正确选择药物的加入方法，制备时常按下法处理。

① 不溶于基质的药物如氧化锌、硫黄等，应采用适宜的方法粉碎成细粉（过六号筛，眼膏剂中药物应在 75μm 以下）。研和法制备时，药粉先用液状石蜡（凡士林基质）、植物油（油脂性或吸收性基质）、甘油或水（可洗性、水溶性基质）研磨成糊状，再加入其余基质。熔融法制备时，在不断搅拌下将药物粉末加入到基质中，继续搅拌至冷凝。

② 药物能溶于基质中时，宜溶解在基质组分中制成溶液型软膏。混合时油溶性药物溶于油相，水溶性药物溶于水或水相，再与基质混合均匀。

③ 药物可溶于基质中某种组分中时，可先用少量适宜溶剂溶解，然后再与基质吸收混匀或乳化混合。如油脂性基质软膏中含少量水溶性药物，宜先用适量纯化水溶解药物后，再用吸水性强的羊毛脂吸收，最后再与油脂性基质混合均匀。但遇水不稳定的药物如某些抗生素类，宜用液状石蜡研匀，再与油脂性基质混合。

④ 半固体黏稠性药物如鱼石脂，有一定极性，可先加少量能与基质混合或吸收的成分如植物油或羊毛脂混合后，再加入到油脂性基质中混匀。

⑤ 处方中含共熔性成分如薄荷脑、樟脑、麝香草酚等可先使其共熔，再加入基质中混合。

⑥ 中药浸出物为液体（如煎膏、流浸膏）时，可先浓缩成糖浆状再加入基质中混合。

⑦ 受热易破坏及挥发性药物应视性质不同，或如上法研磨，或可以直接或间接溶解后逐渐加入，随加随搅拌，直至软膏冷却定形，制备时采用熔融法或乳化法时应在 40℃以下再加入，以减少破坏或损失。

3. 制备

（1）研磨法　此法适宜于在室温条件下为半固体的油脂性基质的制备，且药物不耐热，也不溶于基质中（在常温下药物与基质可均匀混合）。先将药物粉碎过筛，再加入少量基质研磨混合，用等量递加法加入其余基质，研匀即得。少量药物的粉碎可用研磨或加液研磨法研匀。常用工具是乳钵杵棒、软膏板及软膏刀，大量制备用软膏机。

（2）熔融法　此法是制备软膏剂的普遍方法，适宜于处方中含不同熔点的基质，尤其常温下不能与药物均匀混合的必须采用此法。若主药可溶于基质者，亦可用此法。大量生产和小量制备均适用。为避免低熔点组分可能要经受不必要的高温作用，通常是先将熔点较高基质在水浴上加温熔化（如室温为固体的石蜡、蜂蜡），然后依熔点高低加入其余的基质（如凡士林、羊毛脂等），最后加入液体成分，视基质及组成不同而异适当降低温度，有时将高熔点的基质熔化后，再加入其他低熔点组分。

工业规模油性软膏生产工艺流程图如下：

各类基质　　　　　　　药物　　　管子消毒
↓　　　　　　　　　　　↓　　　　　↓
加热及灭菌处理→过滤→称量→配料→灌装→装盒→贴签→装箱→成品检查→入库
　　　　　　　　　　　↑　　　　　↑　　↑　　↑
　　　　　　　　　抽样检查　　　说明书　封签　纸箱

软膏剂生产环境的空气洁净度级别要求是：外用软膏的配料、灌装需在 D 级净化空气条件下操作，眼膏及除直肠外的腔道用软膏需在 C 级下操作。凡士林等基质需经消毒和过滤处理。软膏管灌装前需检验消毒。新型真空均质软膏机制成的膏体细度在 2～15μm，且大部分靠近 2μm，老式简单制膏罐所制膏体细度在 20～30μm，新型制膏机制成的软膏剂膏体更为细腻，外观光泽度更亮。

（3）乳化法　是专门用于制备乳膏剂的方法。在药剂学中谈到的乳膏剂是指具有一定稠度的半固体的乳剂型制剂，可用于皮肤或黏膜表面。乳膏剂是非均相体系。操作时，将处方中油脂性组分合并，加热成液体作为油相，保持油相温度在 80℃左右；另将水溶性组分溶于水中，并加热至与油相同温或略高于油相温度（可防止两相混合时油相中的组分过早凝结），混合油、水两相并不断搅拌，直至乳化完全并冷凝成膏状物即得。

采用乳化法时应注意以下内容。

① 乳化法中油、水两相的混合方法有三种：分散相逐渐加入到连续相中，适用于含小体积分散相的乳剂系统；连续相逐渐加入到分散相中，适用于多数乳剂系统，此种混合方法的最大特点是混合过程中乳剂会发生转型，从而使分散相粒子更细小；两相同时掺和，适用于连续或大批量生产，需要有一定的设备，如输送泵、连续混合装置等。

② 在油、水两相中均不溶解的组分最后加入。

③ 大量生产时，因油相温度不易控制均匀，或两相搅拌不均匀，常致成品不够细腻，因此在乳膏温度冷至30℃左右时，可再用胶体磨或软膏机研磨使其更均匀细腻。

4. 举例

例 1 复方苯甲酸软膏

【处方】 苯甲酸 120g　水杨酸 60g
羊毛脂 50g　凡士林 770g
共制 1000g

【制法】 取苯甲酸与水杨酸，分别研细，加适量熔化的羊毛脂、凡士林研匀成半糊状，再分次加入剩余基质研匀，使成1000g，即得。

【作用及用途】 具有抑制霉菌，软化及溶解角质、止痒作用。用于慢性手足癣、体股癣及手足皲裂。

【用法及用量】 涂搽患处。本品忌用于红肿、糜烂或继发感染的皮损部位。

【注】 ① 苯甲酸与水杨酸均易受热挥发，基质温度不宜超过50℃。现多用研和法，以免主药挥发及软膏粗糙。

② 本品配制贮藏时避免使用铁、铜等金属用具，防止制品变色变质。

③ 本品也可用冷霜作基质，制成白色乳膏。

④ 苯甲酸与水杨酸均具抗真菌作用，两者配伍应用可增强抗菌作用。

⑤ 本品粉末有刺激性，一般不宜采用过筛法，以免粉尘飞扬。

例 2 硼酸软膏

【处方】 硼酸 50g　凡士林 950g　全量 1000g

【制法】 取硼酸细粉加入已熔化的凡士林内，不断搅拌至冷凝，即得。

【作用及用途】 有保护皮肤及轻度抑菌作用。用于皮肤溃疡及手足皲裂。

【用法及用量】 外用，涂搽患处。

【注】 ① 硼酸的消毒作用较弱，仅用于表面创伤，故只需要用凡士林作基质。冬季使用时可加5%的液状石蜡。皮损时，可迅速吸收，引起中毒，故忌用于有渗出液的皮损。

② 硼酸宜用细粉配制，而不宜用结晶粉末。

③ 硼酸不溶于凡士林，不易粉碎，可加适量液状石蜡研磨至细粉，再与基质混合。

④ 研和法适用于小量配制，熔融法适用于大量配制

例 3 盐酸达克罗宁乳膏

【处方】 盐酸达克罗宁 10g　十六醇 90g
液状石蜡 60g　白凡士林 140g
十二烷基硫酸钠 10g　甘油 50g
纯化水 加至1000g

【制法】取十六醇、液状石蜡、白凡士林，置水浴上加热至75～80℃使其熔化；另取盐酸达克罗宁、十二烷基硫酸钠依次溶解于纯化水中，加入甘油混匀，加热至约75℃，缓缓加至上述油相中，随加随搅拌，使乳化完全，放冷至凝，即得。

【作用及用途】止痒、止痛、杀菌。用于皮肤瘙痒症。

【用法及用量】涂搽患处。

【注】①本品为白色的乳膏。

②盐酸达克罗宁对皮肤各症止痛、止痒功效明显，并有杀菌作用，作用迅速，穿透力强。

凡火伤、皮肤擦烂、痒疹、虫咬伤、痔瘘痔核、溃疡褥疮，均可使用，也可用于喉镜、气管镜、膀胱镜检查前的准备。多制成1%的软膏、乳膏或0.5%溶液使用。

③盐酸达克罗宁在水中溶解度较小（1∶50），制备时也可加适量甘油研磨，使分散均匀，再与基质混合，使其混悬在基质中搅匀即可得。

例4 醋酸地塞米松乳膏

【处方】	醋酸地塞米松	0.262g	单硬脂酸甘油酯	50g
	硬脂酸	100g	白凡士林	50g
	液状石蜡	150g	甘油	100g
	十二烷基硫酸钠	2g	三乙醇胺	2mL
	羟苯乙酯	1g	纯化水	加至1000g

【制法】取单硬脂酸甘油酯、硬脂酸、白凡士林、液状石蜡加热熔化，搅匀，保持温度80℃，另取十二烷基硫酸钠、三乙醇胺、纯化水加热至约80℃，加羟苯乙酯溶解搅匀，缓缓加入油相中，以同一方向不断搅拌至冷凝。取醋酸地塞米松加纯化水浸润研细，加入上述乳膏基质内，继续按同一方向研磨均匀，即得。

【作用及用途】消炎，止痒及抗过敏。用于过敏性皮炎、神经性皮炎、慢性湿疹，局限性瘙痒症等。

【用法及用量】涂搽患处。

【注】①药物颗粒大小对药物的透皮吸收有影响，配制时应将药物研细。

②本品易失水干缩或发霉变质，若大量配制时应加防腐剂。

③胺皂和十二烷基硫酸钠均为O/W型乳化剂，二者合用可增加制品的稳定性。

四、糊剂

（1）概述 糊剂（paste）系指大量的固体粉末（一般25%以上）均匀地分散在适宜的基质中所组成的半固体外用制剂。可分为单相含水凝胶性糊剂和脂肪糊剂。

糊剂含有较大比例粉末（可高达50%），具有较高的硬度和较大的吸收水分的能力，在体温下软化而不熔化，可在皮肤上保留较长时间。适用于皮肤表面分泌物较多的病变部位。糊剂的基质有脂肪性基质，如凡士林、液状石蜡、植物油等。水溶性基质如明胶、甘油。典型的粉末组分为氧化锌、碳酸钙、淀粉、滑石粉。这些粉末也可作为基质骨架，故糊剂比一般的软膏剂要稠厚得多。医疗上应用糊剂是因为有较多固体成分能更好地吸收皮肤渗出物（但是粉末如果被烃类物质包裹就不太可能吸收水性液体）。并可形成厚的、不易损坏的、不易渗透的膜，此膜可是不透明的，对阳光有较好的滤过作用。滑雪运动员在脸部使用糊剂来减轻风对脸部损伤（过度失水）和防止光线直射。

（2）糊剂的制备 糊剂常用热熔法和研磨法制备，由于含淀粉或挥发性药物，配制温度应在60℃以下，基质温度一般不超过70℃，否则淀粉易糊化，成品粗糙发乌。处方中的固体成分都应研细过100目筛。

(3) 举例

例 鱼锌糊处方

【处方】 鱼石脂 100g 氧化锌 150g
淀粉 150g 凡士林 适量加至1000g

【制法】 取氧化锌与淀粉混合研细，过100目筛，加熔化的凡士林充分搅拌，再加已熔化的鱼石脂，继续搅拌至凝，即得。

【作用及用途】 收敛，消炎，退肿。用于亚急性皮炎。

【用法及用量】 涂搽患处。

【注】 ① 鱼石脂用于皮肤炎肿、疮疖、丹毒等急性炎症的早期治疗；氧化锌具有收敛及抗菌作用；淀粉可吸收脓性分泌物，使局部干燥。

② 制备本品时应控制温度不超过60℃，以免淀粉糊化。为增加淀粉吸水性能，用前应干燥。

③ 氧化锌应干燥处保存，以免与空气中二氧化碳作用生成碳酸锌而降低疗效。

五、软膏剂的质检、包装及贮藏

1. 质量检查

2015年版《中华人民共和国药典》规定，软膏剂、乳膏剂、糊剂应进行粒度、装量、微生物限度检查。软膏剂的质量检查还包括主药的含量，软膏剂的物理性状、刺激性、稳定性等的检测以及软膏中药物释放、穿透、吸收等项目的评定。

(1) 主药含量测定 软膏剂采用适宜的溶剂将药物溶解提取再进行含量测定，新试制的软膏剂的测定方法必须考虑和排除基质对提取物含量测定的干扰和影响，测定方法的回收率要符合要求。

(2) 物理性质

① 熔程。一般软膏以接近凡士林的熔程为宜。按照药典方法测定或用显微熔点仪测定，由于熔点的测定不易观察清楚，需取数次平均值来评定。目前生产上多采用滴点，滴点是样品在标准条件下受热熔化而从管上落下第一滴时的温度。生产上滴点的标准多采用45～55℃。

② 黏度和稠度的检测。用仪器测定基质或软膏贮藏前后的黏稠度，作为评定涂展性或物理稳定性的一个参考指标。属牛顿流体的液状石蜡、二甲硅油等用旋转式黏度计测定其黏度，即可控制质量。软膏剂多属非牛顿流体，除黏度外，常需测定塑变值、塑性黏度、触变指数等流变性指标，这些因素总和称为稠度，对半固体状样品如凡士林等可用插入度计测定其稠度。插度计以插入样品0.1mm的深度为一单位（称为插入度），测定时在一定温度下(25℃)，将插度计中重150g的金属锥尖放在样品的凝固表面上，然后使锥体在5s内自由垂直落入样品中，以插入度评定供试品的稠度。一般稠度大的样品插入度小，稠度小的插入度大。例如凡士林的插入度在0℃时不得小于100，在37℃时不得大于300；O/W型乳剂基质的插入度（25℃）多在200～300之间较适宜。软膏的黏稠度，还可用经验来掌握，要求软膏涂布于皮肤或黏膜上不融化，但能软化。

③ 酸碱度。取样品加适当溶剂（如水和乙醇）振摇，所得溶液再用pH计测定，酸碱度一般控制在pH4.4～8.3。

④ 物理外观。检查方法是将少量供试品涂于玻璃片上，覆一盖玻片，置显微镜下检查。软膏和基质的物理外观应色泽均匀一致，质地细腻，无粗糙感，无污物。

(3) 刺激性 软膏剂涂于皮肤或黏膜时，不得引起疼痛感、红肿或产生斑疹等不良反应。药物和基质引起过敏反应者即不适用。若软膏的酸碱度不适而引起刺激时，应在基质的精制过程中进行酸碱度处理，使软膏的酸碱度近似中性。考察软膏对皮肤、黏膜有无刺激性或致敏作用，可在动物及人体上进行试验。一般将供试品 0.5g 涂在剃去毛的家兔背部皮肤 (2.5cm) 上，24h 后观察皮肤有无发红、发疹、水疱等现象。人体贴敷法是将软膏贴敷于上臂及大腿内侧等柔软的面上，24h 后，观察该皮肤的反应，此法是对皮肤有过敏作用的物质最简易、最敏感的方法。

(4) 稳定性 软膏剂稳定性的重点考察项目包括性状（酸败、异臭、变色、分层、涂展性）、鉴别、含量测定、均匀性、粒度、有关物质、乳膏剂的分层、卫生学检查、皮肤刺激性试验等方面的检查。其稳定性普遍受温度的影响较大，可采用加速试验法测定，方法有两种：①将软膏装入密闭容器，分别置于烘箱（40℃±1℃）、室温（25℃±3℃）及冰箱（5℃±2℃）中至少 1～3 个月，检查含量、稠度、失水、酸碱度、色泽、均匀性、霉败等现象；②将软膏装入锡管，分别放在 0℃和 37℃恒温 24h，要求 0℃的供试品能自由挤出，37℃的供试品不漏油，乳膏剂应进行耐热耐寒试验，将供试品分别置于 55℃恒温 6h 和－15℃放置 24h，应无油水分离现象。一般 W/O 型乳剂基质耐热性差，在 38～40℃即有油分离出来，而O/W型乳剂基质耐寒性差，质地易变粗。

(5) 药物释放度及吸收的测定方法

① 释放度检查法。释放度检查方法很多，这里介绍表玻片法。在表玻片（直径 50mm）与不锈钢网（18 目）之间装有一个铝塑质的软膏池，半固体的制剂装入其中，这三层可用三个夹子固定在一起。有效释药面积为 $46cm^2$，采用药典中的桨法测定。释放度检查法还有渗析池法、圆盘法等，作为药厂控制内部质量标准有一定的实用意义。

② 体外试验法。体外试验法有离体皮肤法、凝胶扩散法、半透膜扩散法和微生物法等，其中以离体皮肤法装置可行，较接近应用的实际情况，正得到广泛应用。

a. 离体皮肤法是在扩散池中将人或动物皮肤固定，测定在不同时间由供给池穿透皮肤到接受池溶液中的药物量，计算药物对皮肤的渗透率。

b. 半透膜扩散法。取软膏（如水杨酸软膏）装于内径及管长约 2cm 的短玻璃管中，管的两端用玻璃纸封贴上并扎紧，将软膏紧贴于一端的玻璃纸上，应无气泡，放入 100mL 37℃的水中，在一定的间隔时间内取样，测定（水杨酸）的含量，并绘制释放量对时间的释放曲线图。

③ 体内试验法。将软膏涂于人体或动物的皮肤上，经一定的时间后进行测定，测定方法与指标有体液与组织器官中药物含量的分析法、生理反应法、放射性示踪原子法等。

2. 软膏剂的包装与贮藏

(1) 包装材料与方法 常用的包装容器有锡管、铝管、或塑料管、塑料盒等，大量生产多采用软膏管（锡管、铝管、或塑料管）包装，锡管实系铅管，内壁涂锡，包装使用方便，密闭性好，不易污染。塑料管质地轻，稳定，弹性大不易破裂，缺点是对气体、水分有一定的通透性，不耐热易老化。软膏管在使用前应洗净、灭菌，可用乙醇浸泡后干燥或用紫外线照射灭菌。

(2) 贮藏 软膏剂应贮于遮光、密闭容器内，在阴凉干燥处保存。贮藏温度不宜过高过低，以免软膏分层及药物降解影响软膏剂的质量和疗效。

第二节 凝胶剂

一、凝胶剂的概念与分类

凝胶剂（gels）系指药物与能形成凝胶的辅料制成均一、混悬或乳状液型的稠厚液体或半固体制剂。除另有规定外，凝胶剂限局部用于皮肤及体腔，如鼻腔、阴道和直肠。

凝胶剂在生产与贮藏期间应符合下列有关规定：①混悬型凝胶剂中胶粒应分散均匀，不应下沉结块；②凝胶剂应均匀、细腻，在常温时保持胶状，不干涸或液化；③凝胶剂根据需要可加入保湿剂、防腐剂、抗氧剂、乳化剂、增稠剂和透皮促进剂等；④凝胶剂基质不应与药物发生理化作用；⑤除另有规定外，凝胶剂应遮光密封，宜置25℃以下贮藏，并应防冻；⑥混悬型凝胶剂在标签上应注明“用前摇匀”。

凝胶剂有单相凝胶和双相凝胶两类。

① 双相凝胶。小分子无机药物（如氢氧化铝）凝胶剂是由分散的药物胶体小粒子以网状结构存在于液体中，属双相分散系统，也称混悬型凝胶剂。混悬型凝胶剂可有触变性，静止时形成半固体而搅拌或振摇时成为液体。

② 单相凝胶。局部应用的凝胶剂属单相分散系统，又分为水性凝胶剂与油性凝胶剂，水性凝胶基质一般由水、甘油或丙二醇与纤维素衍生物、卡波姆和海藻酸盐、西黄蓍胶、明胶、淀粉等构成；油性凝胶基质由液状石蜡与聚乙烯或脂肪油与胶体硅或铝皂、锌皂构成。临床上常用的是水性凝胶剂，故以下主要讨论水性凝胶剂。

二、常用水性凝胶基质

水性凝胶基质，一般包括天然来源和合成凝胶两类。天然来源的有西黄蓍胶、果胶、海藻酸、明胶、琼脂等，也包括天然物质纤维素的衍生物如甲基纤维素（MC）、羧甲基纤维素钠（CMC-Na）、羟乙基纤维素（HEC）、羟丙基甲基纤维素（HPMC）等；合成的聚合物有卡波姆等。本类基质的特点是大多在水中溶胀成水性凝胶而不溶解，并具有脱水收缩性，透过性或黏合性。局部外用制剂中，往往利用凝胶的这些性质来控制药物的释放及其对皮肤的黏附性来经皮传递药物。一般易涂展和洗除，无油腻感，能吸收组织渗出液，不妨碍皮肤正常功能。还由于黏滞度小而利于药物，特别是水溶性药物的释放。本类基质的缺点是润滑作用较差，易失水和霉变，常需添加保湿剂和防腐剂，用量较其他基质大。

（1）甘油明胶　系用明胶（一般用量1%～3%）、甘油（10%～30%）及水加热制成。本品有弹性，使用时较舒适。

（2）海藻酸钠　主要是由海藻酸的钠盐组成，为黄白色粉末，缓缓溶于水可形成黏稠性凝胶，常用浓度为1%～10%。加入少量的可溶性钙盐后，即可形成稠厚的稳定的凝胶剂，这类钙盐可以是葡萄糖酸钙盐、酒石酸钙盐、枸橼酸钙盐。例如在基质中加入30%的枸橼酸钙可形成稳定的水溶性的凝胶基质。此类基质中常需加入保湿剂、防腐剂以防止制品失水、霉败。

（3）卡波姆（carbomer）　卡波姆是新型的凝胶基质，在外用制剂和化妆品工业中占有重要地位。卡波姆是由丙烯酸与丙烯基蔗糖交联的高分子聚合物，商品名为卡波普（carbopol），按黏度可分为934、940、941等规格。卡波姆940P可供口服（苯含量小于0.01%），其他规格如卡波姆940、941和1300系列仅供外用。呈亲水性和吸湿性，比天然的树胶更加黏稠。由于分子中存在大量的羧酸基团，与聚丙烯酸有非常类似的理化性质，可以在水中迅速溶胀，但不溶解。其分子结构中的羧酸基团使其水分散液呈酸性，1%水分散液的 pH 约为 3.11，黏性较低，加入 NaOH 或胺类物质（如三乙醇胺）或弱无机碱（如氨水），可中和卡波姆的酸性，诱发出其黏性形成凝胶，浓度低时形成澄明溶液，在浓度较大时形成半透明的凝胶。在 pH6～11 有最大的黏度和稠度，中和使用的碱以及卡波姆的浓度不同，其溶液的黏度变化也有所区别。一般情况下，中和 1g 卡波姆约消耗 1.35g 三乙醇胺或 400mg 氢氧化钠。本品制成的基质无油腻感，无毒、无刺激性，可促进某些药物的透皮吸收；对热耐受性好，可反复热压灭菌；使用润滑舒适，尤其适宜于治疗脂溢性的皮肤病。但盐类、强酸可使其黏性下降，碱土金属离子及阳离子聚合物与之结合成不溶性盐，使用时必须避免引起配伍变化。

（4）纤维素的衍生物　某些纤维素的衍生物可在水中溶胀或溶解为胶性物，调节适宜的稠度可形成水溶性软膏基质。此类基质有一定的黏度，随着相对分子质量、取代度和介质的不同而具有一定的稠度。因此，其用量也应根据上述不同规格和条件进行调整。常用的品种有甲基纤维素（MC）、羧甲基纤维素钠（CMC-Na），两者常用浓度为 2%～6%，1%的水溶液 pH 均在 6～8。MC 在 pH2～12 中均稳定，而 CMC-Na 在低于 pH5 或高于 pH10 时其黏度下降（可增加用量克服）。制成水溶性基质均需加适量防腐剂，常用 0.2%～0.5%的羟苯乙酯，但 MC 能与羟苯酯类形成复合物，常加硝酸苯汞、苯甲醇、三氯叔丁醇等作防腐剂。CMC-Na 无此禁忌，但遇酸、汞、铁等重金属离子可生成不溶物，与阳离子型药物配伍也可产生沉淀使药效下降。羟乙基纤维和羟丙基甲基纤维素（A4M，E4M，F4M，K4M）等也可用于凝胶制剂。

三、水凝胶剂的制备

水凝胶剂的一般制法是：可溶于水的药物先溶于部分水或甘油中，必要时加热，其余处方成分按基质配制成水凝胶基质，再于药物溶液混合加水至足量即得。药物不溶于水者，可先用少量水或甘油研细，分散，再混入基质中搅匀既得。

例　盐酸克林霉素凝胶剂

【处方】				
盐酸克林霉素	10g	卡波姆 940	10g
羟苯乙酯	0.5g	甘油	50g
三乙醇胺	10g	纯化水	加至 1000g

【制法】将羟苯乙酯、卡波姆 940 加至热纯化水中，于 80℃水浴上加热溶解，冷却后加入甘油及盐酸克林霉素使溶解，最后加入三乙醇胺，搅匀即得透明凝胶。

【作用及用途】盐酸克林霉素对厌氧性痤疮杆菌有较强的杀灭作用；卡波姆基质尤其适应于脂溢性皮肤病的治疗。用于痤疮。

四、凝胶剂的质量检查与包装

2015 年版药典指出：除另有规定外，凝胶剂应进行以下相应检查。

① 粒度。除另有规定外，混悬型凝胶剂取适量的供试品，涂成薄层，薄层面积相当于盖玻片面积，共涂三片，照粒度和粒度分布测定法（《中国药典》2015 年版通则 0982）检查，均不得检出大于 180μm 的粒子。

② 装量。照最低装量检查法（《中国药典》2015 年版通则 0942）检查，应符合规定。

③ 无菌。用于严重创伤的凝胶剂，照无菌检查法（《中国药典》2015 年版通则 1101）检查，应符合规定。

④ 微生物限度。除另有规定外，照微生物限度检查法（《中国药典》2015 年版通则 1105）检查，应符合规定。

凝胶剂所用内包装材料不应与药物或基质发生物理、化学反应。

思 考 题

1. 何谓软膏剂？依药物在基质中的分散状态不同分为几类？常用的软膏基质分为几类？各有何特点？软膏剂的质量要求有哪些？

2. 软膏剂的制备方法有哪些？在操作上注意哪些事项？

3. 何谓眼膏剂？常用的眼膏基质是什么？眼膏剂在制备上及质量上有何特殊要求？

4. 何谓凝胶剂？常用的凝胶基质是什么？

第十章 栓剂、膜剂与涂膜剂

第一节 栓剂

一、概述

1. 栓剂的含义与分类

栓剂（suppository）系指药物与适宜基质制成的具有一定形状供腔道给药的固体状外用制剂。栓剂在常温下为固体，纳入人体腔道后，在体温下能迅速软化熔融或溶解于分泌液，逐渐释放药物而产生局部或全身作用。

栓剂最初的应用，作为肛门、阴道等部位的用药主要以局部作用为目的，如润滑、收敛、抗菌、杀虫、局麻等作用，后来又发现栓剂通过直肠给药可以避免肝脏首过作用和不受胃肠道的影响而起全身作用，以治疗各种疾病，如起镇痛、镇静、兴奋、扩张支气管和血管、抗菌等作用。同时，由于新基质的不断出现和可使用机械进行大量生产，近几十年来国内外生产栓剂的品种和数量显著增加。

栓剂的品种较多，按使用腔道不同可分为：肛门栓、阴道栓、尿道栓、喉道栓、耳用栓和鼻用栓等。目前，常用的栓剂有直肠栓和阴道栓。肛门栓的形状有鱼雷形、圆锥形、圆柱形等，每粒重量约 2g，长约 3～4cm，其中鱼雷形较常用，此形状的栓剂塞入肛门后，由于括约肌的收缩容易压入直肠内；阴道栓的形状有鸭嘴形、球形、卵形等，阴道栓重约 2～5g，直径 1.5～2.5cm，其中鸭嘴形较适宜，其表面积较大；尿道栓呈笔形，一端稍尖；栓剂形状如图 10-1 所示。

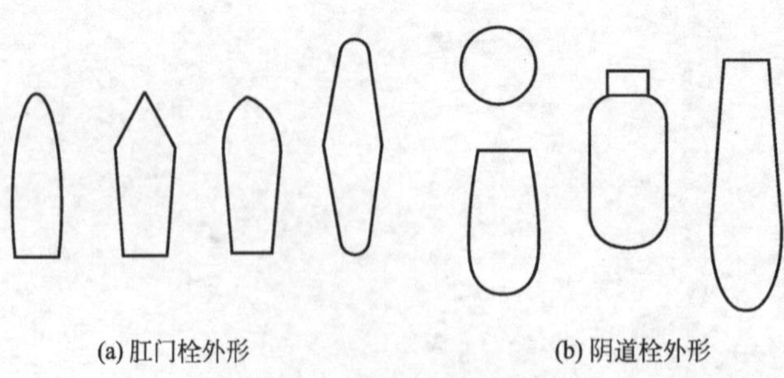

图 10-1 各种栓剂外形图

2. 栓剂的质量要求

栓剂在生产与贮存期间均应符合下列《中国药典》2015 年版的有关规定。

① 供制栓剂用的固体药物，除另有规定外，应预先用适宜方法制成细粉，并全部通过六号筛。根据施用腔道和使用目的的不同，制成各种适宜的形状。

② 栓剂中的药物与基质应混合均匀，栓剂外形要完整光滑；塞入腔道后应无刺激性，应能融化、软化或溶化，并与分泌液混合，逐渐释放出药物，产生局部或全身作用，应有适宜的硬度，以免在包装或贮存时变形。

③ 栓剂所用内包装材料应无毒性，并不得与药物或基质发生理化作用，除另有规定外，应在30℃以下密闭保存，防止因受热、受潮而变形、发霉、变质。

④ 栓剂的融变时限、栓剂重量差异限度应符合药典有关规定。

二、栓剂基质

栓剂基质不仅可使药物成型，而且对剂型的特性和药物的释放均有重要影响，优良的基质应具备下列要求：①室温时应具有适宜的硬度，当塞入腔道时不变形、不破碎，在体温下易软化、融化，能与体液混合或溶于体液；②具有润湿或乳化能力，水值较高；③不因晶型软化而影响栓剂的成型；④基质的熔点与凝固点的间距不宜过大，油脂性基质的酸价在0.2以下，皂化值在200～245，碘值低于7；⑤适用于冷压法和热熔法制备栓剂，且易于脱模。

基质通常分油脂性基质和水溶性基质两大类。

1. 油脂性基质

（1）可可豆脂　本品是由梧桐科植物可可树的种仁，经烘烤、压榨而得的固体脂肪，为各种脂肪酸（硬脂酸、棕榈酸和油酸等）的三酸甘油酯的混合物，还含有少量的不饱和酸。在常温下为黄白色固体，性质稳定，可塑性好，无刺激性，熔点为31～34℃，加热至25℃时即开始软化，在体温下能迅速熔化。可可豆脂为同质多晶型物质，有α、β、β'、γ四种晶型，其中β型最稳定，熔点为34℃，各种晶型可因温度不同而转变，通常应缓缓升温加热待熔化至2/3时，停止加热，让余热使其全部熔化，以避免晶体转型。

本品在10～20℃时易粉碎成粉末，若含10%以下羊毛脂时能增加其可塑性；可可豆脂100g可吸收20～30g水，加入乳化剂可制成W/O或O/W型乳化基质，可增加吸水量，加快药物的释放；有些药物如樟脑、薄荷脑、冰片、水合氯醛、酚等能使可可豆脂熔点降低，可加入适量的固化剂如蜂蜡、鲸蜡等提高其熔点。

可可豆脂虽是优良栓剂基质，但需进口，成本较高。乌桕脂、香果脂等天然油脂和各种半合成、全合成的脂肪酸酯等品种，可以一定程度上替代可可豆脂。

（2）半合成或全合成脂肪酸甘油酯　系由天然植物油水解分馏所得C_{12}～C_{18}游离脂肪酸，经部分氢化再与甘油酯化而成的甘油三酯、二酯、一酯得混合酯。这类油酯称半合成脂肪酸甘油酯。这类基质有适宜熔点，不易酸败，因此已逐渐代替天然的油脂性基质。目前国内品种如下。

① 半合成椰油酯。系椰子油加硬脂酸与甘油经酯化而成。为乳白色块状物，具油脂臭，水中不溶，熔点33～41℃，凝固点31～36℃，抗热能力强，刺激性小。

② 半合成山苍子油酯。系月桂酸、硬脂酸与甘油酯化而成的油酯。为黄色或乳白色蜡状固体；具有油脂臭；在水或乙醇中几乎不溶；三种单酯混合比例不同，成品的熔点也不同，规格有34型（33～35℃）、36型（35～37℃）、38型（37～39℃）、40型（39～41℃）等。目前应用最多的是36型。

③ 半合成棕榈油酯。系以棕榈仁油经碱处理而得皂化物，再经酸化得棕榈油酸，加入不同比例的硬脂酸、甘油经酯化而得到的油脂。本品为乳白色固体，熔点分别为33.2～33.6℃、38.1～38.3℃和39～39.8℃。对直肠和阴道黏膜均无不良影响，抗热能力强，酸值和碘值低，为较好的半合成脂肪酸甘油酯。

④ 硬脂酸丙二醇酯。系由硬脂酸与1,2-丙二醇经酯化而成，是硬脂酸丙二醇单酯与双酯的混合物，为乳白色或微黄色蜡状固体，略有脂肪臭。水中不溶，遇热水可膨胀。熔点36～38℃，无明显刺激性、安全、无毒。

2. 水溶性基质

（1）甘油明胶（gelatin glycerin） 本品系用明胶、甘油与水组成，有弹性，不易折断，且在体温时不融化，但塞入腔道后可缓慢溶于分泌液中，延长药物的疗效。溶出速率可随水、明胶、甘油三者比例改变，甘油与水含量愈高愈易溶解，且甘油能防止栓剂干燥变硬。通常明胶与甘油约等量，水的含量在10%以下。水分过多成品变软。

本品常用阴道栓剂的基质，如醋酸氯已定阴道栓。中药的浓缩液或细粉也常以本品作基质制成中药栓剂。

明胶为蛋白质，凡与蛋白质能产生配伍禁忌的药物，如鞣酸、重金属盐等均不能用甘油明胶作为基质。

（2）聚乙二醇类（polyethylene glycol，PEG） 系乙二醇的高分子聚合物的总称。本类基质具有不同聚合度、相对分子质量以及物理性状。其平均相对分子质量为200、400及600者为无色透明液体。PEG1000、4000、6000三种的熔点顺序为37～40℃、53～56℃、55～63℃。通常将两种以上的不同相对分子质量的聚乙二醇加热熔融，可制得所要求的栓剂基质。本品无生理作用，遇体温不熔化，但能缓缓溶于体液中而释放药物。本品吸湿性强，对黏膜有一定刺激性，加入约20%的水，则可减轻刺激性；为避免刺激还可在纳入腔道前先用水湿润，亦可在栓剂表面涂一层鲸蜡醇或硬脂醇薄膜。因其吸湿性强，受潮吸湿后易变形，因此在包装、贮藏过程中应注意防潮。

聚乙二醇基质不能与银盐、鞣酸、奎宁、水杨酸、阿司匹林、磺胺类等配伍，例如高浓度的水杨酸能使聚乙二醇软化为软膏状，乙酰水杨酸能与聚乙二醇生成复合物，巴比妥钠等许多药物在聚乙二醇中析出结晶。

（3）聚氧乙烯（40）单硬脂酸酯类（polyoxyl 40 stearate） 商品代号“S-40”，系聚乙二醇的单硬脂酸酯和二硬脂酸酯的混合物，并含有游离乙二醇，为白色或淡黄色蜡状固体，熔点为39～45℃，可用作肛门栓、阴道栓基质。缺点是有吸湿性。S-40还可以与PEG混合应用，可制得性质较稳定、药物释放较好的栓剂。

（4）泊洛沙姆（poloxamer） 系聚氧乙烯、聚氧丙烯的嵌段聚合物，本品型号有多种，随聚合度增大，物态从液体、半固体至蜡状固体，易溶于水，可用作栓剂基质。较常用的型号为188型，熔点为52℃。能促进药物的吸收并起到缓释与延效作用。已上市的栓剂有复方甲硝唑栓、吲哚美辛栓、乙酰水杨酸栓等。

三、栓剂的制备及处方举例

1. 栓剂制备方法

栓剂的制备基本方法有两种即冷压法和热熔法。

（1）冷压法 不论是搓捏或模型冷压，均是将药物与基质磨碎或锉末混匀，然后手工搓捏成型或装入压栓机中压成一定形状的栓剂。机压模型成型者较美观。

（2）热熔法 将计算量的基质锉末用水浴或蒸汽浴加热熔化，勿使温度过高，然后按药物性质以不同方法加入药物混合均匀，倾入冷却并涂有润滑剂模型中至稍为溢出模口为度。放冷，等完全凝固后，削去溢出部分，开模取出。该法应用较为广泛，工厂生产一般均已采用机械自动化操作来完成。典型的旋转式栓剂机产量3500～6000枚/h.

工艺流程为：熔化基质→加入药物→注模→冷凝、削平→脱膜、取出栓剂→质检包装。

模孔内涂的润滑剂通常有两类：①脂肪性基质的栓剂，常用肥皂、甘油各一份与95%乙醇五份混合所得；②水溶性或亲水性基质的栓剂，则用油性为润滑剂，如液状石蜡或植物油等。有的基质如可可豆脂或聚乙二醇类不粘模，可不用润滑剂。

栓剂大生产是采用自动化、机械化设备，热熔法制栓，从灌注、冷却、取出均用机器连续自动化操作来完成。

2. 置换价

栓剂制备中基质用量的确定方法如下。

通常栓剂模型的容量是固定的，而一般栓模上所标示的容纳重量是指以可可豆脂为代表的基质重量，但由于基质或药物的密度不同，可容纳不同的重量。当加入不同密度药物和使用不同基质时，为了保证栓剂的主药含量，基质用量应加以调整，故引入置换价（displacement value，DV）的概念，置换价系指药物的重量与同体积的基质重量之比。可以用如下方法和公式求得某药物对某基质的置换价：

$$\mathrm{DV}=\frac{W}{G-(M-W)} \tag{10-1}$$

式中，G 为纯基质栓的平均栓重；W 为每个栓剂的平均含药重量；M 为含药栓的平均栓重。

测定方法：取基质作空白栓，称得平均重量为 G，另取基质与药物定量混合做成含药栓，称得平均重量为 M，每粒栓剂中药物的平均重量为 W，将这些数据代入式(10-1)，即可求得某药物对某基质的置换价。

用测定的置换价可方便地计算出制备这种含药栓需要基质的重量 x：

$$x=(G-y/\mathrm{DV})n \tag{10-2}$$

式中，y 为处方中药物的剂量；n 为拟制备栓剂的枚数。

药物以可可豆脂为基质的置换价，可从表10-1查到。

表10-1　常用药物的可可豆脂置换价

药物	置换量	药物	置换量
硼酸	1.5	蓖麻油	1.0
没食子酸	2.0	盐酸可卡因	1.3
鞣酸	1.6	鱼石脂	1.1
氨茶碱	1.1	盐酸吗啡	1.6
巴比妥	1.2	薄荷脑	0.7
次碳酸铋	4.5	苯酚	0.9
次没食子酸铋	2.7	苯巴比妥	1.2
樟脑	2.0	水合氯醛	1.3

3. 栓剂的处方举例

例1　甘油栓

【处方】甘油　1820g　共制　1000粒

硬脂酸钠　180g

【制法】取甘油，在蒸汽夹层锅内加热至120℃，加入研细干燥的硬脂酸钠，不断搅拌，使之溶解，继续保温在85～95℃，直至溶液澄清，滤过，注模，冷却成型，脱模，即得。

【注】①本品以硬脂酸钠为基质，另加甘油与纯化水混合，使之硬化呈凝胶状。由于

硬脂酸钠的刺激性与甘油较高的渗透压，能增加肠的蠕动而呈现通便作用。

② 本品为无色或几乎无色的透明或半透明栓剂。

③ 制备时栓模中可涂液状石蜡作润滑剂。

例 2 克霉唑栓

【处方】 克霉唑 1.5g 聚乙二醇 4000 12g

聚乙二醇 400 12g 共制 10 粒

【制法】 取克霉唑粉研细，过六号筛，备用。另取聚乙二醇 400 及聚乙二醇 4000 于水浴上加热熔化，加入克霉唑细粉，搅拌至溶解，并迅速倾入已涂润滑剂的阴道栓模内，至稍微溢出模口，冷后削平，取出包装即得。

有抗真菌作用，用于真菌性阴道炎。

【注】 ① 克霉唑又名三苯甲咪唑，白色结晶或结晶性粉末，弱碱性，难溶于水，易溶于有机溶剂。

② 处方中聚乙二醇混合物熔点 45～50℃，加热时勿使温度过高，并防止混入水分。两种聚乙二醇用量可随季节、地区进行调整。

四、栓剂的治疗作用及临床应用

栓剂有局部作用和全身作用的栓剂，下面介绍其治疗作用。

1. 局部作用的栓剂

局部作用的栓剂只在腔道发挥局部作用，应尽量减少吸收，故应选择融化或溶解、释药速率慢的基质。水溶性基质制成的栓剂因腔道中的液体量有限，使其溶解速率受限，释药速率缓慢，较脂肪性基质更有利于发挥局部作用。如甘油明胶基质常用于起局部杀虫、抗菌的阴道栓基质。局部作用通常在半小时内开始，要持续约 4h。但液化时间不宜过长，否则使病人感到不适，而且可能不会将药物全部释出，甚至大部分排出体外。

2. 全身作用的栓剂

全身作用的栓剂一般要求迅速释放药物，特别是解热镇痛类药物宜迅速释放、吸收，常选用油脂性基质，特别是具有表面活性作用的油脂性基质，不但在体温下能很快融化，而且能很好地分散。一般应根据药物性质选择与药物溶解性相反的基质。

栓剂给药后吸收有两条途径：①距肛门 2cm 处塞入，不通过门肝系统，药物通过直肠下静脉和肛门静脉，绕过肝脏，直接进入下腔大静脉，再进入血液循环起全身作用；②距肛门 6cm 处塞入栓剂，通过门肝系统，药物经直肠黏膜吸收，经过直肠上静脉进入门静脉，经肝脏代谢后，再进入血液循环运行全身。

目前用于全身作用的栓剂主要是直肠栓，起镇痛、镇静、兴奋、扩张支气管和血管、抗菌等作用，例如吗啡栓、苯巴比妥钠栓及克仑特罗栓等。直肠无蠕动作用，表面无绒毛，皱褶也少，其有效吸收面积以及局部体液容量与胃、小肠相比要小得多，故直肠一般不是吸收的合适部位。但直肠静脉血液系统的分布有其特殊性，药物从直肠吸收比口服受干扰少。有的药物在直肠中可被较多的吸收，如利多卡因直肠给药后血药浓度是口服给药的 2 倍。

栓剂作全身治疗与口服制剂相比有如下特点：①药物不受胃肠道 pH 或酶的破坏，也可避免药物对胃的刺激性；②药物制成栓剂给药，大半药物不通过肝脏直接进入大循环，可以避免受肝脏首过作用的破坏，而且减少药物对肝的毒性和副作用；③适用于不能口服或不愿服药物的成人或儿童，适用于伴有呕吐的患者。

五、栓剂的质检、包装与贮藏

1. 栓剂的质量检查

栓剂的外观应完整光滑，色泽一致，均匀性要适当，无不正常的斑点、龟裂、气味、气泡等现象。《中国药典》2015 年版规定，栓剂应进行下列各项检查。

(1) 重量差异　取栓剂 10 粒，精密称定总重量，求得平均粒重后，再分别精密称定各粒的重量。每粒重量与平均粒重相比较，超出重量差异限度的药粒不得多于 1 粒，并不得超出限度一倍，见表 10-2。

表 10-2　栓剂重量差异限度表

平均重量	重量差异限度
1.0g 以下至 1.0g	±10%
1.0g 以上至 3.0g	±7.5%
3.0g 以上	±5%

(2) 融变时限　取栓剂 3 粒，在室温放置 1h 后，照《中国药典》2015 年版通则 0922 规定的装置和方法检查，除另有规定外，脂肪性基质的栓剂 3 粒均应在 30min 内全部融化、软化或触压时无硬心；水溶性基质的栓剂 3 粒均应在 60min 内全部溶解。如有 1 粒不合格，应另取 3 粒复试，均应符合规定。

缓释栓剂应进行释放度检查，不再进行融变时限检查。

(3) 微生物限度　照微生物限度检查法（《中国药典》2015 年版通则 1105）检查，应符合规定。

2. 栓剂的包装与贮藏

栓剂的包装的形式很多，通常是内外两层包装。原则上是要求每个栓剂都要包裹，不外露，栓剂之间有间隔，不接触，目的是防止在运输和贮存过程中因撞击而碎破，或因受热而黏着、熔化造成变形等。目前普遍使用的包装形式有两种。一种是先用硫酸纸，或蜡纸、锡箔、铝箔，或塑料薄膜小袋逐个包裹栓剂，然后再装入外层包装盒。另一种是将栓剂逐个嵌入塑料硬片的凹槽中，再将另一张配对的塑料硬片盖上，然后用高频热合器将两张硬塑料片热合一起。

一般栓剂应贮存于 30℃以下，油脂性基质的栓剂应避热，最好在冰箱中保存（＋2～－2℃）。甘油明胶类水溶性基质的栓剂，即要防止受潮软化、变型、发霉、变质，又要避免干燥失水、变硬或收缩，所以应该密闭，低温贮存。

第二节　膜剂

一、概述

1. 含义与特点

膜剂是指药物与适宜的成膜材料经加工制成的膜状制剂，可供口服、口含、舌下、眼结膜囊内、阴道内给药、皮肤或黏膜创伤表面的贴敷等。

膜剂的主要优点有：①重量轻、体积小、使用方便，适用于多种给药途径；②采用不同的成膜材料可制成不同释药速率的膜剂，多层复合膜剂便于解决药物间的配伍禁忌以及对药物分析上的干扰等问题；③制备工艺较简单，成膜材料用量小，可以节约辅料；④制备过程中无粉尘飞扬，有利于劳动保护。但膜剂也有不足，最主要的缺点是载药量少，只适用于小剂量的药物。

2. 质量要求

《中国药典》2015 年版对膜剂在生产与贮藏期间的质量有明确的规定。

① 膜剂应完整光洁，厚度一致，色泽均匀，无明显气泡；多剂量的膜剂分格压痕应均匀清晰，并能按压痕撕开。

② 除另有规定外，膜剂宜密封保存，防止受潮、发霉、变质，并应符合微生物限度检查（《中国药典》2015 年版通则 1105）要求。

③ 膜剂的重量差异限度，应符合表 10-3 规定。

表 10-3　膜剂的重量差异限度表

平均重量	重量差异限度
0.02g 以下至 0.02g	±15%
0.02g 以上至 0.20g	±10%
0.20g 以上	±7.5%

二、常用的成膜材料

1. 成膜材料的质量要求

成膜材料的性能、质量不仅对膜剂成型工艺有影响，而且对膜剂的药效及成品质量产生重要影响，因此膜剂的成膜材料应具备安全、稳定、惰性（无生理活性、与药物不起作用，不干扰对药物的含量测定）和经济以外，还应具备以下条件：①成膜、脱膜性能好，成膜后有足够的强度和柔韧性；②能逐渐降解，吸收或排泄，不会在体内积蓄。

2. 常用的成膜材料

(1) 聚乙烯醇（PVA）　聚乙烯醇是白色或淡黄色粉末或颗粒，是由醋酸乙烯酯聚合后，再经醇解得到的高分子化合物。其性质主要由相对分子质量和醇解度来决定，相对分子质量越大，水溶液的黏度大，柔韧性、成膜性能好。目前国内使用的 PVA 以 05-88 与 17-88 两种规格最为常用，这两种规格的 PVA 均能溶于水，但前者的溶解速率快，后者柔韧性好。PVA 成膜、脱膜性能好，柔韧性好，膜的抗拉强度强，且不易被微生物破坏，也不易滋生霉菌，是目前最常用的成膜材料。

(2) 乙烯-醋酸乙烯共聚物（EVA）　本品为无色粉末或颗粒，无毒、无刺激性，对人体组织有良好适应性。EVA 不溶于水，溶于有机溶剂，熔点较低，成膜性能良好，成膜后较 PVA 有更好的柔韧性，常用于制备复合膜的外膜。EVA 的性能与其相对分子质量以及醋酸乙烯含量有很大关系，醋酸乙烯的含量增加，则其溶解性、柔韧性均提高，且成品更加透明。

(3) 羟丙基甲基纤维素（HPMC）　本品是应用最广泛的纤维素成膜材料，为白色粉末，在 60℃以下的水中膨胀溶解，超过 60℃时在水中不溶，在纯的乙醇、氯仿中几乎不溶，能溶于乙醇-二氯甲烷（1∶1）或乙醇-氯仿（1∶1）的混合液中。成膜性能良好，坚韧而透明，不易吸湿，高温下不黏着，是抗热抗温的优良材料。

(4) 乙烯吡咯烷酮（PVP）　本品为白色或淡黄色粉末，微有特臭，无味；在水、醇、丙二醇、甘油中均易溶解，在乙醚、苯、丙酮中不溶；无毒、无刺激性。PVP 在常温下稳定，加热到 150℃左右变色，其水溶液黏度随相对分子质量增加而提高，可与其他成膜材料配合使用。PVP 容易生霉，应用时需加防腐剂。

(5) 其他　纤维素衍生物、聚乙烯胺类、丙烯酸树脂、明胶、阿拉伯胶、聚乳酸、海藻酸以及胶原等也常用作成膜材料。其中胶原有可被生物降解的特性，可释放药物达到延长药效的作用，不留残渣，使用方便，因而胶原将是一种有发展前途的成膜材料。

三、膜剂的制备与举例

1. 膜剂的制备

膜剂的处方主要由主药、成膜材料和附加剂组成。附加剂主要有增塑剂（甘油、山梨醇、苯二甲酸酯等）和着色剂（TiO_2、色素等），必要时还可加入填充剂（$CaCO_3$、SiO_2、淀粉、糊精等）及表面活性剂（聚山梨酯 80、十二烷基硫酸钠、豆磷脂等）。有些药膜干燥后从玻璃、钢带或涂塑包装纸上难以剥离，这时可酌加适宜的脱膜剂。常用的脱膜剂有液状石蜡、滑石粉等，但脱膜剂通常会影响成品的外观等，应尽量避免使用。

膜剂的制备方法主要有匀浆制膜法、热塑制膜法与复合制膜法。

（1）匀浆制膜法　又称涂膜法、流涎法，是目前国内制备膜剂最常用的方法。匀浆制膜法系将成膜材料溶于适当溶剂中，再将药物及附加剂溶解或分散在上述成膜材料溶液中制成均匀的药浆，静置除去气泡，经涂膜机由流涎嘴涂膜、干燥、脱膜、主药含量测定、剪切包装即得。小量制备时可将药浆倾倒于平板玻璃上，经振动或用推杆涂成厚度均匀的薄层。涂膜后烘干，根据药物含量确定单剂量的面积，再按单剂量面积切割、包装。

（2）热塑制膜法　系将具有热塑性的成膜材料（如 EVA）和药物细粉混合，用橡皮滚筒混炼，热压成膜，冷却，脱膜即得；或将热熔的成膜材料（如聚乳酸、聚乙醇酸等）在热熔状态下，加入药物细粉，使均匀混合，在冷却过程中成膜。此法可不用或少用溶剂，生产效率较涂膜法高。

（3）复合制膜法　以不溶性的热塑性成膜材料（如 EVA）为外膜，分别制成具有凹穴的底外膜带和上外膜带。另用水溶性成膜材料（如 PVA）用匀浆制膜法制成含药的内膜带，剪切后置于底外膜带凹穴中；也可用易挥发性溶剂制成含药匀浆，以间隙定量注入的方法注入底外膜带凹穴中，干燥后，盖上外膜带，热封即得。此法一般用于缓释膜剂的制备，采用机械化生产。

2. 举例

例 1　硝酸甘油膜

【处方】				
	硝酸甘油乙醇溶液（10%）	100mL	甘油	5g
	PVA（17-88）	78g	二氧化钛	3g
	聚山梨酯 80	5g	纯化水	400mL

【制法】 取 PVA、聚山梨酯 80、甘油、纯化水于水浴上加热搅拌使溶解，然后加入二氧化钛研磨，过 80 目筛，放冷。在搅拌下逐渐加入硝酸甘油乙醇溶液，放置过夜。次日用涂膜机在 80℃下制成厚 0.05mm、宽 10mm 的膜剂即得。

【作用与用途】 用于心绞痛等症。

【用法与用量】 每次舌下含 1 小格，相当于含主药 0.3～0.6mg 即可。

【注】 ① 本品比普通硝酸甘油片剂稳定性好。铝箔包装的膜剂于室温贮存 1 年后，其含量、水溶时间几无变化。稳定的主要原因之一是 PVA 对硝酸甘油的物理包覆作用。

② 试验证明本品释药速率比片剂快 3～4 倍，用药后 20s 左右即奏效，故有作用迅速的特点。

例 2　口腔溃疡膜

【处方】				
	硫酸庆大霉素	6 万单位	糖精钠	25mg
	醋酸地塞米松	10mg	乙醇	适量
	盐酸丁卡因	250mg	PVA（05-88）	15g
	甘油	750mg	纯化水	加至 50mL

【制法】 取PVA加适量水浸泡，充分膨胀后水浴使溶解，备用。取硫酸庆大霉素，盐酸丁卡因、甘油、糖精钠溶于适量水中，加入PVA胶浆中，混匀。另取醋酸地塞米松加适量乙醇溶解后，再与以上药浆混合，加适量纯化水至规定量，混匀。静置，消去气泡，用涂膜机在80℃下制成厚0.8mm、宽10mm的膜剂即得。

【作用与用途】 适用于复发性口疮等各类口腔溃疡。

【用法与用量】 漱口后，用棉花轻轻拭干患部，取略大于溃疡面的药膜，贴敷于患处，每日3～4次。

第三节 涂膜剂

一、概述

涂膜剂是指将高分子成膜材料与药物溶解在挥发性有机溶剂中制成的外用液体剂型，用时涂于患处，有机溶剂挥发后形成薄膜，保护患处并逐渐释放出所含药物而起治疗作用。

涂膜剂是我国在硬膏剂、火棉胶剂和中药膜剂等剂型的应用基础上发展起来的一种新剂型，特点是制备工艺简单，制备中不需要特殊的机械设备，不用裱褙材料，使用方便。涂膜剂在某些皮肤病、职业病的防治上有较好的作用，一般用于慢性无渗出液的皮损、过敏性皮炎、牛皮癣和神经性皮炎等，例如复方鞣酸涂膜剂、伤湿涂膜剂、烫伤涂膜剂等。

涂膜剂由药物、成膜材料和挥发性有机溶剂三部分组成。常用的成膜材料有聚乙烯醇缩甲乙醛、聚乙烯醇缩甲丁醛、聚乙烯醇（PVA）、火棉胶等；挥发性溶剂有乙醇、丙酮、乙酸乙酯、乙醚等，或将上述成分以不同比例混合后使用。涂膜剂中一般还要加入增塑剂，常用邻苯二甲酸二丁酯、甘油、丙二醇、山梨醇等。

二、制法与举例

涂膜剂一般用溶解法制备，如药物能溶于溶剂中，则直接加入溶解；如为中药，则应先制成乙醇提取液或提取物的乙醇-丙酮溶液，再加入到成膜材料溶液中。

例 复方鞣酸涂膜剂

【处方】				
	鞣酸	50g	PVA（04-86）	40g
	间苯二酚	50g	甘油	100mL
	水杨酸	30g	纯化水	400mL
	苯甲酸	30g	乙醇	加至1000mL
	苯酚	20g		

【制法】 取PVA，加纯化水膨胀后，在水浴上加热使其完全溶解；另取鞣酸、间苯二酚、水杨酸、苯甲酸依次溶于适量乙醇中，加入苯酚、甘油，再加乙醇使成550mL，搅匀后，缓缓加至PVA溶液中，随加随搅拌，搅匀后，滤过，再自滤器上加乙醇使成1000mL，搅匀，即得。

【作用与用途】 消毒防腐药，可抑制真菌生长，止痒。用于脚癣、体癣、股癣及神经性皮炎等。

【用法与用量】 外用、局部涂布。

【注】 ① 鞣酸为浅黄色到浅棕色非结晶型粉末或有光泽的鳞片，易溶于水、甘油，水溶液呈酸性。有强还原性，在空气中，尤其在碱性条件下极易氧化。

② 本品中的鞣酸、水杨酸、苯酚与金属离子均能显色，因此在配制、使用过程中忌与金属器皿接触。

思 考 题

1. 栓剂有哪几种类型？举例说明。栓剂的治疗作用有哪些特点？
2. 简述常用栓剂基质的性质和特点。
3. 试说明热熔法制备栓剂应注意哪些事项。
4. 膜剂与涂膜剂各有何特点？膜剂的主要成膜材料有哪些？各有何特点？

第十一章 气雾剂、喷雾剂与粉雾剂

第一节 气雾剂

一、概述

1. 气雾剂的含义

气雾剂（aerosol）系指药材提取物或药材细粉与适宜的抛射剂装在具有特制阀门系统的耐压严封容器中，使用时借助抛射剂的压力将内容物呈细雾状或其他形态喷出的制剂。用于肺部吸入或直接喷至腔道黏膜、皮肤及空间消毒。其给药系统应对皮肤、呼吸道及腔道黏膜和纤毛无刺激性、无毒性。

2. 气雾剂的特点

① 药物可直接到达作用部位或吸收部位，分布均匀，起效快，并且可减少剂量，降低不良反应。

② 药物密闭于不透明的容器内，避光且不易与空气接触，不易被微生物污染，增加了药物的稳定性与安全性。

③ 药物不经胃肠道吸收，可避免胃肠道的破坏和肝脏的首过作用。

④ 创面给药时机械刺激性小。

⑤ 使用方便，可通过定量阀门准确控制剂量。

⑥ 因需要耐压容器、阀门系统和特殊的生产设备，生产成本高。

3. 气雾剂的分类

（1）按分散系统分类　可分为溶液型气雾剂、混悬型气雾剂和乳剂型气雾剂。

（2）按相的组成分类　可分为二相气雾剂和三相气雾剂。二相气雾剂一般指溶液型气雾剂，由气-液两相组成，气相是抛射剂产生的蒸气，液相是药物与抛射剂形成的均相溶液。三相气雾剂一般指混悬型气雾剂和乳剂型气雾剂。混悬型气雾剂由气-液-固三相组成，气相是抛射剂产生的蒸气，液相是抛射剂，固相是不溶性药物；乳剂型气雾剂由气-液-液三相组成，气相是抛射剂产生的蒸气，而药液与抛射剂两种不溶性液体形成两相，即 O/W 型或 W/O 型。

4. 气雾剂的质量要求

气雾剂在生产与贮藏期间应符合下列有关规定。

① 根据需要，气雾剂中可加入溶剂、潜溶剂、抗氧剂等附加剂，所有附加剂均应对皮肤或黏膜无刺激性、无毒性。

② 气雾剂的容器，应能耐受气雾剂所需的压力，各组成部件均不得与药物或附加剂发生理化作用，其尺寸精度与溶胀性必须符合要求，每揿压一次，必须喷出均匀的细雾状雾滴

（粒）。定量气雾剂应释出准确的主药含量。

③ 制成的气雾剂应检查其安全性和漏气性，确保安全使用。

④ 定量气雾剂应标明：每瓶的装量；主药含量；总揿次；每揿主药含量。

⑤ 气雾剂应置凉暗处贮藏，避免暴晒、受热、敲打、撞击。

二、气雾剂的组成

气雾剂由抛射剂、药物与附加剂、耐压容器和阀门系统组成。

1. 抛射剂

抛射剂（propellents）是喷射药物的动力，有时兼作药物的溶剂。抛射剂多为液化气体，在常温常压下其蒸气压高于大气压。因而，需装入耐压密闭容器中，由阀门系统控制。当阀门开启时，借助抛射剂的压力将容器内的药液以雾状喷出到达用药部位。抛射剂喷射能力的大小受其种类和用量的影响，要根据气雾剂用药目的和要求进行合理选择。

对抛射剂的要求是：①在常温下的蒸气压应大于大气压；②无色、无臭、无味；③无毒、无致敏性和刺激性；④惰性，不与药物等发生反应，不易燃，不易爆炸；⑤廉价易得。

（1）抛射剂的种类　主要有氟氯烷烃类、碳氢化合物及压缩气体。

① 氟氯烷烃类。也称氟利昂（Freon），是气雾剂常用的抛射剂，其特点是沸点低，常温下蒸气压略高于大气压，易控制，性质稳定，不易燃烧，液化后密度大，无味，基本无臭，毒性较小，不溶于水，可作脂溶性药物的溶剂。常用的有三氯一氟甲烷（CCl_3F，F_{11}）、二氯二氟甲烷（CCl_2F_2，F_{12}）和二氯四氟乙烷（$CClF_2$-$CClF_2$，F_{114}），F_{11}可与乙醇发生化学反应而变臭，F_{12}、F_{114}可与乙醇混合使用。目前国内应用最多的是F_{12}。由于氟氯烷烃类抛射剂的沸点和蒸气压范围很宽，使用时可选用一种，也可根据产品需要，将这些不同性质的氟利昂，按不同比例混合得到不同性质的抛射剂。

氟利昂作为抛射剂比较经济，但由于其对大气臭氧层的破坏，有关国际组织已经要求停止使用。目前对环境无破坏作用的氢氟烷类如四氟乙烷和七氟丙烷已在逐步替代氟利昂作为抛射剂。

② 碳氢化合物。主要品种有丙烷、正丁烷、异丁烷，但国内不常用。此类抛射剂性质稳定、毒性不大、密度小、沸点较低，但易燃、易爆，不宜单独使用，常与氟氯烷烃类抛射剂合用。

③ 压缩气体。用作抛射剂的压缩气体主要有：二氧化碳、氮气和一氧化氮等。此类抛射剂化学性质稳定，不与药物发生反应，不燃烧。但液化后的沸点较上述两类低，常温时蒸气压过高，因而对容器耐压性能要求亦较高。若在常温下充入非液化的压缩气体，则压力易迅速降低，不能持久喷射，故在气雾剂中不常用，主要用于喷雾剂。

（2）抛射剂的用量和蒸气压　气雾剂的喷射能力决定于抛射剂的用量及其自身蒸气压。一般是抛射剂的用量大，自身蒸气压高，喷射能力强，反之则弱。应根据医疗要求选择适宜抛射剂的组分及用量。一般多采用混合抛射剂，并通过调整用量和蒸气压来达到调整喷射能力的目的。

2. 药物与附加剂

（1）药物　制备气雾剂所用的药物有液体、半固体或固体粉末。目前应用较多的药物有呼吸道系统用药、心血管系统用药、解痉药及烧伤用药等，近年来多肽类药物的气雾剂给药系统的研究越来越多。药物制成供呼吸道吸入用气雾剂时，应测定其血药浓度，定出有效剂量，安全指数小的药物必须作毒性试验，以确保安全。

（2）附加剂 为制备质量稳定的气雾剂，往往需要应加入附加剂，如潜溶剂、润湿剂、乳化剂、稳定剂，必要时还添加抗氧剂、矫味剂、防腐剂等。

3. 耐压容器

气雾剂的容器必须不与药物和抛射剂发生作用、耐压（有一定的安全系数和冲击耐力）、价廉、轻便等。耐压容器有玻璃容器、金属容器和塑料容器，以玻璃容器较常用。玻璃容器化学性质稳定，但耐压性和耐撞击性差，因此常在玻璃容器外搪一层塑料防护层；金属容器包括铝、不锈钢等容器，耐压性强，但对药液不稳定，常需内涂聚乙烯或环氧树脂等，应用较少；塑料容器质地轻而耐压，抗撞击和耐腐蚀性较好，但因通透性较高以及塑料添加剂可能存在的影响，应用尚不普遍。

4. 阀门系统

阀门系统是用来控制气雾剂喷射药物的部件，目前使用的有定量阀门和非定量阀门。阀门系统应坚固、耐用、结构稳定，所用材料必须对内容物为惰性，其加工也应精密。下面主要介绍目前使用最多的定量型的吸入气雾剂阀门系统的结构和组成部件（图 11-1）。

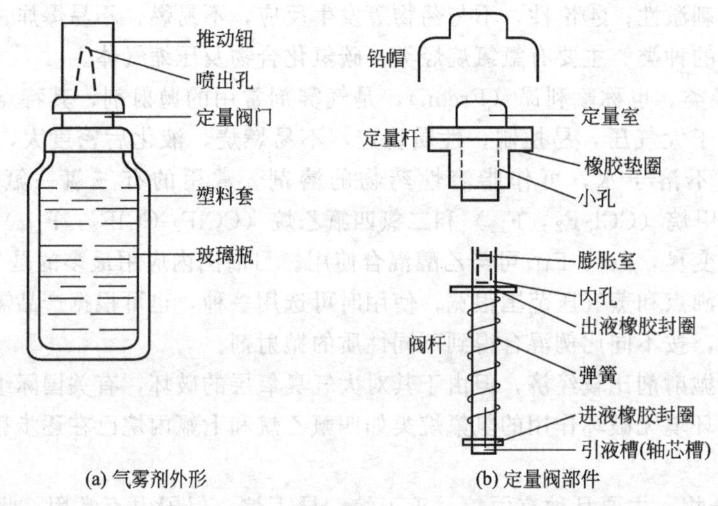

图 11-1 气雾剂的定量阀门系统装置外形及部件

（1）封帽 通常为铝制品，用来将阀门固封在容器上，必要时涂上环氧树脂等薄膜。

（2）阀杆（轴芯） 常用尼龙或不锈钢制成。顶端与推动钮相连，其上端有内孔和膨胀室，其下端有一段细槽或缺口以供药液进入定量室。

① 内孔。内孔是阀门沟通容器内外的极细小孔，内孔大小决定气雾剂喷射雾滴的粗细。内孔位于阀杆之侧，平常被橡胶封圈封在定量室之外，使容器内外不沟通。当揿下推动钮时，内孔进入定量室，与药液相通，药液通过它进入膨胀室。

② 膨胀室。膨胀室在阀杆内，位于内孔之上。药液进入此室时，部分抛射剂因汽化而骤然膨胀，使药液雾化，并从喷嘴喷出，进一步形成微细雾滴。

（3）橡胶封圈 橡胶封圈通常由丁腈橡胶制成，具有较好的弹性，分进液橡胶封圈和出液橡胶封圈两种。进液橡胶封圈紧套于阀杆下端，在弹簧之下，它的作用是托住弹簧，同时随着阀杆的上下移动而使进液槽打开或关闭，且封闭定量室下端，使室内药液不致倒流；出液橡胶封圈紧套于阀杆上端，在内孔之下，弹簧之上，它的作用是随着阀杆的上下移动而使内孔打开或关闭，同时封闭定量室上端，使室内药液不致溢出。

（4）弹簧 弹簧由不锈钢制成，套于阀杆，位于定量室内，主要为推动钮提供上升的弹力。

(5) 定量室 也称定量杯，由塑料或金属制成。定量室（杯）的容积决定气雾剂每次喷药的剂量，其容量一般为 0.05～0.2mL，由上下封圈控制药液不外溢，使喷出的剂量准确。

(6) 浸入管 又称导管，一般由塑料制成，作用是将容器内药液向上输送到阀门系统（图 11-2），药液向上的动力是容器的内压。国产药用吸入型气雾剂不用浸入管，而用具有引液槽的阀杆（图 11-3），故使用时需将容器倒置，使药液通过阀杆上的引液槽进入阀门系统的定量室。喷射时，按下揿钮，阀杆在揿钮的压力下顶入，弹簧受压，内孔进入出液橡胶封圈以内，定量室内的药液由内孔进入膨胀室，部分汽化后自喷嘴喷出。同时引液槽全部进入瓶内，进液橡胶封圈封闭了药液进入定量室的通道。推动钮压力解除后，在弹簧的作用下，又使阀杆恢复原位，药液再进入定量室。再次使用时，又重复这一过程。

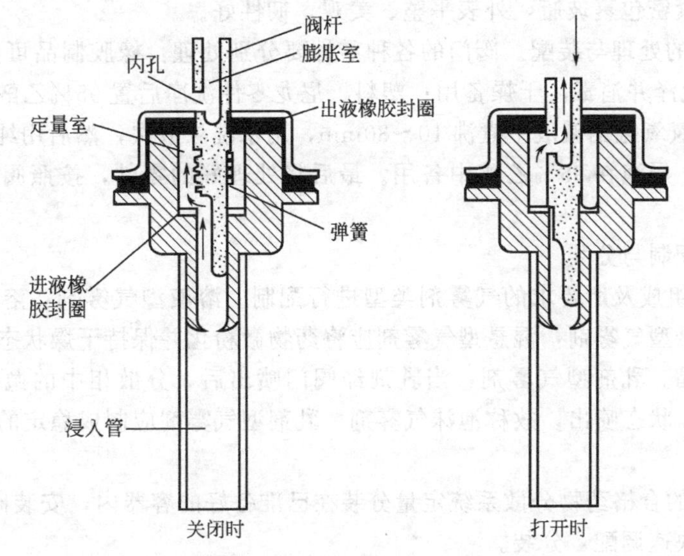

图 11-2 有浸入管的定量阀门启闭示意

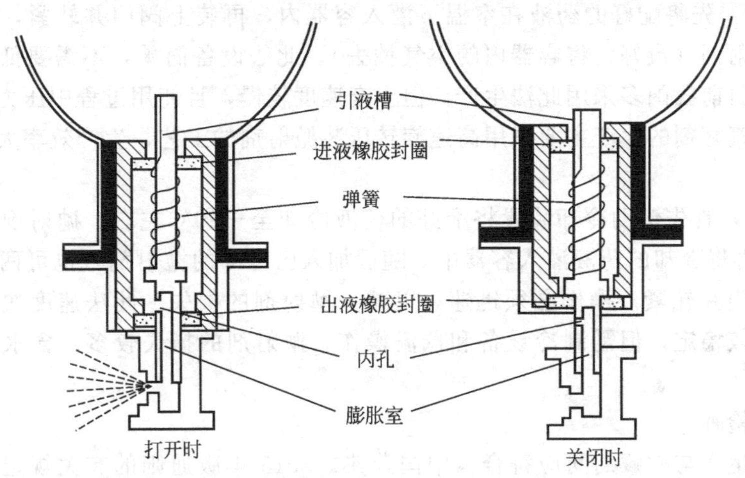

图 11-3 气雾剂阀门启闭示意

(7) 推动钮 推动钮常由塑料制成，装在阀杆的顶端，它的作用是推动阀杆以开启或关闭气雾剂阀门，上有喷嘴，可控制药液喷出的方向。推动钮上的喷嘴有多种类型，可根据需要选择合适的推动钮。

三、气雾剂的制备与举例

1. 气雾剂的制备工艺

气雾剂应在避菌条件下配置，各种用具、容器等须用适宜的方法清洁、灭菌，整个操作过程都应注意防止微生物的污染。其生产需要有特殊的灌装设备和技术，质量要求较高。制备过程主要包括：①容器、阀门系统的处理与装配；②药物的配制与分装；③抛射剂的填充；④质量检查与包装。

（1）容器、阀门系统的处理与装配

① 玻瓶搪塑。先将玻瓶洗净烘干，预热至120～130℃，趁热浸入塑料黏浆中，使瓶颈以下黏附厚度适宜的塑料浆液，倒置，在150～170℃烘干15min，备用。对塑料涂层的要求是：能均匀地紧密包裹玻瓶，外表平整、美观，韧性好。

② 阀门系统的处理与装配。阀门的各种零件要分别处理：橡胶制品可在75%乙醇中浸泡24h，以除去色泽并消毒，干燥备用；塑料、尼龙零件洗净后置95%乙醇中备用；不锈钢弹簧在1%～3%氢氧化钠碱液中煮沸10～30min，用水洗涤数次，然后用纯化水洗2～3次，直至无油腻为止，浸泡在95%乙醇中备用。最后将处理好的零件，按照阀门系统的结构组合装配。

（2）药物的配制与分装

① 按照处方组成及所要求的气雾剂类型进行配制。溶液型气雾剂：溶液型气雾剂应制成澄清溶液。混悬型气雾剂：混悬型气雾剂应将药物微粉化并保持干燥状态，严防药物微粉凝聚、结块或长晶。乳剂型气雾剂：当乳剂经阀门喷出后，分散相中的抛射剂立即膨胀汽化，使乳剂呈泡沫状态喷出，故称泡沫气雾剂。乳剂型气雾剂应制成稳定的乳剂，故乳化剂的选择很重要。

② 将配制好的合格药物分散系统定量分装在已准备好的容器内，安装阀门，轧紧封帽。易吸湿的药物应快速调配、分装。

（3）抛射剂的填充　抛射剂填充有压灌法和冷灌法两种方法。

① 压灌法。先将配好的药液在室温下灌入容器内，再装上阀门并轧紧，然后通过压装机压入定量抛射剂（最好先将容器内的空气抽去）。此法设备简单，不需要低温操作，抛射剂损耗较少，目前我国多采用此法生产。但生产速度较慢，且使用过程中压力的变化幅度较大。目前国外气雾剂的生产主要采用高速旋转压装抛射剂的工艺，生产效率大为提高，且产品质量稳定。

② 冷灌法。首先借助冷却装置将配好的药液冷却至－20℃左右，抛射剂冷却至沸点以下至少5℃。再将冷却的药液灌入容器中，随后加入已冷却的抛射剂（也可两者同时灌入），并立即装上阀门并轧紧。操作必须迅速，以减少抛射剂的损失。此法速度快，对阀门无影响，成品压力较稳定，但需制冷设备和低温操作，抛射剂的损失较多。含水的产品不宜用此法。

（4）质量检查

气雾剂在生产与贮藏期间应符合《中国药典》2015年版通则的有关规定。除另有规定外，气雾剂应进行以下项目的检查。

① 泄漏率。气雾剂照下述方法检查，年泄漏率应符合规定。

取供试品12瓶，用乙醇将表面清洗干净，室温垂直放置24h，分别精密称重（W_1），再在室温放置72h（精确至30min），分别精密称重（W_2），置4～20℃冷却后，迅速在铝盖上钻一小孔，放置至室温，待抛射剂完全汽化挥尽后，将瓶与阀分离，用乙醇洗净，干燥，分别精密称重（W_3），按下式计算每瓶年泄漏率。平均年泄漏率应小于3.5%，并不得有一瓶大于5%。

$$年泄漏率=365\times24\times(W_1-W_2)/[72\times(W_1-W_3)]\times100\%$$

② 每瓶总揿次。定量气雾剂照下述方法检查，每瓶总揿次应符合规定。

取供试品4瓶，分别除去帽盖，精密称重（W_1）；充分振摇，在通风橱内向已加入适量吸收液的容器内喷射最初10喷，用溶剂洗净套口，充分干燥后，精密称重（W_2）；振摇后向上述容器内连续喷射10次，用溶剂洗净套口，充分干燥后，精密称重（W_3）；在铝盖上钻一小孔，待抛射剂汽化挥尽后，弃去药液，用溶剂洗净供试品容器，充分干燥后，精密称重（W_4），按下式计算每瓶总揿次，均应不少于每瓶标示总揿次。

$$总揿次=10\times(W_1-W_4)/(W_2-W_3)$$

③ 每揿主药含量。定量气雾剂照下述方法检查，每揿主药含量应符合规定。

取供试品1瓶，充分振摇，除去帽盖，试喷5次，用溶剂洗净套口，充分干燥后，倒置于已加入一定量吸收液的适宜烧杯中，将套口浸入吸收液面下（至少25mm），喷射10次或20次（注意每次喷射间隔5s并缓缓振摇），取出供试品，用吸收液洗净套口内外，合并吸收液，转移至适宜量瓶中并稀释至刻度后，按各品种含量测定项下的方法测定，所得结果除以10或20，即为平均每揿主药含量。每揿主药含量应为每揿主药含量标示量的80%～120%。

④ 雾滴（粒）分布。除另有规定外，吸入气雾剂应检查雾滴（粒）大小分布。照“吸入气雾剂雾滴（粒）分布测定法”检查，雾滴（粒）药物量应不少于每揿主药含量标示量的15%。

⑤ 喷射速率。非定量气雾剂照下述方法检查，喷射速率应符合规定。

取供试品4瓶，除去帽盖，分别喷射数秒后，擦净，精密称定，将其浸入恒温水浴（25℃±1℃）中半小时，取出，擦净，除另有规定外，连续喷射5s，擦净，分别精密称重，然后放入恒温水浴（25℃±1℃）中，按上法重复操作3次，计算每瓶的平均喷射速率，g/s，均应符合各品种项下的规定。

⑥ 喷出总量。非定量气雾剂照下述方法检查，喷出总量应符合规定。

取供试品4瓶，除去帽盖，精密称定，在通风橱内分别连续喷射于1000mL或2000mL锥形瓶中，直至喷尽为止，擦净，分别精密称定，每瓶喷出量均不得少于标示装量的85%。

⑦ 无菌。用于烧伤、严重损伤或溃疡的气雾剂照“无菌检查法”检查，应符合规定。

⑧ 微生物限度。除另有规定外，照“微生物限度检查法”检查，应符合规定。

2. 气雾剂举例

例1 盐酸异丙肾上腺素气雾剂（isoprenaline hydrochloride aerosol）

【处方】	盐酸异丙肾上腺素	2.5g	F_{12}	适量
	乙醇	296.5g	制成	1000g
	维生素C	1.0g		

【制法】 先将盐酸异丙肾上腺素与维生素C溶于乙醇中，过滤，灌入已处理好的容器内，安装阀门系统，加铝盖轧口封固，再用压灌法灌注F_{12}，经质检合格后包装。

【注】 ① 盐酸异丙肾上腺素易氧化变色，故处方中加入维生素C作抗氧剂。

② 盐酸异丙肾上腺素在F_{12}中溶解性能差，故加入乙醇作潜溶剂。

③ 异丙肾上腺素为β肾上腺素受体激动剂，对支气管扩张作用较肾上腺素强。制成气雾剂，可起到速效的作用。

例 2 大蒜油气雾剂

【处方】				
	大蒜油	10mL	甘油	250mL
	聚山梨酯 80	30g	纯化水	加至 1400mL
	油酸山梨坦	35g	F_{12}	962.5g
	十二烷基硫酸钠	20g	共制	175 瓶

【制法】 将油水两相混合制成乳剂，分装成 175 瓶，每瓶压入 5.5g F_{12}，密封即得。

【注】 ① 本品为三相气雾剂的乳剂型气雾剂，聚山梨酯 80、油酸山梨坦及十二烷基硫酸钠为乳化剂。

② 本品喷射后产生大量泡沫，有抗真菌作用，适用于真菌性阴道炎。

第二节 喷雾剂

一、概述

1. 喷雾剂的含义

喷雾剂（spray）系指不含抛射剂，借助手动泵的压力、高压气体、超声振动或其他方法将内容物以雾状等形态喷出的制剂，也称气压剂。用于肺部吸入或直接喷至腔道黏膜、皮肤及空间消毒。常采用的压缩气体为二氧化碳、一氧化氮、氮气等。其中氮气的溶解度小，化学性质稳定，无异臭；二氧化碳的溶解度较高，能改变药液的 pH，其应用范围受到一定的限制。

2. 喷雾剂的特点

① 喷雾剂无需抛射剂作动力，无大气污染。

② 处方和生产工艺简单，生产成本较低。

③ 使用方便，仅需很小的触动力即可达到全喷量，适用范围广。

④ 随着使用次数的增加，内容物的减少，喷雾剂容器内的压力也随之降低，致使喷出的雾滴（粒）大小及喷射量不能维持恒定。因此药效强、安全指数小的药物不宜制成喷雾剂。

3. 喷雾剂的分类

(1) 按分散系统分类 可分为溶液型喷雾剂、乳剂型喷雾剂和混悬型喷雾剂。

(2) 按用药途径分类 可分为吸入喷雾剂、非吸入喷雾剂和外用喷雾剂。

(3) 按给药定量与否分类 可分为定量喷雾剂和非定量喷雾剂。

4. 喷雾剂的质量要求

喷雾剂在生产和贮藏期间应符合下列有关规定。

① 溶液型喷雾剂的药液应澄清，乳剂型喷雾剂分散相在分散介质中应分散均匀；混悬型喷雾剂应将药物细粉和附加剂充分混匀，制成稳定的混悬剂。吸入喷雾剂的雾滴（粒）大小应控制在 10μm 以下，其中大多数应在 5μm 以下。

② 配制喷雾剂时，可根据需要加入溶剂、助溶剂、抗氧剂、防腐剂、表面活性剂等附加剂。吸入喷雾剂中所有附加剂均应为生理可接受物质，且对呼吸道黏膜和纤毛无刺激、无毒。非吸入喷雾剂和外用喷雾剂中所有附加剂均应对皮肤或黏膜无刺激。

③ 喷雾剂装置中各组成部件的材料均应无毒、无刺激、性质稳定、不与药物起作用等。

④ 喷雾剂应置凉暗处贮藏，防止吸潮，避免暴晒、受热、敲打、撞击。

二、喷雾剂举例

例　异丙乙基去甲肾上腺素喷雾剂

【处方】			
异丙乙基去甲肾上腺素	2.48g	盐酸	适量
氯化钠	适量	注射用水	加至4000mL
甘油	适量	共制	1000瓶
亚硫酸钠	适量		

【制法】　将异丙乙基去甲肾上腺素溶于含有甘油、氯化钠、亚硫酸钠、盐酸的无菌注射用水中，制成澄清溶液，然后分装到喷雾剂容器内，密封即得。

【注】　① 本品为无菌制剂，包装材料为塑料小瓶。

② 处方中甘油为矫味剂兼增稠剂，氯化钠为等渗调节剂，盐酸为pH调节剂，亚硫酸钠为抗氧剂。

第三节　粉雾剂

一、概述

1. 粉雾剂的含义

粉雾剂（aerosol of micropowders）系指微粉化药物或与载体以胶囊、泡囊形式或多剂量贮存形式，采用特制的干粉给药装置，将雾化药物喷出的制剂。吸入粉雾剂中的药物粒度大小应控制在10μm以下，其中大多数应在5μm左右。该剂型是在气雾剂的基础上，为克服气雾剂的不足，综合粉体学的知识而发展起来的一种新剂型。因其使用方便，不含抛射剂，药物呈粉状，稳定性好，干扰因素少等优点，而日益受到人们的重视。

2. 粉雾剂的特点

① 由患者主动吸入药粉，不存在给药协同配合困难，因此患者的顺应性好，特别适用于原来需要进行长期注射治疗的病人。

② 小分子药物尤其适用于呼吸道吸入或喷入给药，大分子药物的生物利用度可以通过吸收促进剂或其他方法的应用来提高。

③ 药物吸收迅速，起效快。

④ 药物吸收后直接进入体循环，可达到全身治疗的目的；起局部作用的药物，给药剂量明显降低，毒副作用小。

⑤ 无胃肠道降解作用，无肝脏首过作用。

⑥ 药物以胶囊或泡囊等形式给药，剂量准确。

3. 粉雾剂的分类

按用途分类可分为吸入粉雾剂、非吸入粉雾剂和外用粉雾剂。

① 吸入粉雾剂系指微粉化药物或与载体以胶囊、泡囊或多剂量贮存形式，采用特制的干粉吸入装置，由患者主动吸入雾化药物至肺部的制剂。

② 非吸入粉雾剂系指药物或与载体以胶囊或泡囊形式，采用特制的干粉给药装置，将雾化药物喷至腔道黏膜的制剂。

③ 外用粉雾剂系指药物或与适宜的附加剂灌装于特制的干粉给药器具中，使用时借助外力将药物喷至皮肤或黏膜的制剂。

4. 粉雾剂的质量要求

粉雾剂在生产与贮藏期间应符合下列有关规定。

① 配制粉雾剂时，为改善粉末的流动性，可加入适宜的载体和润滑剂。吸入粉雾剂中所有附加剂均应为生理可接受物质，且对呼吸道黏膜和纤毛无刺激、无毒；非吸入粉雾剂及外用粉雾剂中所有附加剂均应对皮肤或黏膜无刺激性。

② 粉雾剂给药装置使用的各组成部件的材料均应无毒、无刺激、性质稳定、与药物不起作用。

③ 除另有规定外，外用粉雾剂应符合散剂项下有关的各项规定。

④ 粉雾剂应置凉暗处贮藏，防止吸潮。

二、粉雾剂的制备及质量检查

(1) 粉雾剂的制备　制备粉雾剂的工艺与制备散剂相似，不同之处有以下几方面。

① 主药必须进行微粉化处理，应制成粒径 5μm 左右的粉末，以便主药吸附在载体上进入支气管及更深的部位发挥药效。

② 主药的含量极少，有时载体与主药的重量比可高达数百倍，即主药的用量是载体的数百分之一，因此应特别注意主药与载体混合的均匀性，否则会影响剂量的准确性。

③ 混合均匀的粉末应及时装入干粉吸入装置中，以免受潮。

(2) 粉雾剂的质量检查　《中国药典》2015 年版规定粉雾剂主要检查含量均匀度、装量差异、排空率、每瓶总吸次、每吸主药含量、雾滴（粒）分布、微生物限度等项目，均应符合规定。

思　考　题

1. 气雾剂、喷雾剂、粉雾剂的含义是什么？有何特点？
2. 气雾剂主要由哪几部分组成？抛射剂的主要作用是什么？常用的抛射剂可分为哪几类？
3. 气雾剂是如何分类的？简述其制备工艺。

第三篇

药物新技术与新剂型

第十二章 固体分散体与包合物

第一节 固体分散体

一、概述

固体分散体（solid dispersion）是指药物以分子、胶态、无定形、微晶等状态高度分散在某一固体载体材料中所形成的分散体系。将药物制成固体分散体的制剂技术称为固体分散技术。药物在固体分散体中呈高度分散状态，因此能显著提高难溶性药物的溶解度和溶出速率，改善药物的吸收和生物利用度。根据需要，固体分散体还可作为中间体，进一步制成速释、缓释或肠溶制剂。

1961 年，Sekiguchi 等最早提出固体分散体的概念，并以尿素为载体，用熔融法制备了磺胺噻唑固体分散体，实验结果表明，该固体分散体能够提高磺胺噻唑的水溶性和生物利用度。

根据 Noyes-Whitney 方程，溶出速率随分散度的增加而提高。因此，以往多采用机械粉碎法或微粉化技术来减小药物的颗粒大小，增大比表面，从而加速溶出。固体分散体能够将药物高度分散，形成以分子、胶态、微晶或无定形的分散状态，若使用水溶性材料，则可制备高效、速效制剂；若使用难溶性、肠溶性或脂质材料，则可制备缓释或肠溶制剂。

应用固体分散技术不仅可以明显提高药物的生物利用度，还可以降低毒副作用。例如双炔失碳酯-PVP 共沉淀物片的有效剂量小于市售普通片的一半，说明生物利用度大大提高。吲哚美辛-PEG 6000 固体分散体丸的剂量小于市售普通片的一半时，药效相同，而对大鼠胃的刺激性显著降低。利用水不溶性聚合物或脂质材料制备的硝苯地平固体分散体体外试验有明显缓释作用。又如米索前列腺醇在室温时很不稳定，对 pH 和温度都很敏感，有微量水时，酸或碱均可引发 11 位 —OH 脱水形成 A 型前列腺素，Chen D. 等制成米索前列腺醇-Eudragit RS 及 RL 固体分散体，稳定性明显提高。目前国内利用固体分散技术生产已上市的产品有联苯双酯丸、复方炔诺孕酮丸、尼群地平片等。

二、载体材料

固体分散体的性质很大程度上取决于载体材料的性质。适宜的载体材料应具备以下条件：无毒、无致癌性、不与主药发生化学变化、不影响主药的化学稳定性、不影响药物的疗效与含量检测、能使药物得到最佳分散状态以及廉价易得。常用材料可分为水溶性、难溶性和肠溶性三大类，亦可根据需要联合应用，达到满意的释放效果。

1. 水溶性载体材料

常用的有高分子聚合物、表面活性剂、有机酸、糖类以及纤维素衍生物等。

（1）聚乙二醇类（PEG） 具有良好的水溶性，亦能溶于多种有机溶剂，可使某些药物以分子状态分散，可阻止药物聚集。PEG 规格较多，最常用的是 PEG 4000 或 6000，其熔点低（50～63℃）、毒性较小、化学性质稳定（但 180℃以上能分解），能与多种药物配伍，是国内制备滴丸型固体分散体的首选载体。当药物为油类时，宜用 PEG 12000 或 6000 与 20000 的混合物。

（2）聚维酮类（PVP） 为无定形高分子聚合物，无毒，熔点较高，对热稳定（150℃变色），易溶于水和多种有机溶剂，对许多药物有较强的抑晶作用，但贮存过程中易吸湿而析出药物结晶。PVP 类的规格有：PVP K-15（平均相对分子质量约 8000）、PVP K-30（平均相对分子质量约 58000）及 PVP K-90（平均相对分子质量约 130000）。采用溶剂沉积法制备联苯双酯-PVP-增量物（buking substance）的共沉淀物，热分析法表明，联苯双酯以非晶态存在于共沉淀物中，共沉淀物溶出速率较纯药提高 5 倍。

（3）表面活性剂类 作为载体材料的表面活性剂大多含聚氧乙烯基，其特点是溶于水或有机溶剂，载药量大，在蒸发过程中可阻滞药物产生结晶，是较理想的速效载体材料。常用泊洛沙姆 188（poloxamer 188，商品名为 pluronic F68）、聚氧乙烯（PEO）、聚羧乙烯（CP）等。poloxamer 188 易溶于水，能与多种药物形成孔隙固溶体，制备的固体分散体增加药物的溶出效果明显大于 PEG 载体。Tejal 等用熔融法以 poloxamer188 为载体研制了罗非昔布固体分散体，药物以非晶型分散，溶出速率大大提高。Ozeki 等以 PEO 为载体制备了难溶性药物氟吡洛芬的速释固体分散体，能显著加快氟吡洛芬的溶出速率，通过调整 PEO 在分散体中的比例，氟吡洛芬的释放速率与药物和载体之间的相互作用大小存在线性关系，红外光谱显示，随着 PEO 所占比例的增大，氟吡洛芬与 PEO 之间的氢键形成率增加，溶出速率增大。

（4）纤维素衍生物 常用的有：羟丙基甲基纤维素（HPMC）、羟丙基纤维素（HPC）等，它们与药物制成的固体分散体稳定性好，不易老化，但难以粉碎，需加入适量乳糖、微晶纤维素等加以改善。Kohri 等用 HPMC 及其酞酸酯（HPMCP）作载体，制备了丙硫咪唑（阿苯达唑）的固体分散体，溶出速率明显加快，用其制备的颗粒剂，给家兔口服后，其生物利用度比其物理混合物大 3 倍多。

（5）有机酸类 常用材料有：枸橼酸、酒石酸、琥珀酸、胆酸及脱氧胆酸等，这类载体相对分子质量小，易溶于水而不溶于有机溶剂，但不适用于对酸敏感的药物。

（6）糖类和醇类 常用材料有：壳聚糖、右旋糖酐、半乳糖和蔗糖等，醇类有甘露醇、山梨醇及木糖醇等。其特点是水溶性强，毒性小，因分子中有多个羟基，可同药物以氢键结合生成固体分散体，适用于剂量小、熔点高的药物，尤以甘露醇为最佳。

2. 难溶性载体材料

（1）乙基纤维素（EC） 不溶于水，溶于有机溶剂，含有羟基能与药物形成氢键，有较大的黏性，作为载体载药量大、稳定性好、不易老化。程紫骅等用 EC 制备酮洛芬缓释固体分散体，药物体外释药行为符合 Higuchi 方程，缓释效果与 EC 用量和固体分散体的粒径有关，释药速率随 EC 用量和黏度增加而减小；固体分散体粒径越小药物体外释放速率越快。以 EC 为载体时，常添加 HPC、PEG、PVP、卡波姆（CP）等水溶性载体，作为致孔剂来调节释药速率。Ozeki 应用 MC∶CP（1∶1）为联合载体制备非那西汀固体分散体时，溶出速率最慢，而且在此比例下，溶出速率随着 MC 的相对分子质量增大而减小。

（2）聚丙烯酸树脂类 含季铵基的聚丙烯酸树脂 Eudragit，包括胃溶性 Eu E、胃肠不溶性 Eu RL、Eu RS 等。其中 RL 型和 RS 型在胃肠液中不溶，不被吸收，对人体无害，广泛用于制备具有缓释性的固体分散体。Khanfar 等用 Eudragit RS 为载体，十二烷基硫酸钠(SLS) 作释药调节剂，制备了缓释吲哚美辛固体分散体。

(3) 其他类 常用的有胆固醇、谷甾醇、棕榈酸甘油酯、胆固醇硬脂酸酯、蜂蜡、巴西棕榈蜡及氢化蓖麻油、蓖麻油蜡等脂质材料，均可用于制备缓释或肠溶固体分散体，亦可加入表面活性剂、糖类、PVP 等水溶性材料，调节释放速率以达到满意的缓释效果。另有水微溶或缓慢溶解的表面活性剂如硬脂酸钠、硬脂酸铝、三乙醇胺和十二烷基硫代琥珀酸钠等，具有中等缓释效果。

3. 肠溶性载体材料

(1) 纤维素类 常用的有纤维素法酯（CAP）、邻苯二甲酸羟丙基甲基纤维素(HPMCP，其商品有两种规格，分别为 HP50、HP55）以及羧甲基乙基纤维素（CMCE）等，均能溶于肠液中，可用于制备胃中不稳定的药物在肠道释放和吸收、生物利用度高的固体分散体。由于化学结构的差异，黏度不同，释放速率也不同。Hasegawa 等最早以肠溶材料为载体制备了硝苯地平固体分散体。高桥保志等又用喷雾干燥法制备了丙吡胺与几种肠溶材料的固体分散体，其中药物- EC-HPLCP（1∶1∶2）的固体分散体具有良好的缓释效果。

(2) 聚丙烯酸树脂类 常用 Eudragit L100 和 Eudragit S100，分别相当于国产Ⅱ号及Ⅲ号聚丙烯酸树脂，前者在 pH6 以上的介质中溶解，后者在 pH7 以上的介质中溶解，有时两者合用，可制成较理想的迟释固体分散体。刘善奎等用Ⅱ号丙烯酸树脂作载体，加入 PEG 作致孔剂，制备了盐酸尼卡地平的肠溶固体分散体，达到了肠溶缓释作用。

4. 其他材料

其他载体还有卡波姆、磷脂、环糊精、醋酸丁酸纤维素（CAB）、聚乙烯缩醛二乙基氨基乙酸盐（AEA）等。翟光喜等用溶剂法分别以磷脂、PVP、PEG 为载体制备了槲皮素的固体分散体，溶出的对比研究显示，三种固体分散体均可改善槲皮素的溶出，而质量比为1∶1的槲皮素磷脂固体分散体的溶出促进作用最为显著。Abd-Ei-Bary 等使用环糊精和乳糖作载体制备布洛芬的固体分散体以提高溶出度。卡波姆用作载体时，交联程度愈低，缓释作用愈明显。

由于单一载体在调节释放速率时作用有限，将几种载体混合成为联合载体则更能有力的调节释药速率，在此基础还可加入表面活性剂，如吐温 80、SLS 等，以达到满意的释药效果，同时表面活性剂可以促进药物在胃肠道的吸收。宗莉等用 PEG6000 与聚山梨酯 80 为联合载体制备尼群地平固体分散体，药物以微晶态存在，结果表明，联合载体的溶出度数倍于 PEG6000 单一载体。

三、固体分散体的类型

1. 简单低共熔混合物（eutectic）

当药物与载体的比例符合低共熔物的比例时，两者共熔后，骤冷固化时，可完全融合而全部形成固体分散体，但不能或很少形成固体溶液，药物仅以微晶形式分散在载体中成为物理混合物。如以 Poloxamer188 为载体制备环孢素 A 固体分散体，当药物与载体的比例低于1∶2 时，药物以微晶状态存在，当比例达到 1∶4 或更高时，药物呈非晶态分散。

2. 固态溶液（solid solution）

药物在载体中以分子状态分散时，称为固态溶液。按药物与载体的互溶情况，分完全互溶和部分互溶，按晶体结构，分为置换型和填充型。固态溶液中药物的分散度往往比低共熔混合物中的晶粒还高，因而溶出速率更快。

如萘与β-萘酚固体分散体为完全互溶固体溶液，水杨酸-PEG6000固体分散体为部分互溶体系，当PEG含量较多时，形成水杨酸溶解于其中的α固体态溶液，当水杨酸含量较多时，形成PEG6000溶解于水杨酸中的β固态溶液，这两种固态溶液在42℃以下又可形成低共熔混合物。

3. 共沉淀物

共沉淀物（也称共蒸发物）是由药物与载体以恰当比例混合而形成的非结晶性无定形物，有时称玻璃态固熔体，因其具有玻璃的质脆、透明、无确定的熔点。常用载体为多羟基化合物，如枸橼酸、蔗糖、PVP等。

如酮洛芬缓释固体分散体，当药物与载体比为1∶1时形成低共熔物，药物以微晶形式分散于载体中；药物与载体比为1∶2和1∶3时药物以无定形态均匀分散在载体中，前者缓释效果明显低于后两者。

固体分散体的类型可因载体不同而异，还与药物同载体的比例及制备工艺有关。

四、固体分散体的制备方法

药物采用何种方法制成固体分散体，主要取决于药物的性质和载体的结构、性质、熔点及溶解性能等。

1. 熔融法

将药物与载体材料混匀，加热至熔融，在剧烈搅拌下迅速冷却成固体，或将熔融物倾倒在不锈钢板上成薄层，用冷空气或冰水使其骤冷成固体。再将此固体在一定温度下放置变脆成易碎物。放置的温度与时间视不同品种而定。为了缩短药物的加热时间，亦可将载体材料先加热熔融，再加入已粉碎的药物。本法的关键在于冷却必须迅速，以达到较高的过饱和状态，使多个胶态晶核迅速形成而得到高度分散的药物，而非粗晶。本法简便而经济，适用于对热稳定的药物，多采用熔点低、不溶于有机溶剂的载体材料，如PEG类、枸橼酸等。

也可将熔融物滴入冷凝液中使之迅速收缩、凝固成丸，这样制成的固体分散体俗称滴丸。常用的冷凝液有液状石蜡、植物油、甲基硅油及水等。在滴制过程中能否成丸，取决于丸滴的内聚力是否大于丸滴与冷凝液的黏附力。冷凝液的表面张力小，丸形就好。

2. 溶剂法

亦称共沉淀法。将药物与载体共同溶解于有机溶剂中，蒸去有机溶剂后，药物与载体同时析出，得到药物在载体中混合而成的共沉淀物，经干燥即得。常用的有机溶剂有氯仿、无水乙醇、95%乙醇、丙酮等。本法的优点是避免了高热，适用于对热不稳定或挥发性药物。可选用能溶于水或多种有机溶剂、熔点高、对热不稳定的载体，如PVP类、半乳糖、甘露醇、胆酸等。缺点是由于有机溶剂的用量较大，成本高，且有时难以除尽，残留的有机溶剂除对人体不利，还易引起药物重结晶而降低药物的分散度。

3. 溶剂-熔融法

将药物先溶于适当溶剂中，再将其加入到已熔融的载体中混合均匀后，按熔融法冷却固化。药物溶液在固体分散体中的质量分数一般不超过10%，故可适用于液态药物，如鱼肝油、维生素A、维生素D、维生素E等，但只适用于剂量小于50mg的药物。凡适用于熔融法的载体都可用于本法。

4. 溶剂-喷雾（冷冻）干燥法

将药物与载体共溶于溶剂中，然后喷雾干燥或冷冻干燥，除尽溶剂即得。溶剂-喷雾干燥法可连续生产，溶剂常用 $C_1 \sim C_4$ 的低级醇或混合物。溶剂-冷冻干燥法适用于易分解或氧化、对热不稳定的药物，如酮洛酚、红霉素、双香豆素等，所制成品含水量可低于 0.5%。常用载体有 PVP 类、PEG 类、β-环糊精、甘露醇、乳糖、水解明胶、纤维素类、聚丙烯酸树脂类等。

5. 研磨法

将药物与较大比例的载体混合后，强力持久的研磨一定时间，不需溶剂而是借助机械力降低药物粒度，或使药物与载体以氢键结合，形成固体分散体。研磨时间因药物而异。常用载体有微晶纤维素、乳糖、PVP 类 、PEG 类等。

6. 双螺旋挤压法

将药物与载体置于双螺旋挤压机内，经混合、捏制而形成固体分散体，无需有机溶剂，可用两种以上的载体，制备温度可低于药物熔点和载体的软化点，因而药物不易破坏，制成的固体分散体也稳定。

五、固体分散体的速释与缓释原理

1. 速释原理

（1）药物的高度分散状态有利于速释　药物在固体分散体中的状态是影响药物溶出速率的重要因素。药物以分子状态、胶态、亚稳定态、微晶态以及无定形态分散在载体中，载体可阻止已分散的药物再聚集粗化，有利于药物速释。如在用 PEG 类作载体时，由于载体相对分子质量大，分子是由两列平行的螺状链所组成，经熔融后再凝固时，螺旋的空间造成晶格的缺损，这种缺损可改变结晶的性质如溶解度、溶出速率、吸附能力以及吸湿性等。当药物相对分子质量低于 1000 时，可以插入螺旋缺损晶格中形成填充型固态溶液，即以分子状态分散，这种固体分散体的溶出最快。如果采用熔融法制备固体分散体，由于从高温骤冷，黏度迅速增大，分散的药物难以聚集、合并、长大，有些药物易形成胶体等亚稳定状态。当载体为 PVP、EC 或肠溶材料 Eudragit L 等时，药物可呈无定形分散。这些亚稳态或无定形态的药物，溶解度和溶出速率都较其他晶体状态为大。

（2）载体对药物溶出的促进作用

① 载体可提高药物的可润湿性。在固体分散体中，药物周围被可溶性载体所包围时，使疏水性或亲水性弱的难溶性药物表面，具有良好的可润湿性，遇胃肠液时，载体很快溶解，药物被润湿，溶出速率和吸收速率都相应加快。如吲哚美辛-PEG6000、环孢素 A - PVP 固体分散体等。

② 载体保证药物的高度分散性。载体分子包围了高度分散的药物，使药物不易形成聚集体，保证了药物的高度分散性，加快了药物的溶出与吸收。

③ 载体对药物有抑晶作用。药物与载体（如 PVP）在溶剂蒸发过程中，由于氢键作用、络合作用使黏度增大，载体会抑制药物晶核的形成及成长，使药物成为非结晶性无定形态分散于载体中，得共沉淀物。PVP 与药物形成氢键的能力与 PVP 的相对分子质量 M 有关，M 愈小愈易形成氢键，形成的共沉淀物溶出速率也愈高。共沉淀物的溶出次序是：PVP K-15＞PVP K-30＞PVP K-90 。

2. 缓释原理

药物采用疏水或脂质类载体制成的固体分散体均具有缓释作用。缓释原理是载体形成网状骨架结构，药物以分子或微晶状态分散于骨架内，药物的溶出必须首先通过载体的网状骨架扩散，故释放缓慢。

以 EC 为材料的固体分散体中，含药量愈低，固体分散体的粒径愈大，EC 黏度愈高，则溶出愈慢，缓释作用愈强。其缓释作用可符合零级、一级或 Higuchi 方程等规律。

第二节　包合物制备技术

一、概述

包合物（inclusion complex）系指一种分子被全部或部分包合于另一种分子的空穴结构内，形成的特殊的络合物。这种包合物是由主分子（host molecules）和客分子（guest molecules）两种组分组成，主分子即是包合材料，具有一定的空穴结构，足以将客分子（药物）容纳在内，通常按 1∶1 比例形成分子囊。

药物制成包合物后有以下优点：溶解度增大、稳定性提高、液体药物粉末化，防止挥发、掩盖不良气味或味道、调节释放速率，包括加快释放或延缓释放、提高生物利用度、降低药物的刺激性与毒副作用等。因此包合物在药剂学中有良好的应用前景。

包合物按主分子的构成可分为多分子包合物、单分子包合物和大分子包合物；按空穴的几何形状可分为管状包合物、笼状包合物和层状包合物。被包合的有机药物应符合下列条件之一：原子数＞5，溶解度＜10g/L，稠环数＜ 5，相对分子质量 100～400，熔点低于 250℃。包合作用主要是一种物理过程。不发生化学反应，不存在离子键、共价键或配位键等化学键的作用。

包合过程是药物被包入环糊精的空穴内，而不是嵌入晶格中，因此包合过程是物理过程，而不是化学反应。包合物形成主要取决于主分子和客分子的立体结构和两者的极性，其稳定性依赖于两组分间的 Vander waals 引力的强弱。主、客分子的比例一般不遵守化学计量关系，客分子最大存在量取决于主分子所提供的空穴数，而所有空穴又并未被完全占领，因此主、客分子的比例有较大的变动范围。包合物的组成可以按包合物中主分子与客分子的比例表示成：$(H)_n$ $(G)_m$，其中 H 和 G 分别表示主分子和客分子组分，n 为每一个单位中 H 的分子数，m 为每一个单位空穴所能容纳 G 分子的最大数目。

应用包合技术研制药物的新剂型和新品种，近年有不少报道。如难溶性药物苯巴比妥、前列腺素 E_2、氯霉素等都可与 β-环糊精制成包合物，前列腺素 E_2 包合后能溶解度大大提高，可以制成注射用粉末。活性维生素 D_3 衍生物与环糊精作用后，所得的产品对光、热及氧有极大的稳定性。挥发油或固体挥发性物质如硝酸甘油、碘、冰片等制成 β-环糊精包合物，除在贮藏期中防止挥发性物质挥散外，还有缓释作用。大蒜油用环糊精包合后，能掩盖蒜臭味。5-氟尿嘧啶用 β-环糊精制成分子胶囊，经临床证明，消化道吸收较好，血中浓度维持时间长，刺激性小，基本上消除了食欲不振、恶心呕吐等副反应。目前国内利用包合技术生产上市的产品有碘口含片、吡罗西康片、螺内酯片以及磷酸苯丙哌林片等。

二、包合材料

环糊精、尿素、胆酸、葡聚糖凝胶、纤维素、淀粉、核酸等都可用于包合，制剂中常用环糊精及其衍生物。

环糊精（cyclodextrin，CD）系指淀粉用嗜碱性芽孢杆菌经培养得到的环糊精葡萄糖基转移酶作用后形成的产物，是由 6～12 个 *D*-葡萄糖分子以 1,4-糖苷键连接的环状低聚糖化合物，是水溶性的非还原性白色结晶性粉末。结构为中空圆筒形，如 β-CD 结构俯视图见

图 12-1。经 X 射线衍射和核磁共振证实 CD 的立体结构，经分析说明空穴开口处呈亲水性，空穴内部呈疏水性。

常见有 α-CD、β-CD 及 γ-CD，它们的大小和理化性质都有较大的差别，见表 12-1。

三种材料中 β-CD 在水中溶解度较小，易从水中析出结晶，随温度升高溶解度增大，温度为 20℃、40℃、60℃、80℃、100℃时，其溶解度分别为 18.5g/L、37g/L、80g/L、183g/L、256g/L。β-CD 在不同溶剂中的溶解度见表 12-2。动物实验证明 β-CD 口服毒性很低，可作为糖类被人体吸收。目前认为不可用于非胃肠道给药。

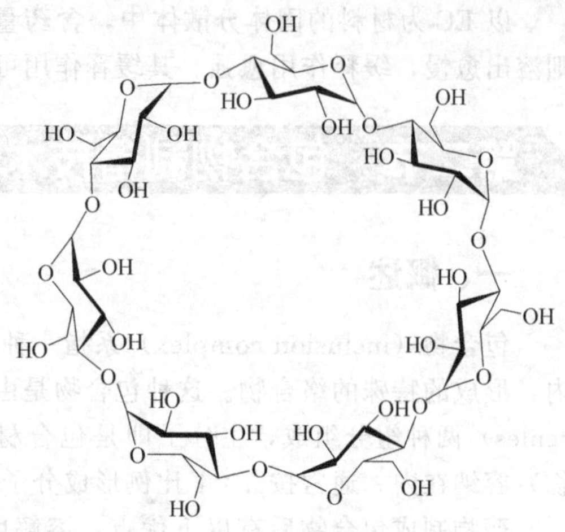

图 12-1 β-CD 结构俯视图

表 12-1 三种 CD 的基本性质

项目	α-CD	β-CD	γ-CD
葡萄糖单元数	6	7	8
相对分子质量	973	1135	1297
溶解度(20℃)/(g/L)	145	18.5	232
空穴内径/nm	0.45～0.6	0.7～0.8	0.8～1.0
空穴外径/nm	14.6 ± 0.4	15.4 ± 0.4	17.5 ± 0.4
空穴深度/nm	0.7～0.8	0.7～0.8	0.7～0.8
$[\alpha]_D^{25}(H_2O)$	+ 150.5 ± 0.5°	+ 162.5 ± 0.5°	+ 177.4 ± 0.5°
结晶形状	针状	棱柱状	棱柱状

表 12-2 β-CD 在不同溶剂中的溶解度 单位：g/L

溶 剂	温度/℃					
	25			50		
有机溶剂/mL	0	500	1000	0	500	1000
水/mL	1000	500	0	1000	500	0
有机溶剂						
甲醇	18.5	3.0	<1	40	12	<1
乙醇	18.5	16	<1	40	41	<1
丙醇	18.5	17	<1	40	53	<1

三、包合物的制备

1. 饱和水溶液法（saturated aqueous solution）

亦称重结晶法或共沉淀法。将 CD 配成饱和水溶液，加入药物（难溶性药物可用少量丙酮或异丙醇等有机溶剂溶解）混合 30min 以上，使药物与 CD 形成包合物后设法分离，可定量地将包合物分离出来。在水中溶解度大的药物，其包合物仍可部分溶解于溶液中，此时可加入某些有机溶剂，以促使包合物析出。将析出的包合物过滤，根据药物的性质，选用适当的溶剂洗净、干燥即得。

如丹皮酚-β-CD 包合物的制备：β-CD 与药物按 1∶1 的比例，称取药物适量，用无水乙醇分散，加入到 45℃ 饱和 β-CD 溶液中，维持温度，搅拌转速 900r/min，连续包合 1.5h，放置室温，再置冰箱内冷藏 24h 析晶，过滤沉淀物，用少量纯化水洗涤后，再用适量乙酸乙酯洗涤 3 次后，50℃ 热风吹干，得白色疏松状包合物粉末，测定包合率在 80%以上。

此法适用于包合物溶解度小的药物，工序较多。

2. 研磨法

取 CD 加入 2～5 倍量的水混合，研匀，加入药物（难溶性药物应先溶于有机溶剂中），充分研磨至糊状物，低温干燥后，再用适宜的有机溶剂洗净、再干燥，即得。

如维甲酸-β-CD 包合物的制备：维甲酸与 β-CD 按摩尔比 1∶5 投料，将 β-CD 于 50℃水浴中用适量蒸馏水研成糊状，维甲酸用适量乙醚溶解后加入到上述糊状液中，充分研磨，待乙醚挥发后糊状液已变成半固体物，将此物放于遮光的干燥器中进行减压干燥数日即得。维甲酸包合后，稳定性提高，对皮肤的刺激性明显减小。

此法操作简单，适于批量生产，但研磨程度难控制，包合率重复性较差。

3. 冷冻干燥法（freeze-drying）

适用于制成包合物后易溶于水，且在干燥过程中易分解、变色的药物。所得成品疏松，溶解度好，可制成注射用无菌粉末。

如大蒜油-HP-β-CD 包合物冻干粉的制备：配制 10% 的 HP-β-CD 水溶液，加入大蒜油适量，恒温磁力搅拌一定时间后，0.45μm 微孔滤膜滤过，调节 pH5，即得大蒜油-HP-β-CD 包合物水溶液，加入适量甘露醇后，分装于 5mL 西林瓶中，−80℃预冻 10h 后，置冷冻干燥机中，冻干 24h，铝盖压封，即得大蒜油-HP-β-CD 包合物。大蒜油经包合后，溶解度增加，稳定性提高，并能掩盖蒜臭味，减少刺激性。

4. 喷雾干燥法（spray-drying）

先用乙醇或丙酮将药物溶解，与 CD 水溶液充分混合，经喷雾干燥即得。此法干燥温度高，受热时间短，适合大批量生产，适用于难溶性、疏水性药物。

如地西泮与 β-CD 用喷雾干燥法制成包合物后，溶解度增加，生物利用度提高。

思 考 题

1. 制备固体分散体的方法有哪些？分别适用于哪些载体材料？
2. 包合物的制备方法有几种？可供注射用的载体材料有哪些？
3. 固体分散体有哪些类型？

第十三章 微囊

第一节 概述

一、概念

将固态或液态药物（称为囊心物）包裹在天然的或合成的高分子材料（称为囊材）中而形成的微小囊状物，称为微型胶囊，简称微囊（microcapsules）。使药物溶解和（或）分散在囊材中形成微小球状实体的固体骨架物称为微球（microspheres）。制备微型胶囊的技术称为微型包囊技术（microencapsulation），简称微囊化。微囊可进一步制成片剂、胶囊、注射剂等制剂，用微囊制成的制剂称为微囊化制剂。微囊和微球的粒径属微米级。本章主要讨论微囊。

微囊可看做是一种药物包裹在囊膜（membrane wall）内而形成的微型无缝胶囊，是一种新剂型。微囊技术是 20 世纪 40 年代由美国威斯康星大学的渥斯特教授最先发明的，他采用空气悬浮法制备了微囊，并成功地运用于药物的包衣。

二、药物微囊化的应用特点

（1）提高稳定性　一些不稳定药物，如：β-胡萝卜素接触空气中的氧气会被氧化；对乙酰氨基酚受潮会被水解；维生素 A 对光线敏感。药物制成微囊化制剂后能够在一定程度上避免光线、湿度和氧的影响，防止药物的分解，提高药物的化学稳定性；挥发油等制成微囊能够防止其挥发，提高了制剂的物理稳定性。

（2）掩盖药物的不良气味和口味　如大蒜素、鱼肝油、氯贝丁酯等药物制成微囊化制剂后，可以有效地掩盖药物的不良臭味。

（3）防止药物在胃内失活或减少对胃的刺激性　如尿激酶、红霉素易在胃肠道失活，氯化钾、吲哚美辛对胃的刺激性较大，微囊化可明显改善对胃的副作用。

（4）使液态药物固态化　便于制剂的生产、贮存和使用。如油类、香料和脂溶性维生素等。

（5）减少复方药物的配伍变化　如阿司匹林与扑尔敏（氯苯那敏）配伍后阿司匹林的降解加速，分别包囊后可以避免这种配伍变化。

（6）可制备缓释和控释制剂　利用缓释、控释微囊化材料将药物制成微囊后，可以延缓药物的释放，延长药物作用时间，达到长效目的，如复方甲地孕酮微囊注射剂，瑞典阿斯利康公司的新型美托洛尔缓释制剂等。

（7）使药物浓集于靶区　如抗癌药物制成微囊型靶向制剂，可将药物浓集于肝或肺部等靶区，降低毒副作用，提高疗效。

(8) 可将活细胞或生物活性物质包裹　如将胰岛素、血红蛋白等，在体内可发挥生物活性作用，且具有良好的生物相容性和稳定性。

第二节　囊心物与囊材

一、囊心物

微囊的囊心物（core material）主要包括主药和提高微囊化质量而加入的附加剂，如稳定剂、稀释剂以及控制释放速率的阻滞剂、促进剂、改善囊膜可塑性的增塑剂等。固体、液体药物均可作为囊心物进行微囊化。但是采用的工艺不同，对囊心物也有不同的要求。例如采用相分离-凝聚法，则囊心物可以是溶于水或是不溶于水的固体药物或液体药物；若采用界面缩聚法时，囊心物必须具有水溶性。

通常将主药与附加剂混匀后进行微囊化，亦可单独将主药先微囊化，然后再按需要加入附加剂。若有两种以上主药时，可将主药混匀后进行微囊化，亦可将主药分别微囊化后再混合，这取决于药物与囊材的性质以及工艺条件等。

二、囊材

用于包囊所需的材料（coating material），可分为天然、半合成、合成三类。对囊材的一般要求是：①性质稳定；②有适宜的释药速率；③无毒、无刺激；④能与药物配伍，不影响药物的药理作用及含量测定；⑤有一定强度和可塑性，能完全包封囊心物；⑥具有符合要求的黏度、渗透性、亲水性、溶解性等特性。

1. 天然高分子囊材

是最常用的囊材，性质稳定，无毒、成膜性好。

(1) 明胶（gelatin）　明胶是氨基酸与肽交联形成的直链聚合物，聚合度不同的明胶具有不同的相对分子质量，其平均相对分子质量在15000～25000。因制备方法的不同，明胶分酸法明胶（A型）和碱法明胶（B型）。A型明胶的等电点为7～9，10g/L溶液25℃的pH为3.8～6.0；B型明胶稳定而不易长菌，等电点为4.7～5，10g/L溶液25℃的pH为5～7.4。pH大于等电点时，明胶带负电，pH小于等电点时，明胶带正电。两者的成囊成球形无明显差别，可生物降解，几乎无抗原性，通常可根据药物对酸碱性的要求选用A型或B型，用于制备微囊的用量为20～100g/L。

(2) 阿拉伯胶　一般常与明胶等量配合使用，作囊材的用量为20～100g/L，亦可与白蛋白配合作复合材料。

(3) 海藻酸盐　系多糖类化合物，常用稀碱从褐藻中提取而得。海藻酸钠可溶于不同温度的水中，不溶于乙醇、乙醚及其他有机溶剂；不同相对分子质量产品的黏度有差异。也可与聚赖氨酸或甲壳素合用作复合材料。因海藻酸钙不溶于水，故海藻酸钠可用$CaCl_2$固化成囊。若需灭菌，最好采用膜过滤除菌法，不会改变海藻酸盐的黏度和平均相对分子质量。

(4) 壳聚糖（chitosan）　是由甲壳素脱乙酰化后制得的一种天然聚阳离子多糖，其中的—NH_2可结合水溶液的H^+，pK_a＝6.3～6.8，可溶于酸或碱性水溶液，无毒、无抗原性，在体内能被溶菌酶等酶解，具有优良的生物降解性和成膜性，在体内可溶胀形成水凝胶。

(5) 蛋白类（protein）及其他　常用的有（人或牛）血清白蛋白、玉米蛋白、鸡蛋白等，无明显抗原性，可生物降解。可加热或加化学交联剂固化。其他还有羟乙淀粉、羧甲淀粉等淀粉衍生物和葡萄糖及其衍生物。

2. 半合成高分子囊材

多为纤维素衍生物，特点是毒性小、黏度大、成盐后溶解度增大。但由于易水解，因此不宜高温处理，且需临用时新鲜配制。

(1) 羧甲基纤维素（CMC）盐　如羧甲基纤维素钠（CMC-Na）常与明胶配合作复合囊材，一般分别配 1～5g/L CMC-Na 及 30g/L 明胶，再按体积比 2∶1 混合。CMC-Na 遇水溶胀，体积可增大 10 倍，在酸性液中不溶。水溶液黏度大，有抗盐能力和一定的热稳定性，不会发酵，也可制成铝盐 CMC-Al 单独作载体。

(2) 醋酸纤维素酞酸酯（CAP）　在强酸中不溶，可溶于 pH 大于 6 的水溶液中，用作囊材时可单独使用，用量一般在 30g/L 左右，也可与明胶配合使用。常作为肠溶性囊材。

(3) 乙基纤维素（EC）　化学稳定性高，适用于多种药物的微囊化，不溶于水、甘油和丙二醇，可溶于乙醇，遇强酸易水解，故对强酸性药物不适宜。利用其水不溶性可控制药物的释放速率达到长效作用。

(4) 甲基纤维素（MC）　用作囊材的用量为 10～30g/L，亦可与明胶、CMC-Na、聚维酮（PVP）等配合作复合囊材。

(5) 羟丙基甲基纤维素（HPMC）　能溶于冷水成为黏性溶液，不溶于热水，长期贮存稳定，有表面活性，表面张力约（42～56）$\times 10^{-5}$N/cm。

3. 合成高分子囊材

常用的有聚乙烯醇、聚碳酯、聚乙二醇、聚苯乙烯、聚酰胺、PVP、聚甲基丙烯酸甲酯以及聚甲基丙烯酸羟乙酯等。其特点是成膜性和化学稳定性好。最近人工合成的、可在体内生物降解的囊材受到重视。

(1) 非生物降解囊材　主要有：①不受 pH 影响的囊材有聚酰胺、硅橡胶等；②在一定 pH 条件下溶解的囊材有聚丙烯酸树脂、聚乙烯醇等。

(2) 可生物降解囊材　主要有：聚碳酯、聚氨基酸、聚乳酸（PLA）、丙交酯乙交酯共聚物（PLGA）、聚乳酯-聚乙二醇嵌段共聚物（PLA-PEG）、ε-己内酯与丙交酯共聚物等，特点是无毒、成膜性好、化学稳定性高，可用于注射。

一般在选用囊材时，从物理化学角度应考虑黏度、吸湿性、溶解性、稳定性以及药物的性质。在微囊化时，囊心物与囊材的比例要适当，囊心物太少，会使部分微囊中无物（称空囊）。还应结合临床要求选用适宜的给药途径，通常选用天然或半合成高分子材料，但注射或植入用时，选用可生物降解材料更为适宜。

第三节　微囊的制备

根据药物和囊材的性质和微囊的粒径、释放性以及靶向性要求，可选用不同的微囊化方法，可归纳为物理化学法、物理机械法、化学法三类。

一、物理化学法

此法亦称相分离法（phase separation）是在芯料与囊材的混合物中（乳状或混悬状），加入另一种物质（无机盐、非溶剂或采用其他手段），用以降低囊材的溶解度，使囊材从溶液中凝聚出来而沉积在芯料的表面，形成囊膜，囊膜硬化后，完成微囊化的过程。微囊化步骤大体可分为：囊心物的分散、加囊材、囊材沉积、囊材固化 4 步，见图 13-1。

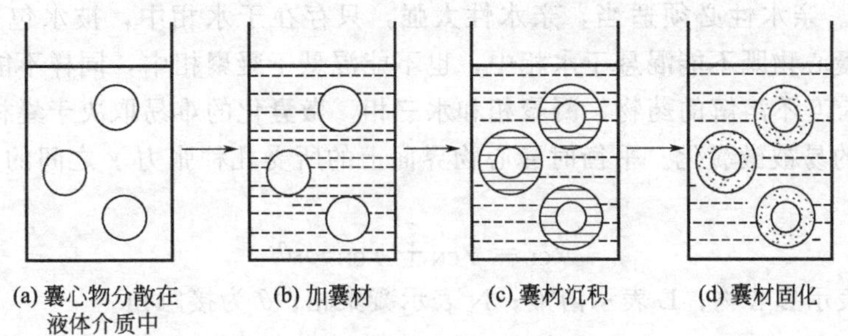

图 13-1　相分离微囊化步骤示意

相分离法已成为药物微囊化的主要工艺之一，所需设备简单，材料来源广泛。根据形成新相的方法不同，相分离法又分为单凝聚法、复凝聚法、溶剂-非溶剂法、变温法和液中干燥法。

1. 单凝聚法（simple coacervation）

在高分子囊材溶液中加入凝聚剂以降低高分子材料的溶解度而凝聚成囊的方法。是水不溶性固体或液体微囊化常采用的方法，所用介质为水，为避免凝聚过程中水中离子干扰，一般用去离子水或蒸馏水。

（1）基本原理　将一种凝聚剂（强亲水性电解质或非电解质）加入某种水溶性囊材的溶液中（其中已乳化或混悬囊心物），由于大量的水分与凝聚剂结合，使体系中囊材的溶解度降低而凝聚出来，最后形成微囊；或将药物分散在含有纤维素衍生物的与水混溶的有机溶剂中，后加无机盐类的浓溶液，使囊材凝聚成囊膜而形成微囊。

高分子物质的凝聚是可逆的，在某些条件下（如高分子物质的浓度、温度及电解质的浓度等）出现凝聚，但一旦这些条件改变或消失时，已凝聚成的囊膜也会很快消失，即所谓解聚现象。这种可逆性在制备过程中可以利用，使凝聚过程多次反复，直至包制的囊形达到满意为止。最后利用高分子物质的某些理化性质使凝聚的囊膜硬化，以免形成的微囊变形、黏结或粘连等。

以明胶为囊材的单凝聚法工艺流程如下：

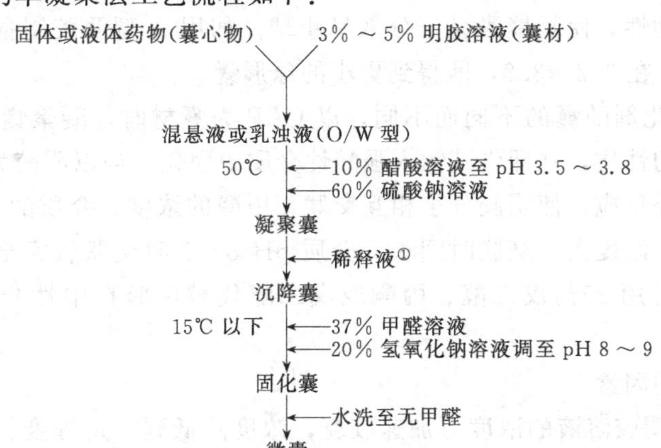

① 稀释液，即硫酸钠溶液，浓度为成囊体系中硫酸钠溶液的浓度再加大 1.5%，用量为成囊体系的 3 倍多，液温为 15℃，浓度过高或过低，可使囊溶解或粘连成团。

（2）成囊条件

① 凝聚系统的组成。利用三元相图来寻找成囊系统产生凝聚的组成范围。如明胶-水-硫

酸钠系统的单凝聚三元相图，见图 13-2。

② 囊心物。亲水性必须适当，亲水性太强，只存在于水相中，被水包裹，不能成囊；疏水性太强，囊心物既不能混悬于水相中，也不能混悬于凝聚相中，同样不能形成微囊。成囊时体系中含有互不溶解的药物、凝聚相和水三相。微囊化的难易取决于囊材与药物的亲和力，亲和力强的易被微囊化。平衡时囊心物界面上的所受几种张力 γ 之间的关系见图 13-3，并用下式表示：

$$\gamma_{CL} = \gamma_{CN} + \gamma_{CN}\cos\theta \tag{13-1}$$

式中，C 表示囊心物；L 表示溶液；N 表示凝聚相；θ 为接触角。

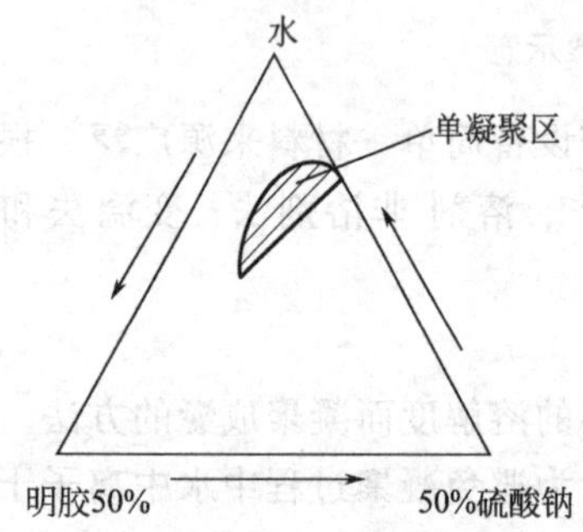

图 13-2 明胶-水-硫酸钠的单凝聚三元相图

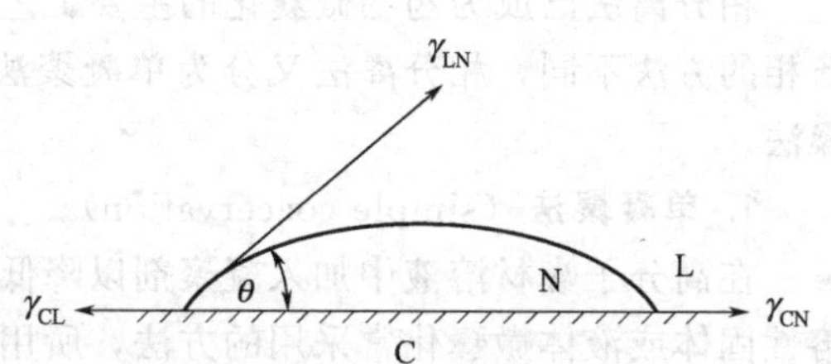

图 13-3 囊心物界面上的接触角与几种界面张力的关系

由上可知，让凝聚相完全附着在囊心物上的条件应该满足：θ 为 0 或 $\gamma_{CL} \geqslant \gamma_{CN} + \gamma_{CN}$。实际上，只要凝聚相与药物具有一定的亲和力，当 $90° > \theta > 0$，凝聚相也会附着在囊心物上，在药物表面润湿、铺展，可凝聚成囊。

③ 囊材。常用的有明胶、CAP、卵白蛋白、EC、苯乙烯-马来酸共聚物、海藻酸盐、CMC、PVA 等。

④ 凝聚剂。常用的有强亲水性非电解质如乙醇、丙酮、丙醇等，强亲水性电解质如硫酸钠、硫酸铵、硫酸铝等，其中阴离子起主要作用，常用的阴离子胶凝作用强弱次序为枸橼酸＞酒石酸＞硫酸＞醋酸＞氯化物＞硝酸 ＞ 溴化物 ＞ 碘化物；阳离子也有胶凝作用。为了得到良好的球形微囊，凝聚后的凝聚囊应有一定的流动性。降低凝聚囊-水间的界面张力，可增加凝聚囊的流动性，使凝聚囊易于分散呈小球。如用 A 型明胶制备微囊时，可滴加少量醋酸使溶液的 pH 在 3.2～3.8，能得到更小的球形囊。

⑤ 固化剂。固化剂随囊的不同而不同，以 CAP 为囊材时，凝聚囊形成后，利用 CAP 不溶于强酸性溶液的性质，立即将其倾入强酸性介质中固化。当以明胶为囊材时，用甲醛作固化剂，进行胺缩醛反应，使明胶分子相互交联，甲醛的浓度、介质的 pH、固化时间对交联度有较大的影响，浓度大、交联时间长、介质 pH 8～9 时交联较完全，如果囊心物在碱性介质中不稳定，可用 25％戊二醛、丙酮或戊二醇代替甲醛在中性介质中即可完成交联作用。

(3) 影响成囊的因素

① 浓度。增加明胶溶液的浓度可加速胶凝，浓度降低到一定程度就不能胶凝，同一浓度时温度愈低愈易胶凝，而高过某一温度则不能胶凝，浓度愈高的可胶凝的温度上限愈高。如 5％ 明胶溶液在 18℃以下才胶凝，而 15％ 明胶可在 23℃以下胶凝。通常明胶应在 37℃以上凝聚成囊，然后在较低温度下黏度增大而胶凝。

② 温度。温度降低有利于胶凝，微囊易形成，浓度越高，可胶凝的温度上限越高。

③ 增塑剂的影响。在单凝聚法制备明胶微囊时加入增塑剂，可减少微囊聚集，降低囊壁厚度，且加入增塑剂的量同释药半衰期 $t_{1/2}$ 之间呈负相关。常用的有山梨醇、聚乙二醇、丙二醇或甘油等。

2. 复凝聚法（complex coacervation）

利用两种聚合物在不同 pH 时电荷的变化（生成相反的电荷）引起相分离-凝聚，称作复凝聚法。此法是经典的微囊化法，操作简便，容易掌握，适合于难溶性药物的微囊化。

（1）构成复凝聚法制备微囊的三要素

① 囊心物。复凝聚法一般适用于不溶于水的药物的微囊化，但药物的表面易被凝聚相所润湿，以便混悬或乳化于凝聚相中，才能随凝聚相分散而成囊。囊材浓度的影响可用三元相图加以说明。明胶-阿拉伯胶-水的三元相图见图 13-4。

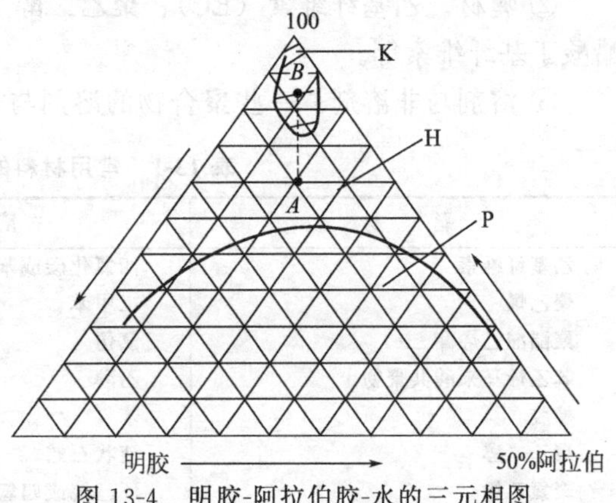

图 13-4 明胶-阿拉伯胶-水的三元相图

图中，K 为复凝聚区，即可形成微囊的低浓度明胶和阿拉伯胶混合溶液；P 为曲线以下两相分离区，两胶溶液不能混溶亦不能形成微囊；H 为曲线以上两胶溶液可混溶成均相的溶液区。A 点代表 10% 明胶、10% 阿拉伯胶和 80% 水的混合液，必须加水稀释，沿 A 到 B 的虚线进入凝聚区 K 才能发生凝聚。

② 囊材。最常用的囊材是明胶-阿拉伯胶（或 CAP、CMC、海藻酸盐）、壳聚糖-海藻酸盐、海藻酸盐-聚赖氨酸、海藻酸-白蛋白及白蛋白-阿拉伯胶等。

③ 固化剂。多采用甲醛、明矾作固化剂。

（2）复凝聚法的基本过程 如用阿拉伯胶（荷负电）和明胶（pH 在等电点以上荷负电，在等电点以下荷正电）作囊材，药物先分散于阿拉伯胶溶液中，在 40～60℃温度下与等量明胶溶液（荷负电）混合，然后用稀酸调节 pH4.5 以下使明胶荷正电与荷负电的阿拉伯胶凝聚，使药物被包裹。制备流程如下：

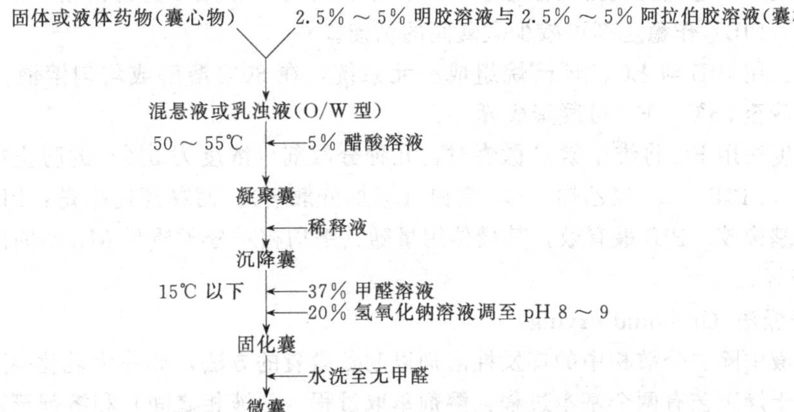

如复方炔诺孕酮缓释微囊注射液的制备：按重量比 5∶3 称量左旋炔诺孕酮（LNG）和雌二醇戊酸酯（EV），混匀后加入明胶和阿拉伯胶的溶液中，用醋酸调 pH 至明胶溶液的等电点以下时，明胶带正电荷，阿拉伯胶带负电荷，二者结合形成复合物使溶解度降低。在

50℃下搅拌，复合物包裹囊心物自体系中凝聚成囊，加入甲醛调 pH 至 8～9，使微囊固化。过滤，用水洗多余的甲醛至席夫试剂检查不变红色。

3. 溶剂-非溶剂法（solvent-nonsolvent）

在囊材溶液中加入一种对囊材不溶的溶剂（非溶剂），引起相分离，而将药物包裹成囊的方法。要素如下。

① 囊心物。可以是固体或液体药物，疏水药物溶于囊材溶液，亲水药物混悬或乳化在囊材溶液中，但不能溶解于体系中囊材的溶剂与非溶剂中，且不发生反应。

② 囊材。乙基纤维素（EC）、聚乙二醇（PEG6000）、聚乙烯（PE）、聚氯乙烯、PLA、醋酸丁基纤维素等。

③ 溶剂与非溶剂。一些聚合物的溶剂与非溶剂的组合见表 13-1。

表 13-1 常用材料的溶剂与非溶剂的组合

囊 材	溶 剂	非 溶 剂
乙基纤维素	四氯化碳或苯	石油醚
聚乙烯	二甲苯	正己烷
聚醋酸乙烯酯	氯仿	乙醇
苯乙烯马来酸共聚物	乙醇	醋酸乙酯
橡胶	苯	丙醇
聚乙二醇	液状石蜡	石油醚
聚氯乙烯	环己烷或四氢呋喃	水或乙二醇
聚乳酸	二氯甲烷	正庚烷
苄基纤维素	三氯乙烯	丙醇
醋酸纤维素丁酯	丁酮	异丙醚

为避免成囊过程中微囊之间的粘连，常加入附加剂来克服，一种是黏附剂，可在微囊过程中大量间歇加入，使其黏附在囊壁上形成硬膜，如滑石粉、高岭土或其他硅酸盐等，但不能作为注射剂用，也不能精确控制药物的释放。另一种是修饰剂及稳定剂，通常在开始时加入 3%～7%，有利于形成单核微囊，也能减少粘连，如聚异丁酯（PIB）、聚乙烯、丁基橡胶等。

4. 改变温度法

不加凝聚剂，而通过控制温度成囊。如 EC 作囊材时，可先在高温溶解，后降温成囊。使用聚异丁烯（PIB）作稳定剂可减少微囊间的粘连。

基本过程：用 PIB 与 EC、环己烷组成三元系统，在 80℃溶解成均匀溶液，缓缓冷至 45℃，再迅速冷至 25℃，EC 可凝聚成囊。

以改变温度法用 EC 将维生素 C 微囊时，几种分散剂（浓度为 3%）的防止粘连的效率是：丁基橡胶 ＞ PIB ＞＞ 聚乙烯 ＞＞ 空白（不加分散剂）；而释药速率是：PIB＜聚乙烯＜空白＜＜丁基橡胶。PIB 最有效且其最佳用量随其平均相对分子质量 M_{av} 不同而异，常用浓度为 3%～7% 。

5. 液中干燥法（in-liquid drying）

系从乳状液中除去分散相中的挥发性溶剂以制备微囊的方法，亦称为乳化-溶剂挥发法。液中干燥法的干燥工艺有两个基本过程：溶剂萃取过程（两液相之间）和溶剂蒸发过程（液相和气相之间）。

液中干燥法按操作可分为连续干燥法、间歇干燥法和复乳法，前二者应用 O/W 型、W/O 型和 O/O 型乳状液（如乙腈/液状石蜡、丙酮/液状石蜡等），复乳法应用 W/O/W 型或 O/W/O 型复乳。

液中干燥法的基本过程是：先制备囊材溶液，乳化后囊材溶液处于乳状液中的分散相，与连续相不易混溶，但囊材溶剂对连续相应有一定的溶解度，否则，萃取过程无法实现。连续干燥法及间歇干燥法中，如所用的囊材溶剂亦能溶解药物，则制得的是微球，否则得到的是微囊，复乳法制得的通常是微囊。

(1) 连续干燥法　制备微囊时，若囊材溶剂与水不易混溶，多用水作连续相，加入亲水性乳化剂（如极性多元醇），制成 O/W 型乳状液，亦可用高沸点的非极性液体，如液状石蜡作连续相，制成 O/O 型乳状液，若囊材溶剂能与水混溶，则可用液状石蜡作连续相，加入油溶性乳化剂，制成 W/O 型乳状液。根据以上连续相的不同，又分别称为水中干燥法和油中干燥法。

如水中干燥法制备阿莫西林微囊：将乙基纤维素溶于适量二氯甲烷中，加入阿莫西林粉末（160 目），在 30℃水浴中搅拌 20min，所得混悬液加到预先冷却至 30℃的蒸馏水（含 0.5%表面活性剂）中，搅拌，使温度由 30℃逐渐升高至 40℃搅拌 4h，减压过滤，微囊用蒸馏水洗涤 3 次，干燥即得。

如油中干燥法制备阿莫西林微囊：将乙基纤维素溶于适量丙酮中，加入阿莫西林粉末(160 目)，在 10℃水浴中搅拌 20min，所得混悬液加到冷却至 10 ℃并含有表面活性剂的液状石蜡中，在搅拌下将温度由 10℃逐渐升至 35℃，保温 6h，升温至 57℃搅拌 1h，减压过滤，微囊用正己烷洗涤 3 次，减压干燥即得。

(2) 间歇干燥法　用 O/W 型乳状液的连续干燥法，所得微囊表面常含药物微晶体。但如果控制干燥速率，使初步干燥的微囊换纯水迅速萃取形成硬膜再继续干燥，即可得满意的微囊，称间歇干燥法。

(3) 复乳法　将一种囊材的水溶液的液滴分散于另一种囊材有机相溶液中，形式 W/O 型乳剂，此乳剂再与水相进行第二次乳化制成 W/O/W 型复乳，经常压（或减压）加热或透析除去乳滴中的有机溶剂，即可得到干燥流动的粉末状微囊。

要素如下。

① 囊心物。此法适用于稳定的水溶性药物的微囊化，溶解度不宜太大，否则药物会由内水相向外水相扩散。

② 囊材。应为疏水性物质，如乙基纤维素、氯乙烯、苯乙烯等。

③ 挥发性溶剂。在水中微溶，溶解度小于 10%，沸点低于 100℃，能溶解囊材，如二氯甲烷、丙酮、乙醚等。

④ 连续相。一般为水，为防止初乳转相，有时可加入增稠剂，常用的增稠剂为0.5%～5% 的明胶、PVA 及 HPC 等水溶液。

如以阿拉伯胶和 EC 为囊材制备微囊，将阿拉伯胶水溶液分散在含 EC 的乙酸乙酯有机相中，形成 W/O 型乳剂。阿拉伯胶与 EC 在界面形成两层吸附膜，阿拉伯胶膜在内水相，EC 在外有机相，见图 13-5(a)。此乳剂进一步与阿拉伯胶溶液乳化形成 W/O/W 型复乳，在新的油水界面，阿拉伯胶与 EC 再次形成两层吸附膜，见图 13-5(b)。外水相阿拉伯胶膜不如内水相的膜坚固，而有机溶剂乙酸乙酯在两层油溶性 EC 膜之间，可利用其挥发性，从膜中透析除去，过滤，所得微囊具有三层膜，内外层都是阿拉伯胶膜，中间是 EC 膜，见图 13-5(c)。

二、物理机械法

指药物在气相中微囊化，即借助流化技术，使囊心物与囊材的混合液同时分散成雾滴并

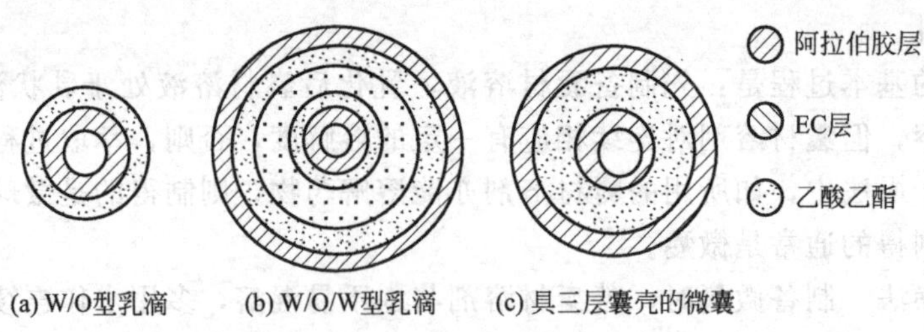

图 13-5 W/O/W 型微囊示意

迅速蒸发或冻结成微囊，或使囊心物单独分散、悬浮，用囊材包裹而成。需要一定设备条件。常用的物理机械法有喷雾干燥法（spray dying）、喷雾冻凝法（spray congealing）、空气悬浮法（air suspension）等。以上这些方法均可用于制备水溶性微囊和脂溶性微囊，其中以喷雾干燥法应用较为普遍。

1. 喷雾干燥法

囊心物分散在囊材溶液中，用喷雾法将此混合物喷入惰性热气流，使溶解囊材的溶剂迅速蒸发而使囊膜凝固，将囊心物包裹而成微囊。

此法制成的微囊，近圆形结构，直径为 5～600 μm。成品质地疏松。囊心物所占比例不能太大以保证被囊膜包裹，若囊心物为液态，其在微囊中含量一般不超过 30%。

喷雾干燥法的影响因素包括混合液的黏度、均匀性、药物及囊材的浓度、喷雾的速率、喷雾方法及干燥温度等。干燥过程中注意静电引起的粘连，避免粘连的方法是在囊材溶液中加入聚乙二醇、二氧化硅、滑石粉及硬脂酸镁作为抗粘剂，或在处方中使用水或水溶液，或采用无间歇连续喷雾工艺，均可减少微囊带电而避免粘连。

如 Kristmundsdottir 等以聚丙烯酸树脂 Eudragit RS、Eudragit RL 为囊材，甲苯作溶剂，经喷雾干燥制得盐酸地西泮微囊，微囊粒径分布较窄，均在 10μm 以下。

2. 喷雾凝结法

将芯料分散于熔融的囊材中，然后将此混合物喷雾于冷气流中，则使囊膜凝固而成微囊。凡蜡类、脂肪酸和脂肪醇等，在室温为固体，但在较高温度能熔融的囊材，均可采用喷雾凝结法。如盐酸美西律（mexiletine hydrochloride）为囊心物，用硬脂酸和 EC 为复合囊材，以 34.31～68.62kPa 的压缩空气通过喷雾凝结法成囊，粒径 8～100μm。

3. 空气悬浮法

亦称流化床包衣法（fluidized bed coating），系利用垂直强气流使囊心物悬浮在气流中，囊材溶液通过喷嘴喷射于囊心物表面，悬浮的热气流使溶剂挥发，囊心物表面便形成囊材薄膜而得微囊。囊材可以用明胶、树脂、蜡、多聚糖、纤维素衍生物及合成聚合物等。在悬浮成囊过程中，药物虽已微粉化，但在流化床中包衣时，微粉化的药物要黏结，因此可加入第三种成分如滑石粉或硬脂酸镁，先与微粉化药物黏结成一个单位，然后再空气悬浮法包衣，可克服微粉化药物的黏结。本法所制微囊的粒径一般在 35～5000μm 范围。

近年来，快速崩解膜、肠溶衣、缓释膜等几乎所有能控制释放的膜，都可由水溶液处方用流化床包衣法制备。

4. 多孔离心法

利用离心力使囊心物高速穿过囊材的液态膜形成微囊，再经过不同方法（用非溶剂、凝结或挥去溶剂等）加以固化，即得微囊。

5. 锅包衣法（pan coating）

系利用包衣锅将囊材溶液喷在固态囊心物上使溶剂挥发形成微囊，导入包衣锅的热气流可加速溶剂挥发。本法设备简单，工艺切实可行。其不足之处是干燥效率较低，水溶性聚合物不宜作为囊材，劳动强度大，生产周期长，产品药物质量因操作者的技能不同而有较大差异。

三、化学法

利用药物在溶液中单体或高分子通过聚合反应或缩合反应，产生囊膜制成微囊的方法。其特点是不加凝聚剂，通常先制成 W/O 型或 O/W 型乳剂，再利用化学反应交联固化。包括界面缩聚法和辐射交联法。

1. 界面缩聚法（interface polycondensation）

亦称界面聚合法，是在分散相（水相）与连续相（有机相）的界面上发生单体的缩聚反应。例如，水相中含 1,6-己二胺和碱，有机相中含对苯二甲酰氯的环己烷、氯仿溶液，将上述两相混合搅拌，在水滴界面上发生缩聚反应，生成聚酰胺。由于缩聚反应的速率超过 1,6-己二胺向有机相扩散的速率，故反应生成的聚酰胺几乎完全沉积于乳滴界面成为囊材。

2. 辐射交联法

系用聚乙烯醇（或明胶）为囊材，以 γ 射线照射，使囊材在乳浊液状态发生交联，经处理得到聚乙烯醇（或明胶）的球形微囊，然后将微囊浸泡在药物的水溶液中，使其吸收，待水分干燥后，即得含有药物的微囊。

此法工艺简单，成型容易，其粒径在 50μm 以下。由于囊材是水溶性的，交联后能被水溶胀，因此，凡是水溶性的固体药物均可采用。但由于辐射条件所限，不易推广使用。

四、微囊的质量评价

用微囊作中间体制成的各种制剂，都应符合《中国药典》下该剂型的制剂规定。

1. 形态、粒径

通常单、复凝聚法与辐射交联法所制得的微囊是球形镶嵌型，且是多个囊心物微粒分散于球体内。物理机械法、界面缩合法、溶剂-非溶剂法以及复乳包囊法所得的微囊是球形膜壳型，其中物理机械法所得的微囊可以含多囊心物或单囊心物，但界面缩合法只能制得单囊心物微囊。微囊具有一定的可塑性和弹性。

可采用光学显微镜、扫描或透射电子显微镜观察形态并提供照片。

2. 药物的含量

微囊含量测定中，应注意将微囊膜彻底破坏，以保证主药提取完全，因此需根据囊材及囊心物的性质区别处理。一般采用溶剂提取法。溶剂的选择原则是：应使药物最大限度溶出而最小限度的溶解囊材，溶剂本身也不应干扰测定。用明胶阿拉伯胶复凝聚法制备的微囊，可采用皂化法破坏胶质囊膜。如维生素 A 微囊可在碱性醇溶液中皂化。但水溶性囊心物包裹在水渗透性包裹材料乙基纤维素中，其内容物可用水浸出，不必破坏微囊膜，如美西律以硬脂酸-乙基纤维素为囊材，喷雾冻结法制备微囊，只用蒸馏水加热提取主药。用明胶为囊材制备的微囊较多，常用胃蛋白药或者胰酶消化使膜破坏，再进行含量测定，可使主药回收率显著提高。

3. 载药量（drug-loading rate）**与包封率**（entrapment rate）

对于粉末状微囊，先测定其含药量后计算载药量；对于混悬于液态介质中的微囊，先将其分离，分别测定液体介质和微囊中的含药量后计算其载药量和包封率，见式(13-2)和式(13-3)。

还有包封产率的表示方法，见式(13-9)。

$$载药量=\frac{微囊中含药量}{微囊的总质量}\times 100\% \tag{13-2}$$

$$包封率=\frac{微囊中含药量}{微囊和介质中的总药量}\times 100\% \tag{13-3}$$

$$包封产率=\frac{微囊中含药量}{投药总量}\times 100\% \tag{13-4}$$

包封产率取决于采用的工艺，如喷雾干燥法和空气悬浮法可制得包封产率95%以上的微囊，而用相分离法制得的微囊包封产率常为20%～80%。

4. 药物的释放速率

微囊中药物的释放速率可采用《中国药典》2015年版通则溶出度测定法中第二法（桨法）进行测定，亦可将试样置薄膜透析管内按第一法（转篮法）来测定。

5. 有机溶剂残留量

凡工艺中采用有机溶剂者，应测定有机溶剂残留量，并不得超过《中国药典》规定的限量。

思 考 题

1. 将药物微囊化后有哪些特点？
2. 常用的制备方法有哪些？各种方法适用于哪些药物？
3. 复凝聚法制备微囊的原理是什么？
4. 影响微囊大小的因素有哪些？怎样评价微囊的优劣？

第十四章 靶向制剂

第一节 概述

一、靶向制剂的含义

靶向制剂亦称靶向给药系统（targeting drug systems，TDS），系指借助载体、配体或抗体将药物通过局部给药、胃肠道或全身血液循环而选择性地浓集于靶组织、靶器官、靶细胞或细胞内结构的制剂。

大多数药物，不管以何种剂型给药，并不只是定向分布于发挥药理作用的受体部位，而是分布到全身各组织、器官；药物进入循环系统后，与蛋白结合，经受多种酶、组织、器官的代谢和排泄等，只有少量药物才能到达靶部位。因此，要提高靶区的药物浓度必须提高全身循环系统的药物浓度，这就需要增加给药剂量但同时增大了药物的毒副作用，特别是对于抗癌药，在杀灭癌细胞的同时也杀灭大量正常细胞，因此毒副作用大，病人顺从性差。

理想的靶向制剂应具备的特性是：能选择性地将药物分布于靶区，提高药物在靶部位的治疗浓度，药物能以预期的速率控释，达到有效剂量；药物能进入靶部位毛细血管中并分布均匀；药物容纳量高，释放后不影响其药理作用；并在通往靶器官的过程中药物渗漏极少；药物受到保护；易于制备；具有生物相容性的表面性质，不易产生过敏性；载体可生物降解而不引起病理变化等。

二、靶向制剂的分类

靶向制剂按药物分布水平可分为一级靶向制剂（药物到达特定的器官或组织）、二级靶向制剂（药物到达特定的细胞）、三级靶向制剂（药物到达细胞内的特定部位）。按作用方式分类，靶向制剂可分为以下三类。

1. 被动靶向制剂

被动靶向制剂（passive targeted preparation）又称自然靶向制剂。广义地说，它是利用载体的组成、粒径、电荷等特征，通过生物体内各组织细胞的内吞、融合、吸附和材料交换，毛细血管截留，或利用病变组织的毛细血管高通透性特征，而导向靶区的剂型。狭义而言，它是指载药微粒被单核-巨噬细胞系统的巨噬细胞（常见为肝的 Kupffer 细胞）摄取，通过正常生理过程运至肝、脾等器官的剂型。被动靶向也包括将药物载体直接送至独立的隔室，如胃肠道的不同区域、眼、鼻、关节、肺、直肠等。

被动靶向制剂经静脉注射后，在体内的分布首先取决于微粒的粒径大小。当粒径大于 7μm 时，可被肺的最小毛细血管机械过滤；而 2～7μm 可以通过此血管床，进入肝、脾或其他组织；0.05～2μm 很快被网状内皮系统（RES）吞噬，总量可达 90%甚至更多，其半衰期仅约 1min，可靶向肝脏；小于 0.1μm 的粒子，可以通过肝脏，而进入脾、骨髓。

被动靶向制剂包括脂质体、纳米粒（球、囊）、微乳、微球等。

2. 主动靶向制剂

主动靶向制剂（active targeting preparation）是一类经过特殊和周密的生物识别（如抗体识别、配体识别等）设计，将药物导向至特异性的识别靶区，实现预定目的的靶向制剂。包括修饰的药物载体和前体药物两大类。修饰的药物载体可以是受体的配体、单克隆抗体、对体内某些化学物质敏感的高分子物质等，作为“导弹”，将药物定向地运送到靶区浓集发挥药效。药物修饰成前体药物能在特定靶区被激活而发挥作用。通常粒径小于 4μm 的主动靶向载药微粒能避免巨噬细胞的摄取而到达特定的靶部位。

3. 物理化学靶向制剂

物理化学靶向制剂（physical and chemical targeting preparation）应用某些物理化学方法将药物传输到特定部位发挥药效。如应用磁性材料与药物制成磁导向制剂，在足够强的体外磁场引导下，通过血管转运定位于特定靶区；或使用对温度敏感的载体制成热敏感给药制剂，在热疗的局部作用下，使热敏感制剂在靶区释药；也可利用对 pH 敏感的载体制备 pH 敏感型制剂，使药物在特定的 pH 靶区释药。用栓塞给药系统阻断靶区的血供和营养，起到栓塞和靶向化疗的双重作用，也属于物理化学靶向制剂。

第二节 被动靶向制剂

一、脂质体

脂质体（liposomes），又称类脂小球或液晶微囊，是将药物包封于类脂质分子层形成的薄膜中间所得的超微型球状载体制剂。

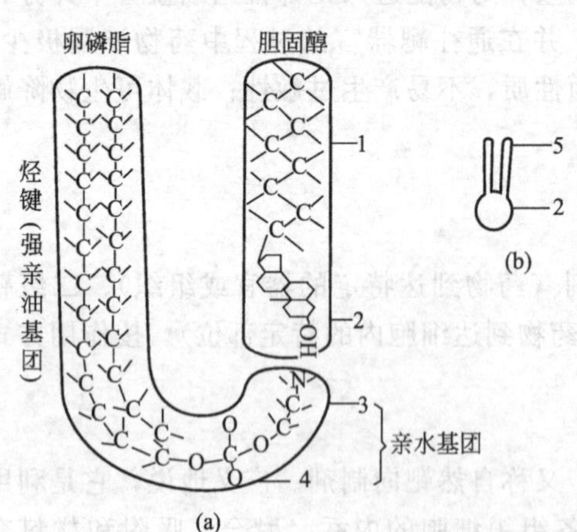

图 14-1 卵磷脂与胆固醇在脂质体中的排列形式

1— 强亲油基团；2—亲水基团；3—季铵盐型阳离子部分；4—磷酸酯型阴离子部分；5—亲油基团

1965 年英国学者 Bangham 和 Standish 将磷脂分散在水中进行电镜观察时发现了脂质体。20 世纪 60 年代末，Rahman 等人首先将其作为药物载体应用。近几十年来各国学者对脂质体的形成理论、制备方法、稳定性、体内分布、应用等进行了大量深入的研究，为脂质体的工业化生产奠定了基础。如阿霉素脂质体、两性霉素 B 脂质体等产品已经上市。

1. 脂质体的组成与结构

脂质体系由磷脂及附加剂（胆固醇、十八胺、磷脂酸等）组成。磷脂与胆固醇的排列形式如图 14-1 所示。

磷脂是脂质体的膜材，是脂质体的主要组成部分，为两性物质，分子结构中具有亲水和亲油基团。胆固醇也属于两亲物质，其结构上亦具有亲油和亲水两种基团，其亲油性较亲水性强。胆固醇可以调节双分子层流动性、通透性等。

用磷脂与胆固醇作脂质体的膜材时，常常先将其溶于有机溶剂中配成溶液，然后蒸发除去有机溶剂，在器壁上形成均匀的类脂质薄膜，此薄膜是由磷脂与胆固醇混合分子相互间隔定向排列的双分子层所组成。

脂质体根据其结构分为单室脂质体和多室脂质体。单室脂质体由一层类脂质双分子层构成，如图 14-2(a) 所示，球径约为不大于 25μm；多室脂质体由多层类脂质双分子层构成，如图 14-2(b) 所示，球径约为不大于 100μm。

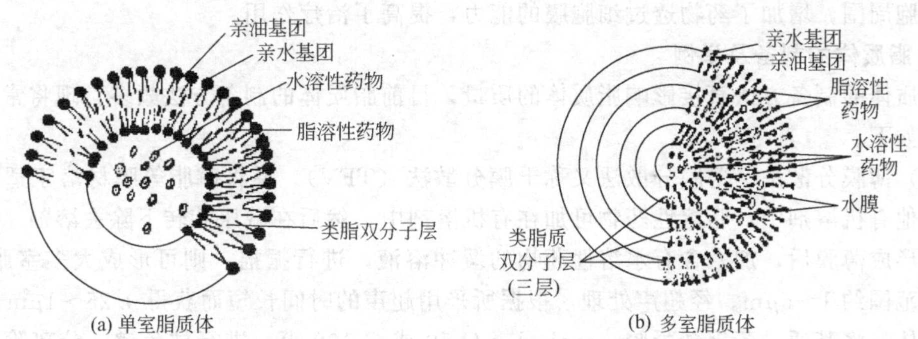

图 14-2 单室脂质体和多室脂质结构示意

在脂质体中，水溶性药物溶于水膜中，脂溶性药物溶于亲油基的间隙中。显微镜下，常见的脂质体形状有球形、椭球形等。

2. 脂质体的性质

(1) 相变温度 脂质体膜的物理性质与介质温度有密切关系，当升高温度时脂质双分子层中酰基侧链从有序排列变为无序排列，从而引起脂膜的物理性质发生一系列变化，可由“胶晶”态变为“液晶”态，双分子层厚度减小，膜流动性增加，发生这种转变时的温度称为相变温度（phase transition temperature）。脂质体膜的相变温度取决于磷脂的种类，一般酰基侧链越长相变温度越高，反之链短则相变温度亦低。

膜的流动性是脂质体的一个重要物理性质，在相变温度时膜的流动性增加，被包裹在脂质体内的药物具有最大释放速率，因而膜的流动性直接影响脂质体的稳定性。胆固醇具有调节膜流动性的作用。一般地，低于相变温度时磷脂中加胆固醇可使膜减少有序排列而增加膜流动性，高于相变温度时加胆固醇则可增加膜的有序排列而减少膜的流动性。

(2) 脂质体荷电性 含酸性脂质如磷脂酸（PA）和磷脂酰丝氨酸（PS）等的脂质体荷负电，含碱基（氨基）脂质例如十八胺等的脂质体荷正电，不含离子的脂质体显电中性。脂质体表面电性与其包封率、稳定性、靶器官分布及对靶细胞作用有关。

3. 脂质体的作用特点

脂质体为类细胞结构，具有生物膜的特性和功能，进入体内主要被网状内皮系统吞噬而激活机体的自身免疫功能，并改变被包封药物的体内分布，使药物主要蓄积于肝、脾、肺和骨髓等组织器官中，从而提高药物的治疗指数、减少药物的治疗剂量和降低药物的毒性。其作用特点如下。

(1) 高靶向性 药物包裹在脂质体中进入体内可在特定部位完全释放出来，提高了药物在靶部位的治疗浓度，尤其适于抗癌药物。

(2) 优缓释性 药物包封于脂质体中，透过类脂膜向外渗透，在人体组织中可缓慢释放而发挥长效作用。根据这一特点可将脂质体做成药物贮库。

(3) 低毒性 药物被脂质体包封后，主要被网状内皮系统的吞噬细胞摄取，集中于肝、脾和骨髓等网状内皮细胞较丰富的器官中，而药物在心脏和肾脏中的累积量比游离药物低。如将对心脏、肾脏有毒性的药物，尤其是对正常细胞有毒性的抗肿瘤药物制成脂质体可明显降低药物的毒性。

（4）好稳定性　药物受到脂质体双分子层膜的保护，提高了一些易氧化、不稳定药物的体内外稳定性，能降低药物的消除速率，延长药物作用时间。

（5）强亲和性　脂质体结构类似于细胞膜，有细胞亲和性和组织相容性，可长时间吸附于靶细胞周围，增加了药物透过细胞膜的能力，提高了治疗作用。

4. 脂质体的制备及举例

脂质体的制备方法直接影响脂质体的质量，目前脂质体的制备方法颇多，现将常用的方法分述如下。

（1）薄膜分散法　薄膜分散法又称干膜分散法（TFV）。系将磷脂等膜材溶于适量的氯仿或其他有机溶剂中，脂溶性药物可加在有机溶剂中，然后在减压旋转下除去溶剂，使脂质在器壁形成薄膜后，加入含有水溶性药物的缓冲溶液，进行振摇，则可形成大多室脂质体，其粒径范围约1～5μm。经超声处理，根据所采用超声的时间长短而获得0.25～1μm的小单室脂质体，将其通过葡聚糖凝胶（sephadex G-50或G-100等）进行柱色谱，分离除去未包入的药物即得到脂质体混悬液。

如维生素B_{12}脂质体制法：①制备干类脂膜，取人工合成磷脂二棕榈酰磷脂酰胆碱（dipalmitoyl phosphatidylcholine，DPPC）和二肉豆蔻酰磷脂酰胆碱（DMPC）分别与二鲸蜡磷酸酯（DCP）或硬脂胺（SA）按物质的量（9∶1）混合均匀，取出10^{-4}mol/L该混合类脂置于圆底烧瓶内，用25mL氯仿溶解，在旋转蒸发器上，于48℃真空蒸发至呈干燥薄层，备用；②配缓冲液，取NaH_2PO_4和Na_2HPO_4用纯化水配成0.01mol/L pH7的缓冲溶液（PBS），另取维生素B_{12} 50mg溶解在25mL PBS中；③制备脂质体，将含维生素B_{12}PBS慢慢加到有类脂膜烧瓶中，缓缓搅动，即有维生素B_{12}MLV形成。将此混悬液于4.6℃放置4d，以保证类脂充分水合，离心，即得。

（2）逆相蒸发法　系将磷脂等膜材溶于有机溶剂如氯仿、乙醚等，加入待包封药物的水溶液［水溶液∶有机溶剂＝(1∶3)～(1∶6)］进行短时超声，直至形成稳定的W/O型乳剂。然后减压蒸发除去有机溶剂，达到胶态后，滴加缓冲液，旋转使器壁上的凝胶脱落，减压下继续蒸发，制得水性混悬液，通过凝胶色谱法或超速离心法，除去未包入的药物，即得到大单室脂质体（200～1000nm）。此法适用于包封水溶性药物及大分子生物活性物质如各种抗生素、胰岛素、免疫球蛋白、碱性磷脂酶、核酸等，包封的药物量大，体积包封率高（60%左右）。

如胰岛素脂质体的制备，取二棕榈酰磷脂酰胆碱及胆固醇溶于氯仿与异丙醇混合液中，将含有胰岛素的缓冲溶液加入上述混合液中，在超声波仪内进行超声处理5min（45℃），然后于45℃下减压除去有机溶剂，得到一种稠厚的胶状物，加适量缓冲液，再继续减压蒸发15min除去微量有机溶剂，放置30min后，将所得脂质体混悬液通过葡聚糖凝胶（sephadex）柱，分离除去未包入的胰岛素。

（3）注入法　将类脂质和脂溶性药物溶于有机溶剂中，然后将此药液匀速注射到加热至恒温（50～60℃）的磷酸盐缓冲液（含水溶性药物）中，不断搅拌使有机溶剂完全挥发，即制得脂质体。注入法常用溶剂有乙醚、乙醇等。根据溶剂不同可分为乙醚注入法和乙醇注入法，一般来说，在相同条件下，乙醚注入法形成的脂质体大于乙醇注入法。

该法的优点是类脂质在乙醚或乙醇中的浓度不影响脂质体大小。缺点是使用有机溶剂和高温会使大分子物质变性和对热敏感的物质灭活，脂质体粒度不均匀。

（4）冷冻干燥法　将类脂质高度分散在水溶液中，冷冻干燥，然后再分散到含药的水性介质中，形成脂质体。此法适合包封对热敏感的药物。冻干温度、速度及时间等因素对形成脂质体的包封率和稳定性都有影响。

（5）超声波分散法　将水溶性药物溶于磷酸盐缓冲液，加至磷脂、胆固醇与脂溶性药物共溶于有机溶剂的溶液中，搅拌蒸发除去有机溶剂，残液经超声波处理，然后分离出脂质体，再混悬于磷酸盐缓冲液中，制成脂质体混悬液，可供口服或注射。

多室脂质体经超声波处理可得单室脂质体，故该法制备的脂质体粒径小。

（6）表面活性剂处理法　将脂质与表面活性剂（如胆酸盐、脱氧胆酸、脱氧胆酸钠等）在水溶液中搅拌混合，通过离心法或凝胶过滤法或透析法从混合微粒中除去表面活性剂，可获得中等大小的单层脂质体（30～180nm）。本法适用于各种类脂的混合物和包封酶及其他生物高分子，但不适于由单一的酸性磷脂所组成的脂质体。

（7）复乳法　常采用两级乳化法。首先将少量水相与较多量的磷脂油相进行乳化（第一次），形成W/O型的反相胶团，减压除去部分溶剂，然后加较大量的水相进行乳化（第二次），形成W/O/W型复乳，减压蒸发除去有机溶剂，即得脂质体。此法包封率为20%～80%。

（8）熔融法　将磷脂和表面活性剂加少量水相分散，胆固醇熔融后与之混合，然后滴入65℃左右的水相溶液中保温制得。该法不使用有机溶剂，比较适合于工业化生产。

5. 脂质体的质量评价

（1）形态、粒径及其分布　脂质体粒径大小和分布均匀程度与其包封率和稳定性有关，直接影响脂质体在机体组织的行为和处置。

脂质体的形态为封闭的多层囊状或多层圆球体。其粒径大小可用显微镜法测定，小于2μm时须用扫描电镜或透射电镜。也可用电感应法（如Coulter计数器）、光感应法（如粒度分布光度测定仪）、激光散射法测定。

（2）主药含量　脂质体中主药的含量可采用适当的方法经提取、分离测定，如以柱色谱分离结合分光光度法测定含量，也可用表面活性剂破坏脂质体双分子层，使药物释放后，再以分光光度法与标准品对照计算含量，或使用高效液相法（HPLC）测定含量。

（3）包封率　脂质体的载药量称为包封率（或包裹率），可通过适当方法如凝胶柱色谱法、离心法和透析法等除去未包封的药物，测定脂质体中所包封的药物量。包封率可由下式求得：

$$\text{包封率}=\frac{\text{药物总量}-\text{介质中未包入的药量}}{\text{药物总量}}\times 100\% \tag{14-1}$$

（4）渗漏率　渗漏率表示脂质体贮藏期间包封率的变化情况，定义为贮藏期包封量的减少与刚制备脂质体的包封量之比，按下式计算：

$$\text{渗漏率}=\frac{\text{贮存后渗漏到介质中的药量}}{\text{贮存前包封的药量}}\times 100\% \tag{14-2}$$

（5）体外释放度　脂质体中药物的释放速率与脂质体的通透性有关，体外释药速率的测定可初步了解其通透性的大小，以便调整适宜的释药速率。目前采用的有透析管法及试管振荡法。前者系将样品装入Visking透析管中，于37℃水浴中进行，管外用循环液或搅拌，每间隔一定时间取样测定含量；后者用试管振荡，每间隔一定时间取样测定含量。

二、微球

微球（microsphere）系药物与高分子材料制成的球形或类球形骨架实体，药物溶解或分散于实体中，其大小因使用目的而异，通常微球的粒径范围为1～250μm。

药物制成微球后可具有以下主要特点：缓慢释放延长药效；保护多肽蛋白类药物避免酶的破坏；控制微球粒径，吸入给药可降低剂量提高疗效，或静注给药被肺毛细血管机械截留，使药物浓集于肺，降低全身毒副作用；可直接注射于癌变部位或动脉栓塞部位提高疗效；亦可利用磁性达到定位释放等。

1. 微球的常用材料

微球材料分为可生物降解与不可生物降解两类，除动脉栓塞等特殊要求外，通常大多使用可生物降解微球。

可生物降解微球主要包括：①蛋白质类，如白蛋白、明胶、血纤维蛋白原、低密度脂蛋白等；②多糖类，如淀粉、琼脂糖、右旋糖酐、糊精、葡聚糖等；③聚乳酸类；④脂质类；⑤其他，如聚氰基丙烯酸丁酯微球、结晶碳水化合物微球等。不可生物降解微球包括聚酰胺、乙基纤维素、聚苯乙烯微球等。这些聚合物都表现出一定的降解、溶蚀的特性。

2. 微球的制备

微球的制备方法常根据所用载体材料、添加剂、药物等性质加以选择，常用方法如下。

(1) 乳化加热固化法　将药物与规定浓度的白蛋白水溶液混合，加到含适量乳化剂的棉籽油中，制成 W/O 型乳剂。另取适量油加热至 100～180℃，搅拌下将上述初乳加入到高温油中，继续搅拌，使白蛋白乳滴受热固化成球，洗除附着的油，干燥后即得。本法只适用于对热稳定的药物。

(2) 乳化交联法　含药物的天然高分子材料（如明胶、白蛋白、壳聚糖等）的水相与含有乳化剂的油相（如蓖麻油、橄榄油、液状石蜡等）混合搅拌进行乳化，形成稳定的 W/O 型或 O/W 型乳状液，再加入化学交联剂（如甲醛、戊二醛等）发生胺醛缩合或醇醛缩合反应，即得粉末状微球。其粒径通常在 1～100μm 范围内。油相不同，交联剂不同，对微球的粒径与性状均有影响。

(3) 液中干燥法　药物与聚酯材料（或其他高分子材料）组成挥发性有机相，与含乳化剂的水相搅拌乳化，形成稳定的 O/W 型乳状液，加水萃取（亦可同时加热）挥发除去有机相，即得微球。

(4) 喷雾干燥法　将药物与高分子材料的溶液或混合液，经蠕动泵输送到喷嘴，在压缩气的作用下形成雾滴，干燥室内的热空气流使雾滴快速蒸发，即得微球。

(5) 凝聚法　在明胶水溶液中加入适量表面活性剂（如吐温）以助分散，加入脱水剂（如 95%乙醇），使明胶分子脱水凝聚成微球，再加入交联剂（如甲醛）使微球固化，加适量偏亚硫酸钠除去过量醛以终止固化反应。制备含药微球时，可将药物溶于或混悬于明胶水溶液中，再按上述步骤制备。

三、乳剂

1. 概述

乳剂（emulsions）系指互不相溶的两相液体混合，其中一相以液滴状态分散在另一相液体中形成的非均相液体分散体系。乳剂液滴的大小一般在 0.1～10μm，当乳剂液滴小于 120nm 时，不再对光线产生折射，属于胶体分散系统，这种乳剂称为微乳（microemulsion）。粒径在 0.1～0.5μm 的乳剂称为亚微乳。静脉注射应为亚微乳，粒径可控制在0.25～0.4μm 范围内。复乳也称二级乳，是由初乳（一级乳）进一步乳化而成的复合型乳剂，其粒径一般在 50μm 以下。

将药物制成乳剂可起到掩味、增加药物稳定性、提高药物生物利用度、缓释和控释作用。由于粒径分布特点，乳剂在体内的分布与其他微粒给药系统相似。作为静脉注射给药载体，乳滴经巨噬细胞吞噬后，在肝、脾中高度浓集，具有靶向作用；而肌内、皮下或腹腔注射，具有淋巴亲和性。复乳具有两层或多层液体乳膜结构，故可更有效地控制药物的扩散速率，具缓控释作用，W/O/W 型复乳还可以作为多肽、蛋白质等水溶性药物的载体，以避免药物受胃肠道的破坏，有利于药物进入淋巴系统。

2. 乳剂的释药机制

(1) 通过油膜扩散　药物溶于水相的 W/O 型乳剂，药物在油相中通常仍有一定的溶解度，而脂溶性药物（或以分子形式存在的弱酸性药物）更容易溶解于油相，故可通过油膜扩散。这个过程一般符合一级动力学规律。

药物从 W/O/W 型复乳内水相向外水相释放属透过油膜扩散机制，如不发生破裂且外水相药物迅速移去，则内水相中的药物浓度随时间而降低的关系也符合一级动力学规律。

(2) 载体传递转运　载体使亲水性物质变为疏水性，从而更容易透过油膜。

(3) 胶束转运　疏水的和亲水的表面活性剂形成两种混合胶束，而水合离子被包在亲水基向内的反向胶团通过油膜。此外，还有水分子及水合离子在表面活性剂组成的薄膜内油层很薄的地方（尤其当有渗透压差时）透过的薄层透过机制。

3. 影响乳剂释药特性与靶向性的因素

(1) 乳滴粒径　乳剂的粒径不同可影响靶向部位。静注的乳剂乳滴在 0.1～0.5μm 时，则为肝、脾、肺和骨髓的单核-巨噬细胞系统的巨噬细胞所吞噬。静注 2～12μm 粒径的乳滴可被毛细血管摄取，其中 7～12μm 粒径的乳滴可被肺机械性滤阻。

(2) 乳化剂用量和种类　对于 O/W 型乳剂，乳化剂用量增加，乳滴粒径降低，从而影响其靶向性。乳化剂种类不同，所制备乳滴的表面性质不同，体内分布亦有差异，如以卵磷脂制备的微乳，主要被单核-巨噬细胞系统吞噬而靶向肝脾；而改用 Poloxamer 338 作乳化剂，则可避免吞噬，从而靶向炎症部位。

(3) 乳剂的类型　O/W 型乳剂静注后易蓄积于炎症部位，而 W/O 型乳剂经肌内、皮下或腹腔注射后，易聚集于附近的淋巴器官，是目前将抗癌药运送至淋巴器官最有效的剂型。

(4) 其他　如油相浓度和种类等，通过影响药物释放性、对组织亲和性，影响其靶向性。

四、纳米粒

纳米粒（nanoparticle）是由高分子物质组成的骨架实体，药物可以溶解、包囊于其中或吸附在实体上。纳米粒可分为骨架实体型的纳米球（nanosphere）和膜壳药库型的纳米囊（nanocapsule）。纳米粒粒径一般在 1～1000nm，具有特殊的医疗价值。

作为靶向制剂的纳米球（囊）具有如下特点：①提高对肿瘤细胞的选择性；②降低对正常组织的毒性；③防止药物在转运过程中过早失活；④在靶部位缓释；⑤改进给药方案，降低剂量、缩短给药时间、减少给药次数。

1. 制备纳米粒的高分子材料

目前，用于制备纳米粒的材料包括天然的、半合成的和合成的高分子材料。

(1) 天然高分子材料　因其稳定、无毒、安全、成膜性或成球性好较为常用，如明胶、蛋白类、淀粉及其衍生物、阿拉伯胶、海藻酸盐等。

(2) 半合成高分子材料　主要是纤维衍生物，如羧甲基纤维素、甲基纤维素、乙基纤维素、羟丙基甲基纤维素等，特点是毒性小、黏度大，需临用时配。

(3) 合成高分子材料 包括可生物降解和不可生物降解高分子。常用的有聚乳酸、聚碳酯、聚氨基酸、聚丙烯酸树脂、聚甲基丙烯酸甲酯、聚甲基丙烯酸羟乙酯、乙交酯丙交酯共聚物等，特点是成膜性及成球性好，化学稳定性高。

2. 纳米粒的制备方法

选用制备方法时主要取决于载体材料、药物和附加剂的性质及制备的工艺条件。

(1) 乳化聚合法 以水作连续相的乳化聚合法是目前制备纳米粒最重要的方法。将单体分散于含乳化剂水相的胶束内或乳滴中，可避免使用有机溶剂。单体遇 OH^- 或其他引发剂分子或经高能辐射发生聚合，单体快速扩散使聚合物链进一步增长，其中胶束及乳滴作为提供单体的仓库，而乳化剂对相分离以后的纳米粒也起防止聚集的稳定作用。

如聚氰基丙烯酸烷酯（polyalkylcyano-acrylate，简称 PACA）纳米微球的制备。PACA 在体内极易生物降解。将其单体加入到强力搅拌下的含乳化剂和一定引发剂，如 OH^- 的介质中，PACA 扩散到乳化剂形成的胶束中并发生聚合，药物可与单体同时加入，随着聚合的进行，药物逐渐被包裹在聚合物形成的粒子中，聚合完成后，将形成的 PACA 纳米微球的悬浮体系，过滤、洗去乳化剂和游离的药物，即得到载药的 PACA 纳米微球。制备较高相对分子质量的稳定的纳米微球，需使聚合体系呈酸性（pH 1.0～3.5），同时延长聚合反应的时间（3～6h）。

(2) 天然高分子凝聚法 将含药物的天然高分子材料的溶液，与油相在搅拌或超声下乳化形成 W/O 型乳状液，根据高分子材料的特性，经化学交联、加热变性或盐析脱水而凝聚成纳米粒。

如白蛋白纳米球制备，将白蛋白同药物（或同时还有磁性粒子做成磁性纳米球）溶于或分散入水中作水相，在 40～80 倍体积的油相中搅拌或超声乳化得 W/O 型乳状液，将此乳状液快速滴加到热油（100～180℃）中并保持 10min；白蛋白变性形成含有水溶性药物（或还有磁性粒子）的纳米球，再搅拌并冷至室温，加醚分离纳米球，离心，再用醚洗涤，即得。

制备明胶纳米球时，先胶凝后化学交联。如将 W/O 型乳状液中的明胶乳滴冷却至胶凝点以下用甲醛交联固化，可用于对热敏感的药物。

(3) 液中干燥法 即从分散相中除去挥发性溶剂来制备载药纳米粒，本法可用于多种类型的疏水性药物、亲水性药物的纳米粒制备。

纳米粒的粒径取决于溶剂蒸发之前形成乳滴的粒径，可通过调节搅拌速率、分散剂的种类和用量、有机相及水相的量和黏度、容器及搅拌器的形状和温度等因素，控制纳米粒的粒径。

如曲安奈德聚乳酸纳米粒的制备，取曲安奈德 20mg 与 PLA 400mg 溶于 2mL 氯仿中为油相，与 0.5%明胶溶液 40mL 在 15℃以下超声乳化 45min 制得 O/W 型乳状液，再升温至 40℃缓慢蒸发氯仿，再超声蒸发 45min 除尽氯仿，离心，水洗后将纳米粒混悬于水，冻干 2d。纳米粒平均粒径为 476nm，纳米粒收率 79.2%，其中药物收率 71%，载药量 4.5%。

(4) 自动乳化法 采用水溶性溶剂与水不溶性溶剂的混合溶剂作为油相分散到水相中形成乳状液，因内相水溶性溶剂的自发扩散，使两相界面能降低和界面骚动，内相液滴减小，形成纳米级乳滴，再经固化、分离，即得纳米粒。

第三节 主动靶向制剂

主动靶向制剂不同于被动靶向制剂，是一类经过特殊和周密的生物识别（如抗体识别、配体识别等）设计，将药物导向至特异性的识别靶区，实现预定目的的靶向制剂。包括修饰的药物载体和前体药物两大类。

一、修饰的药物载体

1. 免疫载体

免疫载体是利用抗体-抗原反应，将连有（物理吸附或共价交联）抗体的载体，主动地靶向传递至具有与所连抗体相对应抗原的器官、组织和细胞的一类载体。随着单克隆抗体生产技术的建立和成熟，这类载体得到广泛研究。已见报道的研究包括免疫偶联物（药物直接或通过大分子物质间接地与抗体相连）、免疫脂质体、免疫纳米粒（囊）、免疫微球（囊）和免疫红细胞等。

2. 配体介导的载体

配体介导的载体目前研究较多的是转铁蛋白和半乳糖介导的靶向递药系统。正常细胞和肿瘤细胞表面均存在着转铁蛋白受体，但癌细胞表面的受体是正常细胞的2～7倍，癌细胞转铁蛋白受体与转铁蛋白的亲和力是正常细胞转铁蛋白受体的10～100倍，利用正常细胞和癌细胞表面转铁蛋白受体的差异，以转铁蛋白修饰药物载体如脂质体，可使其具有导向癌细胞的靶向性。带双铁的转铁蛋白与其受体的亲和力最大，带单铁者次之，无铁转铁蛋白的亲和力最弱。

3. PEG修饰的载体

PEG修饰载体的主要目的是为了延长载体的体内循环时间，增大载体的寻靶机会，故而亦称为长循环载体（long circulation carriers）或PEG化载体（pegylated carriers）。至今已见报道的有PEG化脂质体、PEG化乳剂、PEG化纳米粒等，其中PEG化脂质体研究得较多。

二、前体药物

前体药物（prodrug），是一类由活性药物（active drug，亦称为母药）通过一定方法衍生而成的，在体内经酶解或非酶解途径释放出活性药物的药理惰性化合物。

机体存在着许多限制药物到达所期望的靶器官、靶组织、靶细胞、靶受体的屏障，前体药物经改变母药的理化性质及立体结构，从而使药物能通过特定的转运或作用方式更多地进入靶位，降低非靶组织的药量，实现主动靶向治疗目的。欲使前体药物具有靶向性，应满足如下条件：①对靶部位有一定亲和性；②靶部位有足够的酶或其他条件降解前药，从而释放出母药；③释放出的母药能在靶部位滞留一定时间；④能选择性地穿越高灌注组织（指血液丰富的组织），如肝、肾等。

对于稳定性不好或者在体内转运受到阻碍的前体药物，可以进一步制备其前体衍生物，称为双重前体药物或前-前药（pro-prodrug）。

为了提高前药的靶向性，还可采用抗体导向酶-前体药物治疗（antibody directed enzyme prodrug therapy，ADEPT）的方法。该方法系通过将特异性抗体-酶交联物注入体内，使其与肿瘤细胞表面抗原特异性结合，然后再注射毒性较低的前药，此时已结合在肿瘤细胞表面上的酶特异性地将前药转化为母药，作用于肿瘤细胞。该法的优点是：①抗体-酶交联物与肿瘤细胞结合牢固，酶不会在非靶组织释放，使治疗选择性提高；②即使交联物在肿瘤部位的浓度较低，但酶具有高催化活性，一个酶分子可在1s内将数百个前体药物催化为活性药物，从而提高局部药物浓度，使药物迅速扩散至肿瘤组织内；③酶的种类多，选择范围广。对于靶组织内没有内源性酶降解前药时，可以通过选择外源性酶，或其他组织内的酶来解决。

第四节 物理化学靶向制剂

一、磁性靶向制剂

磁性靶向制剂是一类利用体外磁响应导向药物至靶部位的制剂。包括磁性微球、磁性纳米球（粒、囊）、磁性乳剂、磁性红细胞和磁性脂质体等。

磁性微球由磁性材料、骨架材料和药物三部分组成。相对于普通（非磁性）微球制剂而言，磁性微球具有如下特点：①提高靶区药物浓度，提高疗效，减少用药剂量，降低毒副作用；②加速药物在靶区的聚集，达到速效目的；③微球在磁场附近聚集，与单个微球相比，药物的扩散路程变长，缓释性更大；④在磁场的作用下，小于血管的微球或微球碎片仍可以在靶部位滞留。

通常应用的磁性物质有：纯铁粉、磁铁矿、铁钴合金等，尤以 Fe_3O_4 磁流体为磁性材料居多。制造磁流体的方法有物理法和化学法两种，其中化学法是将 $FeCl_2$、$FeCl_3$、NaOH 等物质，在一定温度和搅拌速率下，反应生成超细的 Fe_3O_4。为了保证 Fe_3O_4 能分散均匀，常常在反应液中加入一些亲水高分子物质或表面活性剂。

二、栓塞靶向制剂

栓塞靶向制剂主要指的是以药剂学手段，制备一含药且质量可控的微球、微囊、脂质体等剂型，通过动脉插管，将其注入靶区，并在靶区形成栓塞的一类靶向制剂。动脉栓塞在临床上已用多年。栓塞可以阻断靶区的血流，从而阻断机体对肿瘤组织的营养供应，使靶区的肿瘤细胞“饿死”，同时可以更多地将药物滞留于靶区，减少血液循环中药量，降低药物对其他器官组织的毒副作用。最常见的栓塞靶向制剂为微球。为了避免微球中药物的突释效应，减少游离药物，降低药物在其他组织的分布，可以将微球分散在油中，或制成复乳。

三、热敏靶向制剂

热敏靶向制剂是指利用外部热源对靶区进行加热，使靶组织局部温度稍高于周围未加热区，实现载体中药物在靶区内释放的一类制剂。由于制剂中药物的释放是受热控的，故而该类制剂从理论上讲可以达到随时进行，也可以根据肿瘤生长状况，进行控制治疗的理想状态。至今，热敏脂质体是一类被研究较多的热敏靶向制剂。在相变温度时，脂质体中的磷脂双分子层从凝胶态过渡到液晶态，从而大大增加脂质体膜的通透性，加速药物的释放。如将抗肿瘤药顺铂制成热敏脂质体，静脉给药后，对瘤区进行加热，结果肿瘤组织中检测出较其他组织更多的顺铂，提高顺铂的抗肿瘤作用。

四、pH 敏感脂质体

pH 敏感脂质体是指对 pH 敏感，脂质双分子层稳定性随环境 pH 变化而变化的脂质体。目前所研究的 pH 敏感脂质体主要有两大系统，一种是应用 pH 敏感性类脂组成的系统，另一种是应用 pH 敏感性的聚电解质结合于脂质体表面而形成的系统。一般而言，肿瘤间质液的 pH 显著地低于周围正常组织，故常设计酸敏脂质体达靶向递药目的。

思　考　题

1. 靶向制剂的含义是什么？是如何分类的？应具备哪些特性？

2. 什么是脂质体？脂质体组成与结构如何？有何作用特点？脂质体常用的制备方法有哪些？其质量评价主要指标有哪些？

3. 物理化学靶向制剂的类型有哪些？

第十五章 经皮吸收制剂

第一节 概述

经皮给药系统或称经皮治疗系统（transdermal drug delivery systems，transdermal therapeutic system，TDDS，TTS）系指在皮肤表面给药，使药物经由皮肤吸收进入人体血液循环产生治疗或预防作用的新剂型。常用的剂型为贴剂（patch），还可以包括软膏剂、硬膏剂、涂剂和气雾剂等。经皮吸收制剂既可以起局部治疗作用，也可以发挥全身治疗作用，为一些慢性疾病和局部镇痛的治疗及预防提供了一种简单、方便和行之有效的给药方式。

一、TDDS 的发展与特点

过去皮肤给药主要治疗皮肤局部疾病。自 1974 年美国上市的第一个 Transderm-Scop 镇晕剂东莨菪碱和 1981 年抗心绞痛药硝酸甘油透皮制剂用于临床以来，又有雌二醇、芬太尼、烟碱、可乐定、睾酮、硝酸异山梨酯、左炔诺孕酮、酮洛芬、尼古丁、妥洛特罗等透皮制剂。但由于皮肤角质层的屏障作用，除了硝酸甘油等少数药物外，大部分药物透过皮肤的能力比较差。因此，在研究经皮给药系统时，对大多数药物包括大分子药物，利用其他技术手段去改善皮肤的透过性。

与传统的给药方式相比，经皮给药制剂有以下优点：①可避免口服给药可能发生的肝脏首过效应及胃肠灭活，药物的吸收也不受胃肠道因素的影响；②可维持恒定的最佳血药浓度或生理效应，减少胃肠给药的副作用；③延长有效作用时间，减少用药次数；④通过改变给药面积调节给药剂量，减少个体间差异，且患者可以自主用药，也可以随时停止用药。

以硝酸甘油为例，常用其舌下含片防治心绞痛，但每次仅能维持 30min，需要多次给药，且有不良反应；改用贴剂后，效果大为改观。其结构由表面层、药槽、控释膜（渗透药物的半透膜）及保护层等构成。使用时，只要撕去保护层，紧贴在干净的皮肤上，药物即可借助渗透压，通过微孔型的半透膜，以恒定速率持续释放出来，经皮肤吸收进入血液，可以保持平稳的治疗浓度。故每天只需贴用一张，疗效便可维持 24h，且能减少不良反应，还可预防夜间心绞痛发作。

虽然 TDDS 作为一种全身用药的新剂型具有许多优点，但也有其局限性。它只适合于通过一定面积的皮肤吸收能达到有效血药浓度的药物。具有以下特点的药物可以考虑设计成 TDDS：①药理作用强、剂量小（每日剂量不超过 5mg）；②半衰期短、需较长时间连续给药，特别是慢性疾病的长期治疗；③口服给药首过效应大或在胃肠道易失活、刺激性大；④普通剂型给药副作用大或疗效不可靠；⑤对皮肤无刺激，无过敏性反应。

二、经皮吸收制剂的分类

经皮吸收制剂一般都有背衬膜、含药基质、胶黏剂和保护膜等数层结构。按其结构可分为贮库型（reservoir）和骨架型（matrix）两大类，贮库型透皮吸收制剂是指药物被控释膜或其他控释材料包裹成贮库，由控释膜或控释材料的性质来控制药物的释放速率。如：雌二醇贴片（estraderm）是溶液贮库 TDDS 结构的经典代表；骨架型透皮吸收制剂是指药物均匀分散在聚合物骨架中，由骨架的组成成分来控制药物的释放。

(1) 背衬层　背衬层一般是一层柔软的复合铝箔膜，厚度约 9μm，可防止药物流失和潮解。

(2) 药物库　药物库既提供释放的药物，又供给释药的能量。其组成比较复杂，有药物、高分子材料、表面活性剂、透皮吸收促进剂和溶剂等。符合 TDDS 的药物必须满足以下几个条件：①药理作用强，剂量小，应是毫克或微克级；②相对分子质量为 1000 以下；③熔点低于 85℃；④在水和矿物油中能有 1mg/mL 以上的溶解度，即分配系数适中；⑤化学性质稳定，且应无刺激和过敏性。

(3) 控释膜　该膜多是由 EVA 和致孔剂组成的微孔膜。

(4) 黏附层　黏附层是由无刺激和无过敏性的黏合剂（常称压敏胶）组成。

(5) 保护膜　该膜为附加的塑料薄膜，用时拆去。

根据目前生产及临床应用现状，经皮吸收制剂大致可分为四类。

1. 膜控释型

膜控释型 TDDS（membrane-moderated type TDDS）主要由背衬层、药物贮库、控释膜、黏胶层和保护层五部分组成，释药速率主要取决于控释膜的性质。硝酸甘油、东莨菪碱、雌二醇、可乐定均为膜控释药的 TDDS。基本构造如图 15-1 所示。

胶黏层多为硅橡胶压敏胶或聚异丁烯压敏胶。背衬层通常以软铝塑材料或不透性塑料薄膜，如聚苯乙烯、聚乙烯、聚酯等制备，要求封闭性强，对药物、辅料、水分和空气均无渗透性、易于与控释膜复合，背面方便印刷商标、药名和剂量等文字。

2. 黏胶分散型

黏胶分散型 TDDS（adhesive dispersion type TDDS）的药库层及控释层均由压敏胶组成。如图 15-2 所示。

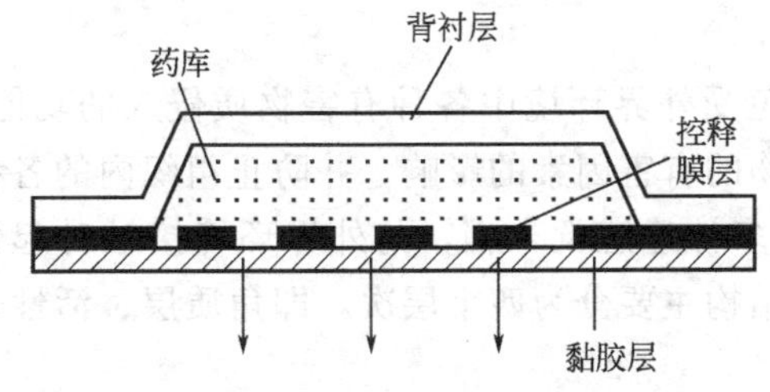

图 15-1　膜控释型 TDDS 示意

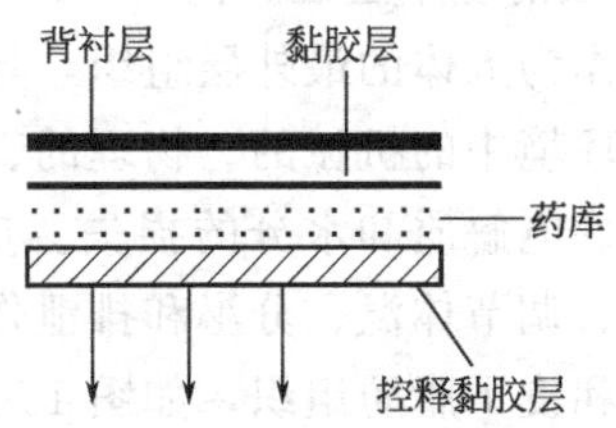

图 15-2　黏胶分散型 TDDS 示意

药物分散或溶解在压敏胶中成为药物贮库，均匀涂布在不渗透的背衬层上。为了增强压敏胶与背衬层之间的黏结强度，通常先用空白压敏胶先行涂布在背衬层上，然后覆以含药胶，含药胶层上再复以具有控释能力的胶层。由于药物扩散通过的含药胶层的厚度随释药时间延长而不断增加，故释药速率随之下降。为了保证恒定的给药速率，可以将黏胶层分散型系统的药库按照适宜浓度梯度制备成多层含不同药量及致孔剂的压敏胶层。随着浓度梯度的增加或孔隙率的增加，因厚度变化引起的速率减低可因之得以补偿。

3. 骨架扩散型

药物均匀分散或溶解于疏水性或亲水性的聚合物骨架中，然后分剂量成固定面积大小及一定厚度的药膜，与压敏胶层、背衬层及防黏层复合即成为骨架扩散型 TDDS（matrix-diffusion type TDDS）。如图 15-3 所示。也可以在复合后再进行分割。压敏胶层可直接涂布在药膜表面，也可以涂布在与药膜复合的背衬层。“Nitro-Dur”硝酸甘油 TDDS 属该类型，其骨架系由聚乙烯醇、聚维酮和乳糖等形成的亲水性凝胶，制备成圆形膜片，与涂布压敏胶的圆形背衬层黏合，加防黏层即得。

4. 微贮库型

微贮库型 TDDS（microreservoir type TDDS）兼有膜控释型和骨架扩散型的特点。如图 15-4 所示。

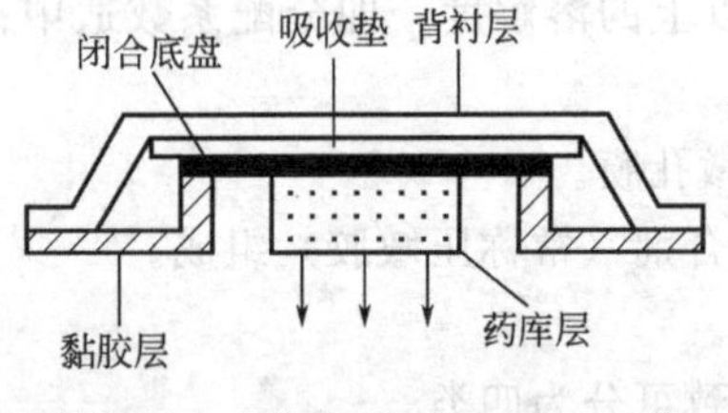

图 15-3　骨架扩散型 TDDS 示意

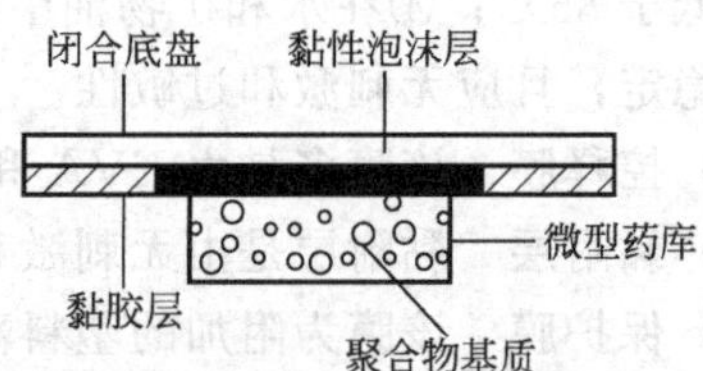

图 15-4　微贮库型 TDDS 示意

其一般制备方法是先把药物分散在亲水性聚合物中，再将该混悬液均匀分散在疏水性聚合物中，在高切变机械力下，使形成微小的球形液滴，然后迅速交联疏水聚合物分子使之成为稳定的包含有球形液滴药库的分散系统，将此系统制成一定面积及厚度的药膜，置于黏胶层中心，加防黏层即得。美国 Searle 制药有限公司的 Nitrodisc 系统就属于此类给药系统，一日给药一次，用于治疗心绞痛。

第二节　药物的透皮吸收

一、皮肤的基本生理结构与吸收途径

1. 皮肤的基本生理结构

皮肤作为人体的最外层组织，具有保护肌体免受外界环境中各种有害物质侵入的功能，免受外界环境中的机械的、物理的、化学的和生物的有害因素的影响，并防止组织内的各种营养物质、电解质和水分的损失。皮肤中含有许多神经感觉末梢，与外界环境接触时起保温、感觉、调节体温、分泌和排泄作用。皮肤的结构主要分为四个层次，即角质层、活性表皮、真皮和皮下脂肪组织，如图 15-5 所示。

（1）角质层　由死亡的角质化细胞和纤维化蛋白组成，是影响药物吸收的主要屏障。一般认为，对于脂溶性较强的药物，角质层的屏障作用相对较小，主要的限速因素是由角质层向生长表皮的转运过程，而相对分子质量较大的药物、极性或水溶性较大的药物则较难透过，在角质层中的扩散是它们的主要限速过程。

（2）活性表皮　系由活细胞组成，细胞内主要是水性蛋白质溶液，水分含量约占 90%，药物较容易通过，但在某些情况下，可能成为脂溶性药物的渗透屏障。

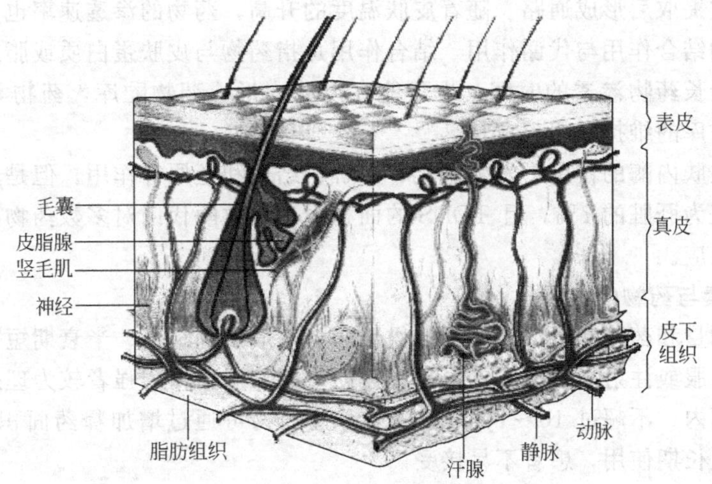

图 15-5　人体皮肤的基本生理结构

(3) 真皮和皮下组织　真皮是由纤维蛋白形成的疏松结缔组织。因该组织分布有丰富的毛细血管、毛细淋巴管、毛囊和汗腺，从表皮转运至真皮的药物可以迅速向全身转移而不形成屏障，但是一些脂溶性较强的药物，亦可能在该层组织的脂质中积累。皮下组织是一种脂肪组织，具有皮肤血液循环系统、汗腺和毛孔，一般不成为药物吸收屏障。

(4) 皮肤附属器　皮肤附属器包括毛囊、汗腺、皮脂腺。毛囊、汗腺和皮脂腺从皮肤表面一直到达真皮层底部。毛囊、汗腺和皮脂腺总面积与皮肤总表面积相比低于 1%，一般不成为主要吸收途径，但大分子药物以及离子型药物可能由此途径转运。

2. 药物在皮肤内的转移

药物透过皮肤吸收进入体循环主要经过两种途径。

(1) 表皮途径　透过角质层和活性表皮进入真皮，经过扩散后通过毛细血管吸收，转移到体循环，这是大部分药物透过皮肤吸收的主要途径。主要包括释放、穿透及吸收进入血液循环三个阶段。

(2) 皮肤附属器途径　药物通过毛囊、皮脂腺和汗腺等附属器吸收。对于一些水溶性的大分子、离子型药物而言，这是主要的吸收途径。

二、影响经皮制剂吸收的因素

1. 生理因素

(1) 皮肤的水合作用　角质细胞能够吸收一定量的水分，自身发生膨胀和降低结构的致密程度，高程度的水合作用最终可使细胞膜破裂。水合作用使药物的渗透变得更容易。角质层含水量达 50% 以上时，药物的渗透性可增加 5～10 倍，水合作用对水溶性药物吸收的促进作用较对脂溶性药物显著。

(2) 角质层的厚度　人体不同部位角质层的厚度不同，大致顺序为：足底和手掌 > 腹部 > 前臂 > 背部 > 前额 > 耳后和阴囊。不同药物的渗透可能有部位选择性，硝酸甘油这类渗透性很强的药物在人体许多部位的渗透性差异并不大。角质层厚度的差异也与年龄、性别等多种因素有关。

(3) 皮肤的条件　角质层受损时其屏障功能也相应受破坏，湿疹、溃疡或烧伤等创面上的渗透有数倍至数十倍的增加。用有机溶剂对皮肤预处理亦有类似效果，可能是因角质层中类脂的溶解或被提取后形成通路。随着皮肤温度的升高，药物的渗透速率也升高。

(4) 皮肤的结合作用与代谢作用　结合作用是指药物与皮肤蛋白质或脂质等的可逆性结合。结合作用延长药物渗透的时间，也可能在皮肤内形成药物贮库，药物与组织结合力愈强，其时滞和贮库的维持时间也愈长。

药物可在皮肤内酶的作用下发生氧化、水解、结合和还原等作用，但是皮肤内酶含量很低，血流量也仅为肝脏的7%，且TDDS的面积很小，故酶代谢对多数药物的皮肤吸收不产生明显的首过效应。

2. 剂型因素与药物的性质

(1) 药物剂量和药物浓度　TDDS的候选药物一般是剂量小、半衰期短需要频繁给予的药物，用常规口服或注射剂型药效不可靠或具严重副作用，作用强者较为理想，日剂量最好在几毫克的范围内，不超过10～15mg。虽然一些药物可通过增加释药面积以增加渗透量，但面积过大以及长期使用，患者不易接受。

(2) 分子大小及脂溶性　相对分子质量大于600的物质较难通过角质层。药物的扩散系数与相对分子质量的平方根或立方根成反比，相对分子质量愈大，分子体积愈大，扩散系数愈小。同样，由于从TDDS中至皮肤的转运伴随着分配过程，分配系数的大小也影响药物进入角质层的能力，若TDDS中的介质或者某组分（如黏胶或骨架材料等）对药物有很强的亲和力，则其油水分配系数下降将减少药物的渗透。

(3) pH和pK_a　离子型药物一般不易透过角质层，而分子型药物具有相对较高的渗透性。表皮内为弱酸性环境（pH 4.2～5.6），而真皮内的pH约为7.4，故可根据药物的pK_a来调节TDDS介质的pH，使其离子型和分子型的比例发生改变，提高渗透性。

(4) TDDS中药物浓度　药物在皮肤中的扩散是依赖于浓度梯度的被动扩散，TDDS中药物的渗透速率与药物浓度有关，提高药物浓度，渗透速率亦相应提高。例如，氟氢可的松的浓度从0.01%增加至0.25%时，渗透增加2.5倍。

(5) 熔点与热力学活度　熔点愈高的药物和水溶性或亲水性药物，在角质层的渗透速率较低。但脂溶性很强的药物，生长表皮和真皮的分配也可能会成为主要屏障。所以，用于经皮吸收的药物在水中及在油中的溶解度最好比较接近，而且无论在水相或是在油相均有较大的溶解度。

溶液中的药物浓度与活度成正比，此值为活度系数。活度在饱和溶液状态下最大，并与药物结晶状态下所固有的活度相等，与溶液的种类无关。因此，在饱和溶液范围内，药物的皮肤透过速度的增大与基质中的药物浓度成正比。通过对药物进行修饰以增大药物活度的方法可以提高药物的经皮透过量。

三、常用的经皮吸收促进剂

经皮吸收促进剂（penetration enhancers）是指那些能够降低药物通过皮肤的阻力，加速药物穿透皮肤的物质。理想的经皮吸收促进剂应对皮肤无损害或刺激、无药理活性、无过敏性、理化性质稳定、与药物及材料有良好的相容性、无反应性、起效快以及作用时间长。

目前，常用的经皮吸收促进剂可分为如下几类。

① 表面活性剂。阳离子型、阴离子型、非离子型和卵磷脂。

② 有机溶剂类。乙醇、丙二醇、醋酸乙酯、二甲基亚砜及二甲基甲酰胺。

③ 月桂氮䓬酮及其同系物。

④ 有机酸、脂肪醇。油酸、亚油酸及月桂醇。

⑤ 角质保湿与软化剂。尿素、水杨酸及吡咯酮类。

⑥ 萜烯类。薄荷醇、樟脑、柠檬烯等。

下面具体进行介绍。

(1) 表面活性剂 自身可以渗入皮肤并可能与皮肤成分相互作用，改变其透过性质。在表面活性剂中，非离子型化合物主要增加角质层类脂流动性，它们刺激性最小，但渗透促进效果也最差，可能是与它们的临界胶团浓度（CMC）较低、药物容易被增溶在胶束中而较少释放有关。离子型表面活性剂与皮肤的相互作用较强，但在连续应用后也可引起红肿、干燥或粗糙化。

(2) 二甲基亚砜（DMSO）及其类似物 二甲基亚砜是应用较早的一种促进剂，有较强的渗透促进作用。与角质层脂质相互作用和对药物的增溶性质是其主要促渗机制。DMSO的缺点是皮肤刺激性和恶臭，长时间及大量使用DMSO可导致皮肤严重刺激性，甚至引起肝损害和神经毒性等。癸基甲基亚砜（DCMS）是一种新的促进剂，用量较少，对极性药物的促渗能力大于非极性药物。

(3) 氮酮类化合物 月桂氮䓬酮（laurocapram），也称Azone。本品为无色澄明液体，不溶于水，与多数有机溶剂混溶，与药物水溶液混合振摇可形成乳浊液。本品对亲水性药物的促渗作用强于对亲脂性药物，Azone主要作用在角质层部分，即作用于角质层的细胞间脂质的胆固醇、神经酰胺（ceramide）等物质。在电子显微镜下观察的结果表明，Azone能够扩大角质层中的细胞间孔隙，提高通过细胞间隙的水溶性药物的透过量，促进溶解在低级醇当中的脂溶性药物的透过。同时，Azone透过角质层后可以对原有的脂质结构进行重新排列，降低脂质的黏性，提高其流动性。透皮作用具有浓度依赖性，有效浓度常在1%～6%左右。Azone起效较为缓慢，药物透过皮肤的时滞从2～10h不等，但一旦发生作用，则能持续多日，这可能是Azone自身在角质层中蓄积的结果。Azone与其他促进剂合用常有更佳效果，如与丙二醇、油酸等都可配伍使用。

其他该类促进剂还包括以下化合物：α-吡咯酮（NP），N-甲基吡咯酮（1-NMP），5-甲基吡咯酮（5-NMP），1,5-二甲基吡咯酮（1,5-NMP），N-乙基吡咯酮（l-NEP），5-羧基吡咯酮（5-NCP）等。此类促进剂用量较大时对皮肤有红肿、疼痛等刺激作用。

(4) 醇类化合物 醇类化合物包括各种短链醇、脂肪酸及多元醇等。结构中含2～5个碳原子的短链醇如乙醇、丁醇等能溶胀和提取角质层中的类脂，增加药物的溶解度，从而提高极性和非极性药物的经皮渗透。但短链醇只对极性类脂有较强的作用，而对大量中性类脂作用较弱。

丙二醇（PG）、甘油及聚乙二醇等多元醇也常作为吸收促进剂使用，但单独应用的效果不佳，与其他促进剂合用，则可增加药物及促进剂溶解度，发挥协同作用。

(5) 其他吸收促进剂 我国传统中药的许多外用药剂中都使用了一些挥发油，如白花油、薄荷油、桉叶油、冰片等芳香性挥发油，以提高药物的渗透能力。这些精油的主要成分是一些萜烯类化合物。这些物质具有较强的渗透促进能力，且能够刺激皮下毛细血管的血液循环。

氨基酸以及一些水溶性蛋白质能增加药物的经皮吸收，其作用机理可能是增加皮肤角质层脂质的流动性。氨基酸的吸收促进作用受介质pH的影响，在等电点时有最佳的促进效果。氨基酸衍生物，如二甲基氨基酸酯比Azone具有更强的渗透促进效果和较低的毒性和刺激性，其酯基的改变对渗透促进作用有很大影响。与角质层类脂成分类似的磷脂以及油酸等易渗入角质层而发挥渗透促进作用。以磷脂为主要成分制备成载药脂质体也可以增加许多药物的皮肤吸收。

四、体外经皮渗透的研究

1. 透皮扩散池

在TDDS处方和工艺研究中，主要利用各种透皮扩散池模拟药物在体内渗透过程，以测定药物的释药性质、选择透皮促进剂、筛选处方等。扩散池由供给室（donor cell）和接收室（receptor cell）组成，在两室之间可夹持皮肤样品、TDDS或其他膜材料，在扩散室一般装入药物或其载体，接收室填装接收介质。常用的扩散池有直立式和卧式两种，如图15-6所示。

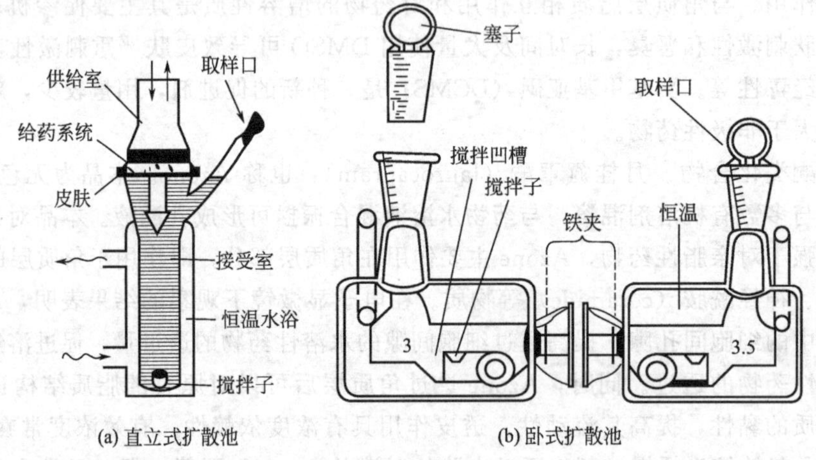

图15-6 扩散池示意

搅拌条件也是保证漏槽条件的重要因素之一，速度过小、接受室体积过大和过高都可能造成皮肤下局部浓度过高或整体溶液浓度不均匀，常用电磁搅拌。

2. 扩散液和接收液

（1）扩散液 对于难溶性药物，一般选择其饱和水溶液；对溶解度较大的药物，应保证扩散液浓度大于接收液浓度（至少10倍以上）。

（2）接收液 最简单的接收液是生理盐水和磷酸盐缓冲液。在接收液对药物的溶解性能小，很快就达到饱和时，为了维持浓度梯度，可选用不同浓度的PEG400、乙醇、甲醇、异丙醇水溶液以及一些表面活性剂溶液等。

3. 皮肤的种类和皮肤的分离技术

人体皮肤是透皮给药研究的最理想皮肤样品，在−20℃以下贮存的新鲜皮肤，使用时间可维持数月以至以一年。大多数动物皮肤的角质层厚度小于人体皮肤，毛孔密度高，药物透过较人皮肤容易。一般认为，以家兔、小鼠、裸鼠（无毛小鼠）皮肤的渗透性较大，其次为大鼠、豚鼠、猪、狗、猴、猩猩等。也有用新鲜蛇蜕及人工膜为模型的研究。

第三节 经皮吸收制剂的材料

一、骨架材料

大量天然和合成的高分子材料都可作骨架材料，如亲水性的聚硅氧烷和亲水性的聚乙烯醇。几乎所有的合成高分子材料均可作微孔骨架材料。

(1) 聚乙烯醇(PVA) 醇解度在80%左右的水溶性最好,在冷热水中均能溶解。

(2) 微孔材料 几乎所有的合成高分子材料均可作微孔骨架材料,应用较多的是三醋酸纤维素。三醋酸纤维素为白色颗粒或细条,不溶于水、乙醇,能溶于丙酮、二氧六环和三氯甲烷等有机溶剂。它对皮肤无刺激并无过敏性,在生物环境的pH范围内稳定,能与各种药物配伍。三醋酸纤维素微孔骨架可截留各种液体,适应性广,由于孔隙率高,能允许液体在短时间内迅速扩散进入或离开骨架系统,药物释放速率主要与骨架的溶剂有关。

二、控释膜材料

透皮给药系统的控释膜分均质膜和微孔膜。常用作均质膜的高分子材料有乙烯-醋酸乙烯共聚物(EVA),控释膜中的微孔膜常通过聚丙烯拉伸而得。

(1) 乙烯-醋酸乙烯共聚物(EVA) 通常为透明至半透明、略带弹性的颗粒,其性能与相对分子质量和共聚物中醋酸乙烯(VA)的含量有关,常用溶剂有氯仿和二氯甲烷等。在相同相对分子质量时,VA含量增大,溶解性、柔软性、弹性和透明性提高,而硬度、抗张强度和玻璃过渡态转化温度降低。EVA可用热熔法或溶剂法制备膜材。本品无毒、无刺激性、柔性好,与人体组织有良好的相容性,性质稳定,但耐油性较差。

(2) 聚氯乙烯(PVC) PVC是热塑性塑料,在一般有机溶剂中不溶,化学稳定性高,机械性能强,用于制取薄膜的PVC常加入有30%~70%的增塑剂,称为软聚氯乙烯。软化点为80℃,在130℃开始分解,变色析出氯化氢,一般推荐的使用温度在−15~60℃。PVC渗透性比较低,加入增塑剂可促进渗透。

(3) 聚丙烯(PP) PP是一种有较高结晶度和较高熔点的热塑性高聚物,吸水性较差,透气性和透湿性较聚乙烯小,抗拉强度则较聚乙烯高。PP有很高的耐化学药品性能,仅在某些氯化烃和高沸点脂肪烃中发生溶胀和表面溶蚀。

(4) 聚乙烯(PE) PE是一种具有优良耐低温性能和耐化学腐蚀性能的热塑性高聚物,较厚的薄膜可耐受90℃以下的热水,在烃类溶剂中也需较高温度下才能溶解。PE安全无毒,有很好的防水性能,但气密性较差,根据生产中使用的压力PE可分为高压聚乙烯和低压聚乙烯,前者又称为低密度PE或支化PE,后者又称为高密度PE或线性PE。线性PE有更高的结晶性、熔点、密度和硬度,渗透性也较低。PE的性能与其相对分子质量有关,高相对分子质量PE制备的薄膜强度高,但透明度低,低相对分子质量PE制备的薄膜则更为柔软和透明。

(5) 聚对苯二甲酸乙二酯(PET) PET在室温下具有优良的机械性能,耐酸碱和多种有机溶剂,吸水性能低,具有较高熔点和玻璃化温度,在加工薄膜时,采用双向拉伸工艺能够得到具有适宜结晶度、透气性很小和高拉伸性能的产品。PET化学性能稳定,在加工中很少需要加入其他助剂,故安全性很高。

三、压敏胶

压敏胶(pressure sensitive adhesive,PSA)是指那些在轻微压力下即可实现粘贴同时又容易剥离的一类胶黏材料,起着保证释药面与皮肤紧密接触以及药物贮库、控释等作用。药用TDDS压敏胶应具良好的生物相容性,对皮肤无刺激性,不致敏;与药物相容;化学性质稳定;具有足够强的黏附力和内聚强度;对温度和湿气稳定;有黏接不同类型皮肤的能力;能容纳一定量的药物和吸收促进剂而不影响其化学稳定性与黏附力;在具限速膜的透皮给药系统中,压敏胶应不影响药物的释放速率;在胶黏剂骨架型给药系统中,压敏胶应能控制药物的释放速率。透皮给药系统常用的压敏胶有聚异丁烯、聚丙烯酸酯和聚硅氧烷三类。这三类压敏胶与药物配合性能亦不一样，如聚丙烯酸酯类压敏胶能容纳其重量50%的硝酸甘油，聚异丁烯类压敏胶能负载可产生治疗作用剂量的硝酸甘油，而聚硅氧烷类压敏胶能负载硝酸甘油的量最小。

四、其他材料

（1）背衬材料　系用于支持药库或压敏胶等的薄膜。

（2）保护膜材料　常用的有聚乙烯、聚丙烯、聚碳酸酯、聚四氟乙烯等塑料薄膜。

（3）药库材料　可以用单一材料，也可用多种材料配制的软膏、凝胶或溶液，如卡波姆、HPMC、PVA等。

第四节　经皮吸收制剂的制备

一、经皮吸收制剂的处方研究步骤

① 根据药物的理化性质和药动学性质进行可行性分析。虽然透皮给药系统有许多优点，但并非所有药物都适合做成该剂型。能否成功开发透皮给药系统，首先取决于药物的选择。在临床用药中，由于药物的普通剂型首过效应强、半衰期太短、毒副作用严重、疗效不可靠，或是病人不能坚持服药，尤其是慢性病需长期治疗时，都可考虑采用透皮给药系统。从药物的相对分子质量、分子结构、溶解性能、分配系数、解离常数和化学稳定性估计药物经皮渗透性能，根据药物的剂量、生物半衰期、消除速率常数、分布容积、最小有效血药浓度、静脉滴注治疗的有效剂量和剂量-效应关系等分析经皮给药的可行性。剂量小、药理作用强的药物较理想。一般要求饱和水溶液的pH在5～9，无刺激性和致敏性。

② 建立药物的分析方法进行方法学研究。一般采用高效液相色谱法为药物的分析方法。

③ 设计经皮给药系统。了解药物的经皮透过率，测定体外药物的透过率与时滞。若药物的透过速率达不到临床治疗要求，应考虑用合适的吸收促进剂或前体药物。

④ 根据体外释放试验和体外透皮试验结果，筛选处方组成，并按照最佳处方制备样品，进行药效学、皮肤刺激性、过敏性等试验。

⑤ 进行药动学研究。建立体内分析方法，选择参比制剂，比较二者的药时曲线下面积，计算药动学参数。

⑥ 进行临床研究。考察皮肤部位、年龄、性别所引起的药动学差异，相同部位重复用药可能产生的药动学变化。

二、膜材的加工、改性、复合和成型

1. 膜材的加工方法

视所用高分子材料的性质，膜材可分别用作TDDS中的控释膜、药库、防黏层和背衬层等。膜材的常用加工方法有涂膜法和热熔法两类。涂膜法是一种简便的制备膜材的方法，一般只用于实验室少量制备。热熔法成膜是将高分子材料加热成为黏流态或高弹态，使其变形为给定尺寸膜材的方法，包括挤出法和压延法两种，适合于工业生产。

2. 膜材的改性

为了获得具适宜膜孔大小或一定渗透性的膜材，在膜材的生产过程中或对已取得的膜材

需要作特殊处理。

(1) 溶蚀法　取膜材用适宜溶剂浸泡，溶解其中可溶性成分如小分子增塑剂，即得到具有一定大小膜孔的膜材，也可以在加工薄膜时就加进一定量的可溶性物质作为致孔剂，如聚乙二醇、聚乙烯醇等。

(2) 拉伸法　此法利用拉伸工艺制备单轴取向和双轴取向的薄膜。

(3) 核辐射法　该法是在电子加速器中用荷电粒子对一般方法制得的膜材进行核照射。使膜上留下敏化轨迹，然后把敏化膜浸泡在蚀刻溶液中（例如强碱溶液），敏化轨迹较容易被腐蚀而形成膜孔。

3. 膜材的复合和成型

(1) 涂布　涂布工序是在特殊设计的涂布机中完成的，涂布机基本上包括：涂布装置、干燥隧道、压合设备及卷绕机等单元。

基底材料送入涂布车间前，先用压缩空气除灰尘，有的产品要涂一层背单面底胶以增加胶液在基材上的黏基力，如果是卷筒型压敏胶产品，则在压敏胶面的基材另一面上涂布防黏剂。在涂布过程中，硅纸或类似有防黏剂处理的基材，被均匀地涂布上基质液或混悬液，在加热段，有机溶剂蒸发并用强力的引风机除去。在多层涂布时，一般以接触皮肤那层开始，随后的多层依次涂布在它上面。

骨架型的多层膜系统的生产过程不存在涂布基质溶液的生产过程，一般是预先制好多层胶带（其包含周边的压敏胶及防黏层），把药物骨架用适当材料（如 PAV、甘油、水或硅橡胶）预先制成，当背衬层放卷进入生产线，切割机将骨架切割后放在多层胶带的适当位置，另一层覆盖层放卷，复合上成型。

(2) 干燥　多个基质层经涂布后，要除去基质溶液中的有机溶剂，让已涂布基质的硅纸或基材通过干燥通道，经历一定长度的干燥隧道，就可能得到干燥。实际应用最常见的是一种高效空气喷口干燥系统。其工作原理如下：经空调机净化的空气通过空气喷口吹到刚制备的涂布均匀的基质表面，夹带有机溶剂污染环境，出口的空气用燃烧的方式净化。

要使基质层的最理想的干燥效果，使其黏性适合并含量准确，干燥隧道应分成几段以便能方便控制温度，干燥隧道应采用拱形结构，避免转运时涂布与机架接触。已被涂布的基材通过调整皮带轮使其拉紧，在此情况下转动通过干燥隧道。在干燥隧道的每一部分，最好用自动控制和记录装置系统进行监视。应记录的参数有：温度、气流速率，有机溶剂在空气中的百分比，转轮的速率，基材的张力。

(3) 复合　收放卷与压合系统将各贮库层或将贮库层控释膜、控释压敏胶层等压合在一起并收成卷。例如对于膜控释型的硝酸甘油 TDDS，系将涂布有压敏胶层的控释膜先与防黏纸黏合，然后通过热压法使控释膜的边缘与中心载有定量药库的铝箔上的复合聚乙烯层熔合。而对于骨架型和黏胶型 TDDS，大多采用黏合方式复合。

三、制备工艺流程

透皮给药系统根据其类型与组成不同的制备方法，主要可分为三个类型：涂膜复合工艺，充填热合工艺，骨架黏合工艺。涂膜复合工艺是将药物分散在高分子材料如压敏胶溶液中，涂布于背衬膜上，加热烘干，使溶解高分子材料的有机溶剂蒸发，可以进行第二层或多层膜的涂布，最后覆盖上保护膜；亦可以制成含药物的高分子材料膜，再与各层膜叠合或黏合。充填热合工艺是在定型机械中，于背衬膜与控释膜之间定量充填药物贮库材料，热合封闭，然后覆盖上涂有胶黏层的保护膜。骨架黏合工艺是在骨架材料溶液中加入药物，浇铸冷却成型，切割成小圆片，粘贴于背衬膜上，加保护膜而成。

（1）复合型经皮给药系统的制备工艺流程　如图 15-7 所示。

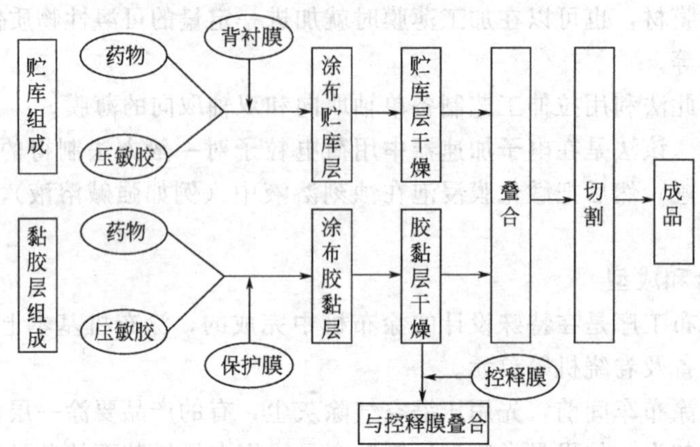

图 15-7　复合型经皮给药系统的制备工艺流程示意

（2）充填封闭型经皮给药系统的制备工艺流程　如图 15-8 所示。

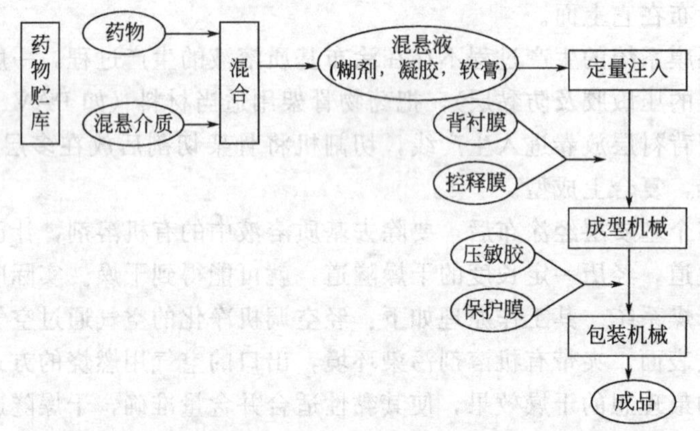

图 15-8　充填封闭型经皮给药系统的制备工艺流程示意

（3）聚合物骨架型经皮给药系统的制备工艺流程　如图 15-9 所示。

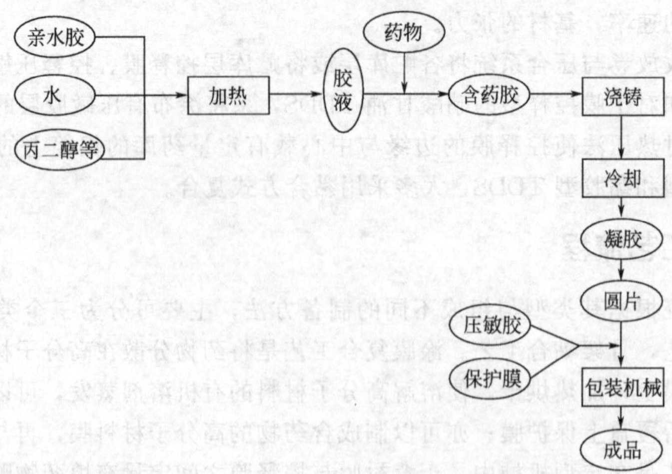

图 15-9　聚合物骨架型经皮给药系统的制备工艺流程示意

（4）胶黏剂骨架型经皮给药系统的制备工艺流程 如图 15-10 所示。

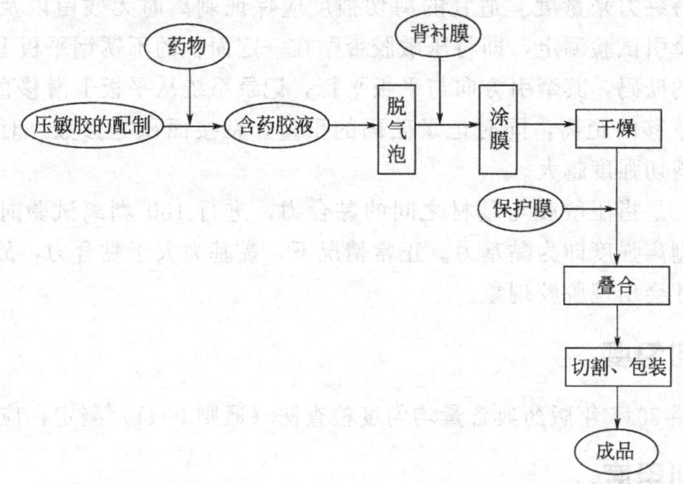

图 15-10 黏胶剂骨架型经皮给药系统的制备工艺流程示意

第五节 经皮吸收制剂的质量控制

一、释放度

经皮给药系统是药物从贮库中直接释放或经过控释膜等间接释放的给药体系。药物的透皮速率大小、维持时间长短往往与释放速率有关，因而释放度是 TDDS 重要的质量指标，用于控制生产的重现性和产品质量。根据 TDDS 的设计要求，TDDS 释放速率应小于药物透皮速率。相反，如果释放速率大于透皮速率，则 TDDS 在一定程度上将依赖贮库作为控释因素。

释放度测定方法在各国药典均有规定，用来测定 TDDS 的释放度有时需要改进或增加某些附件。《美国药典》及 FDA 提出了一系列不同的方法供 TDDS 测定时选择，如桨法、柱筒法、往复互换法等。

二、黏附力的测定

敷贴于皮肤表面的贴剂必须对皮肤有足够的黏附力，保证其与皮肤紧密接触和释药，以利于药物的透皮吸收。TDDS 的黏附特性包括初黏力、黏合力、内聚力和黏基力，这四种力应依次增加。

（1）初黏力 初黏力也称快黏力，是指压敏胶制品和被黏物以很轻的压力接触后立即快速分离所表现出来的抗分离能力。初黏力有多种方法测定，如滚球试验，将大小适宜的系列钢球分别滚过平放在倾斜板上的黏性面，根据供试品的黏性面能够粘住的最大球号钢球评价其初黏性的大小。

（2）黏合力 黏合力是指在适当压力和时间作用下压敏胶制品与被黏物之间所表现出来的抵抗界面分离的能力，适宜的剥离强度应对皮肤有足够的粘贴力，但在移除时又不发生皮肤损伤。剥离强度大多用 180°剥离试验测定，即将压敏胶带粘贴在不锈钢平板上，以 180°方向反转剥离，记录拉力，检查平板上有无残留压敏胶，拉力越大，剥离黏性越大。

（3）内聚力　内聚力是指压敏胶本身的剪切强度，一般用压敏胶制品粘贴后抵抗剪切时蠕变的能力，即持黏力来量度。适宜的剪切强度应保证剥离时无残留以及粘贴过程中无滑移。可采用平板牵引试验测定，即将压敏胶带贴在一定面积的不锈钢平板上，胶带的一端垂直悬挂已知重量的砝码，其牵引方向与平板平行，记录系统从平板上滑移直至拉脱的时间或一定时间内胶带下移的距离，同时记录砝码的重量，粘接面积等参数。时间越长，距离越大，重量越大则剪切强度越大。

（4）黏基力　是指压敏胶与基材之间的黏合力，进行180°剥离试验时，发生胶层与基材脱离现象时的剥离强度即为黏基力。正常情况下，黏基力大于黏合力，故一般条件下不能测定。黏基力小才会出现脱胶现象。

三、含量均匀度

透皮贴剂参照2015年版药典含量均匀度检查法（通则0941）测定，应符合规定。

四、生物利用度

TDDS是“吸收不完全”的产品，即在规定用药时间内仅有部分药量由系统释放和吸收，而剩余量的药物总是随TDDS系统在用药时间后被撕离而丢弃，故TDDS中药物的含量一般过量，确保用药时间内恒定的浓度梯度，以维持预先设计的释药速率。所以，TDDS的生物利用度往往较口服或注射相同量药物低得多。

生物利用度测定有血药法、尿药法和血药加尿药法。由于药物经皮吸收的量很小，血药浓度往往低于一些方法的检测限度，因此有时用^{14}C或^{3}H标记的化合物。

思考题

1. TDDS有哪些特点？常用的制备技术有哪些？
2. TDDS的发展前景如何？还可突破哪些领域？

第十六章 缓释、控释制剂

第一节 概述

一、缓释、控释制剂的概念

2015年版《中国药典》对缓释、控释制剂有明确定义。

缓释制剂（sustained- release preparations）系指在规定释放介质中，按要求缓慢地非恒速释放药物，其与相应的普通制剂比较，给药频率比普通制剂减少一半或有所减少，且能显著增加患者的顺应性的制剂。其中药物体外释放符合一级速度过程或Higuchi方程，对于注射型制剂，药物释放可持续数天至数月；口服剂型的持续时间根据其在消化道的滞留时间，一般以小时计。如硝苯地平缓释片、茶碱缓释片、吲哚洛尔缓释片等。

控释制剂（controlled-release preparations）系指在规定释放介质中，按要求缓慢地恒速或接近恒速释放药物，其与相应的普通制剂比较，给药频率比普通制剂减少一半或有所减少，血药浓度比缓释制剂更加平稳，且能显著增加患者的顺应性的制剂。广义地讲，控释制剂包括控制释药的速率、方向和时间，靶向制剂、透皮吸收制剂等都属于控释制剂的范畴。狭义的控释制剂则一般是指在预定时间内以零级或接近零级速率释放药物的制剂。如格列吡嗪、维拉帕米渗透泵片等。

普通制剂，常常一日口服或注射给药几次，不仅使用不便，而且血药浓度起伏很大，有“峰谷”现象，如图16-1所示。

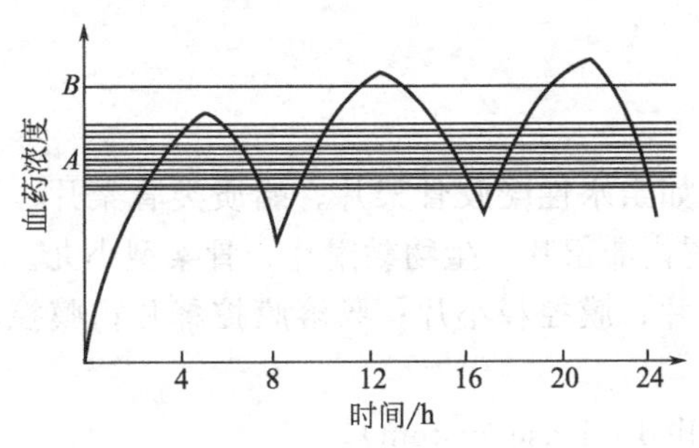

图16-1 每8小时口服一次制剂的血药浓度示意

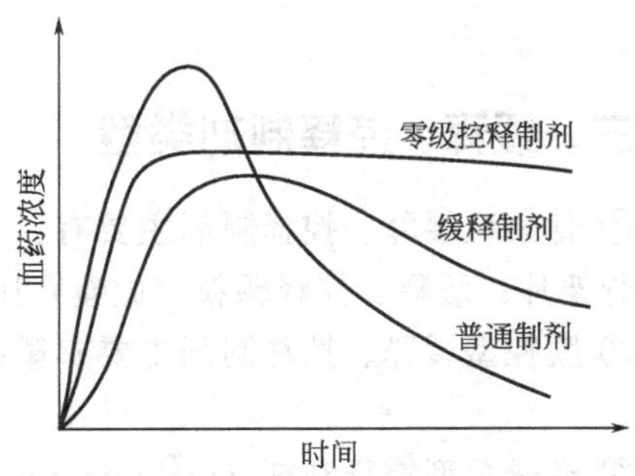

图16-2 缓释、控释制剂与普通制剂血药浓度的药-时曲线比较

缓释、控释制剂与普通制剂比较，药物治疗作用持久、毒副作用低、用药次数减少。由于设计要求，药物可缓慢地释放进入体内，血药浓度“峰谷”波动小，可避免超过治疗血药浓度范围的毒副作用，又能保持在有效浓度范围之内以维持疗效。缓释、控释制剂与普通制

剂血药浓度的药-时曲线如图 16-2 所示。

近 30 年来，缓释、控释制剂可较缓慢、持久地传递药物，减少用药频率，避免或减少峰谷现象，大大提高患者的顺应性和安全性，提高了生物利用度，从而提高了疗效，极大地改善了病人的生存质量，是目前发展最快的制剂。上市品种繁多，专利技术不断涌现。

二、缓释、控释制剂的特点

1. 对半衰期短的或需要频繁给药的药物，可以减少服药次数

如普通制剂每天 3 次，制成缓释或控释制剂可改为每天一次。这样可以大大提高病人服药的顺应性，使用方便。特别适用于需要长期服药的慢性疾病患者，如心血管疾病、心绞痛、高血压、哮喘等。

2. 使血药浓度平稳，避免峰谷现象，有利于降低药物的毒副作用

对于治疗指数较窄的药物，根据关系式

$$\tau \leqslant t_{1/2}(\ln TI/\ln 2)$$

式中，TI 为治疗指数（therapeutic index）；$t_{1/2}$ 为药物的半衰期；τ 为给药间隔时间。若药物 $t_{1/2}=3h$，TI=2，用普通制剂要求每 3 小时给药 1 次，一天要服 8 次才能避免血药浓度过高或过低，这显然是不现实的，若制成缓释或控释制剂，每 12 小时服一次，也能保证药物的安全性和有效性。

3. 可减少用药的总剂量，以最小剂量达到最大药效

通常不适宜制成缓释、控释制剂的药物：①剂量很大（普通制剂剂量>1g）；②生物半衰期很短（<1h）、生物半衰期很长（>24h）；③不能在小肠下端有效吸收的药物，一般情况下，不适于制成口服缓释制剂。对于口服缓释制剂，一般要求在整个消化道都有药物的吸收，因此具有特定吸收部位的药物，如维生素 B_2，制成口服缓释制剂的效果不佳。对于溶解度极差的药物制成缓释制剂也不一定有利。

缓释、控释制剂也存在不足之处：①在临床应用中对剂量调节的灵活性降低，如果遇到某种特殊情况（如出现较大副反应），往往不能立刻停止治疗，有些国家增加缓释制剂品种的规格，可缓解这种缺点，如硝苯地平有 20mg、30mg、40mg、60mg 等规格；②缓释制剂往往是基于健康人群的平均动力学参数而设计，当药物在疾病状态的体内动力学特性有所改变时，不能灵活调节给药方案；③制备缓释、控释制剂所涉及的设备和工艺费用较常规制剂昂贵。

三、缓释、控释制剂类型

① 骨架型缓释、控释制剂主要有：骨架片，如亲水性凝胶骨架片、蜡质类骨架片、不溶性骨架片；缓释、控释颗粒（微囊）压制片；胃内滞留片；生物黏附片；骨架型小丸。

② 膜控型缓释、控释制剂主要有微孔膜包衣片；膜控释小片；肠溶膜控释片；膜控释小丸。

③ 渗透泵型控释制剂（osmotic pump controlled release system）。

④ 植入型缓释、控释制剂。

⑤ 注射缓释、控释制剂。

⑥ 多层缓释、控释制剂。

⑦ 经皮给药系统。

⑧ 脉冲式或自调式释药系统。

第二节 缓释、控释制剂释药原理和方法

一、溶出原理

由于药物的释放受溶出速率的限制，溶出速率慢的药物显示出缓释的性质。根据Noyes-Whitney溶出速率公式：通过减小药物的溶解度，增大药物的粒径，以降低药物的溶出速率，达到长效作用。

$$dC/dt = KS(C_s - C) \tag{16-1}$$

$$K = \frac{D}{V\delta} \tag{16-2}$$

式中，K 为溶出速率常数；D 为药物的扩散系数；δ 为扩散边界层厚；V 为溶出介质的量；S 为溶出界面积；C_s 为药物的饱和浓度；C 为溶液主体中药物的浓度。

具体方法有下列几种。

1. 与高分子化合物生成难溶性盐

鞣酸与生物碱类药物可形成难溶性盐，例如N-甲基阿托品鞣酸盐、丙咪嗪鞣酸盐，其药效比母体药显著延长，鞣酸与增压素形成复合物的油注射液（混悬液），治疗尿崩症的药效长达36～48h。海藻酸与毛果芸香碱结合成的盐在眼用膜剂中的药效比毛果芸香碱盐酸盐显著延长。胰岛素注射液每日需注射四次，与鱼精蛋白结合成溶解度小的鱼精蛋白胰岛素，加入锌盐成为鱼精蛋白锌胰岛素，药效可维持18～24h或更长。

2. 制成溶解度小的盐或酯

例如青霉素普鲁卡因盐的药效比青霉素钾（钠）盐显著延长。醇类药物经酯化后水溶性减小，药效延长，如睾丸素丙酸酯、环戊丙酸酯等，一般以油注射液供肌内注射，药物由油相扩散至水相（液体），然后水解为母体药物而产生治疗作用，药效约延长2～3倍。

3. 控制粒子大小

药物的表面积减小，溶出速率减慢，故难溶性药物的颗粒直径增加可使其吸收减慢。例如超慢性胰岛素中所含胰岛素锌晶粒甚粗（大部分超过10μm），故其作用可长达30多小时；含晶粒较小（不超过2μm）的半慢性胰岛素锌，作用时间则为12～14h。

4. 将药物包藏于溶蚀性骨架中

以蜡质类、脂肪酸及其酯等材料为主要基质制成的缓释片。药物溶于或混合于这些基质中，其释放速率与脂肪酸酯被水解的难易有关，随着骨架材料溶蚀，药物逐渐释放。

5. 将药物包藏于水溶性凝胶骨架中

以亲水凝胶为骨架制成缓释片剂。该缓释片口服后，在胃肠道内由于高分子聚合物遇消化液逐渐吸水膨胀，药物随亲水凝胶逐渐溶解缓慢扩散到表面而溶于体液中。常用的亲水凝胶材料有羟丙基甲基纤维素、卡波普、羟丙基纤维素、海藻酸钠、瓜耳豆胶及脱乙壳多糖等。

二、扩散原理

以扩散为主的缓、控释制剂，药物首先溶解成溶液后再从制剂中扩散出来进入体液，其释药受扩散速率的控制。药物的释放以扩散为主的结构有以下几种。

1. 水不溶性包衣膜

如乙基纤维素包制的微囊或小丸就属这类制剂。其释放速率符合Fick第一定律：

$$\frac{\mathrm{d}M}{\mathrm{d}t}=\frac{ADK\Delta C}{L} \tag{16-3}$$

式中，$\mathrm{d}M/\mathrm{d}t$ 为释放速率；A 为面积；D 为扩散系数；K 为药物在膜与囊心之间的分配系数；L 为包衣层厚度；ΔC 为膜内外药物的浓度差。若 A、L、D、K 与 ΔC 保持恒定，则释放速率就是常数，系零级释放过程。若其中一个或多个参数改变，就是非零级过程。

2. 包衣膜中含部分水溶性聚合物

乙基纤维素与甲基纤维素混合组成的膜材具有这种性质，其中，甲基纤维素起致孔作用。其释放速率可用下式表示：

$$\frac{\mathrm{d}M}{\mathrm{d}t}=\frac{AD\Delta C}{L} \tag{16-4}$$

式中，各项参数的意义同前，与式(16-3）比较，少了 K，这类药物制剂的释放接近零级过程。

3. 水不溶性骨架片

骨架型缓、控释制剂中药物的释放符合 Higuchi 方程：

$$Q=\left[DS\left(\frac{p}{\lambda}\right)\left(2A-Sp\right)t\right]^{\frac{1}{2}} \tag{16-5}$$

式中，Q 为单位面积在 t 时间的释放量；D 为扩散系数；p 为骨架中的孔隙率；S 为药物在释放介质中的溶解度；λ 为骨架中的弯曲因素；A 为单位体积骨架中的药物含量。

假设：①药物释放时保持伪稳态（pseudo steady state)；②$A \geqslant S$，即存在过量的溶质；③理想的漏槽状态（sink condition)；④药物颗粒比骨架小得多；⑤D 保持恒定，药物与骨架材料没有相互作用。

假设方程右边除 t 外都保持恒定，则式(16-5）可简化为：

$$Q=k_{\mathrm{H}}t^{1/2} \tag{16-6}$$

式中，k_{H}为常数，即药物的释放量与 $t^{1/2}$ 成正比。

4. 利用扩散作用的缓释、控释制剂的释药特点

① 膜控型缓释、控释制剂可获得零级释药，其释药速率可通过不同性质的聚合物膜加以控制。其缺点是贮库型制剂中所含药量比常规制剂大得多，因此，任何制备过程的差错或损伤都可使药物贮库破裂而导致毒副作用。

② 骨架型结构中药物的释放特点是不呈零级释放，药物首先接触介质，溶解，然后从骨架中扩散出来，显然，骨架中药物的溶出速率必须大于药物的扩散速率。这一类制剂的优点是制备容易，可用于释放大分子量的药物。

5. 利用扩散原理的缓、控释制剂作用的方法

(1) 制成微囊　使用微囊技术制备控释或缓释制剂是较新的方法。微囊膜为半透膜，在胃肠道中，水分可渗透进入囊内，溶解药物，形成饱和溶液，然后扩散于囊外的消化液中而被机体吸收。囊膜的厚度、微孔的孔径、微孔的弯曲度等决定药物的释放速率。

(2) 包缓释、控释衣　将药物小丸或片剂用阻滞材料包衣。可以一部分小丸不包衣，另一部分小丸分别包厚度不等的衣层，包衣小丸的衣层崩解或溶解后，其释药特性与不包衣小丸相同。阻滞材料有肠溶材料和水不溶性高分子材料。

(3) 制成不溶性骨架片剂　以水不溶性材料，如无毒聚氯乙烯、聚乙烯、聚乙烯乙酸酯、聚甲基丙烯酸酯、硅橡胶等为骨架（连续相）制备的片剂。影响其释药速率的主要因素为：药物的溶解度、骨架的孔率、孔径和孔的弯曲程度。水溶性药物较适于制备这类片剂，难溶性药物释放太慢。药物释放完后，骨架随粪便排出体外。

(4) 增加黏度以减小扩散速率　增加溶液黏度以延长药物作用的方法主要用于注射液或其他液体制剂。如明胶用于肝素、维生素 B_{12}、ACTH，PVP 用于胰岛素、肾上腺素、皮质激素、垂体后叶激素、青霉素、局部麻醉剂、安眠药、水杨酸钠和抗组胺类药物，均有延长药效的作用。CMC（1%）用于盐酸普鲁卡因注射液（3%）可使作用时间延长至约 24h。

(5) 制成乳剂　对于水溶性的药物，以精制羊毛醇和植物油为油相，临用时加入注射液，猛力振摇，即成 W/O 乳剂型注射剂。在体内（肌内），水相中的药物向油相扩散，再由油相分配到体液，因此有长效作用。

(6) 制成植入剂　植入剂为固体灭菌制剂。系将水不溶性药物熔融后倒入模型中形成，一般不加赋形剂，用外科手术埋藏于皮下，药效可长达数月甚至数年。如孕激素的植入剂。

(7) 制成药树脂　阴离子交换树脂与有机羧酸盐或磺酸盐交换，或阳离子交换树脂与有机胺类药物的盐交换，即成药树脂。干燥的药树脂制成胶囊剂或片剂供口服用，在胃肠液中，药物再被交换而释放于消化液中。麻黄碱、阿托品、异丙嗪和维生素 B_1、维生素 B_2、维生素 B_6、维生素 B_{12}、维生素 C、烟酸、泛酸、叶酸等均可制成药树脂；解离型的药物适用于制备药树脂。离子交换树脂的交换容量甚少，故剂量大的药物不适于制备药树脂。药树脂外面，还可包缓释衣，最后可制成混悬型缓释制剂。

三、溶蚀与扩散、溶出结合

严格地讲，释药系统不可能只取决于扩散或溶出，只是因为其释药机制大大超过其他过程，以致可以归类于扩散控制型或溶出控制型。某些骨架型制剂，如生物溶蚀型骨架系统、亲水凝胶骨架系统，不仅药物可从骨架中扩散出来，而且骨架本身也处于溶蚀的过程。当聚合物溶解时，药物扩散的路径长度改变，这一复杂性则形成移动界面扩散系统。此类系统的优点在于材料的生物溶蚀性能不会最后形成空骨架，缺点是由于影响因素多，其释药动力学较难控制。

四、渗透压原理

利用渗透压原理制成的控释制剂，能均匀恒速地释放药物，比骨架型缓释制剂更为优越。现以口服渗透泵片剂为例说明其原理和构造：片心为水溶性药物和水溶性聚合物或其他辅料制成，外面用水不溶性的聚合物，如醋酸纤维素、乙基纤维素或乙烯-醋酸乙烯共聚物等包衣，成为半渗透膜壳，水可渗透此膜，药物则不能。一端壳顶用适当方法（如激光）开一细孔。当片剂与水接触后，水即通过半渗透膜进入片心，使药物溶解成为饱和溶液，渗透压约 4053～5066kPa（体液渗透压为 760kPa），由于渗透压的差别，药物饱和溶液由细孔持续流出，其量与渗透进的水量相等，直到片心内的药物溶解完全为止。

渗透泵型片剂片心的吸水速率决定于膜的渗透性能和片心的渗透压。从小孔中流出的溶液与通过半透膜的水量相等，片心中的药物未被完全溶解，则释药速率按恒速进行；当片心中的药物逐渐低于饱和浓度，则释药速率逐渐以抛物线式徐徐下降。若 $\mathrm{d}V/\mathrm{d}t$ 为水渗透进入膜内的流速，K、A 和 L 分别为膜的渗透系数、面积和厚度，$\Delta\pi$ 为渗透压差，Δp 为流体静压差，则：

$$\frac{\mathrm{d}V}{\mathrm{d}t}=\frac{KA}{L}(\Delta\pi-\Delta p) \tag{16-7}$$

若式(16-7) 右端保持不变，$K'=\frac{KA}{L}(\Delta\pi-\Delta p)$，则：

$$\frac{dV}{dt}=K' \tag{16-8}$$

故药物以零级速率释放。

胃肠液中的离子不会渗透进入半透膜，故渗透泵型片剂的释药速率与 pH 无关，在胃中与在肠中的释药速率相等。

此类系统的优点在于其可传递体积较大，理论上，药物的释放与药物的性质无关；缺点是造价贵，另外对溶液状态不稳定的药物不适用。一般有两种不同类型：第一种（A 类）片心含有固体药物与电解质，遇水即溶解，电解质可形成高渗透压差；第二种（B 类）系统中，药物存在于不含药渗透心的弹性囊内，此囊膜外周围为电解质。两种类型系统的释药孔都可为单孔或多孔。

影响渗透泵片释药的关键因素有三个：①通过半透膜包衣的渗透压差；②包衣膜对水的渗透性；③释药孔的大小。因此半渗透膜的厚度、孔径和孔率、片心的处方组成以及释药小孔的直径，是制备渗透泵片剂的成败关键。释药小孔的直径太小，则释药速率减少；太大，则释药太快。

五、离子交换作用

由水不溶性交联聚合物组成的树脂，其聚合物链的重复单元上含有成盐基团，药物可结合于树脂上。当带有适当电荷的离子与离子交换基团接触时，通过交换将药物游离释放出来。

$$树脂^{+}\text{-}药物^{-} + X^{-} \rightarrow 树脂^{+}\text{-}X^{-} + 药物^{-} \tag{16-9}$$

$$树脂^{-}\text{-}药物^{+} + Y^{+} \rightarrow 树脂^{-}\text{-}Y^{+} + 药物^{+} \tag{16-10}$$

X^- 和 Y^+ 为消化道中的离子，交换后，游离的药物从树脂中扩散出来。药物从树脂中的扩散速率受扩散面积、扩散路径长度和树脂的刚性（为树脂制备过程中交联剂用量的函数）的控制。阳离子交换树脂与有机胺类药物的盐交换，或阴离子交换树脂与有机羧酸盐或磺酸盐交换，即成药树脂。干燥的药树脂制成胶囊剂或片剂供口服用，在胃肠液中，药物再被交换而释放于消化液中。只有解离型的药物才适用于制成药树脂。离子交换树脂的交换容量甚少，故剂量大的药物不适于制备药树脂。药树脂外面，还可包衣，最后可制成混悬型缓释制剂。

通过离子交换作用释放药物也可以不采用离子交换树脂，如阿霉素羧甲基葡聚糖微球，以 $RCOO^-NH_3^+R'$表示，在水中不释放，置于 NaCl 溶液中，则释放出阿霉素阳离子 $R'NH_3^+$，并逐步达到平衡。

$$RCOO^-NH_3^+R' + Na^+Cl^- \longrightarrow R'NH_3^+\, Cl^- + RCOO^-Na^+ \tag{16-11}$$

由于阿霉素羧甲基葡聚糖微球在体内与体液中的阳离子进行交换，阿霉素逐渐释放，发挥作用。

第三节 缓释、控释制剂的设计

一、影响口服缓释、控释制剂设计的因素

1. 理化因素

（1）剂量大小　对口服给药系统的剂量大小有一个上限，一般认为 0.5～1.0g 的单剂量

是常规制剂的最大剂量，此对缓释制剂同样适用。随着制剂技术的发展和异形片的出现，目前上市的口服片剂中已有很多超过此限，有时可采用一次服用多片的方法降低每片含药量。

(2) pK_a、解离度和水溶性　由于大多数药物是弱酸或弱碱，而非解离型的药物容易通过脂质生物膜，因此了解药物的 pK_a 和吸收环境之间的关系很重要。口服制剂是在消化道 pH 改变的环境中释放药物，胃中呈酸性，小肠则趋向于中性，结肠呈微碱性，所以，必须了解 pH 对释放过程的影响。对溶出型或扩散型缓、控释制剂，大部分药物以固体形式到达小肠。吸收最多的部位可能是溶解度小的小肠区域。

对于溶解度很小的药物（<0.01mg/mL）本身具有内在的缓释作用。吸收受溶出速率限制的药物有地高辛、水杨酰胺等。

(3) 稳定性　口服给药的药物要同时经受酸和碱的水解和酶降解作用。对固体状态药物，其降解速率较慢。因此，对于存在这一类稳定性问题的药物选用固体制剂为好。在胃中不稳定的药物，如丙胺太林和普鲁苯辛，将制剂的释药推迟至到达小肠后进行比较有利。对在小肠中不稳定的药物，服用缓释制剂后，其生物利用度可能降低，这是因为较多的药物在小肠段释放，使降解药量增加所致。

(4) 分配系数　当药物口服进入胃肠道后，必须穿过各种生物膜才有可能在机体的其他部位产生治疗作用。由于这些膜为脂质膜，药物的分配系数对其能否有效地透过膜起决定性的作用。分配系数过高的药物，其脂溶性太大，药物能与脂质膜产生强结合力而不能进入血液循环中；分配系数过小的药物，透过膜较困难，从而造成其生物利用度较差。

2. 生物因素

(1) 生物半衰期　对半衰期短的药物制成缓释制剂后可以减少用药频率，但对半衰期很短的药物，要维持缓释作用，单位药量必须很大，必然使剂型本身增大。一般半衰期小于 1h 的药物，如呋塞米等不适宜制成缓释制剂。半衰期长的药物（$t_{1/2}>24$h），如华法林，不采用缓释制剂，因为其本身已有药效较持久的作用。此外，大多数药物在胃肠道的运行时间是 8～12h，因此药物吸收时间超过 8～12h 很难，如果在结肠有吸收，可使药物释放时间增至 24h。

(2) 吸收　药物的吸收特性对缓释制剂设计影响很大，而缓释制剂释药速率必须比吸收速率慢。假定大多数药物和制剂在胃肠道吸收部位的运行时间为 8～12h，则吸收的最大半衰期应近似于 3～4h；否则，药物还没有释放完，制剂已离开吸收部位。对于缓释制剂，本身吸收速率常数低的药物，不太适宜制成缓释制剂。

如果药物是通过主动转运吸收，或者吸收局限于小肠的某一特定部位，制成缓释制剂则不利于药物的吸收。例如硫酸亚铁的吸收在十二指肠和空肠上端进行，因此药物应在通过这一区域前释放，否则不利于吸收。对这类药物制剂的设计方法是设法延长其停留在胃中的时间，这样，药物可以在胃中缓慢释放，然后到达吸收部位。这类制剂有低密度的小丸、胶囊或片剂，即胃内漂浮制剂，它们可漂浮在胃液上面，延迟其从胃中排出。另一类是生物黏附制剂，其原理是利用黏附性聚合物材料对胃表面的黏蛋白有亲和性，从而增加其在胃中的滞留时间。当药物在小肠的吸收范围广泛时不适宜采用此种制剂。

对于吸收差的药物，除了延长其在胃肠道的滞留时间，还可以用吸收促进剂，它能改变膜的性能而促进吸收。但是，通常生物膜都具有保护作用，当膜的性能改变时，可能出现毒性问题。这方面问题尚待研究。

(3) 代谢　在吸收前有代谢作用的药物制成缓释剂型，生物利用度都会降低。大多数肠壁酶系统对药物的代谢作用具有饱和性，当药物缓慢地释放到这些部位，由于酶代谢过程没有达到饱和，使较多量的药物转换成代谢物。例如，阿普洛尔采用缓释制剂服用时，药物在肠壁代谢的程度增加。多巴-脱羧酶在肠壁浓度高，可对左旋多巴产生类似的结果。如果左旋多巴与能够抑制多巴脱羧酶的化合物一起制成缓释制剂，既能使吸收增加，又能延长其治疗作用。

二、缓释、控释制剂的设计

1. 药物的选择

缓释、控释制剂一般适用于半衰期短的药物（$t_{1/2}$为 2～8h），如 5-单硝酸异山梨醇（$t_{1/2}$为 5h）、茶碱（$t_{1/2}$为 3～8h）、伪麻黄碱（$t_{1/2}$为 6.9h）、普萘洛尔（$t_{1/2}$为 3.1～4.5h）、吗啡（$t_{1/2}$为 2.28h）。

对于半衰期小于 1h 或大于 12h 的药物，一般不宜制成缓释、控释制剂。个别情况例外，如硝酸甘油半衰期很短，也可制成每片 2.6mg 的缓释片，而地西泮半衰期长达 32h，《美国药典》也收载有其缓释制剂产品。对于剂量很大、药效很剧烈以及溶解吸收很差的药物，剂量需要精密调节的药物，一般也不宜制成缓释或控释制剂。抗生素类药物，由于其抗菌效果依赖于峰浓度，故一般不宜制成普通缓释、控释制剂。

2. 设计要求

（1）生物利用度（bioavailability） 缓释、控释制剂的相对生物利用度一般应在普通制剂 80％～120％的范围内。若药物吸收部位主要在胃与小肠，宜设计每 12h 服一次；若药物在结肠也有一定的吸收，则可考虑每 24h 服一次。为了保证缓释、控释制剂的生物利用度，除了根据药物在胃肠道中的吸收速率、控制适宜的制剂释放速率外，主要在处方设计时选用合适的材料以达到较好的生物利用度。

（2）峰浓度与谷浓度之比 缓释、控释制剂稳态时峰浓度与谷浓度之比应小于普通制剂，也可用波动百分数表示。一般半衰期短、治疗指数窄的药物，可设计每 12h 服一次，而半衰期长的或治疗指数宽的药物则可 24h 服一次。若设计零级释放剂型，如渗透泵，其峰谷浓度比显著低于普通制剂，此类制剂血药浓度平稳。

（3）缓释、控释制剂的剂量计算 缓释、控释制剂的剂量，一般根据普通制剂的用法和剂量。如某药普通制剂，每日三次，每次 10mg，若改为缓释、控释制剂，可以每日 1 次，每次 30mg，这是根据经验设计。也可采用药物动力学方法进行计算，但涉及因素很多，如人种等因素，计算结果仅供参考。

（4）缓释、控释制剂的辅料 辅料是调节药物释放速率的重要物质，其多为高分子聚合物。辅料的适当使用，能使缓释和控释制剂中药物的释放速率和释放量达到设计要求，确保药物以一定速度输送到病患部位并在组织中或体液中维持一定浓度，获得预期疗效，减小药物的毒副作用。缓释或控释，就材料而言，有许多相同之处，但它们与药物的结合或混合的方式或制备工艺不同，可表现出不同的释药特性。应根据不同给药途径，不同释药要求，选择适宜的阻滞材料和适宜的处方与工艺。缓、控释制剂中多以高分子化合物作为阻滞剂（retardants）控制药物的释放速率。其阻滞方式有骨架型、包衣膜型和增黏作用等。

① 骨架型阻滞材料。包括：溶蚀性骨架材料，常用的有动物脂肪、蜂蜡、巴西棕榈蜡、氢化植物油、硬脂醇、单硬脂酸甘油酯等，可延滞水溶性药物的溶解、释放过程；亲水性凝胶骨架材料，有甲基纤维素（MC）、羧甲基纤维素钠（CMC-Na）、羟丙基甲基纤维素（HPMC）、聚维酮（PVP）、卡波普、海藻酸盐、脱乙酰壳多糖（壳聚糖）等；不溶性骨架材料，有乙基纤维素（EC）、聚甲基丙烯酸酯（Eu RS，Eu RL）、无毒聚氯乙烯、聚乙烯、

乙烯-醋酸乙烯共聚物、硅橡胶等。

② 包衣膜阻滞材料。包括：不溶性高分子材料，如用作不溶性骨架材料的EC等；肠溶性高分子，如醋酸纤维素酞酸酯（CAP）、丙烯酸树脂L与S型、羟丙基甲基纤维素酞酸酯（HPMCP）和醋酸羟丙基甲基纤维素琥珀酸酯（HPMCAS）等。

③ 增稠剂。增稠剂是一类水溶性高分子材料，溶于水后，其溶液黏度随浓度增大而增大，根据药物被动扩散吸收规律，增加黏度可以减慢扩散速率，延缓其吸收，主要用于液体制剂。常用的有明胶、PVP、CMC、PVA、右旋糖酐等。

④ 增塑剂。如聚乙二醇、蓖麻油、吐温80、邻苯二甲酸二乙酯、丙二醇和柠檬酸三乙酯等。

⑤ 致孔剂。常用的致孔剂为水溶性高分子聚合物，有聚维酮（PVP）、聚乙烯醇（PVA）、羟丙基甲基纤维素（HPMC）、羧甲基纤维素钠（CMC-Na）、甲基纤维素（MC）和表面活性剂，如十二烷基硫酸钠（SLS）和泊洛沙姆（Poloxamer）等。

三、缓释、控释制剂的处方和制备工艺

1. 骨架型缓释、控释制剂

（1）骨架片

按骨架材料的性质主要有四类：亲水性凝胶骨架片、不溶性骨架片、生物溶蚀性骨架片、离子交换树脂骨架制剂。下面介绍前三种。

① 亲水性凝胶骨架片。骨架材料分为四类：天然凝胶如海藻酸钠、西黄蓍胶、明胶及瓜耳豆胶等；纤维素衍生物，如羟丙基甲基纤维素（HPMC）、羟丙基纤维素（HPC）、羟乙基纤维素（HEC）、羧甲基纤维素钠（CMC-Na）等；乙烯聚合物和丙烯酸树脂，如聚乙烯醇和卡波沫（Carbomer）等。非纤维素多糖如壳多糖、半乳糖、甘露聚糖和脱乙酰壳多糖。

这类骨架片主要骨架材料为羟丙基甲基纤维素（HPMC），其规格应在4000cP以上，常用的HPMC为K4M（4000cP）和K15M（15000cP）。HPMC遇水后形成凝胶，水溶性药物的释放速率取决于药物通过凝胶层的扩散速率，而水中溶解度小的药物，释放速率由凝胶层的逐步溶蚀速率所决定，不管哪种释放机制，凝胶骨架最后完全溶解，药物全部释放，故生物利用度高。在处方中药物含量低时，可以通过调节HPMC在处方中的比例及HPMC的规格来调节释放速率，处方中药物含量高时，药物释放速率主要由凝胶层溶蚀所决定。

制备工艺主要有直接压片或湿法制粒压片。处方举例如下。

例　醋氯芬酸缓释片

【处方】	醋氯芬酸	200mg	Carbopol 934p	14.3mg
	HPMC K4M	51.4mg	PVP K30	8.6mg
	HPMC E4M	8.6mg	硬脂酸镁	2.9mg

【制法】将醋氯芬酸过120目不锈钢筛，HPMC K4M、HPMC E4M、Carbopol 934p过100目筛，然后以等量递加的原则充分混匀，加入PVP K30 95%乙醇溶液适量制成软材，过20目筛制成湿颗粒，于50℃烘干，干颗粒于24目筛整粒，然后加入硬脂酸镁混匀，压片，得醋氯芬酸缓释片。

② 不溶性骨架片。不溶性骨架片的材料有聚乙烯、聚氯乙烯、甲基丙烯酸-丙烯酸甲酯共聚物（methyl acrylate-methacrylate copolymer）、乙基纤维素等。此类骨架片药物释放后

整体从粪便排出。制备方法可以将缓释材料粉末与药物混匀直接压片。如用乙基纤维素则可用乙醇溶解，然后按湿法制粒。此类片剂有时释放不完全，大量药物包含在骨架中，大剂量的药物也不宜制成此类骨架片，现应用不多。处方举例如下。

例　阿司匹林缓释片（Sutained-release Aspirin tablets）

【处方】

缓释部分		淀粉	2.7g
阿司匹林（80 目细粉）	19g	12%淀粉浆	适量
乙基纤维素	适量	稳定剂	3g
丙烯酸树脂Ⅱ号	适量	滑石粉	6g
速释部分		共制	100 片
阿司匹林（80 目细粉）	11g		

【制法】 缓释部分　取乙基纤维素和丙烯酸树脂Ⅱ号的细粉混匀，用适当浓度的乙醇溶解后（含稳定剂），加入阿司匹林细粉，制成软材，过筛，制湿颗粒，干燥，过筛整粒。

速释部分　取阿司匹林、淀粉混匀，加入淀粉浆适量，混匀，制成软材，过筛制湿粒，干燥，过筛整粒。

压片　将缓释和速释颗粒充分混匀，称重，加适量滑石粉混匀，压片。片剂硬度控制在4～6kg。

③ 生物溶蚀性骨架片。是指药物与水不溶但可溶蚀（erodible）的蜡质、脂肪酸及其酯等物质混合制成，如巴西棕榈蜡（carnauba wax）、硬脂醇、硬脂酸、氢化蓖麻油、聚乙二醇单硬脂酸酯、甘油三酯等。这类骨架片是通过孔道扩散与蚀解控制释放。部分药物被不穿透水的蜡质包裹，可加入表面活性剂以促进其释放。通常将巴西棕榈蜡与硬脂醇或硬脂酸结合使用。熔点过低或太软的材料不易制成物理性能优良的片剂。

此类骨架片的制备工艺有三种：溶剂蒸发技术，将药物与辅料的溶液或分散体加入熔融的蜡质相中，然后将溶剂蒸发除去，干燥、混合制成团块再颗粒化；熔融技术，即将药物与辅料直接加入熔融的蜡质中，温度控制在略高于蜡质熔点，熔融的物料铺开冷凝、固化、粉碎，或者倒入一旋转的盘中使成薄片，再磨碎过筛形成颗粒，如加入 PVP 或聚乙烯月桂醇醚，可呈表观零级释放；药物与十六醇在温度 60℃混合，团块用玉米朊醇溶液制粒，此法制得的片剂释放性能稳定。处方举例如下。

例　硝酸甘油缓释片

【处方】

硝酸甘油	0.26g	微粉硅胶	0.54g
硬脂酸	6.0g	乳糖	4.98g
十六醇	6.6g	滑石粉	2.49g
聚维酮（PVP）	3.1g	硬脂酸镁	0.15g
微晶纤维素	5.88g	共制	100 片

【制法】 将 PVP 溶于硝酸甘油 10%乙醇溶液中，加微粉硅胶混匀，加硬脂酸与十六醇，水浴加热到 60℃，使熔，将微晶纤维素、乳糖、滑石粉的均匀混合物加入上述熔化的系统中，搅拌 1h；将上述黏稠的混合物摊于盘中，室温放置 20min，待成团块时，用 16 目筛制粒，30℃干燥，整粒，加入硬脂酸镁，压片，本品 12h 释放 76%，开始 1h 释放 23%，以后释放接近零级。

(2) 缓释、控释颗粒（微囊）压制片　缓释颗粒压制片在胃中崩解后类似于胶囊剂，并具有缓释胶囊的优点，具体有以下三种方法：①将三种不同释放速率的颗粒混合压片，如一种是以明胶为黏合剂制备的颗粒，另一种是用醋酸乙烯为黏合剂制备的颗粒，第三种是用虫胶为黏合剂制备的颗粒，药物释放受颗粒在肠液中的蚀解作用所控制，明胶制的颗粒蚀解最快，其次为醋酸乙烯颗粒，虫胶颗粒最慢；②微囊压制片，如将阿司匹林结晶，以阻滞剂为囊材进行微囊化，制成微囊，再压成片子，此法特别适用于处方中药物含量高的情况；③将药物制成小丸，然后再压成片子，最后包薄膜衣，如先将药物与乳糖混合，用乙基纤维素水分散体包制成小丸，必要时还可用熔融的十六醇与十八醇的混合物处理，然后压片。再用HPMC与PEG400的混合物水溶液包制薄膜衣，也可在包衣料中加入二氧化钛，使片子更加美观。

(3) 胃内滞留片　胃内滞留片系指一类能滞留于胃液中，延长药物在消化道内的释放时间，改善药物吸收，有利于提高药物生物利用度的片剂。它一般可在胃内滞留达5～6h。此类片剂由药物和一种或多种亲水胶体及其他辅料制成，又称胃内漂浮片，实际上是一种不崩解的亲水性凝胶骨架片。为提高滞留能力，加入疏水性而相对密度小的酯类、脂肪醇类、脂肪酸类或蜡类，如单硬脂酸甘油酯、鲸蜡酯、硬脂醇、硬脂酸、蜂蜡等。乳糖、甘露糖等的加入可加快释药速率，聚丙烯酸酯Ⅱ、Ⅲ等加入可减缓释药，有时还加入十二烷基硫酸钠等表面活性剂增加制剂的亲水性。

片剂大小、漂浮材料、工艺过程及压缩力等对片剂的漂浮作用有影响，在研制时针对实际情况进行调整。处方举例如下。

例　呋喃唑酮胃漂浮片

【处方】				
	呋喃唑酮	100g	丙烯酸树脂	40g
	十六烷醇	70g	十二烷基硫酸钠	适量
	HPMC	43g	硬脂酸镁	适量

【制法】　将药物和辅料充分混合后用2% HPMC水溶液制软材，过18目筛制粒，于40℃干燥，整粒，加硬脂酸镁混匀后压片。每片含主药100mg。

(4) 生物黏附片　生物黏附片系采用能黏附于生物黏膜聚合物作为辅料制备的片剂，并能缓慢释放药物并由黏膜吸收以达到治疗目的。

① 基本结构。片心由生物黏附性聚合物与药物混合组成，然后由此聚合物围成外周，再加覆盖层而成。

② 特点。生物黏附片可应用于口腔、鼻腔、眼眶、阴道及胃肠道的特定区段，通过该处上皮细胞黏膜输送药物。该剂型的特点是加强药物与黏膜接触的紧密性及持续性，因而有利于药物的吸收。生物黏附片既可安全有效地用于局部治疗，也可用于全身。口腔、鼻腔等局部给药可使药物直接进入大循环而避免首过效应。

③ 生物黏附性高分子聚合物。卡波普（Carbopol)、羟丙基纤维素、羧甲基纤维素钠等。

(5) 骨架型小丸　采用骨架型料与药物混合，或再加入一些其他成型辅料，如乳糖等，调节释药速率的辅料有PEG类、表面活性剂等，经用适当方法制成光滑圆整、硬度适当、大小均一的小丸，即为骨架型小丸。骨架型小丸与骨架片所采用的材料相同，同样有三种不同类型的骨架型小丸，此处不再重复。亲水凝胶形成的骨架型小丸，常可通过包衣获得更好的缓、控释效果。骨架型小丸制备比包衣小丸简单，根据处方性质，可采用旋转滚动制丸法(泛丸法)、挤压-滚圆制丸法和离心-流化制丸法制备。

2. 膜控型缓释、控释制剂

膜控型缓释、控释制剂主要适用于水溶性药物，用适宜的包衣液，采用一定的工艺制成均一的包衣膜，达到缓释、控释目的。

包衣液由包衣材料、增塑剂和溶剂（或分散介质）组成，根据膜的性质和需要可加入致孔剂、着色剂、抗黏剂和遮光剂等。由于有机溶剂不安全、有毒、易产生污染，目前大多将水不溶性的包衣材料用水制成混悬液、乳状液或胶液，统称为水分散体，进行包衣。水分散体具有固体含量高、黏度低、成膜快、包衣时间短、易操作等特点。目前市场上有两种类型缓释包衣水分散体，一类是乙基纤维素水分散体，商品名为 Aquacoat 和 Surelease；另一类是聚丙烯酸树脂水分散体，商品名为 Eudragit L 30D-55 与 Eudragit RL 30D。

（1）微孔膜包衣片　微孔膜控释剂型通常是用胃肠道中不溶解的聚合物，如醋酸纤维素、乙基纤维素、乙烯-醋酸乙烯共聚物、聚丙烯酸树脂等作为衣膜材料，包衣液中加入少量致孔剂，如 PEG 类、PVP、PVA、十二烷基硫酸钠、糖和盐等水溶性的物质，亦有加入一些水不溶性的粉末，如滑石粉、二氧化硅等，甚至将药物加在包衣膜内既作致孔剂又是速释部分，用这样的包衣液包在普通片剂上即成微孔膜包衣片。水溶性药物的片心应具有一定硬度和较快的溶出速率，以使药物的释放速率完全由微孔包衣膜控制。当微孔膜包衣片与胃肠液接触时，膜上存在的致孔剂遇水部分溶解或脱落，在包衣膜上形成无数微孔或弯曲小道，使衣膜具有通透性。胃肠道中的液体通过这些微孔渗入膜内，溶解片心内的药物到一定程度，片心内的药物溶液便产生一定渗透压，由于膜内外渗透压的差别，药物分子便通过这些微孔向膜外扩散释放。药物向膜外扩散的结果使片内的渗透压下降，水分又得以进入膜内溶解药物，如此反复，只要膜内药物维持饱和浓度且膜内外存在漏槽状态，则可获得零级或接近零级速率的药物释放。包衣膜在胃肠道内不被破坏，最后排出体外。处方举例如下。

例　盐酸曲马多控释片

【处方】	片心：盐酸曲马多	200g	硬脂酸镁	适量
	乳糖	50g	5%乙基纤维素的乙醇溶液	适量
	包衣膜：4%醋酸纤维素	适量		
	3%氯化钾	适量		

【制法】取盐酸曲马多 200g、乳糖 50 g，混合均匀后，用 5% 乙基纤维素的乙醇溶液制软材，用 16 目筛制粒，于 60 烘干、整粒，加入硬脂酸镁混匀，压片。以 4%醋酸纤维素、3%氯化钾的包衣液包衣，使片剂增重 20%。

（2）膜控释小片　膜控释小片是将药物与辅料按常规方法制粒，压制成小片（minitablet），其直径约为 2～3mm，用缓释膜包衣后装入硬胶囊使用。每粒胶囊可装入几片至 20 片不等，同一胶囊内的小片可包上不同缓释作用的包衣或不同厚度的包衣。此类制剂无论在体内外皆可获得恒定的释药速率，是一种较理想的口服控释剂型。其生产工艺也较控释小丸剂简便，质量也易于控制。处方举例如下。

例　茶碱膜控释小片

【处方】	无水茶碱粉末	适量	硬脂酸镁	适量
	5%CMC	适量		

【制法】①制小片：无水茶碱粉末用 5%CMC 浆制成颗粒，干燥后加入 0.5%硬脂酸镁，压成直径为 3mm 的小片，每片含茶碱 15mg，片重为 25mg。

② 流化床包衣：分别用两种不同的包衣液处方。一种包衣材料为乙基纤维素，采用 PEG1540、Eudragit L 或聚山梨酯 20 为致孔剂，两者比例为 2∶1，用异丙醇和丙酮混合溶剂；另一种包衣材料为 Eudragit RL 和 Eudragit RS100。最后将 20 片包衣小片装入同一硬胶囊内即得。

（3）肠溶膜控释片　此类控释片是药物片心外包肠溶衣，再包上含药的糖衣层而得。含药糖衣层在胃液中释药，当肠溶衣片心进入肠道后，衣膜溶解，片心中的药物释出，因而延长了释药时间。

(4) 膜控释小丸　膜控释小丸由丸心与控释薄膜衣两部分组成。丸心含药物和稀释剂、黏合剂等辅料，所用辅料与片剂的辅料大致相同，包衣膜亦有亲水薄膜衣、不溶性薄膜衣、微孔膜衣和肠溶衣。处方举例如下。

例　盐酸那可丁缓释包衣小片

【处方】

盐酸那可丁	10g	硬脂酸镁	0.26g
滑石粉	2.34g	明胶溶液	适量
有机酸	67.4g		

【制法】 ①药物与有机酸混匀，用明胶液制粒，干燥后加入润滑剂，用 5mm 凹面冲头压片，片重 80mg，每片含主药 10mg。

② 片剂用流化喷雾法包衣，包衣材料为Eudragit RS：Eudragit RL＝8：2，用等量丙酮/异丙醇为溶剂，配成聚合物 7.8%的包衣液，并加入 10%苯二甲酸二丁酯为增塑剂。将 5 片包衣小片装入 2 号胶囊，即得。

3. 渗透泵片

渗透泵片是由药物、半透膜材料、渗透压活性物质和推动剂等组成。常用的半透膜材料有醋酸纤维素、乙基纤维素等。渗透压活性物质（即渗透压促进剂）起调节药室内渗透压的作用，其用量多少关系到零级释药时间的长短，常用乳糖、果糖、葡萄糖、甘露糖的不同混合物。推动剂亦称为促渗透聚合物或助渗剂，能吸水膨胀，产生推动力，将药物层的药物推出释药小孔，常用者有相对分子质量为 3 万～500 万的聚羟甲基丙烯酸烷基酯，相对分子质量为 1 万～36 万的 PVP 等。除上述组成外，渗透泵片中还可加入助悬剂、黏合剂、润滑剂、润湿剂等。

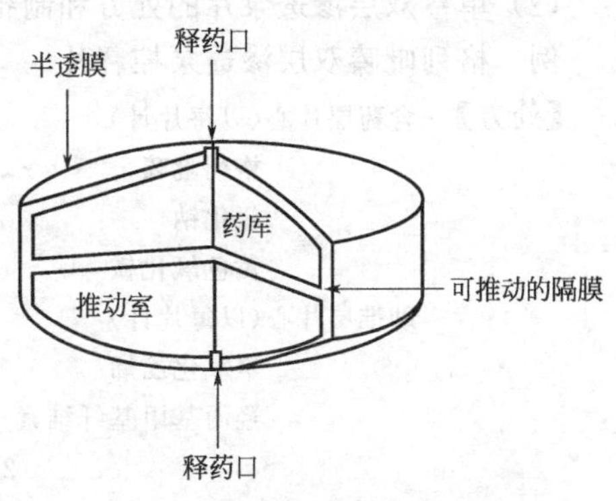

图 16-3　双室渗透泵片构造和释药示意

渗透泵片有单室和双室渗透泵片，双室渗透泵片适于制备水溶性过大或难溶于水的药物的渗透泵片。如图 16-3 所示。

(1) 单室单层渗透泵片的处方和制备工艺

例 1　硫酸沙丁胺醇渗透泵控释片

【处方】

片心（以每片计）		包衣膜（以 100mL 计）	
硫酸沙丁胺醇	9.6mg	醋酸纤维素	300mg
氯化钠	189mg	PEG1500	400mg
PVP	1.2mg	丙酮	95mL
CMC-Na	0.2mg	乙醇	5mL

【制法】 将片心各成分分别过 40 目筛后，按处方量混匀，加 75%乙醇制软材，过 20 目筛制粒，40℃干燥 12h，18 目筛整粒，加适量硬脂酸镁，混匀压片，即得片心，将片心置于包衣锅内，吹入热空气，待温度约为 50℃后，进行包衣，直至片心外包衣膜的厚度达到预定标准时为止，继续吹入热空气 0.5h，然后将包衣片在干燥箱中 40℃下干燥 48h 取上述干燥完毕的包衣片，在包衣片一侧制备一直径为 0.4mm 小孔，即得硫酸沙丁胺醇渗透泵控释片。

例 2 卡托普利渗透泵控释片

【处方】片心(以每片计)

片心		包衣膜	
卡托普利	37.5mg	醋酸纤维素	300mg
HPMC K15	10mg	PEG400	400mg
氯化钠	140mg	邻苯二甲酸二丁酯	适量
MCC	50mg	丙酮	95mL
硬脂酸镁	适量	乙醇	5mL

【制法】① 片心制备。将处方量的药物与过 60 目筛的几种辅料混合均匀，10%淀粉浆作为黏合剂制软材过 20 目筛，在 50℃下干燥 1h，用 18 目筛整粒，压片，即得。

② 包衣液制备。将适量醋酸纤维素溶于丙酮中配制一定浓度的醋酸纤维素丙酮溶液，加入一量的致孔剂和增塑剂，即得。

③ 渗透泵片制备。将片心放入包衣锅中包衣，喷雾速率 3mL/min，包衣温度 30℃，包衣锅转速 20r/min，至包衣膜增重达到要求即可；用微转头在包衣片中心处打一定大小的释药孔，即得。

(2) 单室双层渗透泵片的处方和制备工艺

例 格列吡嗪双层渗透泵控释片

【处方】

含药层片心(以每片计)		助推层片心(以每片计)	
格列吡嗪	5mg	红色氧化铁	适量
氯化钠	18mg	硬脂酸镁	5mg
黄色氧化铁	适量	**包衣膜(以 100mL 计)**	
助推层片心(以每片计)		醋酸纤维素	2.7g
聚氧化乙烯	49mg	PEG4000	0.3g
羟丙基甲基纤维素	2.5mg	丙酮	95mL
聚维酮 (K30)	10mg	水	5mL

【制法】含药层：将处方量的格列吡嗪、黄色氧化铁与过 60 目筛的低相对分子质量聚氧化乙烯采用等量递加法混合均匀后，加入 PVP 乙醇液制软材，用 20 目筛制粒，在 50℃下干燥 12h，用 18 目筛整粒，然后加入硬脂酸镁，混匀，备用。

助推层：将过 60 目筛的高相对分子质量聚氧化乙烯、羟丙基甲基纤维素、氯化钠、聚维酮 (K30) 和红色氧化铁按处方量混合均匀后，加入处方量的乙醇液制软材，用 20 目筛制粒，在 50℃下干燥 12h，用 18 目筛整粒，然后加入硬脂酸镁，混匀，备用。将含药层与助推层颗粒压制成双层片心，并用硬度计测定硬度，应达到 6kg 力以上。将醋酸纤维素、PEG4000 溶解于丙酮和水的混合溶剂中，即得包衣溶液。将片心置于包衣锅内，片床总重为 150g；在片床温度 40℃、包衣液输入速率为 8mL/min、压力为 0.6～0.8MPa 的条件下进行包衣操作，直至片心外包衣膜增重达到预定要求为止。包衣后的产品在 40℃下干燥 48h，然后用 LL-9801 型控释片剂激光打孔机在片剂的含药层（浅黄色）表面打 0.7mm 的小孔；经检验合格后包白色防潮衣膜，在 40℃下干燥 12h，即得格列吡嗪双层渗透泵控释片。

4. 植入剂

植入剂按其释药机制可分为膜控型、骨架型、渗透压驱动释放型。主要用于避孕、治疗关节炎、抗肿痛、胰岛素、麻醉药拮抗剂等。主要为用皮下植入方式给药的植入剂，药物很容易到达体循环，因而其生物利用度高；另外，给药剂量比较小、释药速率慢而均匀，成为吸收的限速过程，故血药水平比较平稳且持续时间可长达数月甚至数年；皮下组织较疏松，富含脂肪，神经分布较少，对外来异物的反应性较低，植入药物后的刺激、疼痛较小；而且一旦取出植入物，机体可以恢复，这种给药的可逆性对计划生育非常有用。其不足之处是植入时需在局部（多为前臂内侧）作一小的切口，用特殊的注射器将植入剂推入，如果用非生物降解型材料，在终了时还需手术取出。

已用于医药上的生物降解或生物溶蚀性聚合物主要有：聚乳酸、乳酸/乙醇酸共聚物(PLA/PGA，PLGA)、谷氨酸多肽、谷氨酸/亮氨酸多肽、聚己酸内酯、甲壳素、甘油酯、聚原酸酯以及乳酸与芳香羟基酸，如对羟基苯甲酸、对羟基苯乙酸、对羟基苯丙酸或苦杏仁酸的共聚物等。

第四节 脉冲给药系统

近年来，随着时辰药理学的发展表明，人体的许多生理功能和生理、生化指标如体温、心率、血压、胃酸分泌、某些激素的分泌等呈现生物节律性的变化，其中最常见的是昼夜节律的变化，许多疾病的发作也存在着明显的周期性节律变化，如哮喘病人的呼吸困难、最大气流量的降低在深夜最严重，溃疡病人胃酸分泌在夜间增多，牙痛等疼痛在夜间到凌晨时更为明显，凌晨睡醒时血压和心率急剧升高，最易出现心脏病发作和局部缺血现象。由此对我们药剂学提出新的挑战，新型给药系统——脉冲给药系统诞生了。其主要特点是根据人体的生物节律性变化特点，按照生理和治疗的需要而定时定量释药。

一、口服定时释药系统

口服定时释药系统或称择时释药系统就是根据人体上述生物节律变化特点，按照生理和治疗的需要而定时定量释药的一种新型给药系统，已成为药物新剂型研究开发的热点之一。

按照制备技术的不同，可将口服脉冲制剂分为渗透泵定时释药系统、包衣脉冲系统和柱塞型定时释药胶囊等。

二、口服定位释药系统

口服定位释药系统（oral site-specific drug delivery system）是指口服后能将药物选择性地输送到胃肠道的某一特定部位，以速释或缓释、控释释放药物的剂型。其目的是：①改善药物在胃肠道的吸收，避免其在胃肠生理环境下失活，如蛋白质、肽类药物制成结肠定位释药系统；②治疗胃肠道的局部疾病，可提高疗效，减少剂量，降低全身性副作用；③改善缓释、控释制剂因受胃肠运动影响而造成的药物吸收不完全、个体差异大等现象。根据药物在胃肠道的释药部位不同可分为胃定位释药系统，小肠定位释药系统和结肠定位释药系统。

1. 胃定位释药系统

胃定位释药系统主要是口服胃滞留给药系统（oral stomach-retained drug delivery system，OSDDS)，对于易在胃中吸收的药物或在酸性环境中溶解的药物，在小肠上部吸收率高的药物和治疗胃、十二指肠溃疡等疾病的药物适宜制成此类制剂。具体有胃内滞留片和采用生物黏附材料制成的胃黏附微球等，如阿昔洛韦胃黏附微球，处方组成为阿昔洛韦 0.5～

2.0g，卡波姆/乙基纤维素混合物（1∶9）3g，无水乙醇 50mL，司盘 80 10g，轻质液状石蜡 400mL。采用液中干燥法制得。微球直径 300～500μm，载药量 15%，经大鼠实验结果表明，微球胃内滞留率 58%，小肠上段约 4%，小肠中段约 20%，小肠下段约 18%，同时具缓释作用，使胃内有效浓度维持较长时间。

2. 口服小肠定位释药系统

为了防止药物在胃内失活或对胃的刺激性，可制成口服小肠定位释药系统。此类释药系统口服后，在胃内保持完整，进入小肠后，能按设计要求释放药物，达到速释和缓释的目的，主要是包肠溶衣的释药系统，有关肠溶衣材料见片剂一章。可根据要求，选用适宜 pH 范围溶解的聚合物。也可以采用定时释药系统，通过改变释药系统的时滞的长短控制药物释放的时间和位置。由于胃排空时间的影响，仅应用控制释药系统的时滞不一定完全达到小肠定位释药的目的，可将控制释药时间的技术和采用肠包衣技术结合，以保证药物只在小肠释放。

3. 口服结肠定位释药系统

口服结肠定位释药系统（OCDDS）是指用适当方法，使药物口服后避免在胃、十二指肠、空肠和回肠前端释放药物，运送到结肠部后释放药物而发挥局部和全身治疗作用的一种给药系统，是一种定位在结肠释药的制剂。近年来这种给药系统普遍受到关注，人们逐渐认识到结肠在药物吸收及局部治疗方面所体现的优势。与胃和小肠的生理环境比较，结肠的转运时间较长，而且酶的活性较低，因此药物的吸收增加，这种生理环境对结肠定位释药很有利，而且结肠定位释药可延迟药物吸收时间，对于受时间节律影响的疾病，如哮喘、高血压等有一定意义。

结肠定位释药系统的优点为：①提高结肠局部药物浓度，提高药效，有利于治疗结肠局部病变，如 Crohn 病、溃疡性结肠炎、结肠癌和便秘等；②结肠给药可避免首过效应；③有利于多肽、蛋白质类大分子药物的吸收，如激素类药物、疫苗、生物技术类药物等；④固体制剂在结肠中的转运时间很长，可达 20～30h，因此 OCDDS 的研究对缓、控释制剂，特别是日服一次制剂的开发具有指导意义。

根据释药原理可将 OCDDS 分为以下几种类型。

（1）时控型 OCDDS　根据制剂口服后到达结肠所需时间，用适当方法制备具有一定时滞的时间控制型制剂，即口服后 5～12h 开始释放药物，可达结肠靶向转运的目的。大多数此类 OCDDS 有药物贮库和外面包衣层或控制塞组成，此包衣或控制塞可在一定时间后溶解、溶蚀或破裂，使药物从贮库内芯中迅速释放发挥疗效。

（2）pH 敏感型 OCDDS　是利用在结肠较高 pH 环境下溶解的 pH 依赖性高分子聚合物，如聚丙烯酸树脂、醋酸纤维素酞酸酯等，使药物在结肠部位释放发挥疗效。有时可能因为结肠病变或细菌作用，其 pH 低于小肠，使药物在结肠不能充分释药，因此此类系统可和时控型系统结合，以提高结肠定位释药的效果。

（3）生物降解型 OCDDS　结肠中细菌的含量要比胃和小肠中多得多，生物降解型系统是利用结肠中细菌产生的酶对某些材料具有专一的降解性能制成，可分为材料降解型和前体药物型。降解材料目前研究较多的是合成的偶氮聚合物和天然的果胶、瓜尔胶、壳聚糖和 α-淀粉等。前体药物研究最多且已有应用于临床的主要是偶氮降解型的 5-氨基水杨酸前体药物，如奥沙拉嗪（Olsalazine）、巴柳氮（Balsalazide）等，在结肠内细菌所产生的偶氮还原酶的作用下，偶氮键断开，释放 5-氨基水杨酸发挥治疗作用。另外，还有生物黏附型 OCDDS 以及前面几种技术综合使用制备的 OCDDS 等。

第五节 缓释、控释制剂体内、体外评价

一、体外药物释放度试验

1. 试验方法及仪器装置

缓释、控释制剂的释放度根据《中国药典》2015年版通则规定，除另有规定外，缓释、控释、迟释制剂的体外药物释放度试验可采用溶出度测定仪进行。

贴剂可采用释放度测定法《中国药典》2015年版（通则0931）检查，应符合规定。

2. 温度控制、释放介质、释放度取样时间点的设计

① 缓释、控释、迟释制剂模拟体温应控制在37℃±0.5℃，但贴剂应在32℃±0.5℃模拟表皮温度。

② 常用人工胃液、人工肠液、0.1mol/L盐酸、pH3～8的磷酸盐缓冲液，以去空气的新鲜水为最佳的释放溶剂，或根据药物的溶解特性、处方要求、吸收部位，对难溶性药物不宜采用有机溶剂，可加少量表面活性剂（如十二烷基硫酸钠等）。释放介质的体积应符合漏槽条件。一般要求不少于形成药物饱和溶液量的3倍，并脱气。

③ 除迟释制剂外，体外释放速率试验应能反映出受试制剂释药速率的变化特征，且能满足统计学处理的需要，释药全过程的时间不应低于给药的时间间隔，且累积释放率要求达到90%以上。除另有规定外，通常将释药全过程的数据作累积释放百分率-时间的释药速率曲线图，制定出合理的释放度检查方法和限度。

缓释制剂从释药曲线图中至少选出3个取样时间点，第一点为开始0.5～2h的取样时间点（累积释放率约30%），用于考察药物是否有突释；第二点为中间的取样时间点（累积释放率约50%），用于确定释药特性；最后的取样时间点（累积释放率>75%），用于考察释药量是否基本完全。此3点可用于表征缓释制剂药物体外释放度。

控释制剂除以上3点外，还应增加2个取样时间点。此5点可用于表征控释制剂药物体外释放度。释放百分率的范围应小于缓释制剂。如果需要，可以再增加取样时间点。

迟释制剂根据临床要求，设计释放度取样时间点。

多于一个活性成分的产品，要求对每一个活性成分均按以上要求进行释放度测定。

3. 药物释药试验模型

缓释制剂的释药数据可用一级方程和Higuchi方程等拟合，即控释制剂的释药数据可用零级方程拟合：

$$M_t/M_\infty = kt \quad \text{（零级方程）} \tag{16-12}$$

$$\ln(1-M_t/M_\infty) = -kt \quad \text{（一级方程）} \tag{16-13}$$

$$M_t/M_\infty = kt^{1/2} \quad \text{（Higuchi 方程）} \tag{16-14}$$

式中，M_t为t时间累计释放量；M_∞为∞时间累计释放量；M_t/M_∞为t时间累计释放百分率；k为速率常数。拟合时以相关系数（r）最大而均方误差（MSE）最小的拟合结果最好。

通过实验先求出各时间的释放量及释放曲线，然后分别按上述方程进行拟合，选择最佳拟合方程。对于试验的新产品，还应观察释放的均一性，并对多批产品的释放参数进行方差分析。

二、缓释、控释制剂体内试验

1. 药物的物理化学性质

缓释、控释、迟释制剂中的药物的物理化学性质，如同质多晶、粒子大小及其分布、溶解性、溶出速率、稳定性等以及制剂可能遇到的生理环境极端条件下控制药物释放的变量，制剂中药物因受制剂处方等的影响，溶解度等物理化学特性会发生变化，应测定相关条件下的溶解特性，难溶性药物在处方中含有表面活性剂（如十二烷基硫酸钠）时，需要了解其溶解特性。

2. 药动学性质

要有普通制剂的数据作参考。推荐采用该药物的普通制剂（静脉用或口服溶液，或经批准的其他普通制剂）进行药动学对比试验，用来评价缓释、控释、迟释制剂的体内释放、吸收情况。当设计口服缓释、控释、迟释制剂时，测定药物在胃肠道各段（尤其是当在结肠定位释药时的结肠段）的吸收是很有用的。食物的影响也应进行研究。

3. 药效学性质

应反映出足够广泛的剂量范围内药物浓度与临床响应值（治疗效果或副作用）之间的关系，还应对血药浓度与临床响应值之间的平衡时间特性进行研究。如果在药物或药物的代谢物与临床响应值之间的已经有很确定的关系，缓释、控释、迟释制剂的临床表现可以由血药浓度-时间关系的数据表示，如果无法得到这些数据，应进行临床试验、药动学和药效学试验。

4. 生物利用度与生物等效性试验

生物利用度（bioavailability）是指剂型中的药物吸收进入人体血液循环的速度和程度。生物等效性是指一种药物的不同制剂在相同实验条件下，给以相同的剂量，其吸收速率和程度没有明显差异。《中国药典》规定缓释、控释制剂的生物利用度与生物等效性试验应在单次给药与多次给药两种条件下进行。

单次给药（双周期交叉）试验目的在于比较受试者于空腹状态下服用缓释、控释受试制剂与参比制剂的吸收速率和吸收程度的生物等效性，并确认受试制剂的缓释、控释药物动力学特征。多次给药是比较受试制剂与参比制剂多次连续用药达稳态时，药物的吸收程度、稳态血浓和波动情况。

（1）试验条件　应在单次给药与多次给药两种条件下进行。

① 单次给药双周期交叉试验。目的是比较受试制剂与参比制剂的吸收速率与程度，确认两者的生物等效性，并具有缓释、控释特征。

② 多次给药双周期交叉试验。目的是研究受试缓释、控释制剂与参比制剂多次给药达稳态的速率与程度及稳态血药浓度的波动情况。

（2）有关缓释、控释制剂的要点　普通制剂按临床用药给药，如 2 次/d，不能给药 1 次/d再乘 2 计算。其 AUC 是 2 次给药的总和。普通制剂和缓释制剂的受试者每天的总剂量应相等。

（3）结果评价

① 缓释制剂最大浓度 C_{max} 有所降低，最长时间 t_{max} 有所延长，表明缓释或控释的特征。

② 计算多剂量稳态时的生物利用度 F。

③ 当参比制剂为缓释制剂，受试制剂 DF/τ 值不大于参比制剂 DF/τ 值的 143%；当参比制剂为普通制剂，受试制剂 DF/τ 值应显著小于普通制剂 DF/τ 值，DF 为波动度，τ 为给药间隔时间。

如萘普生缓释片以普通片为参比制剂

C_{max}	52.6±19.1	64.2±9.8
T_{max}	6.0±4.6	2.2±1.2
F	0.96±0.16	
DF/τ 值	0.56/24=0.023≤0.78/12=0.065	

三、体内-体外相关性

1. 体内-体外相关性的意义

体内-体外相关性指的是由制剂产生的生物学性质或由生物学性质衍生的参数（如 t_{max}、C_{max}或 AUC），与同一制剂的物理化学性质（如体外释放行为）之间，建立了合理的定量关系。

缓释、控释、迟释制剂要求进行体内外相关性试验，它应反映整个体外释放曲线与血药浓度-时间曲线之间的关系。只有当体内外具有相关性，才能通过体外释放曲线预测体内情况。

2. 体内-体外相关性的原理

体内外相关性可归纳为 3 种：①体外释放与体内吸收两条曲线上对应的各个时间点应分别相关，这种相关简称点对点相关；②应用统计矩分析原理建立体外释放的平均时间与体内平均滞留时间之间的相关，由于能产生相似的平均滞留时间可有很多不同的体内曲线，因此体内平均滞留时间不能代表体内完整的血药浓度-时间曲线；③将一个释放时间点（t_{50}、t_{90}等）与一个药代动力学参数（如 AUC、C_{max}或 t_{max}）之间单点相关，它只说明部分相关。

3. 决定体内-体外相关性的方法

《中国药典》2015 年版的指导原则中缓释缓释、控释、迟释制剂体内外相关性，系指体内吸收相的吸收曲线与体外释放曲线之间对应的各个时间点回归，得到直线回归的相关系数符合要求，即可认为具有相关性。

（1）体内-体外相关性的建立

① 体外释放曲线（体外累积释放百分率与时间的关系）。如果缓释、控释制剂的释放行为随外界条件变化而变化，就应该制备两种供试品（一种比原制剂释放更慢；另一种更快），研究影响其释放快慢的外界条件，并按体外释放度试验的最佳条件，得到体外累积释放率-时间的释放曲线。

② 体内吸收曲线（体内吸收百分率与时间的关系）。单室模型药物体内吸收率用 Wagner-Nelson 方程计算，双室模型药物可用 Loo-Rigelman 方程计算各时间点的吸收率。

（2）体内-体外相关性检验　当体外药物释放为体内药物吸收的限速因素时，可利用线性最小二乘法回归原理，将同批试样体外释放曲线和体内吸收曲线上对应的各个时间点的释放率和吸收率回归，得直线回归方程。

如果直线的相关系数大于临界相关系数（$P<0.001$），可确定体内外相关。

当血药浓度（或主药代谢物浓度）与临床治疗浓度（或有害浓度）之间的线性关系明确或可预计时，可用血药浓度测定法，否则可用药理效应法评价缓释、控释制剂的安全性与有效性。

思　考　题

1. 缓释、控释制剂延缓或控制药物释放的原理与方法有哪些？哪些药物不适宜制成缓释或控释制剂？试举例说明。影响口服缓、控释制剂设计的因素有哪些？

2. 控释制剂通常由哪几部分组成？试述渗透泵型控释片剂的控释原理。

第十七章 生物技术药物制剂

第一节 概述

一、生物技术药物

自20世纪80年代以来，随着现代生物技术的飞速发展如分子克隆、基因重组以及生物工程和细胞大规模培养等关键技术的突破，已有越来越多的生物技术药物（biotechnology drugs）进入临床应用。生物技术药物与小分子化学药物相对应，亦称作生物大分子药物（biopharmaceutic）或生物药物（biologics）。最早期的生物技术药物，也被称为生物工程药物主要是指应用基因变异或DNA重组等技术，借助某些生物体（包括微生物、植物细胞、动物细胞）表达生产的药物，主要为蛋白质或多肽类分子。但随着研究的不断深入，生物技术药物的结构和应用范围不断拓展，基于寡核苷酸、重组病毒、细胞等的药品也都陆续上市，市场前景广阔。所以生物技术药物的研究已逐渐成为创新药物研究的主流。

二、生物技术药物制剂的特点

生物技术药物其物理化学性质的最大特点是分子量大。其中分子量较小的多肽类药物，其分子量也接近或超过1000Da，而分子量较大的抗体药物，分子量可达150kD，更大的还有重组病毒、细胞等。巨大分子量的一个最直接的后果就是大多数生物技术药物都不能自由透过体内的各种生物屏障系统，因而生物技术药物本身通过口服、透皮或黏膜吸收的生物利用度很低，几乎都必须采用注射给药方式，大大限制了药物的应用和病人的顺应性。多年来有很多研究者试图突破这一难题。

生物技术药物难以自由透过体内屏障的问题，不仅表现在难以口服和黏膜给药，还表现在受细胞膜及血脑屏障的限制，难以作用于各类细胞内药物靶点以及脑组织和中枢神经系统等。因此，已上市的生物技术药物的作用靶点几乎全部在血液循环、细胞间质或细胞膜外。这一限制必然会影响到生物技术药物的开发和应用范围，目前很多研究者在探索能够帮助药物透过细胞膜、透过血脑屏障的输送载体等。特别是对于寡核苷酸类药物和基因治疗类药物，由于其作用机制所涉及的靶点绝大多数在细胞质或细胞核中，所以研制有效的跨越生物屏障的输送系统是这一系列药物研发的关键。

生物技术药物的另一个特点是生物技术药物大多与体内的内源性生物分子的结构与性质相似，具有较好的生物相容性和生物可降解性。但由于生物分子的结构和功能对温度、pH、离子强度及酶等条件极为敏感，很容易被降解或失活，所以如何使生物技术药物在制备、包装、贮存、运输、给药过程中以及进入体内后在各种环境中保持稳定，这是药剂工作者需要进行的挑战性研究。此外，与小分子药物相比，生物技术药物的结构非常复杂，分析方法也有其独特的要求，这更为药剂学研究增加了很大难度。

第二节 蛋白质和多肽类药物制剂

一、蛋白质和多肽类药物的结构和理化性质

蛋白质和多肽类具有相同的化学组成，是由多种氨基酸按一定顺序通过酰胺键相连形成的肽链。蛋白质和多肽的区别是：①分子量小于 5kD 的肽链一般称为多肽，分子量大于 5kD 的称为蛋白质；②蛋白质药物的三维结构比较固定和明确，而且结构变化对其活性的影响非常大，而多肽类药物在水溶液中有较灵活的构象。

在蛋白质主链上一个氨基酸的羧基和另一个氨基酸的氨基缩合失去 1 分子水而生成酰胺键，又称肽键。C—N 键具有部分双键的特征，即不能自由旋转，使肽键处在一个刚性的平面上，此平面被称为肽键平面（酰胺平面）。两个肽键平面之间的 α-碳原子，可以作为一个旋转点形成二面角。二面角的存在，使肽链在三维空间排布，这是蛋白质三维结构的基础。而不同氨基酸的结构和性质，则决定了蛋白质中各个原子在空间的排布。

目前蛋白质结构中主要含 20 种氨基酸，其中有：①疏水性氨基酸，如亮氨酸、异亮氨酸、苯丙氨酸和缬氨酸；②疏水性相对较弱的酪氨酸、丙氨酸、色氨酸和甲硫氨酸；③带正电的赖氨酸和精氨酸及有时带正电的组氨酸；④带负电的谷氨酸和天冬氨酸；⑤不带电但极性较强的丝氨酸和苏氨酸、谷氨酰胺和天冬酰胺；⑥还有一些氨基酸具有较为特殊的性质，如两个半胱氨酸之间能够通过侧链上的巯基共价连接而形成二硫键，脯氨酸为环状且构象比较固定，甘氨酸为最小氨基酸且构象最具可变性。蛋白质分子的主链以及各个氨基酸侧链间的相互作用，除了二硫键为共价键外，其余都是非共价作用，包括氢键、静电作用、疏水作用等，都是弱相互作用。蛋白质的三维结构是这些作用力协同作用的结果。

蛋白质分子中各个氨基酸及其侧链原子的三维结构，可以用一级、二级、三级、四级结构来表达。其中一级结构为初级结构，即指肽链中的氨基酸排列顺序，包括起始和二硫键位置；二级结构是指蛋白质分子中多肽链之间通过氢键作用形成的折叠结构单元，其中最常见的有 α-螺旋结构与 β-折叠结构等。三级结构是多个二级结构单元在整个三维空间的组合和排布，包括所有氨基酸侧链间的相互作用及空间位置等。而四级结构则是指多个蛋白亚单位在空间上通过非共价作用形成的组合结构（图 17-1）。

二、多肽和蛋白质类药物的稳定性

与小分子药物一样，蛋白质类药物的活性与其结构密切相关。但不同的是，小分子药物药效的稳定性几乎完全取决于其化学稳定性，而蛋白质类药物，其生物活性的保持不仅取决于其氨基酸组成（一级结构）的化学稳定性，还取决于其高级结构的稳定性。一般将前者称为蛋白质的化学稳定性，后者称为蛋白质的物理稳定性。

1. 化学稳定性

蛋白质的化学稳定性是指其通过共价键连接的氨基酸序列的稳定性，也包括其中各个氨基酸侧链的共价结构的稳定性。影响蛋白质化学稳定性的主要反应是水解和氧化反应，此外还有消旋化、二硫键的断裂与交换、去酰胺反应等。应该说，蛋白质在折叠状态下发生的降解反应，与去折叠后以肽链形式存在的情况下发生的反应及其动力学都是不一致的，如研究

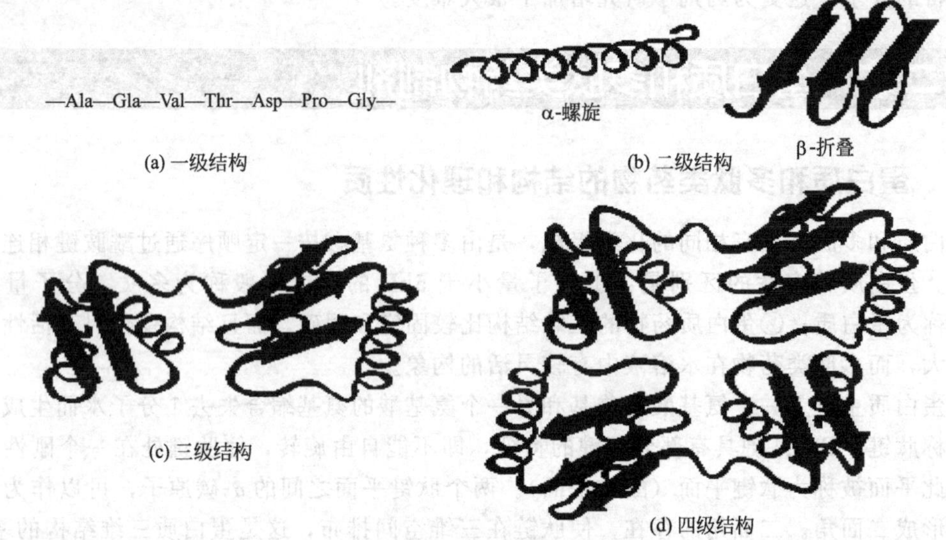

图 17-1　蛋白质结构示意图

表明白细胞介素-1β（interleukin-1β）在溶液中高于和低于 39℃时存在不同的失活机制，所以在蛋白质类药物稳定性的加速实验中应慎重选择其最高温度。

一些特定的氨基酸序列特别容易降解，说明化学降解反应与具体序列的结构和微环境密切相关。

其中在较中性的常规制剂 pH 范围内（pH 4.5～7.5），常见的反应如下。

（1）脱酰胺化（deamidation）　参与脱酰胺反应的主要是多肽或蛋白质序列中谷氨酰胺或天冬酰胺侧链上的酰氨基，如图 17-2 所示，天冬酰胺侧链攻击肽链，形成一个对称的丁二酰亚胺中间结构，并进一步水解为天冬氨酸或者异天冬氨酸，实现脱酰胺化。这一反应特别是在天冬酰胺后一个氨基酸是甘氨酸时最为容易发生。类似的反应还有当天冬氨酸与甘氨酸直接相连时，也容易形成丁二酰亚胺的环状结构，并进一步水解为异天冬氨酸、甘氨酸。

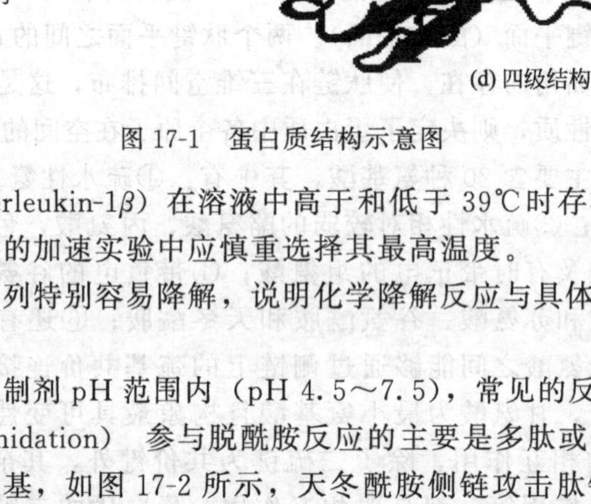

天冬酰胺

天冬氨酸

丁二酰亚胺中间体

异天冬氨酸

图 17-2　脱酰胺反应

（2）氧化（oxidation）　多肽和蛋白质序列中可能参与氧化反应的氨基酸包括甲硫氨酸、半胱氨酸、组氨酸、色氨酸和酪氨酸等。不同氨基酸的氧化速率也与溶液的 pH 值有关，在常规接近中性的 pH 区间内，最常见的是甲硫氨酸的氧化反应，如图 17-3 所示。引发氧化

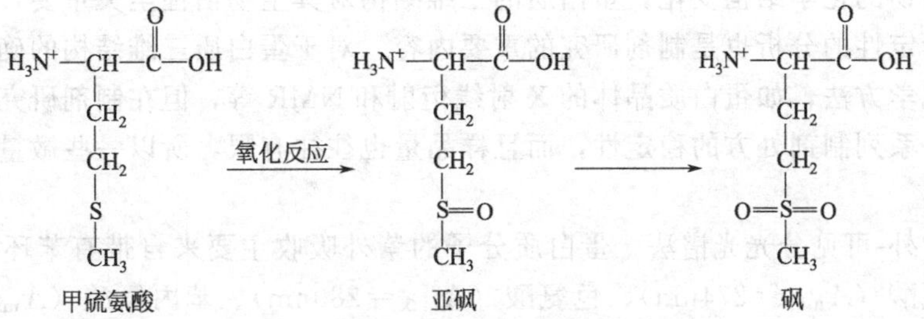

$$H_3N^+{-}CH(CH_2CH_2SCH_3){-}COOH \xrightarrow{\text{氧化反应}} H_3N^+{-}CH(CH_2CH_2S(=O)CH_3){-}COOH \longrightarrow H_3N^+{-}CH(CH_2CH_2S(=O)_2CH_3){-}COOH$$

甲硫氨酸　　　　亚砜　　　　砜

图 17-3 甲硫氨酸的氧化反应

反应的因素很多，包括金属离子、自由基、光照等。

(3) 二硫键断裂及重排　二硫键（—S—S—）是由同一肽链（肽链内）或不同肽链（肽链间）上的两个半胱氨酸侧链上的巯基（—SH）脱氢相连形成，对稳定蛋白质的构象起重要作用。虽然在常规中性 pH 溶液中，二硫键还是相对稳定的，但是在特定工艺以及贮存条件下，二硫键的断裂以及重新排列组合对蛋白质结构有很大的影响，所以也必须重点关注。

(4) 其他　在酸性、碱性或者强氧化等条件下，多肽和蛋白质序列的降解反应还包括外消旋、β-消除反应、水解、肽链断裂等，但由于在常规的制剂和贮存条件下不常见，这里就不详细介绍了。

2. 物理稳定性

蛋白质类药物的物理稳定性是指在蛋白质氨基酸序列结构保持稳定的前提下，蛋白质三维结构的稳定性。如前所述，由于蛋白质的三维结构是由一系列非共价键的协同作用所维持的，只要其中的一部分受到了扰动，都可能导致整个协同作用力的破坏，从而造成蛋白结构的破坏和活性的丧失。

蛋白质失去其原始结构和生物活性的现象称为变性（denature），据估算，蛋白质变性所需要的吉布斯自由能大概只要 5～20kcal/mol，即只要蛋白质结构中有几个氢键或者离子对的相互作用受到了破坏，就可能诱导蛋白质变性，造成蛋白质聚集、沉淀、表面吸附或解折叠等。

蛋白质聚集是指多个蛋白质分子在溶液中的聚集，形成二聚体、三聚体、多聚体等，分子间相互作用而产生的蛋白质表面折叠结构的变化。

表面吸附是指蛋白质分子吸附到管道、容器以及瓶塞等表面或者聚集在各种界面而造成的亲水疏水基团的再分布。

解折叠是指由于各种环境因素的变化而造成的蛋白质原始折叠结构的解离。

影响蛋白质物理稳定性的因素有很多，包括温度、pH 值、蛋白质浓度、离子环境、表面作用、机械作用力等，这些因素在蛋白质类药物的制剂研究中都需要重点关注。

3. 蛋白质类药物稳定性的分析方法

在药剂学研究中，必须建立针对多肽和蛋白质类药物化学结构、含量以及三维结构和活性的一系列分析方法，才能优化处方筛选，并全面评价制剂的稳定性和可控性。

对于蛋白质和多肽氨基酸序列的化学结构变化，可以通过测序和质谱等方法进行分析和确认。近年来有关肽段分子的质谱分析技术日益成熟，可以准确确认其中的氨基酸组成结构和序列。对于蛋白质类药物，也可以通过酶解获得肽段，然后进行质谱分析，以确定其氨基酸序列结构。对于稳定性研究，质谱分析也可以准确定位结构变化和降解的氨基酸位点。

除了药物的化学结构变化，蛋白质的三维结构对其生物活性至关重要，所以有关蛋白质三维结构稳定性的分析也是制剂研究的重要内容。对于蛋白质三维结构的确认，有一系列专业的物理化学方法，如蛋白质晶体的X射线衍射和NMR等，但在制剂研究中，需要快速高效地评价一系列制剂处方的稳定性，而且样品量也往往有限，所以一些微量、快速的分析方法更为常用。

(1) 紫外-可见分光光谱法　蛋白质分子的紫外吸收主要来自带有苯环共轭双键的氨基酸，如酪氨酸（$A_{max}=274nm$）、色氨酸（$A_{max}=280nm$）、苯丙氨酸（$A_{max}=259nm$）等。常规的测定一般选取280nm这一波长进行定量，能够较灵敏地检测蛋白质浓度的相对变化。但由于不同蛋白质中这几种氨基酸的含量不同，所以对于不同蛋白质的绝对定量，还必须参照其他方法，如定氮法或考马斯亮蓝法等进行校正。

(2) 液相色谱法　液相色谱法是评价各类化合物纯度与稳定性的常用方法，对于多肽和蛋白质类药物，常用反相高效液相色谱（RP-HPLC）中的样品处理方法，但往往会造成蛋白质变性，所以一般主要用于浓度的定量分析以及纯度及化学稳定性的研究。因为蛋白质的分子量大，所以用于分析蛋白质的反相色谱柱填料孔径比普通色谱柱孔径大很多，一般在15～100nm之间，而普通色谱柱孔径在7～12nm左右。分析蛋白质时常选用C4柱和C8柱。如果需要对自然状态（未变性）的蛋白质的性质进行分析，如粒径或表面电荷等，也可以采用离子交换色谱（ion exchange chromatography，IEC）或分子排阻色谱（size exclusion chroma tography，SEC）等方法。分子排阻色谱法常用于检测在水性溶液中蛋白质的聚集等物理稳定性变化。

(3) 差示扫描量热法（differential scanning calorimetry，DSC）　应用DSC可以动态观察蛋白质结构随着温度升高而变化的过程，其中可以定义有半数蛋白质分子变性的温度为T_m。这一温度的高低可用于估价蛋白质结构的稳定性。对于一些具有多个结构单元的蛋白质，也可能观察到多个T_m，在制剂研究中需要针对其中关键的T_m参数进行筛选和优化处方。

(4) 酶联免疫法（ELISA）　酶联免疫法通过蛋白质抗原与抗体能够特异性结合的原理，可以测定特定蛋白质的浓度。该方法通过在抗体（抗原）上连接生物酶，通过酶催化底物的显色反应定量抗原（抗体）的含量。该方法灵敏度高，特异性强。另外，当蛋白质失活时，其抗原抗体结合性往往发生变化，所以ELISA的测定结果往往可以部分代表其生物活性。

(5) 圆二色谱法　由于蛋白质三维结构具有不对称性，当单色左旋与右旋的圆偏振光通过时，样品的吸收不同，就叫做圆二色性，其差值为圆二色值，按波长扫描就得到了圆二色谱（circular dichroism，CD）。蛋白质的圆二色谱能够较直接反映该分子的三维结构，可以根据圆二色谱与现有结构数据库的比对，分析和预测蛋白质的三维结构。圆二色谱对蛋白质结构的变化相当敏感，在制剂研究中通过检测特定波长的信号，如208nm和222nm这两处的摩尔椭圆度$[\theta]_{208}$或$[\theta]_{208}$，可以较简便地估算蛋白质结构中α-螺旋含量的变化。

(6) 傅里叶变换红外光谱和拉曼光谱法　蛋白质分子主链上的酰胺键中的C=0振动频率和波形，可以用来分析和预测多肽和蛋白质的二级结构，特别是α-螺旋和β-折叠结构。有大文献通过分析和比对多种已知结构蛋白质的傅里叶变换红外光谱（FTIR）和拉曼光谱，得到了具有较好拟合效果的化学光谱学模型，可以用于预测未知蛋白质的二级结构。特别是在制剂研究中，FTIR和拉曼光谱的谱形对蛋白质结构稳定性的变化也非常敏感，在蛋白质变性的过程中，可以动态地观察到蛋白质内部α-螺旋和β-折叠结构的破坏以及蛋白质聚集后之间的β-折叠作用等。此外，光谱分析的另一个优势是不仅可以检测蛋白质分子在溶液中的结构变化，还可以用于检测固态下的蛋白质结构变化，对冻干粉针的稳定性研究很有价值。

(7) 动态和静态光散射 由于蛋白质的结构变性往往伴随着分子聚集等现象，造成其粒径的变化，所以可以用光散射的方法观察分子粒径的变化监测蛋白质结构的稳定性。光散射方法分静态光散射和动态光散射两类，其中动态光散射方法由于灵敏度较高，而且可以检测到的粒径更小，因而在蛋白质制剂的研究中应用更广。动态光散射检测方法的优势是快速、准确、操作简单。

(8) 分析型超高速离心 分析型超高速离心是在样品的超高速离心过程中，用光学的方法全程动态观察分子或颗粒的沉降过程，可用于分析从100Da到10GDa的各种分子或粒子，根据计算沉降速率，可以得到分子量分布、粒径、粒子形状、密度以及表面电荷等一系列信息，特别是可以在不同溶剂以及溶液条件下观察和分析这些信息，是一种强有力的分析方法。近年来这一方法广泛应用于多肽、蛋白质以及其他大分子药物及载体的制剂研究中，用于研究蛋白质和多肽分子等在不同缓冲溶液、pH以及盐浓度等条件下的分子聚集等结构变化情况，而且还能通过沉降速率的差别分离和定量不同的结构变化产物，为处方筛选和优化提供依据。

(9) 电泳 在电场的作用下，不同蛋白质由于所带净电荷以及分子量不同，在载体凝胶上具有特征性迁移率。在蛋白质分析中最常用的是聚丙烯酰胺凝胶电泳（polyacrylamide gelelectrophoresis，PAGE），包括变性电泳和不变性电泳。变性电泳中的蛋白质样品需通过十二烷基硫酸钠（sodium dodecyl sulfate，SDS）处理，破坏了大多数非共价的弱相互作用，主要检测蛋白质的分子量以及化学结构的变化等；而不变性电泳则可被用于检测非共价的蛋白质二聚体等物理结构上的变化。除了常规的电泳方法，其他还有等电聚焦电泳（iso-electric focusing，IEF）以及毛细管电泳（capillary electrophoresis，CE）等，也常被用于蛋白质和多肽样品的分析。

(10) 荧光光谱 芳香族氨基酸，如色氨酸、酪氨酸、苯丙氨酸等都具有固有的荧光特性，但一般人们主要检测其中量子效率较高的色氨酸和酪氨酸的荧光信号。特别重要的是，由于色氨酸和酪氨酸都较为疏水，在自然蛋白质结构中往往被隐藏在内核，一旦其所处的微环境发生改变，接触到溶剂分子，荧光强度就会大大降低。此外，色氨酸荧光发射光谱的峰位置还会发生斯托克斯位移，如在内核隐藏时 A_{max} 为308nm，暴露在表面时则 A_{max} 为355nm。所以通过观察蛋白质中色氨酸或酪氨酸荧光光谱的变化，可以较灵敏地监测蛋白质内核结构的变化。

三、多肽和蛋白质类药物的注射制剂研究

多肽和蛋白质类药物的注射剂是最常见的剂型。注射剂一般为多肽或蛋白质分子的溶液，但在某些特殊情况下也可以是分子聚集体或微晶的混悬液。由于大部分注射液的稳定性对温度高度敏感，所以一般要求在冷藏条件下（2～8℃）贮存。

也有很多蛋白质和多肽分子，如果在液体中的贮存稳定性不能达到要求，也可以制备成冻干粉剂，在使用前再溶解成注射液。但由于其制备、纯化以及分装等过程都需要在溶液状态中完成，所以在制剂研究中必须重视药物在溶液中的稳定性。

一般在蛋白质和多肽类药物的处方前研究中，可以通过对其氨基酸序列和结构的分析，结合加速实验，找出其中最容易被降解的热点序列（hot spot）。对于这些热点序列的研究思路是：①改变化学结构提高稳定性，运用定点突变等手段对热点氨基酸进行替换，在保证生物活性的前提下，用较稳定的氨基酸替代易降解的氨基酸，或者引入特定的分子内二硫键以

稳定结构等；②采用制剂手段提高稳定性，通过处方的设计和优化，抑制或延缓蛋白质分子的化学降解和物理变性。第①研究思路涉及结构改造，在此不再详述，下面重点介绍第②手段需要考查的主要因素。

1. 溶液的 pH 和缓冲盐

由于多肽和蛋白质分子在溶液中的稳定性与溶液的 pH 密切相关，所以在制剂研究中需要选择最能保证蛋白质稳定性的溶液 pH 范围及缓冲体系。由于大多数降解反应的发生和降解速率与 pH 有关，如 β-消除反应主要发生在酸性条件下，二硫键的断裂在偏碱性条件下也会大大减少，所以应根据特定蛋白质和多肽序列的主要降解途径，有针对性地选择和筛选溶液的 pH。相应的，由于不同缓冲体系的 pH 范围不同，所以缓冲液的选择也应该有相应的考虑，如已有研究发现，去酰胺化的速率在磷酸和碳酸氢盐缓冲液中较快而在硫酸、硝酸、醋酸、盐酸盐等缓冲溶液中则较为稳定。

蛋白质分子的物理稳定性也受溶液 pH 影响。当溶液 pH 接近蛋白质或多肽分子的 pI 值时，蛋白质的溶解度最低，容易造成蛋白质聚集甚至沉淀等。

2. 小分子稳定剂和抗氧化剂

在组成蛋白质的氨基酸中，蛋氨酸、半胱氨酸、组氨酸等容易被氧化。在蛋白质制剂中，原辅料以及包装容器中往往含有一些使氨基酸氧化的物质，导致蛋白质失活。此时可以加入蔗糖等稳定剂，也可以加入 EDTA 等螯合剂抑制氧化反应的发生，提高蛋白质稳定性。

3. 表面活性剂

由于蛋白质和多肽制剂在制备和贮存过程中，会遭遇各种两相界面，如溶液中的气泡、溶液的表面以及容器和瓶塞的内表面等，很容易造成蛋白质的变性，所以有时需要在制剂中添加少量的表面活性剂分子，主要为非离子表面活性剂，如吐温 80 等。由于其较高的表面活性，倾向于占据主要的界面位置，从而使蛋白质分子可以远离界面，降低变性的概率。

4. 大分子化合物稳定剂

多种大分子化合物用于蛋白质制剂中，可以提高蛋白质分子的稳定性。其作用机制可能是多样的，如人血白蛋白（human serum albumin）在蛋白质药物制剂中，提供一定的蛋白质间相互作用的空间位阻，保护蛋白质活性，在人红细胞生成素、β-干扰素等制剂中起稳定活性的作用。

四、蛋白质和多肽类药物的冻干制剂

注射液是蛋白质和多肽类药物注射给药的首选制剂，但由于有的蛋白质分子在水溶液中十分脆弱，很难保证在长期的贮存中不降解或不变性，所以需要制成固态制剂，使蛋白质分子在介质中的热运动及相互作用的概率大大降低，提高其物理稳定性。

一般药物的固态制剂可以通过冷冻干燥、空气干燥、喷雾干燥等多种方法制得，但由于蛋白质药物的稳定性对温度极为敏感，所以一般情况下多采用冷冻干燥法制备蛋白质或多肽药物的冻干粉针。

如何在冻干过程中完整保持蛋白质和多肽分子的物理和化学稳定性，这是冻干制剂和工艺研究的重点。事实上，在冷冻以及水分升华这一系列过程中，对蛋白质稳定性的挑战是多方面的，所以需要衡量和平衡各方面的因素，选择适宜的冻干处方和工艺参数。下面就其中可能影响蛋白质稳定性的主要因素进行简要讨论。

1. 冷冻过程中的保护

蛋白质溶液在冷冻过程中，随着水分子的结晶析出，药物和一些辅料被富集在非晶区域中，局部的微环境可能对蛋白质的稳定性产生重要影响。一般认为，在冷冻液的处方中应尽量避免使用磷酸钠缓冲盐，因为磷酸氢二钠很容易结晶，可能造成非晶区域的 pH 下降到 4.0 以下。如果药物对 pH 敏感，可以选用柠檬酸、Tris 等缓冲溶液。此外，当溶液中出现很多冰晶时，其界面也会对蛋白质结构有一定的破坏作用，因此应控制冷冻速率，以尽量减少对蛋白质结构的影响。

2. 干燥过程中的保护

蛋白质的三维结构往往依赖于和水分子形成的氢键。在蛋白质冷冻干燥的过程中，尤其是末期干燥时，随着蛋白质分子结合水的失去，氢键作用消失，不利于蛋白质空间结构的维持，会导致蛋白质的失活以及进一步的降解。为了避免此现象，需要加入冻干保护剂，如蔗糖、海藻糖等非还原性二糖。这些冻干保护剂可以和蛋白质分子形成氢键，替代水分子的氢键作用，从而维持蛋白质空间构型。这些二糖还有助于形成玻璃态，限制了蛋白质分子的运动，保持其结构的稳定。

3. 赋形剂

为了保证冻干粉具有足够的机械强度，维持良好的外形，往往需要加入赋形剂。①因为赋形剂具有较高的塌陷温度（collapse temperature），所以在冻干时不会发生塌陷，其结晶可以形成多孔的蛋糕状结构，有利于水分的升华；②可避免药物的损失，如药物剂量很小（或浓度很低），冻干时会形成非常疏松而轻质的絮状物，有可能在真空条件下被抽出冻干瓶外，赋形剂的存在形成蛋糕状结构，可以限制有效成分的逃离。最常用的赋形剂是甘露醇和氨基乙酸（glycine）。

五、蛋白质和多肽类药物的长效、缓释制剂

由于蛋白质和多肽类药物的分子量较大、稳定性较差，所以大多需要注射给药。但有很多蛋白质和多肽分子的体内循环半衰期较短，有的甚至不足 1h，所以必须通过频繁注射，才能维持足够的血药浓度和药效，如糖尿病病人补充餐后胰岛素就需要一日注射三次以上。所以，很多研究者都在致力研究蛋白质和多肽类药物的长效或缓释制剂，可以在体内持续或可控地释放药物，以尽量降低注射的频次，减小病人用药的不便。

开发蛋白质与多肽类药物的长效、缓释制剂，一个非常成功的方案是在蛋白质和多肽分子上连接分子量较高的聚乙二醇分子，如果连接后的分子量超过 20kD，则其通过肾小球滤过排出的量就大大减少，进而延长其在体内的驻留时间。而同时又由于 PEG 分子连接后在蛋白质分子的周围构成了一定的空间位阻，因而还能进一步阻滞体内蛋白质酶对蛋白质的降解以及补体系统等对蛋白质的清除作用。PEG 分子的安全性好，几乎没有免疫原性，从而广泛应用于蛋白质长效制剂的开发，如腺苷酸脱氨酶、干扰素、非格司亭等蛋白质药物，都已经有 PEG 化的长效制剂上市。

与蛋白质 PEG 化的思路有异曲同工之处的其他长效蛋白质制剂，还有糖基修饰的蛋白质、药物-白蛋白融合分子、药物-Fc 融合分子等，其目的是增加分子量、改善药物在血液循环中的稳定性，延长其体内的作用半衰期，降低给药频次。

延长蛋白质和多肽类药物在体内作用时间的另一个思路，则是研制注射后能缓慢持续释放药物的制剂。有些蛋白质分子在特定条件下形成的晶体，能够在一定时间内缓慢溶解和释放，如市售的锌胰岛素微晶制剂，可以在体内持续作用 24～36h。为了进一步延长体内作用时间，也有研究者采用对晶体表面进行交联或与配基共沉淀结晶等方法。

更多的研究则是利用高分子材料在体内缓慢降解的特点，将药物包裹于微球或其他形状

的植入物中，随着材料在体内的降解，将药物释放出来。其中最常见的生物可降解材料有聚乳酸（PLA）和聚丙交酯-乙交酯（PLGA）。如多肽药物醋酸亮丙瑞林的PLGA微球注射剂，肌内注射后，可持续释放药物一个月，改善了普通注射剂每天注射的不便。

虽然蛋白质类药物的长效和缓释制剂的研究已有不少成功的例子，但对于很多脆弱的蛋白质分子，研制长效和缓释制剂的瓶颈还是在于如何在制剂中保证蛋白质分子化学和物理结构的稳定性。此外，开发新型的制剂材料以获得更好的生物相容性、准确地控制药物的释放速率也是长效缓释制剂研究的热点。

六、多肽和蛋白质类药物的非注射给药制剂

开发蛋白质和多肽类药物的非注射给药制剂，将有益于提高病人用药的顺应性。非注射给药方式有鼻腔给药、口服、肺部吸入给药以及透皮给药等。其中多肽类药物由于分子量相对较小，而且又没有绝对的结构稳定性的要求，所以有些可以通过非注射给药途径给药。如去氨加压素是一个有9个氨基酸的寡肽，在体内所需的有效剂量很小，肌内或皮下注射的剂量为5～10μg/次，2～3次/日。制成非注射给药制剂后，在人体中进行的经鼻、舌下、口腔和口服给药研究表明，经鼻给药的生物利用度约为10%～20%，口服给药后生物利用度为0.5%（大部分药物在胃肠道内被破坏）。但对于蛋白质分子，由于分子量大，而且很容易被黏膜或皮肤表面的蛋白酶所降解，结构发生变性，虽然人们开展了大量的长期的研究，但至今还没有突破性进展。

1. 鼻腔给药制剂

鼻腔黏膜表面的大量绒毛提供了较大的吸收面积，鼻腔黏膜细胞层的屏障比胃肠道黏膜的屏障弱，且蛋白酶较少，黏膜下毛细淋巴管分布又十分丰富，有利于多肽或蛋白质药物的吸收并将药物直接送入体内循环。

目前已有一些多肽和蛋白质类药物的鼻腔给药制剂上市，有滴鼻剂、喷鼻剂等。鲑鱼降钙素是一个32个氨基酸的多肽分子，制成的鼻喷剂可用于治疗骨质疏松症、变形性骨病、痛性神经营养不良以及恶性骨质溶解症等。但在临床研究中发现，其平均生物利用度只有3%，而且个体差异比较严重（测得的数据在0.3%～30.6%均有分布）。有的药物和辅料还具有局部刺激性、影响正常的纤毛运动以及不宜长期给药等缺点。

2. 口服给药制剂

口服是病人顺应性最好的给药方式，然而对于多肽和蛋白质类药物来说，其口服制剂的研究难度很大。主要原因在于：①蛋白质和多肽分子在胃肠道的环境中在酸、碱、酶的作用下极易降解；②蛋白质和多肽分子的分子量较大，很难透过胃肠道黏膜，造成生物利用度极低。所以除了去氨加压素等个别特例，大部分多肽和蛋白质药物的口服制剂的研究都未能成功。为了突破这一瓶颈，国内外研究者们开展了大量的研究，其中一系列基于微米、纳米载体系统的口服制剂，显示了较好的发展潜力。如多肽分子环孢素的自微乳制剂，在口服后在肠道蠕动的机械力作用下自发形成亚微米级的乳滴，可以有效地提高药物的口服吸收效率。但由于环孢素不同于大多数蛋白质和多肽类药物，具有较高的油溶性，其结构对自微乳中大量的表面活性剂不敏感。而大多数蛋白质和多肽分子在胃肠道中极为脆弱，很容易被胃肠道中的酸、碱、表面活性分子和大量的蛋白酶所降解，所以需要制备纳米载体将药物保护起来，并将药物运输通过肠道黏膜组织。文献中报道的纳米载体有很多，包括脂质体、纳米囊、纳米球等，但更深入的工作还未见报道。

此外，也有针对口腔或直肠等部位的定点给药系统的研究。口腔给药的优势是口腔黏膜

没有角质层，而且面颊部血管丰富，药物吸收后可经颈静脉、上腔静脉直接进入全身循环，可避免肝脏的首过作用。直肠给药系统的优势是直肠内蛋白酶活性比胃肠道弱，而且 pH 接近中性，所以对药物的破坏较少。

3. 肺部给药制剂

由于肺部肺泡囊的面积很大，而且其生理功能也包括气体分子的透过和交换，所以将药物制成吸入制剂的研究一直深受重视。但对于生物大分子药物来说，研制其吸入剂的主要障碍是：①生物大分子药物的分子量较大，通过肺泡黏膜吸收的生物利用度较低；②气雾剂和喷雾剂中的气液界面对蛋白质结构的稳定性也构成了挑战。所以现有报道最成功的蛋白质吸入制剂是胰岛素的粉雾剂，但也是限于胰岛素的分子量相对较小，而且测得的生物利用度也小于 10%。只有在气道黏膜表面局部作用的药物，如Ⅰ型 DNA 酶的吸入制剂，反而可以利用肺泡对蛋白质药物吸收效率低的特点，进行局部治疗。

4. 经皮给药制剂

皮肤表面的表皮细胞层构成了药物透过皮肤的最大屏障，对于生物大分子药物，更是几乎不可逾越的。所以对于蛋白质和多肽分子的经皮输送，往往需要一些外力的帮助。离子导入技术（iontophoresis）是指使药物在电场的驱动下定向运动。这种技术应用于多肽分子的导入具有一定的效果。超声致孔技术（sonoporation）则是在超声的作用下在表皮细胞层中产生一些微小的空洞，也可能提高蛋白质和多肽分子的透过效率。此外，应用机械力穿透表皮细胞层的微针技术（microneedle），在近年来随着微针制造技术的进步，得到了飞速的发展，预期在蛋白质和多肽类药物的给药系统中将发挥有益的作用。

第三节　寡核苷酸及基因类药物制剂

一、寡核苷酸及基因类药物的结构和性质

将聚核糖核酸分子 DNA、RNA 等作为药物治疗疾病的概念最早是在 20 世纪 70 年代提出并尝试的，被统称为基因治疗（gene therapy）。基因治疗是一种从基因层次干预疾病发生源头的全新的治疗方法，具有巨大的应用潜力。近年来随着人类基因组学研究和分子生物学研究的不断深入，发现了越来越多的与人类疾病发生、发展密切相关的基因及其调控机制，为应用基因药物干预和治疗疾病打下了扎实的基础。

广义的基因药物包括各种 cDNA 表达系统（包括 plasmid DNA 等各种表达系统）、反义寡核苷酸（antisense oligonucleotide）、核酶（ribozyme）、小干扰 RNA（siRNA）以及小 RNA（microRNA）等，都是以聚核糖核酸结构为骨架，以基因或基因表达通路为作用靶点，通过调节靶细胞中基因表达，而实现药效作用的。其中，除了经典的将外源性 cDNA 导入体内并表达以治疗基因缺陷性疾病的用途，近年来基于生物体内的 siRNA 和 microRNA 作用机制发展了一系列候选药物，更是受到了极大的重视。有关基因治疗以及 RNA 干扰等的作用机制，有大量专著，请参考有关书籍。

从药物分子物理化学性质的角度分析，无论是 DNA 表达质粒还是 siRNA 和 microRNA，都极为相似。其化学组成均为聚核苷酸结构，其中 DNA 分子为聚脱氧核糖核酸，RNA 分子为聚核糖核酸，此外还有硫代聚核苷酸结构，比 RNA 分子具有更好的稳定性。其中 cDNA 表达的质粒等分子常常包含有几千个碱基对，分子量可能达百万以上，而反义寡核苷酸和 siRNA 等的分子量相对较小，一般也在 2000～10000 左右，所以都属于生

物大分子药物范畴。在体内环境中，DNA 和 RNA 分子都非常容易被酶降解，稳定性较差。而且由于它们分子量大，还带有大量负电荷，水溶性好，几乎没有脂溶性，与传统的小分子药物在体内吸收、分布、代谢的机制完全不同。更特殊的是，由于基因药物的作用靶点都是在细胞内甚至细胞核内，药物的输送还必须跨越细胞膜和核膜的壁垒。除了一些有限的局部给药外，基因药物的体内应用必须借助基因输送载体。基因药物输送载体的研究是基因药物成功的关键。

二、寡核苷酸及基因类药物输送载体的设计

目前基因治疗领域主要有 3 类不同的药物输送技术体系，即物理转染技术、病毒载体系统和非病毒载体系统。其中的物理转染技术，包括电脉冲导入和粒子轰击导入等，主要是通过物理作用将 DNA、RNA 分子等导入细胞和组织中，一般局限于体表组织使用。病毒载体系统，包括反转录病毒、腺病毒和腺相关病毒等，病毒载体的细胞转染活性较高，但其体内应用受病毒天然感染趋向性的影响和人体免疫系统的干扰，造成静脉注射后转染的靶组织特异性不高，而且还有一定的安全性隐患，如免疫应激反应、基因随机整合的致癌性和潜在内源病毒重组等问题。非病毒载体系统的研究与药剂学理论最为契合，即采用高分子聚合物、脂质分子等一系列药用辅料制备成颗粒状的载体系统，装载 DNA、RNA 等活性分子，并将其输送到体内病灶或药物作用靶点部位。

两种常见的基因药物载体分子，见图 17-4。

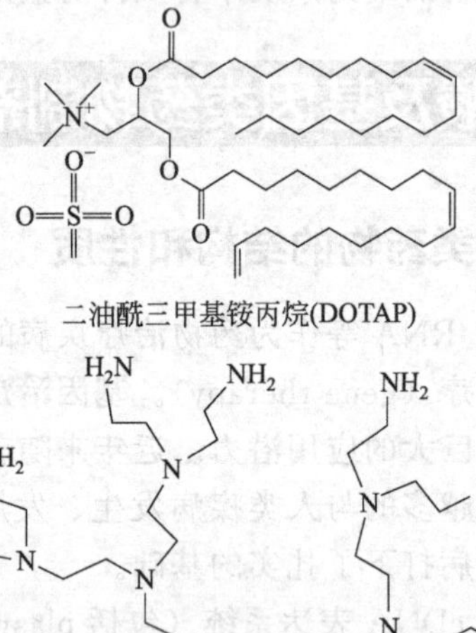

二油酰三甲基铵丙烷(DOTAP)

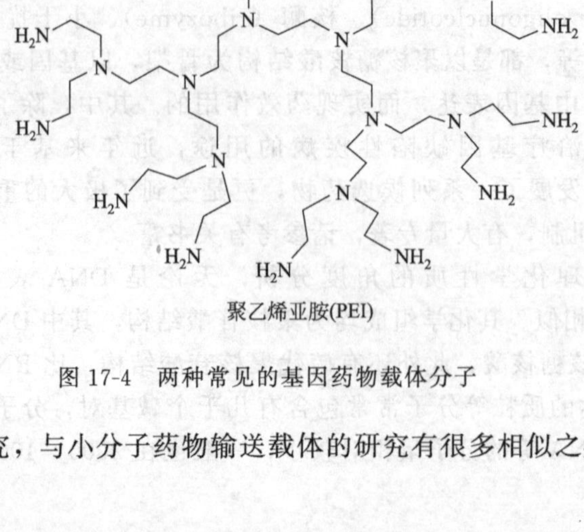

聚乙烯亚胺(PEI)

图 17-4　两种常见的基因药物载体分子

基因药物载体的研究，与小分子药物输送载体的研究有很多相似之处，都需要密切关注

载体的构建和表征、稳定性、载体的体内输送特性等关键环节，除此之外，由于基因药物的作用靶点在细胞内，所以有关基因药物的载体研究还必须包括药物的跨细胞膜输送，也被称为细胞转染（cell transfection）。

1. 非病毒载体的构建和表征

由于DNA、RNA分子等带有大量的负电荷，所以能够与带正电的载体材料相互复合，形成电荷相互作用复合物。其中阳离子脂质体与DNA形成的复合物称为脂质复合物；阳离子聚合物与DNA形成的复合物称为聚阳离子复合物。

电荷相互作用形成复合物的过程，与载体的电荷电离状态、密度、载体的空间结构以及DNA与阳离子聚合物之间的电荷比密切相关，也受电荷相互作用条件的影响，如浓度、混合速度、溶液的离子强度等。对于这一复合过程的控制以及对于形成的复合物的表征，是非病毒载体制剂研究的关键。由于目前研究中的大部分阳离子聚合物和阳离子脂质体的分子量/粒径分布本身就不太均匀，可控性也较差，造成复合物的各种物理化学性质也很不稳定，一般只能简单测定统计意义上的平均粒径、表面电位以及电子显微镜下的形貌等，但对于具体每个载体的分子组成、物理化学性质及其生物活性，都很难确定。所以急需发展新的分离分析技术，明确质量标准，才能有效地保证基因药物载体的“安全、有效、可控”。

2. 非病毒载体的体内输送过程

除了部分局部给药的应用外，大部分基因药物采用静脉注射给药，所以必须重视载体在输送过程中的稳定性。一些研究表明，很多非病毒载体系统在体内环境中不稳定。一般为了保证较好的DNA装载效率，大部分载体带有过量正电荷，而血浆中的蛋白质大多带有一定的表面负电，所以很容易吸附在载体表面形成聚集，在肝、脾组织，甚至被肺毛细血管截留，或者激活补体系统而被免疫细胞清除。针对这一问题，最常见的思路是在载体分子表面上用PEG修饰，但过多的PEG修饰一方面会影响基因药物在载体中的载药量，另一方面也会影响载体与靶细胞的相互作用以及药物在细胞内的释放。

此外，为了将基因药物导入到特定的靶细胞中，在研究中还常常需要在载体表面连接靶向分子。虽然在细胞试验中，很多靶向分子可以明确地通过特异性结合和受体介导的内吞作用，使转染效率得到较大提高，但在体内复杂的环境中，靶向作用不仅取决于靶向分子与靶细胞间的相互作用，其他条件，如载体复合物粒子的大小、表面电荷以及稳定性等，也会影响载体在体内的循环和分布，影响最终到达靶组织的载体数量。此外，细胞外基质中的很多黏多糖结构，也可以与表面带有正电的载体相互作用，从而破坏载体的结构。

3. 细胞转染和基因药物的释放

由于几乎所有基因药物的作用靶点都在细胞内（细胞质或细胞核中），所以基因载体的作用还应该包括将药物送入细胞，并从内吞小体中释放出来。为此，科学家们设计并检验了一系列的载体结构。对于阳离子脂质载体，比较有效的作用机制是：阳离子脂质分子与内吞体中的阴离子脂质分子相互作用，影响了内吞体的膜结构，并将DNA、RNA分子释放到细胞质中。而对于阳离子聚合物，最高效的作用机制则是依靠聚阳离子的“质子海绵”作用，最终导致内吞体破裂，载体进入细胞质。对于siRNA等药物，其作用靶点主要在细胞质中，但对于DNA质粒等，由于作用靶点在细胞核，所以还需要进一步增强跨越核酶进入细胞核的效率。应该说，目前已经有一系列的阳离子聚合物和阳离子脂质载体，在细胞实验中达到了较好的转染效率，但在体内应用中还不尽如人意。

第四节 细胞治疗和组织工程应用中的制剂研究

随着现代生物技术的发展，以细胞或组织作为活性物质导入体内治疗疾病的方案也越来越多，而且在临床中得到了广泛的应用，如树突状细胞、干细胞以及由细胞组成的皮肤、骨组织等。但是，和大多数药物一样，将细胞或组织导入体内常常需要载体系统的配合，通过材料的选择、处方的优化以及工艺和稳定性的保证，才能确保产品的质量和治疗效果。而且，由于细胞的生长离不开各种生长和调节因子的控制，所以在很多细胞和组织工程产品中还需要加入细胞生长因子，并且要求生长和调节因子在体内以一定的浓度和持续时间释放，以保证细胞和组织在体内的活性。这也制剂学研究的范畴。

思 考 题

1. 蛋白质、多肽的基本结构基础是什么？
2. 蛋白质和多肽的结构和性质有何区别？
3. 蛋白质、多肽类药物口服给药制剂的开发研究有何难点？
4. 大分子药物的稳定性和小分子药物有什么不同？
5. 基因药物在人体内发挥作用需要克服哪些障碍？

第四篇

药剂学部分分支学科简介

第十八章 生物药剂学

第一节 生物药剂学的含义、研究内容和意义

一、生物药剂学的概念

生物药剂学（biopharmacy，biopharmaceutics）是研究药物及其剂型在体内的吸收、分布、代谢与排泄过程，阐明药物的剂型因素和人体生物因素与药效的关系的一门科学。为20世纪60年代发展起来的一门药剂学新分支学科，主要研究药理上已经证明为有效的药物，当制成某些剂型，以某种方式或途径给药后，能否很好吸收与转运，及时分布到体内某些特定的组织及器官（靶组织、靶器官），在这个作用部位上，在一定时间内维持一定的药物浓度，以发挥预期的疗效，并进一步探讨药剂在体内消长的量变规律。

生物药剂学研究的目的主要是正确评价药剂质量，设计合理的剂型及制剂工艺以及为临床合理用药提供科学依据，保证临床用药的有效性与安全性，使药物发挥最佳的治疗作用。它对指导给药方案的设计，探讨人体生理及病理状态对药物体内过程的影响，疾病状态时的剂量调整，剂量与药理效应间的相互关系及对药物相互作用的评价等有着重要的作用。

二、生物药剂学的研究内容

生物药剂学研究注重下列问题：①将药理上证明有效的药物制成某种剂型，以一定方式给药后，能否很好吸收，并及时分布到体内所需作用部位而发挥预期的疗效；②若能吸收和分布，其吸收和分布的规律如何；③总吸收率是多少？在体内存留多长时间；④药物代谢和排泄的途径与规律如何；⑤影响吸收、分布、代谢、排泄的因素有哪些。其涉及的影响因素有：①药品中药物的稳定性；②药物从药品中的释放；③吸收部位的溶出/释放速率；④药物的全身吸收等。

综合起来，生药剂学的研究内容主要包括以下方面。

1. 剂型因素与药效的研究

这里所指的剂型因素不仅是指注射剂、片剂、软膏剂等狭义的剂型概念，而是广义的与剂型相关的下列各种因素。

① 药物化学结构的改变（如形成酯、盐和络合物等）、化学性质和化学稳定性等。

② 药物理化性质的改变（如颗粒大小、表面积、溶解速率和晶型等）。

③ 处方中所用赋形剂和附加剂的性质、用量及其生物效应。

④ 药物的剂型和给药方法。

⑤ 药剂的制备工艺过程；操作条件和包装、贮藏条件。

2. 生物因素与药效的研究

关于机体的生物因素主要包括以下几点。

（1）种族差异　指不同的生物种类，如兔、鼠、猫、犬和人的差异以及同一生物在不同的地理区域和生活条件下形成的差异，如人种的差异。

（2）性别差异　指动物的雌雄或人的性别差异。

（3）年龄差异　新生儿、婴儿、青壮年和老年人的生理功能可能有差异，因此药物在不同年龄个体中的配置与对药物的反应可能不同。

（4）遗传差异　人体内参与药物的各种酶的活性可能存在着很大的个体差异，这些差异往往是由遗传因素引起的。

（5）生理与病理条件的差异　生理因素如妊娠，各种疾病引起的病理因素能导致药物体内过程有所差异。

3. 体内过程的机理与药效的研究

研究药物在体内的吸收、分布、代谢和排泄的机理对药效的影响，保证制剂有良好的生物利用度和安全有效。

生物药剂学研究以基本科学原理和实验方法学为基础，采用体外和体内两种方法。体外方法运用测试仪器和设备，不涉及实验动物和人。体内方法较复杂，需要受试人或动物，主要通过血药浓度、尿药浓度及体内微量代谢物的测定等定量研究手段探讨剂型因素、生物因素对药效的影响。实验中必须考虑药物的理化性质、稳定性、药品大规模生产对药物的生物学表现的影响。同时考虑生理环境下药物和剂型的性质、药物的预期用途和给药途径。

生物药剂学的主要研究工作包括：固体制剂的溶出速率与生物利用度研究；根据机体的生理功能设计缓控释制剂；研究微粒给药系统在血液循环中的命运；研究新的给药途径与给药方法；研究中药制剂的溶出度和生物利用度；研究生物药剂学的研究方法。所提供的资料可以改进药物制剂的处方、生产工艺、给药方式等，从而使药物制剂不仅具备良好的体外质量，而且还可控制药物制剂的内在质量，使药物制剂严格达到安全、有效的目的。

第二节　药物的胃肠道吸收

一、胃肠道吸收

药物的吸收（absorption of drug）是指药物从给药部位进入血液循环的过程。药物使用后，除了血管内给药没有吸收过程外，其他途径的给药通常都经过吸收、分布与消除过程。药物在此过程中的迁移变动称为转运（transport）。除局部作用外，药物只有吸收进入体循环，在血中达到一定的浓度，才会出现生理效应，因此，吸收是药物发挥作用的前提。由于药物剂型及给药方式的不同，药物吸收的途径及影响因素也不同，药物的吸收是生物药剂学研究的重点。胃肠道给药时，药物的吸收是指药物通过胃肠道黏膜经过肝脏进入体循环的过程，由于胃肠道给药应用最多，影响因素也最为复杂，其中的一些原理也可用于其他部位的吸收，因此本节重点讨论药物在胃肠道的吸收机理与影响因素。胃肠道系统主要包括胃、小肠和大肠三大部分，其中小肠包括十二指肠、空肠和回肠，大肠包括盲肠、结肠和直肠。

1. 胃肠道生理与吸收

（1）胃　胃的主要功能是贮藏和消化食物，胃黏膜表面虽然有许多皱襞但缺乏绒毛，所以胃的吸收面积十分有限，不是药物主要的吸收部位。除一些弱酸性药物，特别是以溶液剂给药时可在胃中有较好吸收外，一般情况下弱碱性药物在胃中几乎不被吸收。

(2) 小肠　小肠是消化道中最长的一部分，是消化食物、吸收营养物质的主要器官。小肠黏膜表面有环状皱襞和成千上万的指状突起绒毛，因此小肠的有效吸收面积极大，可达 $200m^2$ 左右。其中绒毛和微绒毛最多的是十二指肠，向下逐渐减少，故食物和药物一般在小肠的上部吸收。药物可通过毛细血管被血流带走，或透过中央乳糜管到达淋巴管。淋巴系统在整个药物吸收中只占一小部分，但对于大的乳糜小滴形式存在的甘油三酯的吸收来说是十分重要的通路。小肠是药物的主要吸收部位，也是药物主动转运吸收的特异性部位。小肠液的 pH 约 5～7，是弱碱性药物吸收的最佳环境。

(3) 大肠　大肠由直肠、结肠（升结肠、横结肠、降结肠、乙状结肠）组成，约长 1.7m，pH 为 8 左右。大肠黏膜上有皱纹但也无绒毛，有效吸收面积比小肠小得多，药物吸收也比小肠差。除直肠给药和结肠定位给药外，只有那些吸收很慢、在通过胃和小肠未被有效吸收的药物，才呈现结肠部位的药物吸收。但直肠下端接近肛门部分，血管相当丰富，是直肠给药的良好吸收部位，且部分药物可不经肝脏即直接进入下腔静脉，从而避免了肝脏的首过效应。结肠是特殊的给药部位，是治疗结肠疾病的作用部位，多肽类药物可以结肠作为口服的吸收部位。

2. 药物通过生物膜的转运机理

(1) 生物膜的结构　细胞外表面的质膜与各种细胞的亚细胞膜统称为细胞膜，体内药物的转运都要通过这种具有复杂分子结构与生理功能的生物膜。药物在消化道内是透过胃肠道上皮细胞而吸收入循环系统，故上皮细胞膜的性质决定药物吸收的难易。胃肠道上皮细胞膜主要由磷脂、蛋白质、脂蛋白及少量的低聚糖、核酸、金属离子等组成，模式有 N Singer 提出的生物膜液态镶嵌模型和 Wallach 提出的晶格镶嵌模型。膜既有流动性又有完整性特征。

其流动性的原因是由于脂质能可逆地进行无序（液态）和有序（晶态）的相变过程。膜的蛋白质、脂类及糖类物质分布不对称；生物膜是具有高度选择性的通透屏障，允许脂溶性药物能顺利通过，脂溶性小的药物则难以通过。膜结构的流动性、不对称性及半透性与药物转运、细胞融合、细胞分裂、细胞表面受体功能等有密切的关系。

药物借助其脂溶性或膜内蛋白的载体作用通过胃肠道转运，一些小分子物质经过细胞间连接处的微孔进入体循环。临床上口服给药必须使药物通过这一屏障，才能到达体内。药物通过生物膜的现象称为膜转运，膜转运在药物的吸收、分布、代谢过程中十分重要，是不可缺少的重要生命现象之一。药物的吸收过程就是一个膜转运的过程。

(2) 药物的转运机制　药物的跨膜转运机制及特点见表 18-1。

表 18-1　药物跨膜转运机制及特点

转运机制	转运形式	载体	机体能量	膜变形
被动转运	简单扩散	无(被动)	不需要	无
	膜孔转运	无(被动)	不需要	无
载体媒介转运	主动转运	有(主动)	需要	无
	促进扩散	有(主动)	不需要	无
膜动转运	胞饮作用	无(被动)	需要	有
	吞噬作用	无(被动)	需要	有

① 被动转运。药物的跨膜转运服从浓度梯度扩散原理，分为被动扩散和膜孔转运两种形式。药物透膜的运行方向和通量不仅取决于膜两侧的浓度梯度、电位梯度、渗透压梯度，

也与膜对该药的屏障作用有关。透膜性决定药物的吸收能力。

a. 被动扩散（passive diffusion）又称简单扩散，是大多数药物吸收的主要方式。是指药物由高浓度的一侧通过生物膜扩散到低浓度一侧的过程。服药以后，胃肠液中浓度高，细胞浆液内浓度低，药物能被动扩散通过，又以同样机理转运到血液而吸收。溶解扩散过程中，脂溶性药物可以溶于液态磷脂膜中，容易穿过生物膜。多数药物是有机弱酸或弱碱性药物，在体液 pH 条件下一部分电解成离子型，与非解离的分子形成平衡。非解离的分子脂溶性较大，容易通过脂质双分子层，故易扩散通过生物膜，而离子型脂溶性较弱，不易扩散通过生物膜，因此除受药物脂溶性大小的影响外，药物解离度也有相当的影响。但是当药物脂溶性太大时，由于受不流动水层的影响，药物的转运亦可减少。

被动扩散属于一级速率过程，符合 Fick 第一定律，可用下式表示：

$$dC/dt=-K\Delta C=-K(C_1-C_2) \tag{18-1}$$

式中，dC/dt 为扩散速率；K 为比例常数，包括扩散系数、药物穿透的面积和生物膜厚度等；C_1 和 C_2 为膜两侧的药物浓度，其中 C_1 是胃肠液中的药物浓度，C_2 是吸收部位血液中的药物浓度。

由于血液循环的速度较快，从胃肠道吸收的药物迅速被带走，所以 C_1 比 C_2 大很多，这样方程可以进一步简化为：

$$dC/dt=-KC_1 \tag{18-2}$$

即扩散速率随胃肠液中药物浓度即给药剂量的增加而增加。

b. 膜孔转运。生物膜上有许多含水的半径为 0.1～0.8nm 大小的微孔，水溶性的小分子物质及水能通过这种充满水的细孔而被吸收，大分子的药物或蛋白质结合的药物不能通过含水的小孔吸收。膜孔转运的吸收速率，受药物分子或离子的大小、浓度以及水的吸收速率影响。

被动转运的特点是：药物由高浓度的一侧通过生物膜扩散到低浓度一侧的顺浓度梯度的转运过程；不需载体，膜对药物无特殊选择性；不需要消耗能量，不受细胞代谢抑制剂的影响；不受共存的类似物的影响，即无饱和现象和竞争抑制现象。

② 载体媒介转运。即借助载体蛋白的帮助使药物透过生物膜而被吸收的过程。

a. 主动转运（active transport）是指药物借助载体或酶促系统的作用由低浓度区域向高浓度区域转运的过程，是人体重要物质的转运方式，机体必需的一些物质如 K^+、Na^+、I^-、葡萄糖、氨基酸、水溶性维生素及一些弱电解质等均以此机制吸收。主动转运在药物的胃肠道吸收、肾和胆汁的排泄过程中也起重要作用。主动转运的机制一般认为是载体在生物膜两侧来回穿梭，担负着转运任务。被转运的药物在生物膜的一侧与载体结合，形成药物-载体复合物，然后通过某种机制到达生物膜的另一侧再行分解，载体又回到原来一侧继续进行转运。

主动转运的特点有：逆浓度梯度转运；需要消耗机体能量［能量来源主要由细胞代谢产生的 ATP（三磷酸腺苷）提供，可被代谢抑制剂阻断］；需要载体参与，载体与药物通常有高度的选择性；载体量是有限的，在吸收部位，药物达到某一临界浓度时，转运系统变成饱和，浓度再大也不能加快药物的吸收速率；主动转运不像被动扩散，其吸收速率与浓度成正比，经主动转运而被吸收的药物可能存在某一最适剂量，超过此剂量不会有更高的治疗效应；主动转运对转运物质也有结构特异性要求，结构类似物可产生竞争抑制，有饱和现象；主动转运还具有部位专属性，某种药物只限在某一部位吸收，如胆酸和维生素 B_2 的主动转运只在小肠上段进行，而维生素 B_{12} 则在回肠末端被吸收；受代谢抑制剂的影响，如 2-硝基苯酚、氟化物等物质可抑制细胞代谢而影响主动转运过程。

b. 促进扩散（facilitated diffusion）。又称易化扩散，是指一些物质，如一些非脂溶性物质或亲水性物质在细胞膜载体的帮助下，先与生物膜外侧的载体形成络合物，通过蛋白质的自动旋转或变构将药物转入细胞内，扩散过生物膜后再解离释放出药物的过程。

促进扩散是顺着浓度梯度转运，不需要消耗能量，D-木糖、季铵盐类的吸收即属此类；促进扩散速率取决于膜两侧浓度差，通常载体转运的促进扩散速率大大快于被动扩散；因为促进扩散需要载体参与，所以具有载体转运的各种特征，如对转运的药物有专属性要求；可被结构类似物竞争性抑制；也有饱和现象等。

促进扩散与被动扩散的区别在于促进扩散借助于膜上载体的结合或释放而转运药物。

③ 膜动转运。是指通过细胞膜的主动变形将药物摄入细胞内或从细胞内释放到细胞外的转运过程。分为胞饮和吞噬两种作用方式，摄取的药物为溶解物或液体称为胞饮作用，摄取的药物为大分子或颗粒状物称为吞噬作用。大分子进出细胞的方式为入胞作用和出胞作用。

当细胞进行胞饮和吞噬时，药物凭借与细胞膜上某些蛋白质的特殊亲和力附着于细胞膜上，通过细胞膜的向内凹陷进入细胞内形成小泡，该小泡逐渐与细胞膜断离，进入细胞内完成转运过程，形成药物的吸收。某些大分子药物如蛋白质、脂溶性维生素、甘油三酸酯等就是通过此过程而被吸收的。胰腺细胞分泌胰岛素的过程是出胞作用实例，药物被包裹在细胞内，逐渐与浆膜融合，将药物释放到细胞外而进入血液循环。胞饮过程与细胞表面的特殊受体及被内吞物质所带电荷和粗糙程度有关，故也存在吸收部位的特殊性，如蛋白和脂肪颗粒等常常在小肠下段。

吞噬作用，一般指细胞吞噬、摄取固体颗粒的作用。如人体白细胞特别是巨噬细胞能吞噬入侵的细菌、细胞碎片以及衰老的红细胞。

药物的吸收机制是一个比较复杂的过程，具体药物究竟以何种机制吸收与药物的特性、部位特征以及生物环境因素有密切关系。一种药物可能以某种吸收机理为主，但也可能存在着几种吸收途径共存的现象。然而，大多数药物作为机体的异物，往往以类脂途径的被动扩散为主，故胃肠道上皮细胞对这些药物起着脂溶性屏障的作用，其中脂溶性药物通过被动扩散而吸收，非脂溶性药物的扩散通过屏障则相当困难。

二、影响药物胃肠道吸收的生理因素

1. 胃肠液的成分与性质

(1) 胃肠道的 pH　纯胃液的 pH 通常为 1～3，一般空腹时为 1.2～1.8，食后正常人的胃内容物 pH 可上升到 3～5。十二指肠的 pH 为 4～5，空肠 pH 为 6～7，大肠为 7～8。消化道 pH 对药物的吸收有很大的影响。小肠自身分泌液是一种弱碱性液体，成人每天分泌量约 1～3L。小肠较高的 pH 环境（pH5～7）是弱碱性药物最佳的吸收部位。大肠黏膜分泌的肠液 pH 更高，约 8.3～8.4。胃肠道的 pH 往往只影响被动扩散吸收，对主动转运的影响较少，主动转运的药物是在特定部位受载体或酶系统作用吸收，不受消化道 pH 变化的影响。此外，胃肠道中酸、碱性环境可能对某些药物的稳定性产生影响；药物的疾病、合用药物、食物等能改变胃液的 pH，或影响胃液的分泌，进而对药物的吸收产生影响，如抗胆碱药阿托品和溴丙胺太林、脂肪及脂肪酸等均能抑制胃液分泌，服用抑制胃酸分泌及中和胃酸的药物如西咪替丁、碳酸氢钠片等能使胃液的 pH 升高。某些疾病会影响胃肠液的 pH，如十二指肠溃疡患者胃液的 pH 比正常人低。胃液的表面张力较低，有利于湿润药物粒子及水化片剂的包衣层，促进体液渗透进入固体制剂。

(2) 胃肠液的其他成分 胃肠液含有酶类、胆盐及黏蛋白等物质，对药物的吸收产生不同的影响。胃蛋白酶、胰酶等可以消化食物，也能分解多肽及蛋白质物质，故多肽与蛋白质药物口服易分解而失效。胆汁中含有胆酸盐，是一种表面活性剂，能增加难溶性药物的溶解度，提高这类药物的吸收速率和程度。

胃肠道黏膜表面覆盖一层黏性多糖-蛋白质复合物具有保护黏膜的作用，有利于药物的吸附吸收，但某些药物可与其结合而使药物不能或不完全吸收。在复合物表面还存在一层厚度约为 400nm 的不流动水层，也称非搅拌水层，是高脂溶性药物透膜吸收的屏障，因此，在制剂中加入适量的表面活性剂可促进高脂溶性药物的吸收。此外，有研究认为，水分的吸收对药物跨膜转运有促进作用，被称之为溶剂牵引效应。

2. 胃排空和胃排空速率

(1) 胃排空 单位时间内胃内容物从胃幽门排入十二指肠的排出量称为胃排空。其反映了药物在胃中停留的时间和达到小肠的快慢。胃既有贮存食物的功能，又具有“泵”的作用。物质进入胃约 5min 后，能以 3 次/min 的频率蠕动，将胃内容物向幽门方向推进。

(2) 胃排空速率 胃排空的快慢用胃排空速率（gastric emptying rate）来描述。胃排空的快慢对药物在消化道中的吸收有一定影响。胃排空速率慢，药物在胃中停留时间延长，与胃黏膜接触机会和面积增大，对主要在胃中吸收的弱酸性药物吸收会增加，吸收程度增强；由于小肠表面积大，大多数药物的主要吸收部位在小肠，故胃排空加快，到达小肠部位所需的时间缩短，有利于药物吸收，产生药效时间也加快；对有些受胃酸和胃酶活性影响不稳定的药物，胃的排空缓慢将增加药物的降解程度，影响药物的有效性，如苄青霉素的降解程度决定于它在胃内停留时间；少数在特定部位吸收的药物，胃空速率大，吸收反而较差，如维生素 B_2 在十二指肠主动吸收，胃排空速率快时，大量的维生素 B_2 同时到达吸收部位，吸收达到饱和，因而只有小部分药物被吸收，若饭后服用，胃排空速度缓慢，维生素 B_2 连续不断缓慢地通过十二指肠，主动转运不会产生饱和，使吸收增多。

(3) 影响胃排空速率的因素

① 食物的组成和食物理化性质的影响。固体食物的排空比液体食物慢，含大量脂肪的饮食能延迟胃排空 3～6h，而淀粉类食物胃排空时间约 1.5～3.5h；稀的软体食物较稠的或固体食物的胃排空为快，肠衣片由于在胃中不崩解，常常在胃中滞留相当长的时间。

② 胃内容物黏度、渗透压。胃内容物黏度低，渗透压低时，一般胃排空速率较大。服药时饮用大量水，也可促进胃排空而有利于药物的吸收。例如，口服阿司匹林时饮水量由 75mL 增加至 150mL，吸收速率亦增加一倍。

③ 药物的影响。服用某些药物如抗胆碱药、抗组胺药、止痛药、麻醉药等都可使胃排空速率下降；如溴丙胺太林（普鲁本辛）抑制胃排空，而甲氧氯普胺（灭吐灵）促进胃排空。

3. 肠运动

小肠的固有运动有节律性分节运动、蠕动运动和黏膜与绒毛的运动三种。肠的固有运动促进固体制剂进一步崩解、分散，使之与肠分泌液充分混合；决定肠内容物的运行速率，从而影响药物在肠中的滞留时间，运行速率越快，药物在肠内滞留时间越短，则制剂中药物溶出与吸收的时间越短。肠内的运行速率对于难溶性药物的吸收、缓控释制剂的药物吸收有重要的影响。一些药物可影响肠道的运行速率而干扰其他药物的吸收。如阿托品、溴丙胺太林等能减慢胃排空速率与肠内容物的运行速率，从而增加一些药物的吸收；甲氧氯普胺可促进胃排空且增加肠运行速率，减少药物在消化道内的滞留时间，从而减少某些药物的吸收程度。

4. 血液循环

消化道周围的血液与药物的吸收有较为复杂的关系。当药物的透膜速率小于血流速率时，透膜是吸收的限速过程；而当透膜速率大于血流速率时，血流是吸收的限速过程。而对一些高脂溶性和可自由通过膜孔的小分子药物，其膜透过速率比血流转运速率大，吸收为血流限速过程，血流速率对其影响较大。由于小肠血流丰富，药物血流转运能力较大，血流量的少量增减对吸收速率影响不大。但胃血流的改变对药物在胃中的吸收影响较大，如饮酒能加快胃黏膜的血流速率，从而增加对巴比妥酸等药物的吸收。

5. 食物

食物首先影响胃排空速率而影响吸收，其次，食物消耗胃肠道中的水分，常使胃肠内的体液减少，增加胃肠道的黏度和渗透压，并使固体制剂的崩解、药物的溶出变慢，妨碍药物向胃肠道壁的扩散，从而使药物的吸收变慢。

除了延缓或减少药物的吸收外，也可能促进药物的吸收或不影响吸收。如脂肪类食物具有促进胆汁分泌的作用，服用灰黄霉素的同时进食高脂肪或高蛋白食物，前者的血药浓度3μg/mL，而后者仅为0.6μg/mL；在特定部位吸收的药物，因减慢胃排空速率而增加吸收，如维生素 B_2；进食后组织器官的血流量增加，使药物的生物利用度增大，如普萘洛尔、美托洛尔（美多心安）、维生素C、更昔洛韦等。

三、影响药物胃肠道吸收的理化因素

药物的理化性质，包括药物的解离度、脂溶性、溶出速率、稳定性等对药物的胃肠道吸收有不同程度的影响。

1. 解离度、脂溶性

胃肠道上皮细胞膜的结构主体为具有脂质膜特性的类脂质双分子膜，是药物吸收的屏障。对大部分以被动扩散吸收的药物而言，药物的吸收速率与其油/水分配系数有关，脂溶性大的易于通过细胞膜，一般是脂溶性愈强吸收愈好；由于受到胃肠道内pH的影响，弱酸或弱碱性药物以未解离型（分子型）和解离型（离子型）两种形式存在，二者所占比例由药物的解离常数 pK_a 和吸收部位pH所决定。通常脂溶性较大未解离型分子容易通过，而解离后的离子型不易透过，难以吸收。这种药物的吸收取决于药物的解离状态和油/水分配系数的学说称之为pH-分配假说。药物的解离常数与消化道腔液pH的函数，可用Handerson-Hasselbalch缓冲方程式来表示。

$$\text{弱酸性药物：} pK_a - pH = \lg(C_u/C_i) \tag{18-3}$$

$$\text{弱碱性药物：} pK_a - pH = \lg(C_i/C_u) \tag{18-4}$$

式中，C_u 和 C_i 分别为未解离型（分子型）和解离型（离子型）药物浓度。从式中可看出，当pH变动一个单位值时，未解离型与解离型比例随之变动10倍。pH增加，弱酸性药物的分子型比例减小，而弱碱性药物分子型的比例增加，因此酸性药物在酸性溶液中的吸收较好，而碱性药物在碱性溶液中的吸收较好。

如水杨酸的 $pK_a=3$，在胃液中（pH=1.0）按式(18-3)计算，$3.0-1.0=\lg(C_u/C_i)$，则 $C_u/C_i=100:1$，即99%以上的药物为未解离型，故在胃中吸收良好。又如弱碱性药物奎宁的 $pK_a=8.4$，在胃中的未解离型只有2000万分之一，几乎全部呈解离状态，故在胃中不被吸收。随着胃肠道pH的增加，未解离型的比例大大增加，在pH=7的肠液中，未解离型和解离型的比例为25：1，远远大于胃中的浓度，所以奎宁在小肠中吸收比胃好得多。

此外，某些脂溶性小而吸收不好的药物可进行结构改造，增加脂溶性。例如氨苄青霉素合成吡呋氨苄青霉素，增加其脂溶性，使其吸收性比母体好得多；红霉素制成红霉素丙酸酯，增加了药物的油/水分配系数，血药浓度提高数倍。但油/水分配系数过大，有时吸收反而不好，这是因为脂溶性太强的药物进入生物膜后可与磷脂强烈结合，不易转运至水性体液中所致。

值得提出的是，药物在胃肠道的吸收机制极为复杂，pH-分配假说预测的结果有时与实际有差别，除了强碱性药物外，用实验方法直接测定有机弱酸性药物和弱碱性药物的胃内吸收与 pH-分配假说相吻合，但主要在小肠吸收的药物，其吸收不一定服从 pH-分配假说理论。如弱酸性药物在小肠的实际吸收水平比按 pH-分配假说计算的大。如水杨酸 pK_a 为 3.0，在小肠也有吸收，这可能是由于小肠有丰富的血流和较大的吸收表面积，其吸收也很好。弱碱性药物在胃液中解离程度高，吸收差，它们的吸收只能通过提高胃液 pH 来实现；正常小肠的 pH 接近中性，通常 $pK_a>3.0$ 的酸及 $pK_a<7.8$ 的碱很容易吸收，在这些限度以外的酸及碱，小肠吸收都相应地迅速下降。对于主动吸收的药物，其吸收是受载体或酶作用实现转运的，主动转运药物的吸收与药物脂溶性不相关。通过细胞旁路转运吸收的药物，脂溶性大小也与其吸收没有直接相关性。

2. 溶出速率（dissolution rate）

溶出速率是指在一定溶出条件下，单位时间药物溶解的量。口服固体药物制剂后，药物在胃肠道内吸收过程为：固体药物→崩解→溶解→生物膜→吸收。药物如果为水溶性，其崩解后可立即进入分散、溶出过程，能够迅速被吸收，则崩解是水溶性药物吸收的限速过程。对难溶性药物或溶解缓慢的药物，溶解的快慢直接影响药物吸收的速率和程度，溶出是难溶性药物吸收的限速过程。溶出速率对药物的起效时间、药效强度、作用持续时间有重要的影响。其溶出速率可用 Noyes-Whitney 方程表示：

$$dC/dt=S(D/h)(C_s-C) \tag{18-5}$$

式中，dC/dt 为溶出速率；S 为固体药物的表面积；D 为扩散系数（与介质温度成正比，与介质黏度成反比）；h 为扩散层的厚度；C_s 为固体药物的溶解度；C 为 t 时刻溶出介质中药物浓度。在固定的溶出条件下，D、h 为一定值，用 $k=D/h$ 表达，k 为溶出速率常数。在胃肠道中，溶出的药物不断吸收，C 可以认为接近于零，则：

$$dC/dt=kSC_s \tag{18-6}$$

从该式可知影响药物溶出速率的因素主要有以下几种。

（1）粒径　药物颗粒的表面积与颗粒直径成反比。药物粒子越小，则与体液的接触面积越大，药物的溶出越快，吸收也加快。难溶或溶解缓慢的药物，其粒径是影响吸收的重要因素。如平均粒径为 2.6μm 的灰黄霉素的吸收率为平均粒径为 10μm 的 2 倍；螺内酯通过微粉化后制成的口服制剂比原先的疗效约提高了 20 倍。因此，为了增加某些难溶性药物的溶出速率和吸收，可采用微粉化、固体分散体等方法加快药物的溶出速率。但在胃中不稳定的药物，如青霉素、红霉素等，粒子越细越易分解，反而降低疗效故不宜微粉化。对胃肠道有刺激性的药物，如呋喃妥因等，微粉化的同时也增加了对胃肠的刺激性，也不宜用过细的粉末制备制剂。

（2）溶解度　溶解度与溶出速率直接相关，C_s 加大，C_s-C 差值越大，则溶出速率加快。

① 成盐方法。弱有机酸或弱有机碱的盐比其游离母体化合物更易溶解，可采用成盐方法，增加酸性和碱性药物的溶解度，如将青霉素 V 制成钾盐后，口服时产生的血浆浓度要

比原型药高得多。

② 多晶型。选择多晶型药物中的亚稳定型、无定形或选择无水物等来增加药物的溶出。多晶型指化学结构相同的药物，因结晶条件不同而得到的不同的晶型。药物可因晶型不同而呈不同的生物利用度。有机化合物的多晶型现象极为普遍。如磺胺类、无味氯霉素、甾体化合物、巴比妥类、利福平、吲哚美辛、甲苯磺丁脲、氯磺丙脲、甲氧氯普胺、甲苯达唑等，38 种巴比妥药物中有 63％有多晶型；48 种甾体化合物有 67％有多晶型。多晶型中有稳定型、亚稳定型和无定形。各种晶型在物理性质上有所差别，如密度、熔点、溶解度及溶出速率等。由于溶解度不同，多晶型之间的溶出速率也不同。一般稳定型的结晶熵值最小、熔点高、溶解度小、溶出速率慢；亚稳定型熔点较低，具有较高的溶解度和溶出速率；无定形溶解时不必克服晶格能，溶出最快，但在贮存过程中甚至在体内转化成稳定型，如无定形新生霉素的溶解度和溶出速率比结晶型大 10 倍，口服结晶型新生霉素无效，而无定形有显著的活性。亚稳定型可以逐渐转变为稳定型，但这种转变速率比较缓慢，在常温下较稳定，有利于制剂的制备，如氯霉素棕榈酸酯有 A、B、C 三种晶型及一种无定形，其中 B 型和无定形有效，而 A、C 两种晶型无效。如果掌握了晶格转型条件，就能制成吸收性良好的药物制剂，在保证药物贮藏稳定的前提下，对一些难溶性的药物，可选用亚稳定型为制剂原料，常能取得较高的溶出速率和较好的治疗效果。

(3) 黏度、温度　降低介质的黏度或升高温度，有利于药物的溶出。

3. 药物在胃肠道中的稳定性

药物也应当在胃肠液中保持稳定性。很多药物在胃肠道中不稳定，一是受 pH 的影响促进某些药物的分解，如红霉素在胃液中酸性环境下 5min 后仅存 3.5％的活性。二是由于酶解作用使药物失活，结果使药物的有效吸收大大减少，如阿司匹林的脱乙酰化、左旋多巴的脱羧反应等。

增加药物在胃肠道稳定性的方法有：利用肠溶材料包衣等方法防止某些胃酸中不稳定药物的降解和失活；与酶抑制剂合用阻止药物的酶解；制成药物衍生物和前体药物也是有效的方法，如将青霉素衍生为氨苄青霉素在胃酸中较稳定，可口服给药。

四、影响药物吸收的剂型因素

1. 剂型对吸收的影响

药物制成各种剂型的同时，也赋予药物一定的特性，剂型对药物的吸收及生物利用度有很大的影响。因为药物的不同剂型，有不同的用药部位和吸收途径，有不同的处方组成、理化性质和释药性能，少数药物还有不同的药物作用目的。不同口服剂型，药物的溶出速率不同，其吸收的速率与程度相差很大，即使是相同剂型和剂量的药物，以同一途径给药时，由于剂型因素上的差异，吸收速率和程度可相差数倍，从而会影响到治疗效果，如螺内酯的吸收，好的制剂与差的制剂可相差 60 多倍。这种差异影响药物的起效时间、作用强度、作用持续时间、不良反应等。剂型中药物的吸收和生物利用度情况取决于剂型释放药物的速率与数量。常用口服剂型生物利用度高低的顺序为：溶液剂＞混悬液＞散剂＞颗粒剂＞胶囊剂＞片剂＞包衣片剂。

(1) 液体制剂　溶液剂中药物是以分子或离子形式分散在介质中的热力学稳定体系，不涉及崩解或溶解的限速过程，所以吸收较其他口服制剂快而完全，生物利用度高。影响药物从溶液中吸收的因素有：溶液的黏度、渗透压、络合物的形成、胶团的增溶作用及化学稳定性等。增加黏度可能影响药物的吸收，如安乃近的水溶液和糖浆剂给家兔口服后测定血药浓度表明，糖浆剂的 C_{max} 及 AUC 减小，即生物利用度低。这是由于黏度和较高渗透压降低药物在胃肠中的扩散速率，减慢药物的吸收；主动转运的药物，黏度的增加反而可导致药物在肠吸收部位滞留时间的延长而有利于吸收；药物油溶液的吸收受其油/水分配系数影响，亲油性强的药物，油/水分配系数大，难以转移到胃肠液中，吸收速率慢，若将其制成 O/W 型乳剂，减小了油相液滴的大小，增加了药物与胃肠液的接触面积，从而能增加药物吸收。混悬剂中药物的吸收主要取决于药物的溶出速率、油/水分配系数及在胃肠道中的分散性。混悬剂的吸收速率比胶囊剂和片剂快。影响混悬剂中药物溶出速率的因素主要有药物颗粒大小、晶型、附加剂、分散溶剂种类、黏度及各组分间的相互作用等。

(2) 固体制剂　胶囊剂制备时不需加压力，服用后只要囊壳在胃内破裂，即可较快在胃中崩解，药物颗粒可迅速分散，故药物的释放快、吸收较好。明胶囊壳对药物的溶出有阻碍作用，通常有 10～20min 的滞后现象，但对大多药物影响不大。影响胶囊剂吸收的因素较多，如胃内容物、药物颗粒大小、晶型、湿润性、分散状态、附加剂种类、药物与附加剂的相互作用、空胶囊的质量及贮藏条件等剂型因素都会影响胶囊剂的吸收。

含有疏水性药物的胶囊剂，影响药物吸收的主要因素是稀释剂。疏水性的稀释剂能阻碍水和吸收部位体液对药物的润湿，水溶性和亲水性稀释剂能增大体液透入胶囊内的速度，促进药物的释放和吸收。疏水性的润滑剂常能影响颗粒的湿润，对药物的吸收产生影响。

片剂是广泛应用的剂型之一。与药物吸收有关的生物利用度方面存在的问题也最多。因为：①片剂表面积较小，使药物从片剂中释放到胃肠液中去的速度减慢；②片剂含有大量辅料；③经制粒、压片、包衣等工艺，使得药物的释放过程减慢，从而影响药物的吸收。

影响片剂中药物吸收的因素很多，除生物因素外，还有药物颗粒大小、晶型、pK_a 值、脂溶性、片剂的崩解度、溶出度、处方组成、制备工艺和贮存条件等剂型因素。药物从片剂吸收入机体的过程一般包括：片剂→第一次崩解→第二次崩解→溶解→吸收。片剂的崩解对主药易溶，且溶出速率很大的片剂中药物的吸收起重要作用，如果片剂在胃肠道中崩解缓慢或崩碎后颗粒过大，常会导致药物吸收缓慢。但对大多数片剂来说，药物吸收的限速过程是药物从含辅料的药物颗粒和纯药物粉粒中的溶出。改善片剂的崩解和分散速度可加速药物的溶出，提高药物的吸收率。长期贮存的片剂也会有某些物理化学性质的改变，影响其吸收。

包衣片剂比一般片剂更复杂。影响因素有：①糖衣片中衣层的溶解；②薄膜衣片衣料的性质及厚度；③肠溶衣片给药后的吸收主要受包衣材料、胃空速率及食物种类、生理病理条件等因素的影响。

2. 制剂处方的影响

赋形剂对药物吸收的影响主要表现在两个方面。

(1) 赋形剂可以影响药物的理化性状　如乳糖对螺内酯能够产生吸附而使其释放不完全，但能够加速睾丸酮的吸收。

(2) 赋形剂与药物之间可能会发生某些物理、化学或生物方面的作用　如硬脂酸镁作阿司匹林片的润滑剂可使其分解，苯丙胺与羧甲基纤维素形成难溶性的络合物，使其生物利用度大大降低。

3. 制剂工艺的影响

药物制剂的制备工艺对药物的溶出和吸收有很大的影响。

(1) 混合与制粒

① 混合。在药物与辅料的混合中，混合方法不同也易引起药物溶出速率的差异，粉体性质（如粒子的粒径、形态、密度等）、混合方式、混合时间、操作条件及设备等都会影响

混合效果。

② 制粒。颗粒的质量对片剂吸收影响亦很大。制粒操作中，黏合剂的性质与用量、颗粒的大小与密度、物料与黏合剂的混合时间、制粒方法、湿颗粒的干燥温度与时间等都可影响片剂的崩解、溶出和吸收。

(2) 压片与包衣

① 压片。是在压力下把颗粒状或粉末状药物压实的过程。因压力能使物料聚结成片，增加密度，减少颗粒总表面积，通常压力增加，片剂的孔隙率减小，硬度变大，比表面积变小，崩解时间延长，溶出速率减慢；但当压力太大时颗粒也可能被压碎成更小的粒子，甚至暴露出药物结晶，导致表面积增加而溶出增加。如果压力继续增大，则其表面积就会减小，颗粒间产生了不可逆的塑性变形，变形的颗粒借助分子间力、静电力等而紧密结合成坚实的片剂，则该片剂具有高度的致密性，液体不易透入片剂内部，使崩解成颗粒的现象不易发生。

② 包衣。包衣制剂中的药物在被吸收前，首先是包衣层的溶解，因此包衣材料和衣层的厚度影响药物吸收的快慢及血药浓度的高低。

第三节 药物的非胃肠道吸收

一、口腔吸收

口腔黏膜上皮细胞膜也由脂质双分子层构成，故能允许脂溶性药物通过。药物在口腔的吸收，一般为被动扩散，并遵循 pH-分配学说，一般认为，药物的油/水分配系数在较大吸收较好。最近研究发现，若干药物的口腔吸收出现了饱和现象和竞争抑制现象，表明口腔内药物的吸收也可能存在着载体参与的转运系统。

口腔吸收的另一个重要特点是：口腔吸收后，药物通过颈内静脉到达心脏，随血液循环向全身分布，不像胃肠中药物吸收那样有首过作用的存在，也不受胃肠道 pH 和酶系统的破坏，首过作用大，或胃肠道中不稳定的某些药物如硝酸甘油、甲基睾丸素、异丙肾上腺素等口腔给药效果优于口服给药。口腔黏膜通透性大，但与胃肠黏膜相比则较低。亲水性药物的口腔吸收与其分子大小有关，相对分子质量小于 100 的可迅速透过口腔黏膜，随着相对分子质量的增大，药物的口腔透过性迅速下降。因此相对分子质量较大的药物（如肽类等），常需加入一些吸收促进剂。口腔黏膜能够感受味觉，注意口感和味感。

二、直肠吸收

药物从直肠吸收主要有两个途径：一条是通过直肠上静脉，经门静脉而入肝脏，在肝脏代谢后再运至全身；另一条是通过直肠中静脉和直肠下静脉及肛管静脉绕过肝脏直接进入血液大循环。当栓剂塞入距肛门口约 2cm 处，其所含药物可不经过门脉系统而吸收总给药量的 50%～75%；当栓剂距肛门口约 6cm 处时，药物在此部位的吸收，大部分要经上直肠静脉进入门-肝系统。所以栓剂中药物吸收与其塞入直肠的深度有关，应距肛门口约 2cm 处为妥，这样吸收的药物在一半以上可避免肝脏首过作用。

影响药物吸收的生理因素有：①栓剂塞入直肠的深度，距肛门口约 2cm 可避免肝脏首过作用，吸收情况良好；②空直肠比充有粪便的直肠有较多的吸收，直肠有粪便存在可以影响药物的扩散和吸收表面的接触；③直肠液的 pH。

影响药物吸收的剂型因素如下。

① 药物的脂溶性和解离度。直肠黏膜为类脂屏障，一般脂溶性分子型比离子型吸收容易。

② 栓剂基质的影响。栓剂给药后，首先药物从栓剂基质中释放出来，分散或溶解到周围的水性体液中，方能被黏膜吸收而产生疗效，药物从基质中释放的产生疗效强而持久。栓剂中药物吸收的限速过程是基质中药物释放到水性体液这一步。基质本身的理化性质和种类不同，释放药物的速率、影响药物吸收的基质也不同。影响因素是比较复杂。栓剂基质中加入一定量的表面活性剂可促进药物的释放和吸收，但浓度较大时，被产生的胶团包在其中反而阻碍了药物的吸收。

三、注射吸收

1. 给药部位与吸收途径

注射剂除了血管内给药没有吸收过程外，皮下注射、肌内注射、腹腔注射都有吸收过程。一般注射部位的周围都有丰富的血液和淋巴循环，注射的药物一旦分布到结缔组织后，即向循环系统进行，因此药物注射给药时吸收较完全与迅速，生物利用度也较高。

2. 影响药物注射吸收的因素

影响注射剂中药物吸收的主要因素有：药物分子的理化性质、机体的生理因素、处方组成及给药部位的选择、药物的浓度、热力学的活性等。药物从注射部位吸收时，必须向附近含水丰富的组织扩散、分配，然后向血管内皮组织扩散和分配，以上因素影响这一过程而影响注射剂的吸收。

（1）生理因素

① 血流速度。影响注射药物吸收的主要生理因素为血流速度，血流丰富部位的药物吸收迅速。一般血流速度为：上臂三角肌＞大腿外侧肌＞臀大肌，血流速度与吸收的关系是在血流速度大时吸收速率基本固定，吸收的限速过程不是血流速度，而是药物的扩散；但当血流速度慢时，则血流速度成为吸收的主要影响因素，血流越慢，吸收速率越慢。采用按摩注射部位、热敷方法，可使血流加速，吸收增加；药物合并使用肾上腺素时可使局部毛细血管收缩，血流速度下降，从而可达到缓慢吸收的目的。

② 注射部位。肌内注射后药物在10～30min内吸收；静脉注射能较快地达到最高血药浓度，生物利用度达100%；皮下注射给药时因皮下组织内的血流速度低于肌肉组织，故吸收也比肌内注射慢，但也有例外，如胰岛素。皮下注射还存在注射容量及刺激性等问题。

（2）剂型因素

① 剂型。注射剂中药物的释放速率从大到小为：水溶液＞水混悬液＞油溶液＞O/W型乳剂＞W/O型乳剂＞油混悬液。药物从制剂中的释放速率是吸收的限速因素。

② 药物的理化性质

a. 相对分子质量。药物的相对分子质量越大吸收越慢，相对分子质量相当大（如5000～20000）的药物，通过毛细血管壁细孔或实质部分均有困难，只能以淋巴部位作为主要吸收途径，如相对分子质量10000～20000的铁-多糖复合物，肌内注射后通过淋巴吸收。

b. 药物的脂溶性。脂溶性药物向附近组织的扩散和分配可能很慢，相反，亲水性药物可能对血管上皮组织的透过较慢，因此药物的亲水亲油平衡是影响吸收的一个重要因素。但这种要求并不十分严格，如很多口服难吸收的亲脂性或亲水性药物，皮下和肌内注射也能有较好的吸收。

③ 溶剂和附加剂。从注射剂方面看，注射容量大时会使药物从组织向血管壁的扩散减慢；当注射剂溶剂使用有机溶剂或植物油时，张力变大，可使亲脂性强且在真皮中扩散慢的药物吸收加快；溶剂使用甘油时则黏度较高，可使吸收减慢。

四、肺部吸收

肺部给药涉及的剂型有气雾剂、喷雾剂和粉雾剂，主要经口腔给药，药物随气流到达肺部，除产生局部作用外，经肺吸收后能起全身吸收作用。呼吸道结构较复杂，影响药物吸收的因素较多。

1. 呼吸器官的生理特点

人的呼吸器官由鼻、咽、喉、气管、支气管、终末细支气管、呼吸细支气管、肺泡管、肺泡组成。肺泡距血管很近，数目也多，估计达 3 亿～4 亿，总面积可达 $200m^2$。此外，气管、支气管和终末细支气管等也有一定的吸收能力。肺泡腔至毛细血管腔间的距离仅约 $1\mu m$，是气体交换和药物吸收的良好场所。巨大的肺泡表面积、丰富的毛细血管及极小的转运距离，使肺部给药迅速吸收，而且吸收后的药物直接进入血液循环，不受肝脏的首过效应影响。以局部作用为治疗目的时，必须控制微粒可能达到的部位，如欲产生吸收作用，则要求药物微粒能充分到达吸收迅速的肺泡。

2. 影响药物在肺中分布、吸收的因素

（1）呼吸道气流　药物在呼吸系统的分布受呼吸时气体动力学的影响。正常人每分钟呼吸 15～16 次，每次吸气量中约有 $200cm^3$ 左右存在于咽、气管及支气管（称为死腔）之间，其余 $400cm^3$ 气体则通过死腔进入肺内。在死腔部位气体的流动常呈湍流状态，吸入的气体和肺中的贮气能在此混合，而且促使较大粒子的沉着。当空气进入支气管以下部位时则多呈层流状态，气流速度渐次减慢，易使气体中所含微粒沉积，这是影响药粒分布和吸收和一个重要因素。另外，还受呼吸量及呼吸频率等的影响。通常吸入药粒的保留率与呼吸量成正比，而与呼吸频率成反比，吸入空气容量大时，药粒可进入较深的部位。

（2）药物粒子的大小　药物粒子的大小是影响气溶胶能否深入肺部的主要因素，一般认为粒径大于 $10\mu m$ 者差不多完全停留在鼻道中，大于 $6\mu m$ 可能到不了肺泡管；大于 $2\mu m$ 者可达不到肺泡，而以 $1\mu m$ 大小粒子为好，但有被呼出的可能，综合研究结果认为进入肺部的粒子以 0.5～$5\mu m$ 为最适宜。

（3）药物性质　药物必须能溶解于呼吸道的分泌液中，不然不会吸收，药物从肺部吸收主要是单纯的扩散吸收，吸收速率与药物的相对分子质量及脂溶性有关；另外药物的吸湿性也能影响粒子的大小，如吸湿性大，通过湿度很大的呼吸道时，粒子就能逐渐增大，一般不溶性物质不改变粒径，微溶性药物约增加 1.35～1.55 倍，可溶性物质可增至 3 倍，这种性质也可适当利用，使粒子达到预期的部位。肺中小分子物质吸收快，大分子物质相对难吸收，但相对其他部位而言，肺部可能是一些大分子药物较好的给药部位。肺部的吸收也观察到了饱和与竞争抑制现象，表明存在特殊的转运机制。

（4）剂型与工艺　气雾剂是借抛射剂的压力将药物射出，常用的抛射剂是氟氯烷烃类，对人体存在安全问题；粉雾剂可以不用抛射剂而使药物到达肺部，将微粉化的药物装入胶囊内，胶囊放入推进器内，揿动插孔针，使胶囊穿孔，将喷嘴放入口腔中，进行深呼吸，转动推动器，由于离心力，而使药粒从胶囊孔压出，随气流到达肺部。

五、鼻黏膜吸收

近年来研究发现一些甾体激素类、抗高血压、镇痛、抗生素类以及抗病毒药物，在鼻腔

内用药，通过鼻黏膜吸收可以获得比口服给药更好的生物利用度。某些本来很难从鼻腔吸收的多肽和蛋白质类药物，当处方中加入吸收促进剂、酶抑制剂，或以生物黏附、生物降解性微球给药后，均能提高鼻腔吸收的生物利用度。人体鼻腔的总容积为 15mL，鼻黏膜面积达 $150cm^2$，上面有众多纤毛，可增加吸收的有效面积；黏膜上皮细胞下面毛细血管和淋巴管十分发达，药物吸收后直接进入大循环，其吸收程度和速度有时可与静脉注射相当；也无肝脏的首过作用。鼻腔内给药方便易行。鼻黏膜上覆盖着一层鼻黏液，pH 为 5.5～6.5。当受到外来刺激时，鼻腔表面的纤毛以 5～6mm/min 的速度带动分泌液等向咽部运动，故滴入的药物或溶液在鼻腔只能停留 20～30min。

鼻腔黏膜为类脂质，药物在鼻黏膜的吸收主要为被动扩散过程，因此脂溶性药物易于吸收，水溶性药物吸收差些。亲水性大分子药物可经细胞间隙旁路慢速转运。由于鼻黏膜的屏障功能较低而血管十分丰富，对某些药物的吸收速率甚至可与注射剂相比，如脂溶性、小分子（相对分子质量小于 1000）药物的生物利用度可达 70%以上，相对分子质量为 6000 或更大时也有吸收。相对分子质量与鼻黏膜吸收密切相关，相对分子质量越大吸收越差。鼻黏膜带负电荷，故带正电荷的药物易于透过。pH 影响药物的解离，未解离型吸收较好，部分解离的也有吸收，完全解离的则吸收差。

六、阴道黏膜吸收

阴道黏膜由未角质化的多层鳞状上皮所构成，阴道黏膜细胞的表面有许多微小隆起，有利于药物吸收。吸收机制也分为被动扩散的脂质通道和含水的微孔通道两种。从阴道黏膜吸收的药物，也是直接进入大循环，不受肝脏首过效应的影响。亲水性的多肽物质在阴道也有良好的吸收。所以，阴道黏膜与鼻黏膜一样，今后有可能成为某些难吸收的大分子药物的有效吸收部位。

另外，皮肤、眼部等部位的吸收参见有关章节。

第四节　药物的分布、代谢、排泄

一、分布

药物的体内分布（distribution）是指药物从给药部位经吸收进入血液后，通过血液和各组织间的屏障，转运至体内各组织的过程。如果药物分布的主要器官和组织正是药物的作用部位，则药物分布与药效之间有密切联系；如果药物分布于非作用部位，则往往与药物在体内的蓄积和毒性有密切关联。因此，了解药物的体内分布特征，对于预测药物的药理作用、体内滞留程度和毒副作用，对保证安全用药和新药开发等都具有十分重要的意义。

1. 表观分布容积

为了使药物的血中浓度具有意义，必须有一个血药浓度与体内总药量的关系式，这关系式为表观分布容积（V_d）。表观分布容积是药物的一种特性，不是体内含药的真实容积，而是药物充分均匀分布的假设前提下，体内全部药物按血中同样浓度溶解时所需的体液总容积。它是体内药量与血药浓度之间相互关系的一个比例常数。若血液内的药物量为 X，并设血浆与组织间达到平衡后血浆中浓度为 C，则 $V_d=X/C$（单位：L）。若药物静脉注射后立即达到分布平衡，则在初始体内药物量基本上等于静脉注射剂量 X_0，此时若测得血药浓度为 C_0，则有：

$$V_d = X_0 / C_0 \tag{18-7}$$

$$X_0 = V_d C_0 \tag{18-8}$$

上述式子表明，当一个药物的 V_d 值求得（或可从有关书刊中查得）后，只要测出血药浓度，即可算出用药后任何时间内的体内药物总量。

V_d 是通过理论计算得到的，而实际上药物在各组织中的浓度和血液中的浓度并不相等，因此表观分布容积不是机体含药的真实容积，不具有生理学和解剖学意义，仅表示药物在体内的分布的广窄程度。各种药物之间表观分布容积差别很大。如果药物不向组织分布时，其表观分布容积值等于血浆容积；若药物向组织液均匀分布时，其表观分布容积值等于体液总容积；大多数药物向组织液呈中、低程度分布，其表观分布容积值介于血浆和体液总容积之间；有些药物在组织中高度分布，其表观分布容积值可大于体液总容积，如地高辛的表观分布容积可达 600L。

2. 组织分布

（1）组织分布过程　药物进入血液后，与血浆成分发生不同程度的结合，成为结合型药物，只有游离部分的药物才能向各组织转运。相对分子质量为 100～300 的游离药物分子可以很容易地通过膜孔转运。脂溶性药物以被动扩散的方式透过血管上皮细胞膜。药物穿过毛细血管壁后，进入组织外液中，再进一步通过组织细胞膜，进入组织细胞内，有时还与细胞内成分结合，最后完成分布过程。

（2）影响分布的因素

① 组织血流量。血流量大、血液循环好的组织或器官，随血液到达组织的药物量多，药物从血液向组织液的扩散较快捷、方便，药物转运量也相应较大。反之，药物转运速率较慢，转运量也相应减少。

② 毛细血管及组织细胞膜的通透性。药物穿过毛细血管壁扩散速率的大小主要取决于毛细血管壁两侧的药物浓度差，同时也受毛细血管通透性、扩散距离、温度以及药物理化性质等因素的影响。毛细血管通透性大、扩散距离短、温度高、药物脂溶性大、解离度小或分子较小，则扩散的速率就快。如较大的药物分子通过肝脏中的肝窦比较容易，而扩散通过脑毛细血管较困难，因其内壁结构致密，膜孔极小。

③ 药物-血浆蛋白结合率。一些药物进入血液后，与血浆的成分发生结合，妨碍了药物的转运和分布。药物-血浆蛋白结合后，自由向体内各组织器官转运的大大减少。另一方面，许多难溶于水的药物，只有与蛋白质结合后才能在血液中转运。药物与血浆蛋白的结合具有可逆性，通过结合与游离的动态平衡，使游离药物不断地透过生物膜转运至各组织器官。因此药物-血浆蛋白结合率对药物的组织分布有极大的影响，并可进一步影响到药物在作用部位的疗效、药物的代谢和排泄过程。

影响药物-血浆蛋白结合率的因素有：疾病；内源性物质如游离脂肪酸等以及某些药物可以竞争性地与血浆蛋白结合；种属、性别和年龄；药物的结构和理化特性，如四环素类药物随脂溶性增加其蛋白结合率增加。

④ 药物与组织成分结合。药物还能与组织细胞内的蛋白质、脂肪、酶以及黏多糖等高分子物质发生非特异性结合。组织结合一般也是可逆的，药物在组织与血液间仍保持着动态平衡关系。结合物不易透出细胞膜，当药物与组织蛋白结合程度高于与血浆蛋白结合程度时，其组织中浓度就可能比血浆中浓度高。如有研究表明，阿霉素在体内的分布受各组织细胞核中 DNA 含量的影响，含量高则分布多。弱碱性药物可与酸性磷脂结合，从而使其在酸性磷脂含量高的组织中分布更多。

(3) 淋巴系统转运 有些药物如脂肪、蛋白质等大分子药物必须依赖淋巴系统的输送；有些疾病情况下（如免疫疾病、炎症和癌转移）需要将药物输送至淋巴系统；透过血管的小分子通常也容易转运至淋巴和组织细胞中，位于组织间隙的大分子，虽难于进入血管，但易进入淋巴系统。这些淋巴系统的转运同样很重要，淋巴系统还可使药物免受肝脏的首过代谢。

药物是否从淋巴系统转运，主要依赖于药物的性质。一般认为，相对分子质量在5000以上的大分子物质，经淋巴管转运的选择性倾向性很强；相对分子质量在5000以下的低分子物质，几乎全部由血管转运。给药途径不同，药物向淋巴系统转运也不相同，口服或直肠给药时，药物通过消化道黏膜细胞被吸收后，由于血液和淋巴液两种循环流速的显著差异，一般98%以上的药物直接进入血液循环转运，只有2%以下的药物进入淋巴管转运。静脉注射时药物全部进入血液，后经组织液再转运到淋巴管内。肌内注射、皮下注射以及其他组织间隙注射时，药物可通过组织液进入毛细血管，也可通过组织液进入毛细淋巴管。

(4) 血脑屏障 药物从血液向脑内转运的机制与其他组织一样，仍以被动扩散为主，扩散速率与其脂溶性和解离度有关。脂溶性强、未解离的药物容易向脑脊液转运，如吩噻嗪类药物能迅速转运至脑内，而水溶性的及在血浆pH7.4时能大量解离的抗生素不能进入脑脊液。脑是血流量较大的器官，但是由于血脑屏障，药物在脑组织中的浓度一般较低。在组织学上血脑屏障是血-脑、血-脑脊液及脑脊液-脑三种屏障的总称，实际阻碍药物穿透的主要是前二者。血脑屏障的功用在于保护中枢神经系统使其具有更加稳定的内环境。

但当脑内感染，如脑膜炎存在时，膜通透性变大，氨苄西林、青霉素G、头孢噻吩钠等都能透入脑脊液，起到治疗作用。另外，一些身体必须物质，如葡萄糖、氨基酸和镁离子等通过主动转运机制进入脑内。当血液中某种氨基酸浓度高时，则能抑制其他氨基酸向脑内转运。如氨基酸代谢异常的苯酮尿症，由于病人血中存在高浓度苯丙氨酸，使其他必需氨基酸向脑内的转运受到抑制，并影响大脑的发育。

(5) 胎盘屏障 胎盘屏障作用过程类似于血脑屏障。胎盘屏障指胎盘绒毛组织与子宫血窦间的屏障。通透性与一般毛细血管无显著差别，只是到达胎盘的母体血流量少，进入胎儿循环慢一些。药物向胎内的转运，对于母体与胎儿之间营养物质、生理物质和药物的交换，防止药物对胎儿的致畸等副作用，有着十分重要的意义。

大部分的药物以被动转运方式通过胎盘屏障。非解离型、脂溶性药物容易通过，相对分子质量600以下的药物容易通过，而相对分子质量1000以上的水溶性药物难于透过，脂溶性低、高离子化的药物如季铵盐类转运极少。葡萄糖等按促进扩散的方式转运，一些金属离子如Na^+、K^+等，内源性物质如氨基酸等和维生素类可按主动转运的方式通过胎盘。

二、代谢

药物代谢（metabolism）是外来有机药物在体内的生理化学变化过程。药物进入体内经过吸收后，在酶参与之下进行生物转化，使其变成脂溶性较低或水溶性较高的物质，以便排出体外。这种药物在机体内化学结构上的转变即为代谢过程。代谢是机体避免药物中毒的防御反应。药物代谢产物通常比原药物的极性增大，更易被排泄。多数药物代谢后活性减弱或丧失，但有些药物经代谢后活性增强，如非那西丁在体内转化为对乙酰氨基酚，还有一些药物本身无活性，经代谢后产生药理活性物质，前体药物就是利用该原理设计而成。代谢成为设计药物的合理用法或考虑调节作用时间的重要线索之一。

1. 药物代谢部位和药物代谢酶

进行药物代谢反应的部位是在肝脏，最重要的代谢反应——氧化反应几乎全部在肝脏中进行。许多胃肠道给药的药物经吸收后，都经门静脉进入肝脏，使得某些药物进入大循环前就受到较大的损失，这种作用即为肝脏的首过作用。除肝脏之外，药物代谢也可能发生在胃肠道、肺、皮肤等部位。代谢反应必须有酶参与，药物代谢酶（简称药酶）通常分为微粒体酶和非微粒体酶两类。

2. 药物代谢反应类型

药物代谢常分两个阶段进行。第一阶段通常是氧化、还原和水解反应，脂溶性药物反应后生成极性基团；第二阶段是结合反应，药物或第一阶段反应生成的代谢产物结构中的极性基团与机体内源性物质发生偶联或反应生成结合物。第一阶段的反应即在于暴露或引进第二阶段结合反应的所需的基团如—OH、—COOH或—NH_2等。

各种药物的代谢药酶不同，方式不同，有的药物如杜冷丁（哌替啶）只需要经受第一阶段代谢后，其水溶性足以使之排泄，则不发生第二阶段反应，多数药物要经受两个阶段的反应才能使药物分子的水溶性满足排泄的要求。当然，也有不少药物不经代谢以原形排泄。总之，不论是经过一个阶段或两个阶段的反应，代谢目的是使该化合物转变成更易溶解于水的形式以便更易为肾脏排泄。

3. 影响药物代谢的因素

（1）酶促及酶抑作用　机体内药物的代谢几乎都是在酶参与下完成的，很多化合物可影响酶的作用，从而影响药物的代谢。当药物被机体重复应用或与其他药物合并应用时，会使药酶的活性增加，抑制酶的降解或药物与代谢酶竞争结合，导致自身（或其他药物）的代谢加快，产生耐受性，并且使其他依赖药酶消除的药物作用时间缩短，药效降低，停药后可恢复，这种作用称为酶诱导作用，具有这种作用的药物称为酶诱导剂。如连续使用苯巴比妥后，其疗效显著下降，还能促进氯丙嗪、口服抗凝剂等药物的代谢；还有些药物能抑制药物代谢酶，尤其是细胞色素 P_{450} 的活性，使药物的代谢减慢，这种现象称为酶抑作用，具有这样作用的药物称酶抑制剂。如氯霉素等可使甲苯磺丁脲的半衰期延长。药酶的多种底物共存时也可出现竞争性抑制现象。

（2）用药对象的生理因素　如种族、性别、年龄、生理病理等差异对药物的代谢也有不同程度的影响：①不同种属的人种药物代谢酶的活性可能有较大的差异；②女性多数比男性对药物较为敏感；③老年人由于各种器官功能逐渐衰减而对药物的代谢、排泄能力下降；④处在生长发育时期的少年儿童，特别是胎儿和新生儿，其代谢酶的活性比成人要低得多，多数情况下不仅药效高，而且产生毒性；⑤肝功能不全病人将会降低药物的代谢与解毒功能；⑥饮食等对药物的代谢也有一定的影响。

（3）剂型因素　主要有：①同一药物不同的给药途径和方法往往因有无首过作用而产生代谢过程的差异，口服药物首过效应明显，如口服水杨酰胺产生的血药浓度比静脉注射要小得多，这是因为口服给药时，有60％以上药物在消化道中有结合反应；②一般药物的代谢速率与体内药量成正比，给药剂量增加，药物代谢速率加快，但由于体内的药物代谢酶的量是有限的，达到一定剂量时药物的代谢反应出现饱和现象，因此，剂量或剂型的不同也可能会使药物的代谢不同。如在水杨酰胺溶液剂和颗粒剂口服试验中，发现颗粒剂硫酸酯回收量（73.0％）比溶液剂（29.7％）要多，这是因为溶液剂吸收较快，硫酸酯结合反应会出现饱和，导致硫酸酯生成减少。

三、排泄

排泄（excretion）是药物自机体内消除的一种形式，体内药物以原形或代谢物的形式通过排泄器官排出体外。药物的排泄的主要途径是经肾排泄，其次是胆汁排泄，还可经唾液、乳汁、呼吸道及汗腺等排泄，但排泄量较少。药物排泄过程直接关系到药物在体内的浓度和持续时间及毒副作用等，从而影响到药物的药理效应。

1. 肾排泄

肾脏的生理作用主要有：①排泄含氮的代谢产物，使血浆中的非蛋白氮（含尿素、尿酸、肌酸、氨等）的含量有一相对的稳定水平；②调节体内水分，平衡渗透压，适应人体进食、饮水和代谢产生的水的变化，维持体内水分及渗透压的平衡；③肾脏能根据体内酸碱平衡的情况调节酸碱平衡，而控制酸性物和碱性物排出的比例。药物的肾排泄机制与排泄一般的机体成分或新陈代谢产物的机制是相同的。

药物或其代谢物由肾脏排泄有三个过程，肾小球的滤过、肾小管的分泌和肾小管的重吸收。

（1）肾小球的滤过　药物以膜孔扩散方式滤过，滤过率较高。但药物如与血浆蛋白结合，则不能滤过。因此药物与血浆蛋白结合率会在很大程度上影响到药物的肾排泄速率。

（2）肾小管的分泌　有机酸和弱碱性药物都可以通过这种机制转运到尿中，如磺酸类、青霉素类、呋塞米以及有机碱如组胺、普鲁卡因等都在肾小管内分泌。转运特征如下：是逆浓度梯度转运，需要载体和能量；有饱和与竞争抑制现象；血浆蛋白结合率一般不影响肾小管分泌速率。对主动分泌较多的药物如氨苄青霉素和头孢菌素Ⅳ，其主动分泌率明显大于肾小球滤过率。

（3）肾小管的重吸收　大多数情况下，药物从肾小管远曲小管的重吸收与在消化道时一样常常是被动扩散过程，并符合 pH-分配假说，因此脂溶性药物、未解离型药物吸收更多。尿液的 pH 和尿量等因素也有影响。另外，也发现了某些药物在近曲小管通过与体内必需物质相同的转运途径而被重吸收，如头孢菌素Ⅳ等具有氨基和羟基的两性离子型 β-内酰胺类抗生素是通过二肽输送系统而重吸收的。

（4）影响药物肾排泄的因素

① 药物的脂溶性。肾小管管腔壁细胞的类脂膜是水溶性电解质的重吸收屏障。脂溶性药物、未解离型药物吸收程度大。

② 尿液 pH 和尿量。对于弱酸和弱碱性药物来说，尿液 pH 和尿量是影响吸收的一个重要因素。药物的解离度随尿液的 pH 变化而变化，从而影响药物在肾小管近曲小管的重吸收。尿量的多少影响到药物的浓度，会影响排泄速率。

③ 药物的血浆蛋白结合率。药物血浆蛋白结合率高，则肾排泄速率下降。如果合并用药可与血浆蛋白竞争结合，会极大影响非结合型药物的浓度，从而影响肾排泄速率。

④ 合并用药。如果同时使用在肾近曲小管中经同一转运系统主动分泌的药物时，出现竞争性抑制，可使肾小管分泌下降，如丙磺舒对有机酸药物的主动分泌是较强的抑制剂。

⑤ 药物代谢。药物代谢后，大多水溶性增加，肾小管重吸收下降，有利于从肾脏排出，但甲基化反应可使代谢物极性下降，不利于药物排泄。

⑥ 肾脏疾病。肾脏疾病对药物的肾排泄影响较大。

2. 胆汁排泄

胆汁排泄是药物肾排泄以外的重要途径，某些药物如脂溶性维生素、性激素、甲状腺素等药物及其代谢产物在胆汁中的排泄非常显著。向胆汁转运的药物也是通过细胞膜的转运，转运机制也有被动扩散和主动转运等。被动扩散排泄的药物，其速度受药物分子大小、脂溶性等因素的影响。胆汁排泄的主动转运也有饱和现象和竞争性抑制。

某些药物或代谢物经胆汁进入十二指肠后，可在小肠重吸收返回肝脏，形成肠肝循环。这些药物多数以葡萄糖醛酸结合物的形式从胆汁中排泄，在肠道内被细菌丛的β-葡萄糖醛酸水解酶水解，成为原形药物，脂溶性增大，故在小肠中被重新吸收。由于肠肝循环的存在，药物在血中持续时间延长，因此在进行给药方案设计时应充分给予考虑，否则可能产生毒性。如果使用抗生素（如林可霉素）抑制肠道菌丛，可以影响到药物的肠肝循环。

3. 其他途径排泄

除了上述途径外，尚有唾液、汗腺、眼泪、呼出气和肠道排泄等，这些途径排出药量较少，在药物消除中作用不大。一般唾液排泄对药物的消除没有临床意义，但可以利用唾液和血浆药物浓度比相对稳定的规律，以唾液药物浓度作为血药浓度的指标，研究药物的代谢动力学。绝大多数药物在乳汁中排出的量是小的，但由于婴儿的肝肾功能未发育完全，对药物的代谢和排泄能力低，有可能造成一些药物在婴儿体内蓄积，发生严重的毒副作用。因此哺乳期妇女应禁用或慎用某些药物。在新药的开发中常需进行乳汁排泄试验。

思考题

1. 什么是生物药剂学？何为剂型因素与生物因素？
2. 药物的脂溶性与解离度对药物通过生物膜有何影响？
3. 药物的体内过程怎样？
4. 药物有哪几种吸收方式？特点怎样？
5. 影响药物胃肠道吸收的因素有哪些？不同剂型口服制剂的吸收速率大小怎样？为什么？
6. 药物的多晶型与药物吸收有什么关系？

第十九章 临床药学

第一节 临床药学简介

一、概述

当今药学界的知识爆炸动摇了医与药的平衡关系，而临床药学却搭起了鹊桥，成了医药重新联姻的纽带。随着医药科技事业的发展，成千上万种药品源源不断地应用于临床，因此药物使用和选用的复杂问题也随之而来。各种高效、速效、长效、特效药不断涌现，而且它们的副作用、毒性以及长期使用的安全性日趋复杂。通过长期使用，发现其中能够致畸、致敏、致癌、致突变的药物正逐年增多。人类对药物认识不足，药源性疾病不断增加，20世纪60年代促使临床药学迅速在美国、英国、法国、日本等国家崛起。我国的临床药学萌芽于20世纪60年代初期。近20多年来，各级各类医院在不同水平上，按照临床药学的内容和工作方法，开展了以合理用药为核心内容的临床药学服务，充分显示了临床药学在避免不合理用药和防止滥用药物所造成的危害、减少药源性疾病的发生、提高药物治疗水平和医疗质量等方面的良好效应。2002年1月，卫生部和国家中医药管理局颁布了《医疗机构药事管理暂行规定》，明确"临床药学工作应面向病人，在临床诊疗活动中实行医药结合。临床药学专业技术人员应参与临床药物治疗方案设计，建立重点病人药历，实施治疗药物监测，逐步建立临床药师制度……"，从而在政策法规上明确了临床药学和临床药师工作的职责、内容和目标。开展临床药学的实际意义，就是确保病人用药安全有效、提高医疗水平，使医院药学与临床密切结合，达到合理用药的目的。

1. 临床药学的概念和研究范围

(1) 概念　临床药学（clinical pharmaceutics）是以病人为对象研究药物及其剂型与机体相互作用和应用规律的综合性学科，旨在用客观科学指标来研究具体病人的合理用药。其核心问题是最大限度地发挥药物的临床疗效，确保病人的用药安全与合理。以病人为对象，是指为适应复杂多变病情的防治需要，运用药剂学、药理学等专业知识，密切结合临床病人的状况，摸索用药规律、监测用药过程，以确保用药的安全、有效、经济、适当。

(2) 研究范围　临床药学的研究范围包括药效学、药动学、生物药剂学、临床药物治疗学等方面。主要研究药物的剂型及其合理应用。其具体研究范围包括以下几点。

① 剂型的设计。包括研制和开发新的药物及制剂以适合不同病人的治疗需要，提供针对性和科学性强的剂型和制剂。

② 剂型中药物（及赋形剂）的作用机制及其安全和危害性。包括介绍中外新药、新剂型的作用机制、剂量、药物相互作用、禁忌证、药物动力学参数、不良反应、血药浓度监测方法等新药信息，研究药物在体外和体内相互作用和机制以及处理方法等。

③ 用药对象及其遗传、生理、病理条件和要求。包括针对病人的剂量个体化、血药浓度监测、特殊病人的给药方案、药物经济学、药学监护等方面的研究。

2. 临床药学的研究内容

(1) 临床药动学　临床药动学（pharmacokinetics）是在药代动力学的基础上，利用简单的计算公式和方法研究药物在病人体内的吸收、分布、代谢和排泄的量变规律，特别是研究血药浓度随时间而变化的规律的一门学科。它不仅对提高药物治疗的有效性和安全性具有十分重要的作用，而且对指导新药设计、改进剂型及优选给药方案、减少不良反应等方面都有重要临床价值。具体包括以下内容。

① 确定和调整每个病人的给药方案（用法、用量、给药间隔、给药途径、用药剂型）。

② 确定药物的治疗窗和中毒浓度，对药效和不良反应做出定量的解释。

③ 研究临床剂量下的代谢机制，预估药物代谢环节的相互作用。

④ 确定中毒剂量下的代谢机制及代谢动力学参数，指导中毒后处理。

⑤ 判断剂型间的生物等效性，为选择剂型提供依据。

(2) 临床药效学　药效学（pharmacodynamics）是研究药物对人体（包括老、幼、正常人与病人）生理与生化功能的影响和临床效应以及药物的作用原理，重点是药物作用和作用机制。临床药效学通过药动学和药效学模型，定量评价、分析和预测药物效应与浓度之间的关系，求出药效学参数，预估药效起始和持续时间以及药效强度的动态变化，从而制定给药方案，精确估算具体病人达到所需药效的给药剂量。因此也可以说临床药效学是研究药物在人体内效应部位的浓度与药效之间关系的一门科学，它与临床药动学结合在一起，成为现代药物治疗学的理论基础，为正确选药提供依据，从而更好地为临床制定给药方案服务，避免和减少药疗事故及药源性疾病的发生，科学地对新药进行临床评价，为临床合理用药和优选药物提供科学依据等。

(3) 药物的相互作用　药物的相互作用（drug interaction）是指两种以上药物同时合用或先后序贯应用时，药物的作用和效应因此发生了变化。药物相互作用可使药物活性增加或减弱，作用时间延长或缩短，后果可以表现为有益的治疗作用或有害的不良反应。随着临床合并用药的增加，研究药物相互作用就更具有现实意义。

药物的相互作用主要包括药动学环节的相互作用、药效学环节的相互作用以及药物体外配伍禁忌，药动学相互作用可能发生于药物的吸收、分布、代谢及排泄等环节。药效学相互作用包含对靶位的相互作用，对电解质平衡的相互作用以及对同一生理系统或生化代谢系统的相互作用。

(4) 药物不良反应监测　药物不良反应可由多种原因引起，最常见的原因是药物的药理作用、质量、剂量、剂型、用法以及相互作用。对药物不良反应的监测可以及时发现并预防严重的不良反应，提高用药的安全性、有效性。新药开发时的临床研究，由于受到研究病例的限制，因此难以发现一些罕见的不良反应，临床用药时，进行不良反应监测可以发现某些药物研究时未能预测的、严重的、罕见的不良反应，提高用药水平。

(5) 药学服务或药学监护　药学服务或药学监护（pharmaceutical care）是近年来国外临床药学实践中提出的一个新概念。药学监护既是临床药学的组成部分，也是临床药学的发展方向。临床药师在实施药学监护实践中，对病人承担更多的药物治疗责任，从参与合理用药走向被授权处理与药物治疗有关的问题，进一步结合临床直接接触病人和指导病人药物治疗，为病人服务。

(6) 药物利用和评价　药物利用和评价就是对全社会的药物市场、供给、处方及其使用进行研究，重点研究药物引起的医药的、社会的和经济的后果以及各种药物和非药物因素对药物利用的影响。目的就是用药合理化。包括医疗方面评价药物的治疗效果以及从社会、经济等方面评价其合理性以获得最大的社会、经济效益。

（7）药物过量诊治　包括不合理用药引起的药物过量和其他原因引起的中毒的机制和解救方法的研究。利用药学、化学和现代分析技术开展体内药物和毒物分析，对于临床合理用药，提高医疗水平及协助急性中毒的诊疗具有重要作用，也是临床药学的一个重要内容。

（8）新制剂的开发和评价　为保证医疗质量，医院在有条件时可以设立制剂室，研制一些特殊的制剂，供临床应用，不仅可以满足医院医疗和科研需要，对药品生产、供应也是一个补充，有条件时，还可以作为科研机构开发新药。对市场上的不同厂家生产的制剂进行质量评价，为临床单位选择药物提供依据。

（9）药物经济学　药物经济学（pharmacoeconomics，PE）起源于20世纪80年代初，是以卫生经济学为基础而发展建立起来的一门新型边缘学科，它是一门将经济学原理和方法应用于评价临床药物利用过程，并从经济学角度指导临床医生和药师制定合理用药方案为宗旨的应用科学。药物经济学的评估为药品资源的优化配置、新药的研制开发、临床药学服务、合理用药、药政管理和医疗保险等提供科学的信息基础和决策依据，也是一门应用性的评价学科。

（10）药物情报信息　包括收集各类药物的不良反应、合理用药、药物相互作用等信息，以便及时提供给临床医师，使用药合理化。还应包括新药介绍、推广等方面的信息。

二、治疗药物监测

1. 概述

治疗药物监测（therapeutic drug monitoring，TDM），是在药代动力学原理的指导下，应用现代先进的分析技术，测定血液中或其他体液（尿液、唾液等）中药物浓度，用于药物治疗的指导与评价。对药物治疗的指导，主要是指设计或调整给药方案。因此，又称为临床药代动力学监测（clinical pharmacokinetic monitoring，CPM）。

传统的治疗方法是平均剂量给药，其结果是一些病人得到有效治疗，另一些则未能达到预期的疗效，而又有一些则出现毒性反应。显然，不同的病人对剂量的需求是不同的。这一不同源于：①个体差异；②药物剂型，给药途径及生物利用度；③疾病状况；④合并用药引起的药物相互作用等。

在没有治疗药物监测技术以前，很难做到个体化给药。因为临床医生缺少判断药物在体内状况的客观指标，也就无从找出上述因素中是哪些在起作用。病人服药后未出现预期的疗效，除了药物选择不当的原因之外，还可能由下列原因造成：①剂量方案不合理，剂量偏小，给药间隔过大；②生物利用度低；③药物相互作用引起的酶诱导效应等。例如，抗心律失常药普鲁卡因胺，其治疗浓度范围较窄，仅靠临床观察，有时很难区别是剂量不足还是过量引起的毒性反应。

治疗药物监测使给药方案个体化。从而达到满意的疗效，避免或减少发生毒副反应，同时也可以为药物过量中毒的诊断和处理提供有价值的实验室依据，将临床用药从传统的经验模式提高到比较科学的水平。这是临床药学工作的一个重要方面，也是药物治疗学的重要内容。多年来，国内外以充分肯定治疗药物监测对药物治疗的指导与评价作用，例如，通过治疗药物监测和个体给药方案，使癫痫发作的控制率从47%提高到74%；治疗药物监测之前，地高辛的中毒率达44%，经过治疗药物监测及给药方案调整后，中毒率控制在5%以下。

2. 治疗药物监测的范围

在临床上，并不是所有的药物或在所有的情况下都需要进行治疗药物监测。血药浓度只是药效的间接指标。对那些有可能根据临床表现和生物化学指标判断药物的疗效（如降压药、降糖药等），通常无需通过测定血药浓度来观察疗效，可通过明确的临床终点信息，如血压、血糖，有些药可通过凝血酶原、尿量、肺通气功能等指标来观察疗效。其次，血药浓度不能预测药理作用强度时，测定血药浓度便毫无意义。有些药物的血药浓度范围很大，凭医生的临床经验给药即可达到安全有效的治疗目的，不需要治疗药物监测。在下列情况下，通常需要进行治疗药物监测。

① 药物的有效血药浓度范围狭窄，如强心苷类。

② 同一剂量可能出现较大的血药浓度范围差异的药物，如三环类抗抑郁药。

③ 具有非线性药代动力学特征的药物，如茶碱等。

④ 肝肾功能不全或衰竭的病人使用主要经肝代谢消除（茶碱等）或肾排泄（氨基糖苷类抗生素等）的药物时以及胃肠道功能不良的病人口服某些药物时。

⑤ 长期用药的病人，依从性差，不按医嘱用药；或者某些药物长期使用后产生耐药性。或诱导（或抑制）肝药酶的活性而引起的药效降低（或升高）以及原因不明的药效变化。

⑥ 怀疑病人药物中毒，尤其有的药物的中毒症状与剂量不足的症状类似，而临床又不能辨别的。

⑦ 合并用药产生相互作用而影响疗效的。

⑧ 药代动力学的个体差异很大。

⑨ 常规剂量下出现毒性反应，诊断和处理过量中毒以及为医疗事故提供法律依据。

⑩ 当病人的血浆蛋白含量低时，需要测定血中游离药物的浓度，如苯妥英钠。

另外，治疗药物监测所使用的是一些高灵敏度、高精密度的微量、超微量分析方法，需要花费较多的时间和金钱。滥用治疗药物监测将造成不必要的浪费。

三、药学服务

1. 药学服务的含义

药学服务或药学监护（pharmaceutical care，PC）是患者首先要求的并得到药师提供的 care，从而保证安全合理用药，首先是美国 Mikeal 于 1975 年提出的。1982 年 Bradie 等则强调 PC 要贯穿患者治疗的始终，需增加反馈机制以促进 care 的持续性。1987 年 Heoler 认为 PC 是药师与患者间的一种默契关系，在这种关系中，药师要凭其知识与技能监控患者的药物使用而且要承担责任。故有人把 pharmceutical care 译成药学监护。之后 Hepler 和 Strand 更清楚全面地阐述了 PC 的含义：药师的服务宗旨就是提供 PC。而 PC 是药师直接及负责任地提供与药物有关的 care，其目的是让患者达到一个明确的治疗目标，进而提高患者的生活质量。

2. 药学服务的目标

（1）为患者提供照顾并使患者受益　药师必须了解自己的服务行业要使患者与药师的双方均受益。即药师获得患者的信任以及患者的授权来处理一切与药物有关的问题，而患者获得了满意的药物治疗。此时药师就要担当起监护患者药物治疗的责任。这责任包括了道德上的相互信任与尊重以及法律上的责任归属问题。因此患者与药师之间的直接责任关系，就是指患者与药物治疗的安全与利益是由药师负责的，而不是通过其他医务人员的。药师必须要承诺及答应是基于尊重患者的需要以及患者的最大兴趣来进行有胜任能力的药学专业行为。

同时基于负责任的态度，所有的判断与行为都必须记录下来。

PC 不仅与现实提供的药物治疗有关，还包括对药物使用适当性的一种判断与决定。与此相适应的是，决定是否使用药物与选择何种药物、剂量、给药途径和方法、药物治疗的监测、为患者提供与药物相关的咨询同等重要。

Care 是一个人对另一个人健康与福利的一种关心与体贴。从总体上说，患者所受到的 care 是由三大类 care 组合而成。即：medical care（医学照顾）、nursing care and dharmaceritical care（护理和药学服务）。临床专业人士包括医生、护士、药师，须从自身独特的专长出发，为了患者的利益而相互合作。在 PC 的实践中，药师以及其对药学知识与技能的专长，来确保患者使用药物收到最佳的效果。但不论是何种 care，其中心思想都是建立一种临床专业人士与患者之间一对一的联系。在 PC 中，最小的 care 单元是一个药师向一个患者提供直接的药学服务。在这种一对一的联系中，药师为患者提供照顾并使患者获得预期的治疗效果，改善患者的生活质量。

（2）明确的治疗目标　一般的药物治疗目标如下。

① 治愈疾病。

② 清除或减轻患者的症状。

③ 阻止或延缓疾病的进展。

④ 预防疾病或症状的产生。

药学服务过程中，药师与病人以及其他医学人士合作设计、执行、监测将会对病人产生特定治疗结果的治疗方案。这里包含的主要功能：能发现潜在的或实际存在的与用药相关的问题；能解决实际存在的与用药相关的问题；能预防潜在的与实际存在的与用药相关的问题。与用药相关的问题将潜在的或实际上干扰治疗的实现。而与用药相关的问题主要表现为：患者存在医疗需求或有药物治疗的适应证，但没有得到有效地治疗；药物选择不适当；患者需要药物治疗并使用药物，但是剂量过小，血药浓度过低，不足以治愈疾病；患者有医疗需要，但因为药物因素、心理因素、社会因素、药物价格因素和经济的原因，没有得到药物治疗；患者需要药物治疗，并使用药物，但是剂量过大，血药浓度过高，可能造成中毒；药物不良反应；药物相互作用；没有适应证而使用药物，即滥用药物，而未达到理想的治疗目标，药师有责任去追踪患者服药的依从性并指导患者服药，以达到理想的治疗目标。

（3）提高患者生活质量　由于患者接受药物治疗或手术治疗的最后结果就是看生活中的健康状态是不是改善了。如何评估健康状态的改善，关键是药师能熟悉并使用一些测量患者生活质量的问卷调查表，将有利于评价药物治疗方案的有效性。至于药学服务到底有没有效益，效益有多大，也可以从患者生活质量的改善情况反映出来。

第二节　药物制剂的配伍变化与相互作用

一、药物制剂配伍的目的

药物制剂配伍（compatibility of drug）是指两种或两种以上的药物共处于同一剂型中的相溶性，其结果是可以配伍（compatibility），即改善药物性能，增强药物疗效的配伍，也可能出现不能配伍即配伍禁忌（incompatibility），即使药物的治疗作用减弱、副作用或毒性增强的配伍。药物制剂配伍目的：一是利用几种药物的协同作用以增强治疗效果，有时也可因数药协同而可以适当减少各药的用量以减轻各自的不良反应；二是利用各药间某些作用的相互拮抗以纠正某些副作用。但是，如果配伍不当，也可能因药物制剂的配伍变化或相互作用而产生不良后果。

药物制剂配伍变化（compatible changes of drug）是指多种药物或其制剂联合在一起使用时，常引起药物的物理和化学性质和生理效应等方面产生变化，这些变化统称为药物的配伍变化。药物相互作用（drug interactions）主要是指药物联合使用后某一种药物的作用由于其他药物或化学物质的存在而受到干扰，使该药的疗效发生变化或产生药物不良反应。药物的配伍变化与相互作用虽然有多种多样表现，但归根结底其结果只有两种可能性：作用加强或作用减弱（消失）。从临床角度考虑，作用加强可以表现为疗效提高，也可表现为毒性加大；作用减弱可以表现为毒性减轻，但也可以表现为疗效降低。医生给病人联合使用多种药物时，应力求避免因产生药物的配伍变化导致其中某药的毒性加大和（或）疗效降低，做到合并用药带来疗效提高和（或）毒性减轻的良好效果，前者称为不良的药物相互作用（adverse drug interactions），即不合理性药物的配伍变化，后者临床期望得到的称为临床期望得到的药物相互作用（clinically desirable drug interactions），即合理性药物的配伍变化。

在药物制剂的生产和应用工作中，经常遇到由于成分配伍不当而造成制品质量事故和治疗上的问题，因此有必要研究药物及制剂的配伍中可能出现的问题和解决办法，包括一些药物成分在制剂、贮藏以及应用过程多方面的相互影响。探讨其产生变化的原因，给出正确处理或防止的方法，以便设计合理的处方、工艺，预见可能发生的配伍变化，做到临床期望得到的合理性药物的配伍变化，避免不合理性药物的配伍变化，保证用药安全、有效。

二、药物制剂配伍变化的类型

药物制剂配伍变化可以分为两大类：一类是药物被吸收前产生的物理化学的配伍变化，属于体外的药物配伍变化；另一类是药物被吸收后产生的疗效学的配伍变化，即体内的药物配伍变化。但是有些药物的配伍则往往同时发生多种变化，如由于发生化学变化活性成分降解或产生毒性物质，因而可引起的疗效学配伍变化。

1. 物理、化学的配伍变化

（1）物理配伍变化　药物配伍时发生了物理性质的改变，如沉淀、潮解、液化、结块、分散状态、晶型、粒径等变化，而导致药物制剂不符合药品质量的规定和医疗要求。例如，含树脂的醇性制剂在水性制剂中析出树脂；含共熔成分多的制剂失掉干燥均匀的结聚状态；吸附性较强的固体粉末（如活性炭、白陶土等）与剂量较小的生物碱盐物配伍时，因后者被吸附而在机体中释放不完全；微晶的药物（如醋酸可的松）在水溶液中由于某些物质的溶解能逐渐使之聚结成大晶型等。物理配伍变化一般属于外观上的变化，如果条件改变还可能恢复制剂的原来形式，但很多物理配伍变化是不可逆的，直接影响药物制剂的外观或医疗使用。

（2）化学配伍变化　是指药物之间发生了化学反应，使药物产生了不同程度的质量变化。化学作用的产生一般表现在产生沉淀、变色、润湿或液化，产生气体、爆炸或燃烧等现象上，亦有许多药物发生分解、取代、聚合、加成等化学反应而产生新的物质，药物制剂间化学配伍变化必然影响其作用和疗效。但有些化学反应从外观难以看出来，如某些药物制剂的分解反应，须引起注意。

2. 疗效学的配伍变化

疗效学的配伍变化通常称为药物的相互作用，也称药理学的配伍变化，是指药物合并使用后，某一种药物的作用由于其他药物或化学物质的存在而受到干扰，使该药的疗效发生变化或产生药物不良反应。药物相互作用方式：①药物在药代动力学方面相互作用，包括药物的吸收、分布、代谢（亦称生物转化）和排泄等过程；②药物在药效学方面相互作用，主要是影响药物与受体作用的各种因素。其后果均能影响药物在其作用靶位的浓度，从而改变其药理作用强度（加强或减弱）。

如上所述，药物的配伍则往往同时发生多种变化，物理和化学的因素的相互影响造成的配伍禁忌，其结果也必然影响药物的疗效。因此，在分析配伍禁忌处方时决不可单独考虑一方面而疏忽另一方面，特别是药理和疗效方面。许多药物配伍制成某些剂型后，在贮藏及使用过程中发生物理的或化学的变化，而降低了它的稳定性，但多数变化过程比较缓慢，在一定时间内使用并不影响其安全性、有效性。如青霉素 G 钠或钾盐与 5%葡萄糖等输液配伍时，由于 pH、温度等因素的影响，青霉素或多或少地发生分解等变化，只有在一定时间当变化的量达到一定程度（含量降低超过 10%）后才不能用于临床。另外需注意的是，不应把有意进行的配伍变化看做是配伍禁忌。有些配伍变化是制剂的需要，如泡腾片利用碳酸氢钠与有机酸（如枸橼酸）反应产生 CO_2 使片剂迅速崩解。临床上经常利用药物之间拮抗作用来解决药物中毒，如有机磷轻度中毒时采用与有机磷作用拮抗的 M 受体拮抗剂阿托品来解毒；利用拮抗作用消除另一药物副作用，如麻黄素治哮喘时，用巴比妥类药物对抗其中枢神经兴奋作用等。因此在判断药物配伍变化是否会影响制剂质量及治疗效果时，需要对具体问题具体分析。

三、物理和化学的配伍变化

药物间的物理和化学配伍变化由于所处物理状态或剂型的不同而不同。有些变化的基本机理是相同的。

1. 固体药物的物理和化学配伍变化

固体状态下药物配伍的物理和化学变化主要是配伍时出现润湿、液化、结块、变色及产生气体等现象。

（1）润湿与液化　制备固体剂型时为了有利于成型，大多数成分保持固态，但有时 2 种或 2 种以上的固体药物配伍时，在制备或贮藏过程中发生润温和液化，给制备或贮藏上带来困难，影响产品质量。造成润湿与液化的主要原因如下。

① 反应水的生成。由于药物间反应生成水，如固体的酸类药物与碱类药物间反应能形成水，例如，制备泡腾片固体制剂时常用碳酸氢钠与有机酸（如枸橼酸），两者混合时在稍高湿度下，产生中和反应生成水，使混合物润湿。

② 结晶水的放出。含结晶水多的盐与其他药物发生反应，形成含结晶水少的盐而放出结晶水。如醋酸铅与明矾混合则放出结晶水。

③ 吸湿。固体药物的吸湿与温度及空气相对湿度有关。一些水溶性药物在室温下其临界相对湿度较高，但混合后，混合物的临界相对湿度较单个药物下降，而吸湿性增强，在制备或贮藏环境相对湿度较高时，因吸湿则会出现润湿甚至液化。

④ 形成低共熔混合物。一些醇类、酚类、酮类、酯类药物如薄荷脑、樟脑、香草酚、苯酚、水合氯醛等，在一定温度下，低共熔混合物能否液化或润湿除与混合物中的药物本身熔点等性质有关外，还与混合物中的重量比有关。药物的粒径越细，产生润湿或液化的速度越快，研磨也能加快润湿。形成低共熔混合物的液化利于制备和促进一些药物的溶解速率与吸收。如 65%阿司匹林与 37%乙酰苯胺所形成的低共熔混合物比二者相同比例的混合物溶解快。氯霉素与尿素的低共熔混合物可加速氯霉素的溶解和吸收。这是由于这些固体的低共

熔混合物是一种固体分散物。

（2）结块 散剂、颗粒剂由于药物吸湿而后又逐渐干燥会引起结块。出现结块说明制剂变质，有时会导致药物分解失效。

（3）变色 药物间发生氧化、还原、聚合、分解等反应时，产生带色化合物或发生颜色上的变化，这些现象在光照、高温及高湿度环境中反应更快。如含酚基化合物与铁盐间相互作用，产生醌类有色混合物；有些药物容易氧化变色，而与另一药物配伍时则反应加速，如水杨酸盐与碱性药物配伍。

（4）产生气体 产生气体是药物发生化学反应的结果。如碳酸盐、碳酸氢盐与酸类药物，铵盐及乌洛托品与碱类药物混合时可能产生气体，溴化铵与利尿素配伍可放出氨气。固体剂型中药物配伍变化特别是化学变化比在液体剂型中慢。药物分散程度越细则越容易引起反应。在空气干燥的情况下反应可能变得更慢些。

2. 液体剂型的药物之间的物理和化学配伍变化

目前药物治疗上广泛采用注射液给药，而且常常多种注射液配伍在一起注射。注射液之间的物理和化学配伍变化主要出现浑浊、沉淀、结晶、变色、水解、效价下降等现象。有些配伍变化肉眼观察不到，所以带来的危害更为严重。如15%的硫喷妥钠水性注射液与非水溶剂制成的西兰注射液混合时可析出沉淀，多巴胺注射液配伍后逐渐变成粉红色至紫色，枸橼酸小檗碱注射液与等渗氯化钠混合时则析出结晶状沉淀等。肉眼看不到变化的配伍禁忌主要是一些在水溶液中不稳定的药物，一般是加入一些溶剂或加入输液中，有时与其他注射液混合，在这种情况下原来条件（如 pH）产生了变化，因而变得不稳定。如红霉素乳糖酸盐与葡萄糖氯化钠注射液配合后（pH 为 4.5）6h 效价下降约 12%(25℃)，因为红霉素在酸性条件下（pH5 以下）不稳定，如果与一些药物配伍后 pH 下降至 0.4 左右则 6h 会失效 50% 以上（25℃）。有些药物与输液配伍，虽然用肉眼观察不到沉淀，但用微孔滤膜、显微镜及电子显微镜法可观察到有大量的微粒或微晶存在。如头孢噻吩钠溶液在 pH4.9 时为 12161 粒/L，pH8 为 2831 粒/L，pH4.9 时微粒呈片状晶体形成大块沉淀物，pH6.9 时虽无大的晶体沉淀但具黏性，这些物质黏附在人体血管内壁可能性较大，易引起局部刺激与静脉炎。这类问题已引起人们的注意。注射液之间产生配伍变化的因素很多，其中主要有以下几个方面。

（1）输液的组成 常用的输液有 5%葡萄糖注射液、等渗氯化钠注射液、复方氯化钠注射液、葡萄糖氯化钠注射液、右旋糖酐注射液、转化糖注射液及各种含乳酸钠的制剂等，这些单糖、盐、高分子化合物的溶液一般都比较稳定，常与注射液配伍。有些输液由于它的特殊性质，而不适于某些注射液的配伍。如：①血液。血液不透明，在产生沉淀浑浊时不易观察。血液成分极复杂，与药物的注射液混合后可能引起溶血、血球凝聚等现象。②甘露醇。甘露醇在水中的溶解度（25℃）为 1∶5.5。甘露醇注射液含 20%以及 25%甘露醇为一过饱和溶液，已超过其溶解度，但一般不易析出结晶（如有结晶析出，可加温到 37℃使之完全溶解后应用），但这种溶液加入某些药物如氯化钾、氯化钠等的溶液能引起甘露醇结晶析出。③静脉注射用脂肪油乳剂。静脉注射用脂肪油乳剂制品要求油的分散程度很细，油相直径在 1μm 以下。因乳剂的稳定性受许多因素影响，加入药物往往能破坏乳剂的稳定性，产生乳剂破裂、油相合并或油相凝聚等现象，故与其他注射液配伍应慎重。

（2）输液与添加注射液间的相互作用

① 溶剂组成的改变。注射剂有时为了有利于药物溶解、稳定而采用非水性溶剂如乙醇、丙二醇、甘油等，当这些非水性溶剂的注射剂加入输注液（水溶液）中时，由于溶剂组成的

改变而析出药物。如氯霉素注射液（含乙醇、甘油等）加入5%葡萄糖注射液中时往往析出氯霉素，但输注液中氯霉素的浓度低于0.25%时，则不致析出沉淀。

② pH的改变。注射液的pH是一个重要因素。两种药物溶液的pH相差较大，发生配伍变化的可能性也大。pH的变化使药物可能产生沉淀析出、分解加速或发生颜色变化。例如5%硫喷妥钠10mL加于5%葡萄糖500mL中则产生沉淀，这是由于pH下降而产生沉淀；许多药物在不同pH条件下分解速率也不同，如乳糖酸红霉素在等渗氯化钠中（pH约6.45)24h分解3%，若在糖盐水中（pH约5.5)24h则分解32.5%；在加有酒石酸去甲肾上腺素的5%葡萄糖注射液中，再加入磺胺嘧啶钠注射液（pH9.5～11.0)，去甲肾上腺素发生氧化聚合反应则发生颜色变化。输液本身pH是直接影响混合后pH的因素之一，各种输液有不同的pH范围，而且所规定的pH范围较大。例如葡萄糖注射液的pH为3.2～5.5，pH为3.2时则会引起与酸不稳定的药物分解失效。如青霉素G在混后pH为4.5的溶液中在4h内损失10%，而在pH3.6时1h即损失10%，4h损失40%的含量（效价）。头孢唑林钠在5%葡萄糖注射液中与维生素C注射液配伍，24h内含量下降8.9%，因此联合使用时间一般不可超过6h。pH对药物稳定性影响极大，这是因为这些物质的分解速率与溶液中的H^+浓度有关，pH相差一个单位则H^+浓度相差约200倍。葡萄糖氯化钠注射液（pH3.5～6.0）则H^+浓度相差约320倍。很多药物在这种pH幅度中不适应。因此，对制剂的pH及其范围应有足够的注意。

③ 缓冲容量。pH对于产生配伍禁忌影响虽然很大，但药液混合后的pH是受注射液中所含成分的缓冲能力决定的，有些药液加入缓冲剂以保持其pH的相对稳定。缓冲剂抑制pH变化能力的大小称为缓冲容量。有些输液中含有阴离子，如乳酸根等有一定缓冲容量。在酸性溶液中沉淀的药物，在含有缓冲能力的弱酸溶液中常会出现沉淀。如5%硫喷妥钠10mL加入生理盐水或林格氏液（500mL）中不产生变化，但加入5%葡萄糖或含乳酸盐的葡萄糖液中则析出沉淀，这是由于具有一定低pH并有一定缓冲容量的溶液，使混合后的pH下降至药物沉淀的pH范围以内所致。

④ 离子作用。有些离子能加速某些药物的水解反应。如乳酸根离子能加速氯苄青霉素的水解，若氯苄青霉素在含乳酸的复方氯化钠注射液中4h后可损失20%。乳酸根离子还能加速青霉素G的分解，pH为6.4时青霉素G的分解速率与乳酸根离子浓度成正比。另一方面，青霉素G及某些半合成青霉素如氨苄青霉素等能被蔗糖、葡萄糖及右旋糖酐所作用使效价下降，但在室温下（37℃）和pH高于8.0时在10%葡萄糖、5%葡萄糖或6%右旋糖酐中其效价下降的趋势能被足够量的pH调节剂碳酸氢钠所抑制，失效变慢。

⑤ 直接反应。某些药物可直接与输液中的成分发生反应。如四环素与含钙盐的输液在中性或碱性下，由于形成络合物而产生沉淀，但此络合物在酸性下有一定的溶解度，故在一般情况下与复方氯化钠配伍时不至于出现沉淀。除Ca^{2+}外，四环素还能与Fe^{2+}形成红色、Al^{3+}形成黄色、Mg^{2+}形成绿色的络合物。

⑥ 电解质的盐析作用。胶体溶液型注射液，例如，两性霉素B、血浆蛋白、右旋糖酐等注射液加入到生理盐水、氯化钾、葡萄糖酸钙等含有强电解质的注射液中时，因盐析作用或因胶粒上的电荷被中和，以致胶体粒子凝集而产生沉淀。

⑦ 聚合反应。有些药物在溶液中可能形成聚合物。如10%氨苄青霉素的浓贮备液虽贮于冷暗处，但放置期间pH稍有下降便出现变色，溶液变黏稠，甚至会产生沉淀。这是由于形成聚合物所致，聚合物形成过程与时间及温度均有关，所有青霉菌素类与头孢菌素类药物均有类似的聚合反应，聚合物会引起过敏反应。

⑧ 药物与机体中某些成分的结合。某些药物如青霉素能与蛋白质结合。这种结合可能会增加变态反应，所以这种药物加入蛋白质类输液中使用是不妥当的。

(3) 注射液之间的相互作用 临床上，常常将两种或两种以上的注射液加入输注液中一起作静脉滴注。多种注射液混合后，药物的配伍变化更容易发生。这方面的配伍变化，大部分是由于 pH 改变的影响。例如，盐酸四环注射液的 pH1.8～2.98，而磺胺嘧啶钠注射液的 pH 为 8.5～10.5，由于两种注射液的 pH 稳定范围差较大，在混合时容易产生配伍变化。许多有机碱药物在水中难溶而需制成强酸盐，如盐酸氯丙嗪在水中易溶，但当加碱液于盐酸氯丙嗪溶液中时会析出氯丙嗪沉淀。许多有机酸类药物（如巴比妥类、磺胺类等）在水中难溶，需要制成钠盐才能配成溶液，这类注射液与其他酸性液配伍后，由于混合液 pH 的变化而往往容易产生沉淀，如盐酸四环素注射液与乳酸钠注射液配伍时，则使盐酸四环素注射液 pH 上升而析出四环素沉淀。在输液中，加入两种以上的注射液，由于最后体积的增加而增加了溶解量有时不至于出现沉淀，如氯茶碱注射液加于 5%葡萄糖液（1g/L）时为 pH8.5，再加 0.5g/L 盐酸四环素则 pH 下降到 4.0，这是由于盐酸四环素加了抗坏血酸作缓冲剂使 pH 变低，氨茶碱在 pH8.0 以下是不稳定的，此混合液在 12h 内无沉淀产生，但溶液颜色变暗。

(4) 影响配伍变化的其他因素

① 配合量。配合量这一因素实质上是浓度问题，配合量的多少影响到药物浓度，一些药物在一定浓度下才出现沉淀或降解速率加快。两种具有配伍变化的注射剂在高浓度和等量混合时，易出现可见性的配伍变化，若先把它们稀释后再混合，则不易发生配伍变化。如浓度为 300mg/L 氢化可的松琥珀酸钠注射液与 200mg/L 间羟胺注射液混合时，则有结晶析出而出现沉淀，若先用等渗氯化钠或 5%葡萄糖注射液稀释为各 100mg/L 再混合时，则无结晶析出。

② 反应时间。有些药物在溶液中的反应很慢，个别药物的注射液混合后几小时才出现沉淀，所以在短时间内使用完是可以的。输液一般在 4h 内应输完，如输入量较大时可分为几次输入，每次重新配制，这样还可减少输液被污染的机会。

③ 温度。反应速率受温度影响很大，根据 Van't Hoff 规则，一般温度每升高 10℃反应速率增大 2～4 倍。通常输液过程中温度波动不大，但需注意注射液混合后至注射（输入）前这段时间要短。如粉针剂配成贮备浓溶液待用时，应贮藏于冷暗处，以防止因温度过高或时间过长而变质。

④ 氧与二氧化碳的影响。有些药物制成注射液需在安瓿内充填惰性气体如 N_2、CO_2 等，以防止药物被氧化。有些药物如苯妥英钠、硫喷妥钠等注射液，可因吸收空气中的 CO_2 使溶液的 pH 下降，而有析出沉淀的可能。

⑤ 光敏感性。许多药物对光是敏感的，如硝普钠、两性霉素 B、呋喃妥因钠、磺胺嘧啶钠、核黄素、四环素类、雌性激素类等药物。这些药液应以黑纸遮好，避免强光照射。

⑥ 混合的顺序。有些药物混合时产生沉淀现象可用改变混合顺序的方法来克服。如 1g 氨茶碱与 300mg 烟酸配合，先将氨茶碱用输液稀释至 100mL，再慢慢加入烟酸则可达到澄明的溶液，如先将两种药液混合后稀释则会析出沉淀。

四、药物相互作用

1. 药代动力学方面的相互作用

药物动力学方面相互作用是指影响药物吸收、分布、代谢和排泄等体内过程的相互作用，与药效学方面的配伍变化的区别，在于对血中游离药物浓度与药效反应的关系曲线无影响。

在胃肠道中药物之间产生的物理化学反应，如吸附，形成配合物、复合物而影响吸收。如降血脂药物考来烯胺为阴离子交换树脂，可与甲状腺素、保泰松、洋地黄毒苷、华法林等产生吸附作用；四环素族与 Ca^{2+}、Al^{3+}、M^{2+}、Fe^{3+} 等可形成沉淀，故这些药物同时应用应间隔 5h 以上。改变胃肠道 pH、胃排空速率、肠蠕动、肠道菌群（有的药物要靠正常肠道菌群分解活性物，如抗生素可使地高辛增效）及胃肠黏膜损害也会影响药物的吸收。

影响分布的相互作用则有药物血浆蛋白结合、组织蛋白结合等，血浆蛋白的结合置换作用对结合率高的药物影响较大。如保泰松与华法林合并使用可引起出血；甲氨蝶呤能被阿司匹林或磺胺类从结合部位置换出来，使血中游离甲氨蝶呤浓度升高，显著增加对骨髓的抑制作用。

影响代谢的相互作用有酶促作用和酶抑作用，如巴比妥类药物能诱发肝药酶对抗凝剂的代谢，而降低口服抗凝剂（如双香豆素类）的作用；双香豆素抑制甲苯磺丁脲在肝脏内羟基化反应酶的作用，使羟化反应不能顺利地进行，使甲苯磺丁脲在体内停留时间延长。

排泄的相互作用影响药物或其活性代谢产物在体内的滞留时间，即影响药效持续时间的长短，多剂量给药时会影响稳态平均血药浓度。如丙磺舒能与青霉素在肾小管近端竞争分泌，使青霉素消除减慢；增高尿液 pH，可增加肾小管对弱碱性药物的再吸收，使消除半衰期延长。对于弱酸性药物则正好相反。能引起碱性尿的药物有乙酰唑胺、乳酸钠、碳酸氢钠、氢氯噻嗪类利尿药；能引起酸性尿的药物有氯化铵、盐酸精氨酸、维生素 C 等。

2. 药效学方面相互作用

药效学方面相互作用包括作用于受体使药效增强的协同作用（包括相加或增强）和使药效减弱的拮抗作用；药物也可作用于酶分子，如汞、砷、锑等的中毒用二巯基丙醇解毒等。

药物相互作用还受生理条件、食物等的影响。另外还有抗生素间的相互作用（繁殖期或静止期杀菌剂、速效或缓效抑菌剂），静脉全营养过程中的代谢性相互作用，药物对生化检查的相互作用等。

3. 体内药物间物理化学反应

如金属解毒剂依地酸钙钠、盐酸半胱氨酸、二巯基丙醇等能与某些重金属离子形成配合物而起解毒作用；亚甲基蓝利用氧化还原反应起解毒作用等。这些药物同样可能与其他治疗用金属离子或药物产生反应而影响药物治疗。煅牡蛎、煅龙骨等碱性较强的中药及以其为主要成分的中成药，与阿司匹林、胃蛋白酶合剂等酸性药物合用，可发生中和反应，使药物的疗效降低，甚至失去治疗作用。

五、配伍变化的研究方法

判断药物的配伍变化，一般可从两方面考虑：一方面应将药物的物理和化学性质、药物制剂的配方、工艺、附加剂及药理性质、用药对象、剂量、浓度、医师用药意图等因素作为分析判断的基础。另一方面往往需要通过实验研究是否发生外观上的变化、有无观察不到的变化、稳定性和有无新物质生成等。

1. 可见性配伍变化的研究方法

所谓可见性配伍变化是指药物配伍后，产生肉眼可见的物理化学变化，如润湿、液化、硬结、变色、浑浊、沉淀、结晶、产生气体，甚至爆炸或燃烧等现象。这方面的实验方法较多，主要是将两种药液混合，在一定时间内肉眼观察有无浑浊、沉淀、结晶、产气等现象。实验中要注意配伍量的比例，观察时间、浓度与 pH 等，这些条件不同会出现不同结果，对产生沉淀或浑浊的配伍，有时再加入酸或碱调节 pH，观察沉淀是否消失，或将沉淀滤出，用紫外光谱等方法观察是否形成了新的物质。

2. 测定变化点的 pH

许多注射液的配伍变化是因 pH 改变引起的，所以可用 pH 的变化作为参考，预测配伍变化。其方法如下：取 10mL 注射液，测定 pH。再滴加 0.1mol/L 的盐酸或氢氧化钠溶液，直至出现浑浊或变色为止，再测定其混合液的 pH 并记录所用酸或碱的量和 pH 移动范围，将结果列表，如表 19-1 所示。

表 19-1　pH 移动不发生变化的注射剂

注射剂名称	成品 pH	变化点 pH	pH 移动数	1mol/L NaOH	0.1mol/L HCl	变化情况
盐酸去甲肾上腺素	2.2	8.6	+6.4	0.7	—	变色
盐酸氯丙嗪	4.6	6.3	+1.7	0.1	—	白色浑浊
盐酸苯海拉明	6.4	7.4	+1.0	0.1	—	白色浑浊
维生素 C 50mg	6.7	6.9	+3.2	2.5	—	变色
维生素 C 100mg	6.7	10.0	+3.3	5.5	—	变色
利血平 1.0mg	2.4	5.5	+3.1	0.45	—	白色浑浊
利血平 2.5mg	2.2	5.3	+3.1	1.2	—	白色浑浊
6-氨基乙酸	6.1	1.04	+4.3	10.0	—	无变化
尼可刹米	6.1	12.6	+6.5	15.0	—	无变化
盐酸去氧肾上腺素	3.9	12.7	+8.8	20.0	—	无变化
细胞色素 c	4.8	2.15	−2.65	—	1.6	变褐色
对氨基水杨酸钠	7.1	6.4	−0.7	—	2.0	结晶沉淀
硫喷妥钠	11.1	8.8	−2.3	—	0.7	结晶沉淀
20%苯巴比妥	8.6	8.3	−0.3	—	3.4	结晶沉淀
10%苯巴比妥	8.6	8.1	−0.5	—	4.4	结晶沉淀
氨茶碱	9.2	2.8	−6.4	—	24.0	无变化
氨苄西林	8.1	7.4	−0.7	—	10.0	无变化

如果酸或碱的量达到 10mL 以上也未出现外观变化，则认为酸或碱对该药液不引起变化。如果 pH 移动范围大，说明该药液不易产生配伍变化，如果 pH 移动范围小，则该药液容易产生配伍变化。如果两种注射液混合后的 pH 都不在两者的变化区内，一般不会发生变化；如果混合后的 pH 在一种注射液的变化区内，则有可能出现配伍变化。该方法很实用，但终点不易判定、误差大。

3. 稳定性实验

药物在输液中不稳定比较多见，因为输液的时间比较长，而且药物加入到输液后的 pH 并非是最合适的，同时也往往含有催化作用的离子使药物降解。若在规定时间内（如 6h 或 4h）药物效价或含量降低不超过 10%，则一般认为是可允许的。用化学动力学方法可以深入研究药物的降解反应规律，了解各种影响因素（pH、温度、离子强度等）之间的关系，探讨合理的配伍方法。

4. 紫外光谱、薄层色谱、气相色谱、高效液相色谱等的应用

采用紫外光谱、薄层色谱、气相色谱、高效液相色谱等方法分析可以鉴定配伍产生的沉淀物成分。如维生素 B_1 注射液与利血平注射液混合后析出的沉淀物，其紫外光谱与单独的维生素 B_1 或利血平不一致，说明沉淀物是配伍后产生的新物质。

5. 药动学及药效学实验

疗效上的配伍变化常需进行药动学或药效学的实验，研究药物配合后有否产生药动学参数的变化或药理效应的变化。如西咪替丁与普鲁卡因胺合用，后者生物半衰期由 2.9h 延长至 3.8h，血药浓度也相应增高，研究发现西咪替丁减少了普鲁卡因胺的肾清除率。

6. 配伍变化处理原则与方法

(1) 配伍变化的处理原则 处理的一般原则应该是：了解用药意图，发挥制剂应有的疗效，保证用药安全。在审查处方发现疑问时，首先应该与处方医师联系，明确用药对象的基本情况，如病人的年龄、性别、病情及其严重程度，了解用药的意图及用药途径等，对有合并症的病人审方时应注意禁忌证。然而，配伍禁忌是相对的，必须根据具体对象与条件来判定。在明确用药意图和病人的具体情况后，一方面结合药物的物理、化学和药理等性质来分析可能产生的配伍结果，确定克服方法，必要时还需与医师联系，共同确定解决方法；另一方面对药物剂量、发出量、服用方法等各方面加以全面的审查，确保用药安全、有效、经济、适当。

(2) 配伍变化的处理方法 疗效的配伍禁忌必须在了解医师用药意图后，共同加以矫正和解决。但物理的或化学的配伍禁忌的处理，一般可在遵守上述原则的基础上按下列方法进行。

① 改变贮藏条件。有些药物在使用过程中，由于贮藏条件如温度、空气、CO_2、H_2O、光线等影响会加速沉淀、变色或分解，故应在密闭及避光的条件下，贮于棕色瓶中，发出的剂量不宜多。

② 改变调配次序。改变调配次序往往能克服一些不应产生的配伍禁忌。如三叔丁醇与苯甲醇各 0.5%在水中配伍时，三叔丁醇在冷水中溶解缓慢，但极易溶于苯甲醇，因此，配制时可先将二者混合，然后加注射用水至要求。

③ 改变溶剂或添加助溶剂。改变溶剂是指改变溶剂容量或改变成混合溶剂。此法常用于防止或延缓溶剂的析出沉淀或分层。特别是当药物因本身的溶解度而析出沉淀时，如制备含电解质的芳香水剂时易析出挥发油，将芳香水剂稀释可以消除；如果加适当的混合溶剂、助溶剂、表面活性剂也能得到澄明溶液。

④ 调整溶液 pH。H^+ 浓度的改变能影响很多微溶性药物溶液的稳定性，此外，H^+ 浓度的改变往往能使一些药物的氧化、水解或降解等作用加速或延缓。此类型的药物非常多，对于注射剂调整溶液适宜 pH 尤为重要。

⑤ 改变药物或改变剂型。在征得医师同意的条件下，可改换药物，但改换的药物的疗效应尽量与原药物相类似，用法也尽量与原方一致。注射剂之间若发生物理和化学配伍禁忌时，通常不能配伍使用，可分别注射或建议医师改用其他注射药物。

值得注意的是，药剂人员无处方权，对医师处方只有调配权与拒绝调配权，遇到有配伍禁忌的处方，不能擅自修改，应与处方医师联系，由处方医师决定如何处理。

思 考 题

1. 在输液中添加注射剂时应注意的事项是什么？
2. 试述配伍变化处理的原则和主要方法。
3. 临床药学的研究内容主要有哪些？药学服务与临床药学有什么区别？

第五篇

药剂学实验

实验一　学习称量操作和查阅《中国药典》方法

实验二　溶液型液体制剂的制备

实验三　高分子溶液剂和胶体溶液型液体药剂的制备

实验四　混悬剂的制备

实验五　乳剂的制备

实验六　按给药途径与应用方法分类的液体药剂的制备

实验七　注射剂的制备

实验八　散剂、颗粒剂、胶囊剂的制备

实验九　滴丸剂的制备

实验十　片剂的制备

实验十一　对乙酰氨基酚溶出度的测定

实验十二　栓剂的制备

实验十三　软膏剂的制备

实验十四　酒剂、酊剂、流浸膏剂的制备

实验十五　口服液的制备

实验十六　缓释片的制备及其释放度实验

实验十七　软膏剂的体外释药及经皮吸收实验

实验十八　药物制剂的配伍变化

实验十九　参观药厂

实验二十　参观医院药房、社会药房

实验一　学习称量操作和查阅《中国药典》方法

一、实验目的

通过本次实验使学生掌握正确地进行称量实验操作的基本实验技能，掌握通过《中国药典》快速获取有关信息的技能。

二、实验药品与器材

(1) 药品　纯化水、甘油、氯化钠、乙醇、凡士林。

(2) 器材　《中国药典》、架盘天平（载重 1009)、电子天平、量筒、量杯、滴管、表面皿（或蜡纸)、滴定管。

三、实验内容

1. 称重操作

熟悉下列药物性质，选择实验表 1-1 中药物进行称取操作。

实验表 1-1　称重操作练习项目表

药　　物	所称重量/g	选用天平及称量纸	选　择　依　据
碳酸氢钠	0.3		
碘化钾	1.4		
凡士林	5		
碘	0.7		

2. 量取操作

指出下列药物性质，选择实验表 1-2 中药物进行量取操作。

实验表 1-2　药物量取操作练习项目表

药品名称	量取容积/mL	选　用　量　器	选　择　依　据
纯化水	8		
乙醇	0.3		
液状石蜡	5		

3. 查阅操作

根据《中国药典》，完成实验表 1-3 中规定的查阅内容。

实验表 1-3　《中国药典》查阅项目表

序　　号	查　阅　内　容	查　阅　结　果(　部　页至　页)
1	人参性状	
2	微溶的含义	
3	阴凉处贮存的条件	
4	药品检验要求室温进行的温度控制范围	
5	80 目筛网的孔径范围	
6	细粉	

续表

序　号	查 阅 内 容	查 阅 结 果（ 部　页至　页）
7	中药丸剂的制剂通则	
8	微生物限度检查法	
9	化学药品片剂重量差异限度标准	
10	抗生素微生物检定方法	
11	甘油的相对密度	
12	盐酸吗啡类别	
13	热原检查法	
14	注射用水的概念	
15	湿热灭菌法的概念	

四、实验指导

1. 实验理论指导

（1）称量　在药剂学中称取样品常用的方法主要有直接称量法和减重称量法。直接称量法适用于在空气中稳定的样品，是药剂学实验中经常使用的称量方法。减重称量法一般称量量小的药物，减重称量法能够连续称取若干份样品，不用测定天平零点，节省称量时间，药剂学制剂实验上不经常使用。

（2）量取　液态药物一般以器皿量取，或按质量称重。按容积量取的准确性比称重差，因为易受到许多因素干扰，如液体的相对密度、黏度、量器的大小及操作方法等。但由于量取操作简便，一般情况下只要量器选用适当，其准确度也可以符合要求。

药物制剂过程中常用的量器有量筒、量杯、量瓶、滴管等玻璃容器，带有容量刻度，主要的量取单位有 L、mL、μL 等。有的量器为搪瓷制品，可以用于量取加热的液体。某些毒性药品溶液，用量很少，一般少于 1mL，须以“滴”为单位，应用规定的标准滴管来量取。

2. 实验操作指导

（1）称取药物操作要领

① 天平的选择。根据称重药物的轻重和称重的允许误差，选择分度值（感量）适宜的天平（上皿天平、扭力天平、电子天平等）。称重的准确性是以相对误差来表示的，其计算式如下：

$$\text{相对误差}=\frac{P}{Q}\times 100\%$$

式中，P 为天平的分度值；Q 为所要称重的量。

例如：欲称取 0.1g 的药物，按照规定，其误差不得超过±10%。如用称量为 100g 的托盘天平，其空盘的分度值为 0.1g，相对误差则为

$$\frac{0.1}{0.1}\times 100\%=\pm 100\%$$

如用称量为 100g 的扭力天平，其感量为 0.01g，相对误差则为：

$$\frac{0.01}{0.1}\times 100\%=\pm 10\%$$

如用称量为 100g，感量为 0.001g 的天平（分析天平），相对误差则为：

$$\frac{0.001}{0.1}\times 100\%=\pm 1\%$$

以上三种天平的相对误差计算结果表明：称量 100g 的托盘天平，因相对误差超过规定，不宜应用。一般称取少量药物时，常使用扭力天平。称取 0.1g 以下时（如毒性药品），宜使用分析天平。

② 称取任何药物时应在盘上衬以称量纸。根据药物性质，如普通药物、具挥发性药物、半固体药物选择普通白纸称量纸、硫酸纸称量纸等。称取腐蚀性或液体药物时，应将药物置于表面皿或烧杯中。无论称取何种药物，切勿将药物落于天平各部，以免损坏天平。过热的药物应待冷后再称重。

③ 称取药物时要求瓶盖不离手，用中指与无名指夹瓶颈，以左手拇指与食指拿瓶盖，右手拿药匙。

④ 将称量的药物加入到处理好的容器中。

(2) 量取液体药物操作要领

① 量杯或量筒的选择。根据要求量取的药物体积，选择适宜的量器（量杯、量筒、滴管等）。一般量取液量以不少于量器总量的 1/5 为度。所用量器的容量与欲量取量愈接近时，愈为准确。滴管用以量取量在 1mL 以下的液体药物，如剧毒的酊剂或用量很小的溶液，常用“滴”作单位，一般应用规定的“标准滴管”来量取。

② 使用量筒和量杯时，要保持垂直，中、小量器（$V<500\text{mL}$），一般操作动作为用左手拇指与食指垂直平稳持量器下半部并以中指或无名指垫底部。右手持瓶倒液，瓶签必须向上或向两侧，瓶盖应夹于左手小指与手掌边缘之间，倾倒溶液时眼睛与所选择刻度线成水平，读数以液体凹面为准。倒出后立即盖好，放回原处。

③ 量取药液注入量器时，应将瓶口紧靠量器边缘，沿其内壁徐徐注入，以防止药液溅溢于量器外。在将量器中液体倾倒出时要根据液体的黏度适当地倒置停留数秒钟。量取黏稠性液体，如甘油、糖浆等，不论在注入或倾出时，均须以充分时间使流尽，以保证量取量的准确。

④ 量取某些用量 1mL 以下的溶液或酊剂，需以滴作单位。如无标准滴管时，可用普通滴管，即先以该滴管测定所量液体 1mL 的滴数，再凭此折算所需滴数。

(3) 称量操作其他注意事项

① 称量过程中“三看”，即取药瓶时看、称量前看、称量瓶归位时看。

② 称量中原则上不允许将药物进行反向操作。

③ 每次称取药物后要求处理药匙，使其清洁、干燥。药匙原则上不能去称取半固体药物。

④ 使用天平时不论是否用到砝码，砝码盒都应与天平始终在一起。天平不用时托盘原则上放在一侧。

⑤ 使用过的量器，需洗净沥干后再量其他的液体，量器是否要求干燥要根据药物或制剂过程的要求。除量取非水溶液或制剂外，一般水溶液制剂不必干燥容器，但要求清洁。

五、思考题

1. 什么是天平的相对误差？要称取 0.1g 的药物，按照规定，其误差范围不得超过 ±10%，应该使用分度值（感量）为多少的天平来称取？

2. 要称取甘油 30g，如以量取法代替，应量取多少毫升（甘油的相对密度为 1.25）？选用怎样的量器？在量取时应注意哪些问题？

3. 简述其他国家药典在我国药品管理工作中的作用。

实验二 溶液型液体制剂的制备

一、实验目的

1. 掌握溶液型液体制剂的制备方法。

2. 掌握溶液型液体制剂制备过程中的各项基本操作。

二、实验药品与器材

（1）药品 精制滑石粉、碘、碘化钾、蔗糖、樟脑、乙醇、硼砂、甘油、碳酸氢钠、液化苯酚、蒸馏水等。

（2）器材 天平、乳钵、有盖玻璃瓶、滤纸、漏斗、玻璃棒、烧杯、投药瓶、瓶签、瓶塞、蒸发皿、沙浴、电炉、铁三脚架或铁支架、温度计等。

三、实验内容

1. 复方碘口服溶液的制备（25mL/组）

【处方】

碘	50g	蒸馏水	适量
碘化钾	100g	共制	1000mL

【制法】 取碘化钾加蒸馏水溶解后，加入碘搅拌溶解，再加适量蒸馏水使成 1000mL，搅动均匀，即得。

【质量要求】 本品为深棕色澄明溶液，有碘臭。含碘量应为 4.5%～5.5%，含碘化钾量应为 9.5%～10.5%。

【分析讨论】 ① 处方中碘化钾起助溶剂和稳定剂作用，因碘有挥发性又难溶于水（1∶2950），碘化钾或碘化钠可与碘生成易溶性配合物而溶解，同时此配合物可减少刺激性。结合形式如下：

$$I_2 + KI \longrightarrow KI_3$$

② 碘溶液具氧化性，应贮于密闭玻璃塞瓶内，不得直接与木塞、橡胶塞及金属塞接触。为了避免被腐蚀，可加一层玻璃纸衬垫。

③ 本品一次极量为 1mL。

④ 因本品一次口服量（0.1～0.5mL）较小，故多以滴数计量给药，此类口服的液体药剂又称滴剂。

2. 单糖浆的制备（30mL/组）

【处方】

蔗糖	850g	共制	1000mL
蒸馏水	适量		

【制法】 取蒸馏水 450mL，煮沸，加蔗糖搅拌溶解后，继续加热至 100℃，趁热用几层纱布或薄层脱脂棉保温过滤，自滤器上添加蒸馏水至 1000mL，摇匀，即得。

【质量要求】 ① 本品为蔗糖的近饱和水溶液，含蔗糖量为 0.85g/mL 或质量分数 64.74%。25℃时相对密度为 1.313，沸点为 103.8℃。

② 本品应为无色或淡黄色的澄明稠厚液体。

【分析讨论】 加热不仅能加速蔗糖溶解，尚可杀灭蔗糖中微生物、凝固蛋白，使糖浆易于保存。但应注意控制加热的温度和时间。

3. 樟脑醑的制备（30mL/组）

【处方】	樟脑	100g	共制	1000mL
	乙醇	适量		

【制法】 取樟脑加乙醇约 800mL 溶解后滤过，再自滤器上添加乙醇使成 1000mL，即得。

【质量要求】 ① 本品含樟脑（$C_{10}H_{16}O$）应为 9.2%～10.4%。含醇应为 80%～87%。

② 本品相对密度为 0.824～0.826。

4. 硼酸甘油的制备（20mL/组）

【处方】	硼酸	310g	共制	1000g
	甘油	适量		

【制法】 取甘油 460g，置称定重量的蒸发皿中，在沙浴上加热至 140～150℃，将硼酸分次加入，随加随搅拌，待重量减至 520g，再缓缓加入甘油至 1000g，趁热倾入干燥的容器中，密塞即得。

【质量要求】 ① 本品含硼酸甘油酯（$C_3H_5BO_3$）质量分数为 47.5%～52.5%。

② 本品应为无色透明的黏稠液体，不应呈黄色乃至棕色，不应有丙烯醛的臭味及刺激性。不得呈浑浊，或有硼酸沉淀析出。也不得有未溶解的硬块，应全质均匀。

【分析讨论】 ① 本品系由甘油与硼酸经化学反应生成的硼酸甘油酯，溶于甘油中的澄清溶液。为无刺激性的缓和消毒药，用于耳鼻喉科的黏膜消毒。

② 加热时应时时搅拌，破开液面上结成的薄膜，能加速反应生成的水的蒸发。

四、实验指导

1. 实验理论指导

溶液型液体制剂的制法有溶解法、稀释法和化学反应法，以溶解法应用最多。其制备原则和操作步骤如下。

(1) 药物的称重和量取　固体药物常以克为单位，根据药物量的大小，选用不同的架盘天平称重。液体药物常以毫升为单位，选用不同的量杯或量筒进行量取。用量少的液体药物，也可采用滴管计滴数量取（标准滴管在 20℃时，1mL 的蒸馏水应为 20 滴，其重量误差范围±0.10g），量取液体药物后，应用少量蒸馏水洗涤量器，洗液合并于容器中，以减少药物的损失。

(2) 溶解及加入药物　取处方配制量的 1/2～3/4 的溶剂，加入药物搅拌溶解。溶解度大的药物可直接加入溶解；对不易溶解的药物，应先研细，搅拌使溶，必要时可加热以促进其溶解；但对遇热易分解的药物则不宜加热溶解；小量药物（如毒药）或附加剂（如助溶剂、抗氧剂等）可先溶解；难溶性药物应先加入溶解，亦可采用增溶、助溶或选用混合溶剂等方法使之溶解；无防腐能力的药物应加防腐剂；易氧化不稳定的药物可以加入抗氧剂、金属络合剂等稳定剂以及调节 pH 等；浓配易发生变化的可分别稀释后再混合；醇性制剂如酊剂加至水溶液中时，加入速度要慢，且应边加边搅拌；液体药物及挥发性药物应最后加入。

(3) 过滤　固体药物溶解后，一般都要过滤，可根据需要选用玻璃漏斗、布氏漏斗、垂熔玻璃漏斗等，滤材有脱脂棉、滤纸、纱布、绢布等。

(4) 质量检查　成品应进行质量检查。

(5) 包装及贴标签　质量检查合格后，定量分装于适当的洁净容器中，内服液体药剂用蓝色标签，外用则为红色标签。

2. 实验操作指导

（1）复方碘口服溶液的制备

① 碘具有腐蚀性，称量时可用玻璃器皿或蜡纸，不宜用纸衬垫，更不应直接置于天平托盘上称重，以防腐蚀天平。并不得接触皮肤与黏膜。常温下碘能升华成蒸气挥散，故不宜久置于空气中。

② 在制备时，为了使碘能迅速溶解，宜先将碘化钾加适量蒸馏水（1∶1）配成近饱和溶液，然后加入碘溶解。本溶液一般可不滤过，若滤过时，宜用垂熔玻璃滤器。

（2）单糖浆的制备

① 本品加热时，尤其是以直火加热时，温度不宜过高，时间不宜过长，以防蔗糖焦化与转化，而影响制剂的质量。

② 包装容器洗净后应干热灭菌。趁热灌装后将容器倒置放冷后，再恢复直立，以防蒸气冷凝成水珠存于瓶颈，使糖浆发酵变质。

③ 本品应密闭，在30℃以下避光保存。

（3）樟脑醑的制备

因本品遇水易析出结晶，故所用器材及包装材料均应清洁干燥。樟脑与乙醇均系挥发性物质，包装时应密封，并置冷处贮藏，以防挥发损失。

（4）硼酸甘油的制备

① 蒸发皿应事先称重。

② 加热温度不宜超过150℃，以防甘油分解成丙烯醛，而影响产品质量。

③ 硼酸甘油酯易水解，故必须将反应生成的水除尽。所用器材也必须干燥，成品不宜加水稀释。

五、思考题

1. 试以化学反应式说明复方碘口服液的制备（助溶）原理。
2. 制备芳香水剂时为什么要选用精制的滑石粉为分散剂？
3. 复方硼砂溶液用什么方法制备？制备过程中应注意哪些问题？
4. 制备硼酸甘油加热前后所加入的甘油，在本处方中的作用有何不同？

实验三　高分子溶液剂和胶体溶液型液体药剂的制备

一、实验目的

通过本实验要求掌握高分子溶液剂和溶胶剂的制备。

二、实验药品与器材

（1）药品　胃蛋白酶、稀盐酸、橙皮酊、单糖浆、蒸馏水、甲酚、植物油（豆油、花生油、葵花籽油、菜籽油等）、氢氧化钠、乙醇、羧甲基纤维素钠、糖精钠、羟苯乙酯溶液（5%）。

（2）器材　天平、包药纸、量杯、量筒、药匙、玻璃棒、投药瓶、烧杯、瓶签、蒸发皿、水浴、电炉。

三、实验内容

1. 胃蛋白酶合剂的制备（50mL/组）

【处方】

胃蛋白酶	20g	羟苯乙酯溶液（5%）	10mL
稀盐酸	20mL	蒸馏水	适量
橙皮酊	20mL	共制	1000mL
单糖浆	100mL		

【制法】 取稀盐酸、单糖浆加于蒸馏水800mL中混匀，缓缓加入橙皮酊、羟苯乙酯溶液（5%）随加随搅拌，然后将胃蛋白酶分次缓缓撒于液面上，待其自然膨胀溶解后，再加入蒸馏水使成1000mL，轻轻摇匀，分装，即得。

【质量要求】 ① 本品为淡黄色胶体溶液，有橙皮芳香气、味酸甜。

② 本品含盐酸（HCl）不应超过0.15%。含胃蛋白酶应为0.02g/mL。

【分析讨论】 ① 本品在制备中若必须过滤时，滤材先用相同浓度的稀盐酸润湿以饱和滤材表面电荷，消除对胃蛋白酶活力的影响，然后过滤。

② 本品系助消化药。胃蛋白酶为一种消化酶，能使蛋白质分解为蛋白胨。因其消化力以pH为1.5～2.5（相当于含HCl 0.2%～0.4%）时最强，故常与稀盐酸配伍应用。橙皮酊为芳香性苦味健胃剂（含醇量56%～66%），既是芳香矫味剂，又有一定的健胃作用。单糖浆为矫味剂。本品主要用于因食蛋白性食物过多所致消化不良症以及病后恢复期消化机能减退等症。

2. 甲酚皂溶液（来苏尔、煤酚皂溶液）的制备（100mL/组）

【处方】

甲酚	50mL	蒸馏水	适量
植物油	17.3g	共制	1000mL
氢氧化钠	2.7g		

【制法】 取氢氧化钠加水10mL溶解后，放冷至室温，不断搅拌下加入植物油中使之均匀乳化，放置30min后慢慢加热（水浴或蒸汽夹层），当皂体颜色加深呈透明状时再搅拌；并可按比例配成小样，检查未皂化物，如合格，则认为皂化完成，趁热加入甲酚搅拌至皂块全溶，放冷，再添加蒸馏水使成100mL，即得。

【质量要求】 本品为黄棕色至红棕色的黏稠液体，含甲酚（C_7H_8O）体积分数应为48%～52%。具甲酚臭，与皮肤接触润滑如肥皂样。本品能与水、醇、醚混合。

【分析讨论】 ① 本处方中植物油与氢氧化钠起皂化反应生成钠肥皂作增溶剂。增大甲酚的溶解度而形成溶胶剂。

② 本品在水中体积分数为10%以下时，能任意混合。例如：取本品5mL加水95mL混合后，应为澄清溶液。放置3h，如呈浑浊，系油未皂化完全，或肥皂用量不足，或甲酚（或煤酚）质量不佳所致。若加水稀释后，呈冻胶状，可能由于肥皂过多所致，可以减少肥皂用量矫正之。

③ 本品为消毒防腐药，用于消毒手时，为1%～2%（体积分数）的水溶液；用于消毒敷料、器械和处理排泄物时，常用为5%～10%（体积分数）。所以该溶液是肥皂的缔合胶体。

3. 羧甲基纤维素钠胶浆（100mL/组）

【处方】

羧甲基纤维素钠	25g	香精	适量
甘油	300mL	共制	1000mL
羟苯乙酯溶液（5%）	20mL		

【制法】 取羧甲基纤维素钠分次加入 500mL 热蒸馏水中，轻加搅拌使其溶解，然后加入甘油、羟苯乙酯溶液（5%）、香精，最后添加蒸馏水 1000mL，搅匀，即得。

【质量要求】 本品为含羧甲基纤维素钠 2.5%的黏稠胶浆剂，不应含有未溶解物或异物。

【分析讨论】 ① 羧甲基纤维素钠为白色纤维状粉末或颗粒，在冷、热水中均能溶解，但在冷水中溶解缓慢，不溶于一般有机溶剂。

② CMC-Na 于 60℃以下加热稳定，超过 80℃长时间加热，黏度降低。本品为弱酸盐，当溶液中因加酸使 pH＜2 时，可析出其游离酸（沉淀）；当 pH＞10 时，黏度迅速下降。溶液中加多价金属离子可产生沉淀。

③ 甘油（丙二醇）可以起保湿、增稠和润滑作用。本品 pH 在 5～7 时黏度最高。

四、实验指导

1. 实验理论指导

胶体溶液型液体药剂按分散系统分类，包括两类：一类属于分子分散（或单相分散）体系的高分子溶液。如羧甲基纤维素钠、阿拉伯胶、西黄蓍胶、琼脂、白及胶等胶浆剂以及胃蛋白酶、明胶等蛋白质溶液。另一类属于微粒分散（或多相分散）体系的胶体溶液。如氧化银溶胶、氢氧化铁溶胶以及由表面活性剂作增溶剂的某些溶液（如甲酚皂溶液）等。

胶体溶液既具有溶液的某些性质，又具有混悬液的部分性质；但胶体溶液既不同于溶液，也不同于混悬液，有其独特的性质。

胶体溶液型液体药剂的溶剂大多数是水，也有乙醇、乙醚、丙酮等非水溶剂。按胶体与溶剂之间的亲和力不同，胶体可分为亲液（或亲水）胶体和疏液（或疏水）胶体。常用的多为亲水胶体溶液。

亲水胶体溶液的制备，基本上与溶液剂的制备相同。只是在溶解时，首先要经过溶胀过程（包括有限溶胀和无限溶胀过程）。制备时，宜将胶体粉末分次撒于水面上，令其充分吸水自然膨胀而胶溶；或者将胶体粉末置于干燥容器内，先加少量乙醇或甘油使其均匀润湿，然后加大量水振摇或搅拌使之胶溶。若直接将水加到粉末中，往往黏结成团，使水很难透入团块中心，而不易制成均匀的胶体溶液。操作时应加以注意。

胶体溶液处方中遇有电解质时，需加入保护胶体防止其凝聚、沉淀。遇有浓醇、糖浆、甘油等具脱水作用的液体时，需用溶剂稀释后加入，且用量不宜过大。

胶体溶液如需要滤过时，所选用的滤材应与胶体溶液荷电性相适应。最好选用不带电荷的滤器，以免凝聚。例如，蛋白质类药物（如胃蛋白酶）在酸性介质中荷正电，不宜选用滤纸、脱脂棉为滤材，因为润湿的滤纸或脱脂棉荷负电，相反电荷相吸，药物电荷被中和而从溶液中析出，直接影响药剂质量。胶体溶液以新鲜配制者为佳，以免因吸附细菌、杂质等发生陈化现象。必要时可加适宜的防腐剂，以增加制剂的稳定性。

疏水胶体，又称溶胶。它的稳定性易受电解质、胶体的相互作用（带相反电荷的溶胶）、温度等因素的影响。溶胶剂的稳定措施是：向溶胶中加入少量含有与胶核结构相似离子的电解质，使胶粒形成双电层、水化膜而稳定，或向胶体中加入一定量的保护胶体（高分子溶液），从而提高溶胶的稳定性。溶胶剂的制备常用分散法（研磨、胶溶法等）和凝聚法。

2. 实验操作指导

（1）胃蛋白酶合剂的制备

① 胃蛋白酶极易吸潮，称取操作应迅速。称完后应及时分次撒于液面上，不宜长时间露置空气当中。

② pH 是影响胃蛋白酶活性的主要因素之一，酸性过强可破坏其活性，故配制时应先将稀盐酸用适量水稀释。

③ 溶解胃蛋白酶时，最好是将其撒于含适量稀盐酸的蒸馏水液面上，静置令其自然膨胀胶溶。不得用热水溶解或加热助溶，以防失去活性。也不能强力搅拌以及用脱脂棉、滤纸滤过，这对其活性和稳定性均有影响。

④ 本品不稳定，久置易减效，所以不宜大量调配，宜新鲜配制。

(2) 甲酚皂溶液（来苏尔、煤酚皂溶液）的制备

① 氢氧化钠溶液与植物油的皂化反应是否完全，可用下法检查：取反应液 1 滴，加至适量蒸馏水中，应无油滴析出。反应中可加少量乙醇以加速其皂化反应进行。

② 当皂化完全后，应趁热加甲酚搅拌至皂块全溶，放冷，再加蒸馏水至足量。

③ 本品的皂化反应于水浴上加热进行。

(3) 羧甲基纤维素钠胶浆的制备

① 羧甲基纤维素钠（CMC-Na）若先用少量乙醇润湿，再按上法溶解，更佳。

② 羧甲基纤维素钠遇阳离子型药物及碱土金属、重金属盐会发生沉淀，故不宜用季铵盐类和汞类防腐剂。

五、思考题

1. 简述亲水胶体制备过程及影响胃蛋白酶活力的因素有哪些？
2. 制备甲酚皂溶液的原理是什么？
3. 制备羧甲基纤维素钠胶浆时应注意哪些问题？

实验四　混悬剂的制备

一、实验目的

1. 掌握混悬剂的一般制备方法。
2. 熟悉稳定剂的选择及混悬剂的质量评定方法。

二、实验药品与器材

(1) 药品　炉甘石、氧化锌、甘油、西黄蓍胶、氯化铝、枸橼酸钠、沉降硫、硫酸锌、樟脑醑、5%苯扎溴铵液、吐温 80、蒸馏水。

(2) 器材　天平、乳钵，50mL、100mL 带刻度有塞比浊管（或用 50mL、100mL 带塞量筒），坐标纸、量杯、量筒、漏斗、滤纸、小烧杯或投药瓶等。

三、实验内容

1. 炉甘石洗剂的制备（四处方，见实验表 4-1）

实验表 4-1　炉甘石洗剂

成　分	1	2	3	4
炉甘石(7 号筛粉)	4g	4g	4g	4g
氧化锌(7 号筛粉)	4g	4g	4g	4g
甘油	5mL	5mL	5mL	5mL

续表

成分	1	2	3	4
西黄蓍胶		0.5%		
氯化铝			0.5%	
枸橼酸钠				0.5%
蒸馏水加至	50mL	50mL	50mL	50mL

【制法】 ① 处方1。将炉甘石、氧化锌先加甘油研成细糊状，逐渐加蒸馏水至足量。

② 处方2。将炉甘石、氧化锌先加甘油研成细糊状，再加入西黄蓍胶胶浆，逐渐加蒸馏水至足量（西黄蓍胶需先用乙醇分散）。

③ 处方3。将炉甘石、氧化锌先加甘油研成细糊状，再加入氯化铝水溶液，逐渐加蒸馏水至足量。

④ 处方4。将炉甘石、氧化锌先加甘油研成细糊状，再加入枸橼酸钠水溶液，逐渐加蒸馏水至足量。

2. 复方硫洗剂（三处方，见实验表4-2）

实验表4-2 复方硫洗剂

成分	1	2	3
硫酸锌	3g	3g	3g
沉降硫	3g	3g	3g
樟脑醑	25mL	25mL	25mL
甘油	10mL	10mL	10mL
5%苯扎溴铵溶液		0.4mL	
聚山梨酯80			0.25mL
蒸馏水加至	100mL	100mL	100mL

【制法】 ① 处方1。取沉降硫置乳钵中加甘油研匀，缓缓加硫酸锌水溶液（将硫酸锌溶于25mL水中滤过）研匀，然后缓缓加入樟脑醑，边加边研，最后加入蒸馏水使成全量，研匀即得。

② 处方2。取沉降硫置乳钵中加甘油和5%苯扎溴铵溶液研匀，缓缓加入硫酸锌水溶液研磨，再缓缓加入樟脑醑，边加边研，最后加入蒸馏水使成全量，研匀即得。

③ 处方3。同2法，将5%苯扎溴铵溶液改为聚山梨酯80。

【分析讨论】 沉降硫为疏水性药物，表面活性剂作润湿剂能有效地降低药物微粒和分散介质间的界面张力，减小分散微粒的表面自由能，从而减少颗粒聚集的倾向，使制成的混悬微粒细微均匀，有利于提高其稳定性，处方中聚山梨酯80、苯扎溴铵均为润湿剂，甘油也有一定润湿作用。

3. 混悬剂质量检查及稳定剂效果评价

(1) 沉降体积比的测定 将按四处方制成的炉甘石洗剂及按三处方制成的复方硫洗剂分别倒入有刻度的具塞量筒中，密塞，用力振摇1min，记录混悬液的开始高度 H_0，并放置，按实验表4-3、实验表4-4所规定的时间测定沉降物的高度 H，按沉降体积比 $F=H/H_0$ 计算各个放置时间的沉降体积比，记入实验表4-3、实验表4-4中。沉降体积比0～1，其数值愈大，混悬剂愈稳定。

(2) 重新分散试验 将分别装有炉甘石洗剂、复方硫洗剂的具塞量筒放置一定时间（48h或1周后，也可依条件而定），使其沉降，然后将具塞量筒倒置翻转（一反一正为一次），并将筒底沉降物重新分散所需翻转的次数记于实验表4-5、实验表4-6中。一般所需翻转的次数愈少，则说明混悬剂重新分散性愈好。反之，若始终未能分散，表示结块，亦应记录。

实验表 4-3 炉甘石洗剂 2h 内的沉降容积比（H/H_0）

时间	处方 1	处方 2	处方 3	处方 4
5min				
15min				
30min				
1h				
2h				

实验表 4-4 复方硫洗剂 2h 内的沉降容积比（H/H_0）

时间	处方 1	处方 2	处方 3
5min			
15min			
30min			
1h			
2h			

实验表 4-5 炉甘石洗剂重新分散试验数据

条件	处方 1	处方 2	处方 3	处方 4
重新分散 翻转分散				

实验表 4-6 复方硫洗剂重新分散试验数据

条件	处方 1	处方 2	处方 3	处方 4
重新分散 翻转分散				

四、实验指导

1. 实验理论指导

混悬液型液体制剂系指含不溶性固体药物粉末的液体制剂，通称混悬液，属于粗分散体系。分散相质点一般在 0.1～10μm，但有的可达 50μm 或更大。分散剂多为水，也有用植物油的。优良的混悬剂其微粒应细腻均匀，沉降缓慢，下沉后的微粒不结块，稍加振摇即能均匀分散，贮存期间粒子大小保持不变，不太黏稠易倾倒，外用混悬剂应易于涂布，不易流散，能快速干燥，且不易被擦掉。

根据 Stokes 定律，为使药物颗粒沉降缓慢，应减小颗粒粒径、增大分散剂黏度；此外还可采用加助悬剂、润湿剂、絮凝剂、反絮凝剂的方法来增加混悬液的稳定性。实验中应用的西黄蓍胶（助悬剂）除能增加分散剂的黏度外，还可以在颗粒表面上形成一层带电的水化层（或水化膜），防止颗粒间的聚集，润湿剂能有效地降低药物颗粒和分散剂间的界面张力，减小颗粒的表面自由能，从而减少颗粒聚集的倾向，使混悬液趋于稳定。炉甘石洗剂中氧化锌和炉甘石的颗粒，在水中带有负电荷，可因同电相斥而不易聚集。但由于混悬微粒的动力学不稳定性，能使混悬液在放置时，颗粒下沉而形成致密的不易分散的结块。若加入少量带相反电荷的氯化铝，可降低颗粒间的 ζ 电位，使颗粒形成网状疏松的聚集体（絮凝），从而防止沉降物结块而易于重新分散。若在炉甘石洗剂中加入带有相同电荷的枸橼酸钠，则可增加颗粒的ζ电位而防止其聚集（反絮凝），并能增加混悬液的流动性使其易于倾倒。故炉甘石洗剂中所加的氯化铝为絮凝剂，枸橼酸钠为反絮凝剂。

制备混悬液的操作要点如下。

① 助悬剂宜先配成一定浓度的稠厚液，注意温度的影响。固体药物一般宜研细、过筛。

② 分散法制备混悬液，是将固体药物粉碎成微粒，再混悬于分散介质中并加入适宜的稳定剂。亲水性药物可先研至一定细度，再加液研磨至适宜分散度，最后加入其余的液体至全量，加液研磨时通常取药物 1 份，加 0.4～0.6 份液体分散介质为宜。遇水膨胀的药物配制时不宜采用加液研磨。疏水性药物可加润湿剂研磨，使药物颗粒润湿，再加其他液体研磨，最后加水性分散介质稀释至全量，混匀即得。

③ 凝聚法制备混悬液，应先配成稀溶液在较低温度下反应，以获得细腻、均匀沉淀。

④ 用改变溶剂性质析出沉淀的方法制备混悬液时，应将醇性制剂（如酊剂、醑剂、流膏剂）逐渐以细流加入水性溶液中。

⑤ 处方中若含有盐类药物时，宜先制成稀溶液后加入，以防止发生脱水作用或盐析。

⑥ 毒药不能制成混悬液，以确保用药安全。

⑦ 投药瓶不宜盛装太满，应留适当空间以便用前摇匀。并应加贴“用前摇匀”或“服前摇匀”标签或加盖上述印章。

2. 实验操作指导

(1) 炉甘石洗剂的制备　炉甘石与氧化锌分别研细后再混匀，加甘油和适量水进行研磨，加水的量以成糊状为宜，太干或太稀影响粉碎效果。

(2) 复方硫洗剂的制备　樟脑醑应以细流缓缓加入，并边加边研磨，使樟脑醑不致析出较大颗粒。

五、思考题

1. 比较炉甘石洗剂 4 种处方制品的质量有何不同？
2. 比较复方硫洗剂 3 种处方制品的质量有何不同？
3. 樟脑醑加到水中，有什么现象发生，如何使产品微粒不致太大？
4. 混悬剂的稳定性与哪些因素有关？
5. 优良的混悬剂应达到哪些质量要求？

实验五　乳剂的制备

一、实验目的

1. 掌握乳剂的一般制备方法及乳剂类型的鉴别。
2. 熟悉混合乳化剂 HLB 值的计算。

二、实验药品与器材

(1) 药品　鱼肝油、阿拉伯胶粉、西黄蓍胶粉、花生油、豆油、液状石蜡、氢氧化钙溶液、吐温 80、豆磷脂。

(2) 器材　乳钵、刻度离心管、试剂瓶、离心机、显微镜、带塞量筒、普通天平等。

三、实验内容

1. 以阿拉伯胶为乳化剂

【处方】

豆油（相对密度0.91）	13mL	纯化水	适量
阿拉伯胶（细粉）	3.1g	共制成	50mL

【制备】 取豆油置于干燥乳钵中，加阿拉伯胶细粉研磨均匀；按油：水：胶（4：2：1）的比例，首先加入纯化水6.5mL，迅速沿一个方向研磨，直至产生“噼啪”的乳滴劈裂声，形成初乳；用纯化水将初乳分次转移至带刻度的烧杯或量杯中，加水至50mL，搅拌均匀，即得。

【质量检查】 ① 乳剂类型鉴别（稀释法、染色镜检法）。

② 乳滴最大直径和最多直径（显微镜法：取乳剂少量置载玻片上，加盖玻片后在显微镜下观察，记录最大和最多乳滴的直径）。

【注】 ① 制备初乳的乳钵应干燥。研磨时均匀用力，向一个方向研磨，直至初乳形成。

② 在制备初乳时，加水不足或加水过慢均易形成W/O型初乳，此时即使加水稀释也难以转相；若加水过多，水相的黏度降低，以致不能把油很好地分散，制成的乳剂大多不稳定或易破裂。

③ 阿拉伯胶为O/W型乳化剂，适用于制备植物油、挥发油的乳剂，可供内服。

④ 制备油类药物初乳时所用油、水、胶的比例约为4：2：1。一般在油胶混合液中加水研磨不到1min就能形成良好的初乳，并能听到黏稠胶液中油相被撕裂成油球而发出的“噼啪”声。

2. 以吐温80为乳化剂

【处方】

豆油（相对密度0.91）	6mL	纯化水	适量
聚山梨酯80	3mL	共制成	50mL

【制备】 取聚山梨酯80与豆油共置干燥乳钵中，研磨均匀，加入纯化水4mL研磨，形成初乳；用纯化水将初乳分次转移至带刻度的烧杯或量杯中，加水至50mL，搅匀即得。

【质量检查】 同处方1。

【注】 ① 聚山梨酯系非离子型表面活性剂，商品名为吐温，为黏稠的黄色液体，对热稳定，但在酸、碱和酶的作用下会水解。

② 聚山梨酯80的HLB值为15.0，适合制备O/W型乳剂。

3. 液状石蜡乳

【处方】

液状石蜡	12mL	1%糖精钠溶液	0.3mL
阿拉伯胶（细粉）	4g	香精	适量
西黄蓍胶粉	0.5g	纯化水	适量
5%羟苯乙酯醇溶液	0.1mL	加至	30mL

【制法】 ① 干胶法。取阿拉伯胶细粉与西黄蓍胶粉共置干燥的乳钵中，加入液状石蜡，研匀，使胶粉分散；加水8mL，研磨至发出“噼啪”声，即成初乳；再加入羟苯乙酯醇溶液、糖精钠溶液、香精和适量的纯化水，使成30mL，研匀即得。

② 湿胶法。取8mL纯化水置烧杯中，加4g阿拉伯胶细粉配成胶浆，置乳钵中，作为水相，再将12mL液状石蜡分次加入水相中，边加边研磨，形成初乳；将羟苯乙酯醇溶液加入，最后加水至30mL，研磨均匀即成乳剂。

【用途】 本品为轻泻剂，用于治疗便秘，尤其适用于高血压、动脉瘤、痔、疝气及手术后便秘的病人，可以减轻排便的痛苦。

【质量检查】 同处方 1。

【注】 ① 干胶法亦称油中乳化法，简称干法，适用于乳化剂为细粉者；湿胶法亦称水中乳化法，简称湿法，所用的乳化剂可以不是细粉，但预先应能制胶浆（胶：水为 1：2）。

② 制备初乳时，干胶法应选用干燥乳钵，油相与胶粉（乳化剂）充分研匀后，按油：胶：水比例为 3：1：2 一次加水，迅速沿同一方向旋转研磨，否则不易形成 O/W 型乳剂，或形成后也不稳定。

③ 在制备初乳时添加水量过多，则外相水液的黏度较低，不利于油分散成油滴，制得的乳剂也不稳定，易破裂。

④ 湿胶法所用的胶浆（胶：水为 1：2）应提前制好，备用。

⑤ 制备初乳时，必须待初乳形成后，方可加水稀释。

⑥ 用混合乳化剂（聚山梨酯 80 与司盘 80）制备乳剂时，可不考虑混合顺序，即将油、水、乳化剂混合，用振摇法或其他器械制成。

4. 石灰搽剂（W/O 型乳剂）

【处方】	花生油	15mL	共制成	30mL
	氢氧化钙溶液	15mL		

【制法】 量取植物油及氢氧化钙溶液各 15mL，置具塞的试剂瓶中，用力振摇至乳剂生成。

【用途】 本品用于轻度烫伤，具有收敛、止痛、润滑、保护等作用。

【质量检查】 同处方 1。

【注释】 氢氧化钙可与花生油中所含的少量游离脂肪酸进行皂化反应形成钙皂（新生皂），石灰搽剂即是由此新生皂作乳化剂，再乳化花生油而制成 W/O 型乳剂。

5. 液状石蜡乳化所需 HLB 值的测定

【制法】 ① 按液状石蜡乳的处方量，分别将阿拉伯胶（细粉）、西黄蓍胶粉、聚山梨酯 80、司盘 80 置于干燥乳钵中，加入液状石蜡研匀。

② 加入纯化水，并快速、连续、用力地朝一个方向研磨至发出“噼啪”声，即制得初乳。

③ 向上述初乳中分别连续加入纯化水 35mL，充分混合后倾入具塞量筒中，振摇分散均匀后静置，即得。

【质量检查】 ① 观察油水两相分离情况随时间的变化情况，求沉降容积比（H/H_0）。

② 以 H/H_0 对时间作图，分层速度最慢者为最稳定乳剂，该 HLB 值即为液状石蜡所需之 HLB 值。

6. 乳剂类型鉴别

（1）稀释法　取试管 2 支，分别加入液状石蜡乳和石灰搽剂各 1 滴，再加入纯化水 5mL，振摇，混合，观察混匀情况。能在水中分散均匀溶为一体者，为 O/W 型乳剂；反之，为 W/O 型乳剂。

（2）染色镜检法　用玻璃棒蘸取液状石蜡乳和石灰搽剂少许分别涂于载玻片上，用亚甲基蓝溶液（水溶性染料）和苏丹Ⅲ溶液（油溶性染料）分别染色一次，并在显微镜下观察着色情况。使亚甲蓝均匀分散者为 O/W 型乳剂，使苏丹Ⅲ均匀分散者为 W/O 型乳剂。

四、实验指导

乳剂分散相粒径一般在 0.1～10μm 之间。乳剂属热力学不稳定体系，须加入乳化剂使其稳定。乳剂可供内服、外用，经灭菌或无菌操作法制备的乳剂，也可供注射用。

乳剂因内、外相不同，分为 O/W 型和 W/O 型等类型，可用稀释法和染色镜检等方法进行鉴别。

通常小量制备时，可在乳钵中研磨制得或在瓶中振摇制得，如以阿拉伯胶作乳化剂，常采用于胶法和湿胶法制备，以新生皂为乳化剂制备乳剂时，可研磨或振摇制得。

工厂大量生产多采用乳匀机、高速搅拌器、胶体磨制备。

五、思考题

1. 影响乳剂稳定性的因素有哪些？干胶法与湿胶法的特点是什么？
2. 石灰搽剂的制备原理是什么？属于何种类型乳剂？分析液状石蜡乳中各组分的作用。

实验六　按给药途径与应用方法分类的液体药剂的制备

一、实验目的

1. 掌握洗剂、搽剂、滴耳剂、滴鼻剂的制备方法。
2. 熟悉各种给药途径的剂型的特点和质量要求。

二、实验药品与器材

(1) 药品　醋酸地塞米松、水杨酸、液化苯酚、薄荷脑、樟脑、硼酸、乙醇、甘油、液状石蜡、二甲基亚砜、丙二醇及蒸馏水等。

(2) 器材　分析天平、烧杯、量筒、漏斗等。

三、实验内容

1. 醋酸地塞米松搽剂

【处方】				
醋酸地塞米松	0.3g		乙醇	200mL
樟脑	10g		丙二醇	加至 1000mL
二甲基亚砜	100mL			

【制法】 取醋酸地塞米松、樟脑溶于乙醇，滤过，加二甲基亚砜、丙二醇至 1000mL，搅匀，即得。

【性状】 本品为无色澄明液体，有樟脑臭。

【用途】 抗炎、抗过敏、止痒。用于神经性皮炎、慢性湿疹、秃发、白癜风以及各类变应性皮肤损害。

【用法与用量】 滴耳，一次 2～3 滴，一日 3～5 次；或用于擦洗外耳道。

【注】 ① 醋酸地塞米松为白色或类白色结晶或结晶性粉末，无臭，味微苦，在水中不溶，在 95%乙醇中溶解。醋酸地塞米松局部外用具有抗炎，抗过敏，止痒和抑制角化异常等作用。

② 二甲基亚砜毒性较低，本身具有抑菌、消炎、消肿、止疼等作用。二甲基亚砜具有提高生物膜通透性，增加药物对角质的渗透力，增强药物的吸收作用，并对皮肤再生过程具有良好的影响。甘油浓度为 30%，浓度较高，可减少水分蒸发，使药物保持一定浓度，更加可促使角蛋白水化，利于透入皮肤。乙醇能增加药物穿透皮肤作用。

③ 以醇为溶剂的搽剂应密闭贮存，以防止药液挥发。

2. 水杨酸洗剂

【处方】

水杨酸	20g	甘油	50mL
薄荷脑	10g	亚硫酸氢钠	3g
液化苯酚	10mL	蒸馏水	加至 1000mL
乙醇	500mL		

【制法】 取水杨酸、薄荷脑、液化苯酚加乙醇溶解后，加甘油及蒸馏水至 1000mL，搅匀即得。

【性状】 本品为无色澄明液体，有薄荷脑臭。

【用途】 主要用于皮肤瘙痒症。

【用法与用量】 外用，局部涂抹。

【注】 ① 本品含水杨酸，故不宜与铁器接触，以免制剂变色。

② 所用之甘油，如含铁离子较多时，亦能使成品变红色，可加入适量抗氧剂，如乙二胺四乙酸二钠（EDTA-2Na)、亚硫酸氢钠或焦亚硫酸钠等。

③ 本品中水杨酸具有溶解角质和抑制霉菌的作用，液化苯酚具有杀菌止痒的作用；薄荷脑涂于皮肤有清凉感，具有止痒作用。

④ 洗剂（尤其是混悬液型）一般不用于破损的伤面，以免结痂或引起继发性病变。

3. 硼酸滴耳液

【处方】

硼酸	3g	乙醇（95%）	加至 100mL
蒸馏水	21mL		

【制法】 取硼酸加入新鲜煮沸的蒸馏水中，不断搅拌至溶解，趁热在搅拌下以较快的速度加入到适量的乙醇中，冷却至室温，加乙醇至足量，搅匀，过滤即得。

【性状】 本品为无色澄明液体。

【用途】 具有抑菌、消毒、止痒作用。用于治疗慢性中耳炎及外耳道感染。

【用法与用量】 滴耳，一次 2～3 滴，一日 3～5 次；或用于擦洗外耳道。

【注】 ① 传统方法制备时，硼酸在 70%的乙醇中溶解度较小，溶解时间过长，且当室温低时析出结晶。本法采用热溶法，溶解完全，所得溶液澄清，即便在低温时亦无结晶析出。

② 在处方中加入甘油可减弱乙醇对内耳的刺激性，增加药物滞留时间。

4. 复方薄荷滴鼻液

【处方】

薄荷脑	10g	液状石蜡	加至 1000mL
樟脑	10g		

【制法】 将薄荷脑、樟脑分别用适量的液状石蜡溶解后，二者混合，加液状石蜡至全量，摇匀，即得。

【性状】 本品为无色澄明油状液体。

【用途】 滋润、保护黏膜，用于治疗干燥性和萎缩性鼻炎。

【用法与用量】 滴耳，一次 2～3 滴，一日 3～5 次；或用于擦洗外耳道。

【注】 ① 薄荷脑、樟脑在液状石蜡中均易溶解，若将二者直接混合，所得的液化共熔物略显浑浊，需经加热后方澄明。若分别溶解于液状石蜡再混合，则为澄明溶液。

② 本品遇水发生浑浊，用具及容器须干燥。

③ 有的制品加桉叶油或冬绿油加强局部刺激、消炎作用，提高疗效。

④ 如无薄荷脑，可用薄荷油代替，1g 薄荷脑相当于 2mL 薄荷油。

⑤ 本品久用可引起“类脂质肺炎”，使用时应注意。

5. 质量检查

按《中国药典》或有关制剂手册各制剂项下检查方法检查，应符合规定。

6. 结果

将各种液体制剂的质量检查结果记录于实验表 6-1 中。

实验表 6-1　按给药途径分类的液体制剂质量检查结果

制　剂	外　观	鉴　别	含量测定
醋酸地塞米松搽剂			
水杨酸洗剂			
硼酸滴耳液			
复方薄荷滴鼻液			

四、实验指导

按给药途径分类的液体药剂多为外用制剂，因给药途径不同而有特殊的质量要求。同一给药途径的液体制剂也可以按分散系统性质分为溶液型、乳剂型和混悬型，也要符合一般液体药剂的质量标准，如混悬型内的药物粉末应极细，能均匀覆盖在皮肤上，起保护治疗作用，成品经振摇后应均匀分散，不发生结块、黏瓶等现象；溶液型应符合溶液剂的一般要求，不应含有颗粒、异物或沉淀；乳剂型应充分乳化，振摇后不应有分层现象。

(1) 搽剂　一般系指含油、醇等溶剂的专供揉擦或涂抹于皮肤表面的液体药剂。使用时搓擦皮肤或涂于敷料后贴于患处，具有镇痛、消炎、收敛、保护及清洁等作用。以乙醇为溶剂的搽剂可改善皮下血液循环，有利于药物的渗透与吸收；以油为溶剂的搽剂，在揉按时能润滑皮肤，无刺激性，并可清除鳞屑、痂皮和延长药效；乳浊液型搽剂多含肥皂类乳化剂，有润滑、促渗作用。

(2) 洗剂　系指专供涂抹、敷于皮肤的外用液体制剂，具有局部消毒、止痒、收敛、杀菌及保护等作用。分散介质多为乙醇和水。为了改善洗剂的稳定性、均匀性和渗透性，常添加多种附加剂，如助悬剂羧甲基纤维素钠、甲基纤维素等，表面活性剂聚山梨酯类、聚氧乙烯烷基醚、OP 乳化剂等，增溶剂二甲基亚砜、聚乙二醇，并常加入适量甘油帮助药物颗粒混悬，以增强制剂的黏度，使皮肤保持一定的湿度；洗剂中加醇除可增进某些药物的溶解度外，并可在局部应用时挥发吸热，起到凉爽作用。

(3) 滴耳剂　系指专供滴入耳腔内的外用液体药剂。一般具有消毒、止痒、收敛、消炎或润滑局部作用。常用溶剂为水、稀乙醇、甘油、丙二醇、聚乙二醇等。水溶液作用缓和，穿透力差；乙醇溶液穿透力和杀菌作用强，但对内耳有刺激；甘油溶液无刺激，局部保留时间较长，穿透力较差。外耳道用制剂的 pH 宜呈弱酸性，因其发炎时的 pH 多在 7.1～7.8，若皮肤表面抗菌性的酸性外膜变成碱性，就增加了细菌感染的可能性。

(4) 滴鼻剂　系指专供滴入鼻腔内的液体药剂。滴鼻剂用于消毒、消炎、收缩血管和麻醉。水溶液易于分散在黏膜表面，但作用时间短。油溶液刺激性小，作用持久。滴鼻剂的 pH 应为 5.5～7.5；且应有一定的缓冲能力；应等渗或略高渗；不改变鼻黏液的黏度，不影响纤毛运动及分泌液的离子成分。

五、思考题

1. 按给药途径分类还有哪些剂型？

2. 不同给药途径对制剂的质量有何特殊要求？

实验七 注射剂的制备

一、实验目的

通过本次实验，使学生掌握注射剂的制备工艺过程，熟知主要的操作要点；熟悉空安瓿的正确处理方法及注射剂的质量检查方法，重点掌握可见异物检查及热原检查。

二、实验药品与器材

(1) 药品 维生素C、结晶碳酸钠、焦亚硫酸钠、依地酸二钠、注射用二氧化碳气体、注射用水。

(2) 器材 pH试纸、滤纸、包装盒、兔子固定箱、肛门温度计、20mL或30mL注射器、针头、镊子、酒精棉球、家兔；钢精锅、烧杯、电炉、水浴锅、蒸发皿、三角烧瓶、安瓿、安瓿割颈器、酒精喷灯、减压抽滤装置、垂熔玻璃滤器、灌注器、熔封装置、普通天平、澄明度检查装置、热压灭菌器、恒温干燥箱、印字装置。

三、实验内容

1. 维生素C注射液的制备

【处方】

维生素C	5g	依地酸二钠	0.002g
结晶碳酸钠	4.3g	注射用水	加至100mL
焦亚硫酸钠	0.2g		

【制法】 ① 配液。在配制容器内，加入注射用水80mL，通入二氧化碳使之饱和，加入维生素C溶解，分次缓缓加入结晶碳酸钠，待二氧化碳气停止发生时，搅拌，分别加入预先配好的依地酸二钠溶液和焦亚硫酸钠溶液，搅拌均匀，调节pH至5.8～6.2，加二氧化碳饱和的注射用水至100mL。

② 过滤。用G_4垂熔漏斗抽滤至药液澄明。

③ 灌封。在无菌室内，在二氧化碳气流下，用手工灌注器灌装，每支2mL。用酒精喷灯进行封口。

④ 灭菌。煮沸灭菌，100℃，30min。

⑤ 检漏。剔除漏气安瓿。

⑥ 灯检。剔除有白点、色点、纤维、玻璃屑及其他异物的成品安瓿。

⑦ 印字。擦净安瓿，用手工印上品名、规格、批号等。

⑧ 包装。将印字后的安瓿装于包装盒中，贴上封口签，每盒10支。

【注】 ① 维生素C注射液为维生素类药，在临床上用于预防及治疗坏血病。

② 维生素C分子中含烯二醇结构，在水溶液中显强酸性，肌内注射时刺激性大，产生疼痛，故加入结晶碳酸钠使维生素C部分中和成钠盐避免疼痛。同时结晶碳酸钠起调节pH的作用，增强本品的稳定性。

③ 维生素C的水溶液与空气接触，自动氧化成脱氢抗坏血酸。脱氢抗坏血酸再经水解则生成2,3-二酮*L*-古罗糖即失去治疗作用，此化合物再被氧化成草酸及*L*-丁糖酸。本品分解后呈黄色，原因可能是由于维生素C自身氧化水解生成糠醛或原料生产中带入的杂质糠

醛，糠醛在空气中继续氧化聚合而呈黄色。

维生素C注射液质量的好坏，关键是抗坏血酸原料的质量，结晶碳酸钠的质量也非常重要，所以原辅料的质量要严格控制。影响本品稳定性的因素还有空气中的氧、溶液的pH和金属离子，特别是铜离子。因此生产上采取充填惰性气体、调节药液pH、加抗氧剂及金属螯合剂等措施。实验表明抗氧剂对稳定制剂的含量没有作用，亚硫酸盐和半胱氨酸对改善本品色泽作用比较显著。

④ 本品稳定性与温度有关。实验证明用100℃30min灭菌，含量减少3%，而100℃15min只减少2%，故以100℃15min灭菌为好。但操作过程应尽量在避菌条件下进行，以防污染。灭菌到达规定时间后，可立即小心开启灭菌器，用温水、冷水冲淋安瓿，促进迅速降温。

⑤ 本品为无色澄明液体。按灯检要求检查，不得有纤维、焦头、玻屑、白点等异物。

【规格与包装】 2mL×10支装。

【适应证】 用于坏血病的防治，用于急慢性传染病、肝硬化、急性肝炎以及各种贫血、过敏性皮肤病、口疮、促进伤口愈合等。

【用法用量】 静注或肌注，或以5%～10%葡萄糖液稀释进行静滴，每日0.25～0.5g(小儿0.05～0.3g)，必要时可酌增剂量。

【不良反应】 过量使用可引起不良反应如腹泻、皮疹、胃酸增多、胃液反流，有时尚可见泌尿系统结石、尿内草酸盐与尿酸盐排出增多、深静脉血栓形成、血管内溶血或凝血等，可导致白细胞吞噬能力降低。

【注意事项】 大量长期服用突然停药，有可能出现坏血病症状，故宜逐渐减量停药。与肝素或华法林并用，可引起凝血酶原时间缩短。

2. 注射剂的质量检查

(1) 漏气检查 将灭菌后的安瓿趁热置于1%亚甲基蓝溶液中，稍冷取出，用水冲洗干净，剔除被染色的安瓿，并记录漏气支数。

(2) 可见异物 照《中国药典》2015年版通则0904可见异物检查法检查，应符合规定。

(3) 装量差异 取注射剂5支，依法检查（《中国药典》2015年版通则0102)，每支注射液的装量均不得少于其标示量。

随机取供试品5支，开启时应注意避免损失，将内容物分别用干燥注射器抽出。室温下检视，每支均不得少于其标示量。

(4) 热原检查

① 实验前准备

实验前1～2d将实验家兔放在同一温度的环境中；

实验室和饲养室的温差不得大于5℃；

室温：17～25℃，在实验过程中室温变化不得大于3℃；

实验前至少1h开始停止给食，并置于适宜的装置中；

注射器、针头在250℃烘箱中烘45min，也可用其他适宜的方法除去热原。

② 检查法。取健康、无伤、无孕的家兔3只（试验当日家兔停食2h)。注射前测体温(T)，测2次（间隔30min)。ΔT（温差）≤0.2℃。动物要求：供试用的家兔应健康合格，体重在1.7kg以上，雌兔应无孕。T为38.0～39.6℃。在测定正常体温后15min内，自耳缘静脉缓缓注入规定量并温热至约38℃的注射用水溶液10mL/kg。测T值6次（间隔

30min），以6次中最高的一次 T 减去正常的平均 T，即为该兔体温的升高温度。

四、实验指导

① 注射剂的制备工艺流程为：原、辅料的准备→配液→滤过→灌注→熔封→灭菌→质量检查→印字包装→成品。

② 生产注射剂的厂房、设施必须符合GMP的规定。灌封等关键工序、场所应采用层流洁净空气技术，使洁净室或洁净工作台的洁净度达到A级标准。

③ 安瓿的处理。

a. 切割与圆口。手工操作可用安瓿切割器，按规定长度调好砂石和挡板之间的距离，固定，将安瓿底部紧靠挡板，瓿颈置于砂石上划痕，再半拉半掀折断瓿颈。要求切割口整齐、无缺口、无裂口、无双线、长短一致。安瓿切割后用强烈的火焰圆口，待圆口的瓶口边缘呈红色即可。

b. 洗涤与干燥。手工洗涤，将纯化水灌入安瓿内，经100℃加热30min，趁热甩水，再用滤清的纯化水、注射用水灌满安瓿，甩水，如此反复三次，备用。

④ 配制注射剂的原辅料必须符合《中国药典》或CFDA药品标准中有关规定；溶剂、容器用具等质量经检查均应符合各有关规定。配液的方法有稀配法和浓配法。

⑤ 过滤方法有加压滤过、减压滤过和高位静压滤过等。滤过是保证注射液澄明度的重要操作，一般分为初滤和精滤，常用滤器的种类较多，如滤纸、滤棒、垂熔玻璃滤器、微孔滤膜、超滤等。

⑥ 滤清的药液经质检合格后应立即灌封，灌封方法有机械和手工。灌注时要求剂量准确，药液不能黏附在安瓿颈壁上，以免熔封时产生焦头；易氧化药物，在灌装过程中可通惰性气体；应按《中国药典》2015年版规定增加附加量，以保证注射剂用量不少于标示量。

⑦ 注射液灌封后应立即灭菌。灭菌方法根据所含药物性质及其制剂的稳定性来选择，既要保证灭菌效果，又不能影响主药的疗效。一般小容量的注射剂多采用100℃ 30min湿热灭菌法，10～20mL的安瓿可酌情延长15min灭菌时间，对热稳定的产品，用热压灭菌法灭菌。

⑧ 注射剂的质量要求，除应具有制剂的一般要求外，应无菌、无热原、澄明度和剂量合格、安全性和稳定性符合要求，渗透压和pH符合规定。

五、实验结果

1. 注射剂可见异物检查

结果填于实验表7-1。

实验表 7-1 注射剂可见异物检查结果

名称	检查总数	废品数/支						成品数/支	成品率/%
		白点	焦头	纤维	玻璃屑	其他	总数		

2. 热原检查

(1) 结果记录 结果填于实验表7-2。

实验表 7-2　热原检查结果

检查日期			室温			检查者		
检品名称			含量			批号		
兔号	1	2	3	4	5	6	7	8
性别								
体重								
第一次 T/℃								
第二次 T/℃								
平均 T								
注射供试品时间								
第一次 T/℃								
第二次 T/℃								
第三次 T/℃								
第四次 T/℃								
第五次 T/℃								
第六次 T/℃								
注射前后 ΔT/℃								

(2) 结果判断　如 3 只家兔中有 1 只 T 升高 0.6℃或大于 0.6℃，或 3 只空兔 T 升高均小于 0.6℃，但 3 只家兔的 T 升高总和达 1.4℃或大于 1.4℃，应另取 5 只家兔复试。

合格：①在初试的 3 只家兔中，T 升高均小于 0.6℃，并且 3 只家兔 T 升高总和小于 1.4℃；②或在复试的 5 只家兔中，T 升高 0.6℃或大于 0.6℃的家兔不超过 1 只，并且初试、复试合并 8 只家兔的 T 升高总和为 3.5℃或小于 3.5℃，均判断为供试品的热原检查符合规定。

不合格：①在初试的 3 只家兔中，T 升高 0.6℃或大于 0.6℃的家兔超过 1 只；②或在复试的 5 只家兔中，T 升高 0.6℃或大于 0.6℃的家兔超过 1 只；③或初试、复试合并 8 只家兔的 T 升高总和大于 3.5℃，均判断为供试品的热原检查不符合规定。当家兔升温为负值时，均以 0℃计。

3. 注意

① 热原检查法是一种绝对方法，没有标准品同时进行实验比较，是以规定动物发热反应的程度来判断的。影响动物体温变化的因素又较多，因此必须严格按照要求的条件进行实验。

② 给家兔测温或注射药液时动作应轻柔，以免引起动物挣扎而使体温波动。测量家兔体温应使用精密度为±0.1℃的测温装置。测温时，在测温探头或肛温计上涂少许液状石蜡，轻轻插入肛门约 6cm 深，测温时间至少 1.5min，每兔各次测温最好用同一体温计，且测温时间相同，以减少误差。

③ 本实验记述的方法主要供教学实验之用，其他事项可参阅药典。

六、参观药厂注射剂车间

1. 参观学习目的要求

① 了解药厂注射剂生产设备、规模、管理制度等。

② 熟悉注射剂生产的 GMP 要求以及注射剂生产的品种、生产工艺流程和主要设备。

2. 参观内容

① 听取药厂负责人介绍药厂概况、生产规模注射剂生产品种等情况

② 分组参观学习生产、质检、包装、保管等部门，了解生产、质量管理等的各项制度。

③ 参观学习返校后写一份参观学习体会。

七、思考题

1. 影响注射剂澄明度的因素有哪些？
2. 热原检查时对家兔有何要求？试验中须注意什么？
3. 试分析本次实验产生废品的原因及解决的办法。

实验八 散剂、颗粒剂、胶囊剂的制备

一、实验目的

通过本次实验使学生掌握各类散剂、颗粒剂、胶囊剂的基本制备方法，熟悉固体药物的粉碎、过筛、混合操作及操作的注意事项，熟悉颗粒剂的制备方法，熟悉少量制备胶囊剂的方法。

二、实验药品与器材

（1）药品 薄荷脑、樟脑、氧化锌、滑石粉、板蓝根、淀粉、糖粉。

（2）器材 托盘天平、乳钵、煎煮锅、药筛、烘箱、胶囊填充板。

三、实验内容

1. 痱子粉

【处方】

薄荷脑	0.3g	升华硫	2.0g
樟脑	0.3g	氧化锌	3.0g
麝香草酚	0.3g	淀粉	5.0g
薄荷油	0.3mL	滑石粉	34.0g
水杨酸	0.6g	共制	50g
硼酸	4.2g		

【制法】 取薄荷脑、樟脑、麝香草酚研磨至全部液化，并与薄荷油混匀；另将升华硫、水杨酸、硼酸、氧化锌、淀粉、滑石粉研细，过七号筛；将共熔混合物与混合的细粉按等量递加法研磨混匀或将共熔物喷入细粉中，过七号筛，即得。

【用途和用法】 本品有吸湿、止痒及收敛作用。用于痱子、汗疹等。洗净患处，撒布用。

【贮藏】 本品应密封于干燥处贮藏。

2. 板蓝根颗粒剂

【处方】

板蓝根	500g	糊精	适量
蔗糖粉	适量		

【制法】 取板蓝根 700g，加水煎煮两次，第一次 2h，第二次 1h，煎液滤过，滤液合并，浓缩至相对密度为 1.20（50℃），加乙醇使含醇量达 60%，静置使沉淀，取上清液，回收乙醇并浓缩至适量，加入适量的蔗糖粉和糊精，制成颗粒，干燥，制成 300g，即得。

【用途和用法】 本品具有清热解毒，凉血利咽的功能。用于病毒性感冒、咽喉肿痛。口服，一次 1～2 袋，一日 3～4 次

【贮藏】 本品宜密封，在干燥处贮藏。

3. 硬胶囊剂（板蓝根）

【制法】 选择适宜的药物粉末及适当规格的空胶囊，用胶囊填充板进行填充。将填充好的硬胶囊进行装量差异检查。

四、实验指导

1. 实验理论指导

（1）散剂的一般制备过程　包括：粉碎、过筛、混合、分剂量、质量检查、包装等工序。

（2）散剂检查　散剂应符合均匀度、水分、装量差异检查项下的有关规定。

① 均匀度检查。取供试品适量置光滑纸上，平铺成约 $5cm^2$，将其表面压平，在亮处观察，应呈现均匀的色泽，无花纹、色斑。

② 水分检查。取供试品适量，精密称定，照 2015 年版《中国药典》通则水分测定项下操作，除另有规定外，水分不得超过 9.0%，一般散剂采用烘干法测定，处方中含挥发性成分为主的散剂按甲苯法测定。

③ 装量差异检查。单剂量、一日剂量包装的散剂，装量差异限度应符合实验表 8-1 规定。

实验表 8-1　散剂装量差异限度要求

标示装量/g	装量差异限度/%	标示装量/g	装量差异限度/%
0.1 或 0.1 以下	±15.0	1.5 以上至 6.0	±5.0
0.1 以上至 0.3	±10.0	6.0 以上	±3.0
0.3 以上至 1.5	±7.5		

（3）颗粒剂的制备过程　一般为过筛、混合、制软材、制湿颗粒、干燥、整粒、分级或包衣、质量检查与分剂量等单元操作组成。若为中药颗粒剂，应有药物前处理、提取、浓缩等过程。

（4）颗粒剂的质量检查　除主要含量外，《中国药典》2015 年版还规定了粒度、干燥失重、溶化性以及重量差异等检查项目。

① 外观。颗粒应干燥、均匀、色泽一致，无吸潮、软化、结块、潮解等现象。

② 粒度。除另有规定外，一般取单剂量包装颗粒剂 5 包或多剂量包装颗粒剂 1 包，称重，置药筛内轻轻筛动 3min，不能通过 1 号筛和能通过 4 号筛的粉末总和不得超过 8.0%。

③ 干燥失重。取供试品照药典方法测定，除另有规定外，不得超过 2.0%。

④ 溶化性。取供试颗粒 10g，加热水 200mL，搅拌 5min，可溶性颗粒应全部溶化或可允许有轻微浑浊，但不得有焦屑等异物。混悬型颗粒剂应能混悬均匀，泡腾性颗粒剂遇水时应立即产生二氧化碳气体，并呈泡腾状。

⑤ 装量差异。单剂量包装的颗粒剂，其装量差异限度应符合实验表 8-2 的规定。

实验表 8-2　颗粒剂装量差异限度要求

标示装量/g	装量差异限度/%	标示装量/g	装量差异限度/%
1.0 或 1.0 以下	±10.0	1.5 以上至 6.0	±7.0
1.0 以上至 1.5	±8.0	6.0 以上	±5.0

（5）胶囊剂的质量检查　应符合药典“制剂通则”项下对胶囊剂的要求。

① 外观。胶囊外观应整洁，不得有黏结、变形或破裂现象，并应无异臭。硬胶囊剂的内容物应干燥、松紧适度、混合均匀。

② 水分。硬胶囊剂内容物的水分，除另有规定外，不得超过9.0%。

③ 装量差异。取供试品20粒，分别精密称定重量，倾出内容物（不得损失囊壳），硬胶囊剂囊壳用小刷或其他适宜的用具拭净（软胶囊剂囊壳用乙醚等溶剂洗净，置通风处使溶剂挥散尽），再分别精密称定囊壳重量，求出每粒胶囊内容物的装量与20粒的平均装量。每粒装量与平均装量相比较，超出装量差异限度的不得多于2粒，并不得有一粒超出限度一倍（平均装量为0.3g以下，装量差异限度为±10.0%；0.3g或0.3g以上，装量差异限度为±7.5%）。

④ 崩解度与溶出度。胶囊剂作为一种固体制剂，通常应作崩解度、溶出度或释放度检查，并应符合规定。凡规定检查溶出度或释放度的胶囊不再检查崩解度。

2. 实验操作指导

（1）痱子粉

① 痱子粉处方中薄荷脑、樟脑、麝香草酚研磨混合时，可产生共熔现象。由于共熔后药理作用几无变化，故可先将其共熔，再用处方中其他固体组分吸收混匀。

② 由于水杨酸与硼酸均为结晶性物料，颗粒较大，故研细后与升华硫、氧化锌、淀粉研磨混合，再与滑石粉按等量递加法研磨混合均匀。

③ 液体物料与粉状物料要按等量递加法混合均匀。

④ 痱子粉为外用散剂，应为最细粉，过120目筛。

⑤ 检查外观均匀度。

（2）板蓝根颗粒剂

① 板蓝根颗粒为中药颗粒剂，药材经煎煮，煎液经精制浓缩，得清膏后加辅料制颗粒。

② 板蓝根加水浸泡20min左右，煎煮时沸前用武火，沸后用文火。

③ 水煎液浓缩，加乙醇使含醇量达60%后，可以除去淀粉等杂质。加乙醇后应充分搅拌，并放置过夜使沉淀完全。

④ 煎液浓缩时，应不断搅拌。上清液可用减压蒸馏法回收乙醇，并浓缩至适量。

⑤ 制软材时，可用适量无水乙醇作润湿剂，降低清膏的黏性。混合要迅速，否则糖粉熔化，致软材太黏，过筛制粒困难。颗粒剂中制备软材时，以“手握成团，轻压即散”为准。

⑥ 用16目筛制颗粒。

五、思考题

1. 含共熔成分散剂，制备时有哪些处理方法？含小剂量药物散剂制备时应注意什么？
2. 粉碎、过筛和混合操作各应注意哪些问题？制软材时应注意哪些问题？

实验九 滴丸剂的制备

一、实验目的

通过本次实验使学生掌握滴制法制备氯霉素滴丸的方法，掌握滴丸剂主要项目的质量检查方法。

二、实验药品与器材

(1) 药品 氯霉素、纯化水、液状石蜡、PEG6000。

(2) 器材 滴制设备、天平、温度计。

三、实验内容

氯霉素滴丸的制备

1. 方法步骤

【处方】 氯霉素 10.0g PEG6000 20.0g

【制法】 称取氯霉素、PEG6000，加热熔融，趁热滴制，以冰盐冷却的液状石蜡做冷却液，收集滴丸，沥净擦干液状石蜡，即得。

2. 质量检查

外观、重量差异、溶散时限。外观应大小均匀，色泽一致；重量差异不得超过±10%；溶散时限不得超过30min。

四、实验指导

1. 滴丸制备应根据基质的类型合理选择冷凝液，以保证滴丸能很好地成型。
2. 保持药物与基质混合液的温度，控制好药液温度和冷凝液温度。
3. 所选滴管应符合要求，控制好滴速。

五、思考题

分析滴丸制备过程中冷凝液的选择原则。

实验十 片剂的制备

一、实验目的

通过本次实验使学生掌握湿法制粒压片的过程和技术；学会单冲压片机的调试，能正确使用单冲压片机；熟悉片剂重量差异、崩解时限的检查方法。

二、实验药品与器材

(1) 药品 蓝淀粉、糖粉、糊精、淀粉、50%乙醇、硬脂酸镁等。

(2) 器材 单冲压片机、各种活动扳手、大小螺丝起子、不同冲头和冲模（模圈）、搪瓷盆、药筛、片剂崩解仪、天平、烘箱等。

三、实验内容

空白片的制备

1. 方法步骤

【处方】

蓝淀粉（代主药）		淀粉	2.3g
糖粉	1.0g	50%乙醇	2.2mL
糊精	3.3g	硬脂酸镁	0.0575g
			共制100片

【制法】 ① 取蓝淀粉与糖粉、糊精和淀粉等以等量递加法混合均匀，过 60 目筛 2 次，使其色泽一致。

② 用喷雾法加入乙醇，迅速搅拌并制成软材（手握成团，轻压即散），过 14 目筛制粒，湿粒在 60℃温度下烘干，加入硬脂酸镁混匀，压片，即得。

③ 称重，计算片重，试压片，调节片重和压力，使之符合要求，即可正式压片。

2. 质量检查

（1）重量差异检查 选外观合格的空白片 20 片，按《中国药典》2015 年版通则 0101 方法进行检查。根据实验结果，判断是否合格。

（2）崩解时限检查 从上述重量差异检查合格的片剂中取出 6 片，按《中国药典》2015 年版通则 0921 方法进行检查。根据实验结果，判断是否合格。

四、实验指导

① 蓝淀粉与辅料一定要充分混合均匀，以免压成的片剂出现色斑、花斑等现象。

② 加入乙醇的量要根据不同季节、不同地区而相应增减。

③ 本品应为天蓝色片剂，外观应完整光洁，色泽一致，并具有一定的硬度。

④ 压片过程中应经常检查片重、硬度等，发现异常，应立即停机进行调整。

⑤ 片重的计算，只需要保留 2 位小数即可。

五、思考题

1. 分析片剂处方的组成和各种辅料在压片过程中的作用。
2. 分析重量差异超限的常见原因及解决方法。
3. 分析崩解时限超限的常见原因及解决方法。

实验十一 对乙酰氨基酚溶出度的测定

一、实验目的

1. 掌握片剂溶出度和溶出速率测定的基本操作和数据处理方法。
2. 熟悉溶出试验仪的调试与使用。

二、实验药品与器材

（1）药品 对乙酰氨基酚片、0.04％氢氧化钠、盐酸、蒸馏水等。

（2）器材 溶出度测定仪、分析天平、紫外分光光度计、微孔滤膜（0.8μm）、量瓶、电炉等。

三、实验内容

1. 溶出度测定仪的调试与使用

（1）溶出度测定仪的结构组成 目前，国内有多种溶出试验仪产品，溶出试验仪的结构外形如实验图 11-1 所示。对于固体制剂溶出度的测定，药典规定有转篮法、桨法与小杯法，三者所用主要装置相同，只是转篮法用转拉杆和转篮取代桨杆，对于小剂量的药物制剂则规定用小杯法。

（2）溶出仪的使用方法

① 扬起机头，向水浴箱注入蒸馏水至刻度线。

② 将电源插头接在有地线的 220V 电源插座中，按下电源开关，指示灯亮，同时水浴箱中水开始循环流动。

③ 安装试验转杆（篮杆、桨杆）。放下机头，并用测量钩测定各杆距溶出杯底面高度，旋紧离合器固定转杆位置。向溶出杯内注入所需溶剂，盖好保温盖。

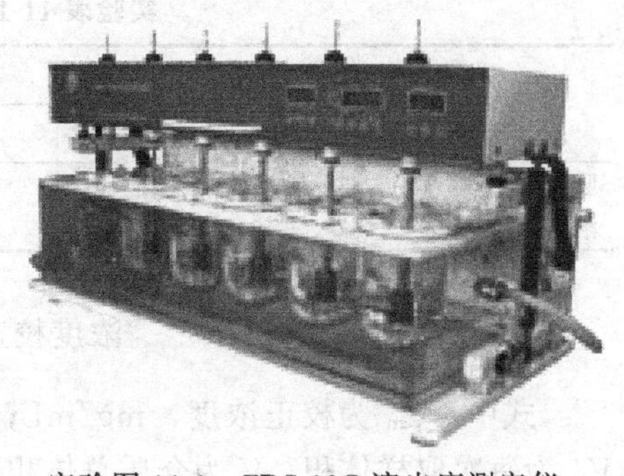

实验图 11-1　ZRS-12G 溶出度测定仪

④ 按【加热】键，启动加热器加热。按【选择】键在 32.0℃、37.0℃、37.5℃、38.0℃选择所需温度。

⑤ 设定转速，按【加速】键或【减速】键，直至出现转速值，则转速设定完毕。

⑥ 取样针头和调整垫是为了方便达到药典规定的取样点而设置的，如 500mL 溶出介质使用薄垫长弯针头，600mL 使用厚垫长弯针头，900mL 使用薄垫短弯针头、1000mL 使用厚垫短弯针头。

⑦ 当溶出杯内溶剂温度稳定于所需值时，放入样品，并按【启动】键启动转杆转动。

⑧ 结束试验。按【启动】键，使转杆停止转动；按【加热】键，使加热器停止工作；按电源开关，使主机断电。

⑨ 拧松离合器，扬起机头，取下转杆，冲洗，干燥，放入附件箱中保存，取出溶出杯，倒掉残液，清洗干净，收置备用。

2. 实验操作

按《中国药典》通则"溶出度测定法"中第一法操作，测定对乙酰氨基酚片在适宜溶出介质中的溶出度和溶出速率，再将实验数据进行整理和绘图，求出溶出速率常数 K，由威布尔概率纸拟合求出 T_{50}、T_d 及 m。

以稀盐酸 24mL 加水至 1000mL 作为溶出介质，量取 900mL 溶出介质，注入溶出杯内，加温使溶出介质温度保持在（37±0.5)℃，调整转篮转速为 100r/min。取对乙酰氨基酚片剂 6 片，分别精密称定片重后投入 6 个转篮内，将转篮降入容器中，立即开始计时。然后于 2min、5min、10min、15min、20min、30min、45min、60min 定时取样，在规定取样点吸取溶出液 5mL，样液立即经 0.8μm 的微孔滤膜过滤。精密量取此滤液 1mL，加至 50mL 量瓶中，用 0.04%氢氧化钠溶液稀释至刻度，以 0.04%氢氧化钠溶液为空白，在 257nm 处测定吸光度值 A。按对乙酰氨基酚的吸收系数（$E_{1cm}^{1\%}$）为 715 计算一定时间溶出的药物浓度及溶出百分率，填于实验表 11-1 中。

3. 实验结果判断

根据《中国药典》规定，对乙酰氨基酚片经 30min，其溶出限度（Q）为标示量的 70%。如 6 片中每片溶出量均不低于规定限度（Q）为合格。如 6 片中仅有 1～2 片低于 Q，但不低于 Q－10%，且其平均溶出量不低于 Q 时，仍可判为合格。如 6 片中有 1 片低于 Q－10%，应另再取 6 片复试，初、复试的 12 片中仅有 1～2 片低于 Q－10%，且其平均溶出量不低于 Q 时，亦可判为符合规定。

4. 实验结果

（1）溶出度实验中溶出百分率的计算　结果填于实验表 11-1 中。

实验表 11-1 对乙酰氨基酚片溶出度数据

项目	取样时间/min							
	2	5	10	15	20	30	45	60
吸光度 A 溶出百分率/%								

$$浓度校正：C_n = C_a + \frac{V_0}{V}\sum_{i=1}^{n=i} C_i \tag{11-1}$$

式中，C_n 为校正浓度，mg/mL；C_a 为实测浓度；C_i 为第 i 时间点测得的药物浓度；V_0 为每次取样体积；V 为介质总体积。溶出百分率用式(11-2) 计算：

$$溶出百分率 = \frac{C_n \times 稀释倍数 \times 介质总量 \times 10^{-3}}{标示量} \times 100\% \tag{11-2}$$

(2) 绘制溶出曲线 以溶出百分率为纵坐标，以溶出时间为横坐标，在直角坐标纸上作图，可得溶出曲线。

(3) 用威布尔分布概率纸作图，求出 T_{50}、T_d 及 m 值 采用威布尔分布概率纸作图，将累积溶出量-时间曲线直线化，得到 T_{50}、T_d 及 m 值等参数。在威布尔分布概率纸上作图的基本步骤如下。

① 以 $F(t)$ 尺代表百分溶出量，t 尺代表溶出时间，描点作图。

② 若各点基本上呈直线分布，则可直接拟合一条直线，注意照顾 $F(t)$ 在 30%～70%范围的点，使之优先贴近该直线，并尽量使散点交错分布在直线两侧。

③ 若各点排布呈一向上凸的曲线状，则沿曲线趋势向下延伸，与 t 尺交点的数值为 a 的初步估计值，再以 $F(t)$ 对 $t-a$ 描点作图。若所得各点的排布接近直线，可拟合成直线。若 $F(t)$ 对 $t-a$ 作图仍为一曲线，则可用类似的方法反复修改，直至得到一条直线为止。

④ 若各点排布呈一向下凹的曲线状，可作上端曲线的切线 E，然后沿曲线的下端顺势向左延伸，使之交于 $F(t)$ 尺上一点 A，再由 A 点作水平线交于直线 E 上一点 C，再由 C 作垂线交于 t 尺，交点的数值即为 a。以 $F(t)$ 对 $t+a$ 描点作图，若所得各点的排布接近直线，可拟合成直线。若仍为一曲线，则可用类似的方法反复修改，直至得到一条直线为止。

⑤ 拟合直线与 x 轴的交点在 t 尺上的投影点的读数即为 T_d 值，拟合直线上 $F(t)$ 为 50%的点在 t 尺上的投影点的读数即为 T_{50}。过概率纸上 m 点作拟合直线的平行线与 y 轴相交，过交点作 x 轴的平行线与 Y 尺相交，交点读数的绝对值即为 m 值。

将上述参数填于实验表 11-2。

实验表 11-2 实验结果

参 数	测 定 值	参 数	测 定 值
T_{50}		m	
T_d			

5. 数据处理

片剂等固体剂型溶出试验所得到的数据，经过处理后可求得一系列特性参数，这些参数可以用来描述药物或药物制剂在体外溶出的规律，并可作为制剂研制及质量控制的指标。固体制剂溶出数据处理方法有很多，在用累积溶出量或残留待溶量的对数对时间作图均不能得到直线时，可以采用威布尔模型。

按威布尔分布模型，拟合获得直线，其分布函数为：

$$F(t)=1-e^{-(t-\tau)m/t_0} \quad t \geqslant \tau \tag{11-3}$$

$$F(t)=0 \quad t<\tau \tag{11-4}$$

式中，$F(t)$ 为累积溶出百分量；t 为溶出时间；t_0 为尺度参数，表示时间尺度；τ 为位置参数，可正可负，溶出实验中为正值或等于零，正值表示时间延迟，称为时滞；m 为形状参数，表示曲线形状特征，当 $m=1$ 时，威布尔函数是普通的指数函数。由式(11-3)经二次取对数处理后，得下式：

$$\ln\ln\{1/[1-F(t)]\}=m\ln(t-\tau)-\ln t_0 \tag{11-5}$$

可用威布尔概率纸作图，用 $\ln\ln\{1/[1-F(t)]\}$ 对 $\ln(t-\tau)$ 作图可得一直线，拟合求出药物溶出 50%所需时间（T_{50}）、溶出 63.2%所需时间（T_d）及形状参数（m）等溶出参数。

四、实验指导

1. 实验理论指导

溶出度系指药物从片剂或胶囊剂等固体制剂在规定溶剂中溶出的速度和程度。测定固体制剂溶出度的过程称为溶出度实验（dissolution test），它是一种模拟口服固体制剂在胃肠道中的崩解和溶出的体外实验方法。

片剂等固体制剂服用后，在胃肠道中要先经过崩解和溶出两个过程，然后才能透过生物膜吸收。对于许多药物来说，其吸收量通常与该药物从剂型中溶出的量成正比。其溶出过程可用 Noyes-Whitney 方程表示：

$$\frac{dC}{dt}=-KS(C_1-C_2) \tag{11-6}$$

式中，dC/dt 为溶出速率；K 为溶出速率常数［对体内某一药物来说 $K=D/(v\delta)$，D 为药物扩散系数，v 为溶出介质的体积，δ 为扩散层的厚度］；S 为固体药物的表面积；C_1 为固体药物的溶解度；C_2 为 T 时间药物在溶出介质中的浓度。

因溶出了的药物往往立即透过生物膜被吸收，则 $C_1 \gg C_2$，故式(11-6) 可简化为

$$\frac{dC}{dt}=-KSC_1 \tag{11-7}$$

式(11-7) 表明药物吸收是受扩散层控制的溶出过程，即药物的吸收速率与 K、S、C 成正比。

对难溶性药物而言，溶出是其主要过程，故崩解时限往往不能作为判断难溶性药物制剂吸收程度的指标。溶解度小于 0.1～1.0μg 的药物，体内吸收常受其溶出速率的影响。溶出速率除与药物的晶型、粒径大小有关外，还与制剂的生产工艺、辅料、贮存条件等有关。为了有效地控制固体制剂质量，除采用血药浓度法或尿药浓度法等体内测定法推测吸收速率外，体外溶出度测定法不失为一种较简便的质量控制方法。

因此，对于口服固体制剂，特别是对那些在体内吸收不良的难溶性药物的固体制剂，以及治疗剂量与中毒剂量接近的药物的固体制剂，都应作溶出度检查作为质量标准。《中国药典》和许多其他国家药典对固体制剂的溶出度及其测定法都有明确规定。本实验采用转篮法测定对乙酰氨基酚片的溶出度。

2. 实验操作指导

(1) 经常注意使水浴箱水位保持在略高于溶出杯内溶剂液面的高度。水位过低不仅影响试验结果，而且容易毁坏水泵和加热器。勿在缺水的情况下接通电源。

(2) 机头接通电源后，水浴箱中的水应处于不断循环流动的状态，否则应立即切断电源，设法排除故障。如水不循环，通常是胶管中空气阻塞造成的，只要将空气排掉即可。

(3) 活动温度传感器用于检测水浴或杯内溶剂温度，但不宜长期放置在溶出杯酸性或碱性溶液中，以防腐蚀温度传感器护套。

(4) 样液用微孔滤膜过滤，应注意滤膜安装是否紧密正确，若滤膜安装不严密或有破损，则直接影响测定数据的正确性。

(5) 溶出杯内介质的温度是通过外面的水浴箱控制的，水浴箱内应加入蒸馏水，不宜用自来水，以免长期使用腐蚀温控零件。最好用仪器本身的加热器升温，若直接注入热水时注意温度不宜过高．以免使塑料部件变形。

五、思考题

1. 溶出度的测定主要针对哪些药物和制剂?
2. 溶出速率测定数据有哪些处理方法?

实验十二　栓剂的制备

一、实验目的

1. 掌握热熔法制备栓剂的特点及适用情况。
2. 了解各类栓剂基质的特点及适用情况。
3. 了解置换价测定方法和意义。

二、实验药品与器材

甘油、硬脂酸钠、鞣酸、可可豆脂、无水碳酸钠、硬脂酸、蒸馏水、栓模。

三、实验内容

1. 甘油栓（glycerin suppositories）制备

【处方】

甘油	13g	蒸馏水	1.7mL
无水碳酸钠	0.3g	作肛门栓	10粒
硬脂酸	1.3g		

【制法】 取无水碳酸钠加蒸馏水置蒸发皿中，搅拌溶解后加甘油混合，在水浴上加热，缓缓加入研细的硬脂酸边加边搅拌；至泡停止，溶液澄明时，迅速倒入涂有润滑剂的栓模内，冷却后，用刀片削去模上多余部分，开启栓模，取出栓剂，用蜡纸包装即得。

2. 鞣酸栓的制备

【处方】

项　目	每枚用量	4枚用量
鞣酸	0.2g	0.8g
可可豆脂	适量	适量

【制法】 ① 测栓模的大小（重量）取可可豆脂约4g置蒸发皿内，移置水浴上加热，至可可豆脂已有2/3熔融时，立即取下蒸发皿，搅拌使全部熔融，注入涂过润滑剂（肥皂酮）

的栓模中（共注 3 枚），凝固后整理启模，取出栓剂，称重，其平均值即为纯基质的空白栓模重量（E）。

② 根据药物的置换价，计算可可豆脂的用量，已知鞣酸的置换价为 1.6，测得纯基质的空白栓剂重量为 E，为能制得 3 枚栓剂，实际投料按 4 枚用量计算：

$$可可豆脂用量=4\times(E-0.2/1.6)$$

③ 按上式所述方法，将计算量的可可豆脂置蒸发皿内，于水浴上加热至近熔化时取下，加入鞣酸细粉，搅拌均匀，近凝时注入已涂过润滑剂的栓模中，用冰迅速冷却凝固，整理、启模、取出即得。

栓剂的质量评定包括：主药含量、重量差异、融变时限、外观，包括完整性、色泽均匀性，甘油栓还应检查透明度，是否有气泡。

四、实验指导

1. 实验理论指导

常用的有肛门栓和阴道栓两种。

栓剂中的药物与基质应混合混匀，栓剂应无刺激性，外形要完整光滑，塞入腔道后，应能融化、软化或溶化，并与分泌液混合，逐渐释放出药物，产生局部或全身作用；并应有适宜的硬度，以免在包装或贮藏时变形。

栓剂中药物用量约为口服量的 1.5～2 倍；不同的栓剂处方用同一模型制得的栓剂容积相同，但其重量则随基质及药物的密度不同而异。为了确定基质用量以保证栓剂剂量的准确，常需预测药物的置换价，依据置换价计算出每粒栓剂中应加的基质量。

$$M=(E-S)/f$$

式中，M 为每粒栓剂需基质的理论用量；E 为纯基质的空白栓剂重量；S 为每粒栓剂中的药量；f 为置换价。

同体积药物和可可豆脂的重量比称为置换价，例如鞣酸的置换价为 1.6，即 1.6 鞣酸和 1g 可可豆脂所占的容积相当。

栓剂基质常用脂肪性基质和水溶性基质。一般采用熔融法制备栓剂，将熔融液注入栓模冷却即可。现变为将熔融液直接注入单剂量塑料制栓膜中冷却，一次完成成型和包装工艺过程。

热熔法制备栓剂的工艺流程如下：

药粉 ↓（混匀）；栓模、涂润滑剂 ↓（倾入栓模）

基质→熔化→混匀→倾入栓模→冷却→削去溢出部分→脱模→质检→包装

2. 实验操作指导

① 注模前应将栓模加热至 80℃左右，注模时如混合物温度过高会使稠度变小，所制得的栓剂易发生中空或顶端下陷。注模后应缓慢冷却，如冷却过快，成品的硬度、弹性、透明度均受影响。冷却的温度偏高或时间过短，常发生黏模现象；冷却温度过低或时间过长，则又易产生栓剂破碎现象。

② 制备甘油栓时，水浴要保持沸腾，硬脂酸细粉应少量分次加入，与碳酸钠充分反应，直至泡沸停止、溶液澄明、皂化反应完全才能停止加热。

③ 皂化反应生成二氧化碳，制备时应除尽气泡后再注模，否则栓剂内含有气泡影响剂量和美观。成品水分含量不宜过多，因肥皂在水中呈胶体，水分过多会使成品发生浑浊。

④ 为了使栓剂冷却后易从栓模中推出，模型应涂润滑剂。水溶性基质涂油性润滑剂，如液状石蜡；油溶性基质涂水溶性润滑剂，如软皂、甘油各1份及5份90%乙醇的混合液。

五、思考题

1. 本实验选用的基质是何类型？药典收载的栓剂有哪几种？
2. 制备甘油栓的原理，制备时应注意什么？
3. 如何评定栓剂的质量？

实验十三 软膏剂的制备

一、实验目的

1. 掌握各种不同类型、不同基质软膏剂的制法、操作要点及操作注意事项。
2. 根据药物和基质的性质，了解药物加入基质中的方法。
3. 了解软膏剂的质量评定方法。

二、实验药品与器材

(1) 药品 水杨酸、硬脂酸、单硬脂酸甘油酯、白凡士林、羊毛脂、三乙醇胺、吐温80、氢氧化钙、双硬脂酸铝、羧甲基纤维素钠、尼泊金乙酯、蜂蜡、石蜡、液状石蜡、甘油、升华硫、氧化锌、淀粉、凡士林等。

(2) 器材 蒸发皿、水浴、电炉、温度计、显微镜等。

三、实验内容

1. O/W型乳剂基质

【处方】			
水杨酸	2.0g	羊毛脂	0.4g
硬脂酸	4.8g	三乙醇胺	0.16g
单硬脂酸甘油酯	1.4g	吐温80	0.04g
白凡士林	2.4g	纯化水	加至50g

【制法】 以硬脂酸、单硬脂酸甘油酯、白凡士林、羊毛脂为油相，于烧杯中，置水浴加热至80℃左右；另将三乙醇胺、吐温80、纯化水加至烧杯中，于水浴加热至80℃左右。等温下将水相缓缓倒入油相，并在水浴上反应5～10min，然后室温下不断搅拌至乳白色半固体基质形成，分次加入水杨酸，研磨混匀。

2. W/O型乳剂基质

【处方】			
单硬脂酸甘油酯	0.85g	双硬脂酸铝	0.5g
蜂蜡	50.2g	氢氧化钙	0.05g
石蜡	3.75g	尼泊金乙酯	0.1g
硬脂酸	0.625g	纯化水	20.0g
液状石蜡	20.5g	香精	适量
白凡士林	3.35g		

【制法】 将单硬脂酸甘油酯、蜂蜡、石蜡、硬脂酸置蒸发皿中，于水浴上加热熔化，再加入白凡士林、液状石蜡、双硬脂酸铝，加热至80℃左右。另将氢氧化钙、尼泊金乙酯溶

于蒸馏水中加热至 80℃，加入上述油相溶液中，边加边不断顺向搅拌，至呈乳白色半固体状，即得。

3. 凝胶基质

【处方】 水杨酸 1.3g 甘油 3.0g

羧甲基纤维素钠 1.2g 纯化水 加至20g

【制法】 将 CMC-Na 置乳钵中，加入适量纯化水溶胀，待完全溶解后，加入甘油适量，研匀。称取水杨酸适量用水溶解，然后分次加入至上述基质中，研磨混匀即可。

CMC-Na 等高分子物质制备溶液时，可先将其撒在水面上，静置数小时，使慢慢吸水充分膨胀后，再加热即溶解。若搅动则易成团块，水分难以进入而很难得到溶液。若先用甘油研磨分散开后，再加入水时则不会结成团块，能较快溶解。

4. 水杨酸硫软膏

【处方】 水杨酸 50g 软膏基质 900g

升华硫 50g

【制法】 取水杨酸、升华硫细粉与适量软膏基质研匀，再分次加入剩余基质研匀，使成 1000g，即得。

【操作要点】 ① 应采用等量递加法将药物与基质混匀；②制备过程中应避免与金属器具接触，以防水杨酸变色；③软膏基质由羊毛脂 100g、凡士林 900g 组成。

5. 复方锌糊

【处方】 氧化锌 250g 凡士林 适量

淀粉 250g 共制 1000g

【制法】 取氧化锌，淀粉分别过 100 目筛，混匀，分次加入已熔化并冷至 50℃的凡士林，研磨混合至极细腻且均匀，即得。

【操作要点】 ①淀粉等基质温度低于 50℃后再加入，以免糊化。本品含固体粉末量占 50%，搅拌较为困难，故需加熔化后的凡士林；②天冷时可酌加少量液状石蜡调节稠度。

四、实验指导

1. 实验理论指导

软膏剂由药物与适宜基质均匀混合制成的具有适当稠度的外用半固体剂型。软膏剂主要对皮肤、黏膜或创面起保护、润滑和局部治疗作用，某些药物透皮吸收后，亦能产生全身治疗作用。

软膏剂的质量要求：要有适当的黏稠性，易涂布于皮肤和黏膜上而不融化；应均匀、细腻、软滑，涂布于皮肤上无粗糙感；性质稳定，应无酸败、异臭、变色、变硬、油水分离等变质现象，且能保持药物的固有疗效；无刺激性、致敏性等不良反应；用于溃疡创面的软膏应无菌等。

基质是软膏剂形成和发挥药效的重要组成部分。常用的基质有油脂性基质、乳剂型基质以及水溶性基质三类，可根据主药的性质及临床治疗的要求选用适宜的基质制成软膏剂。

2. 实验操作指导

软膏剂的制备，可根据药物及基质的性质选用研和法、熔和法及乳化法制备。制备软膏剂的基本要求是使药物在基质中分布均匀、细腻，以保证药物剂量与药效。①采用熔和法时，高熔点的基质应先熔化，然后再加入低熔点的基质；②不溶性药物粉碎过筛后，以等量递加法与基质混匀，若采用熔和法或乳化法，则应不断搅拌至冷凝，以防止因药物沉降而使其分散不均匀，冷凝后应停止搅拌，以免带入空气而影响质量；③采用熔和法或乳化法时，若处方中含挥发性药物或不耐热药物，则应在基质冷却至40℃以下后加入；④根据含药量以及季节的不同，可向基质中酌加蜂蜡、石蜡、液状石蜡、植物油等以调节软硬程度；⑤乳化法中油水两相的温度多控制在80℃左右，并应注意两相的混合方法，两相混合的搅拌速度不宜过慢或过快，以免乳化不完全或因混入大量空气使成品失去细腻和光泽并易变质；⑥含水杨酸、苯甲酸、鞣酸及汞盐等药物的软膏剂，制备时应避免与金属器具接触，以防变色；⑦选用油脂性基质时，应纯净，否则应加热熔化后滤过，除去杂质，或加热灭菌后备用。

五、思考题

1. 软膏剂的制备方法有哪些？各种方法的适用范围是什么？

2. 分析乳剂基质处方，写出制备工艺流程及应注意哪些问题？油、水两相的混合方法有几种？操作关键是什么？

3. 归纳药物加入基质的注意事项。

实验十四 酒剂、酊剂、流浸膏剂的制备

一、实验目的

1. 掌握制备酒剂、酊剂、流浸膏剂的工艺流程与操作方法。

2. 熟悉酒剂、酊剂、流浸膏剂的质量要求与质量控制方法。

二、实验药品与器材

(1) 药品 丁公藤、当归、羌活、防风、白芷、桂枝、麻黄、川芎、橙皮、白酒、60%乙醇、远志、浓氨溶液。

(2) 器材 托盘天平、量筒、烧杯、表面皿、广口瓶、纱布、不锈钢筛（20目和40目）。

三、实验内容

1. 风湿药酒

【处方】

丁公藤	8g	白芷	1g
当归	1g	桂枝	1g
羌活	1g	麻黄	1g
防风	1g	川芎	0.3g

【制备】 以上各药分别粉碎为最粗粉（20目）。按处方量称取药材粉末，混匀，置烧杯中，加入白酒适量，搅匀，静置0.5h，使其充分膨胀。缓缓装入底部填有脱脂棉的渗漉筒中层层轻压，装毕于药面覆盖滤纸一张，并压小瓷片数块，加白酒至高出药面1～2cm，盖上表面皿，浸渍48h，以白酒为溶剂按渗漉法调节流速8～10滴/min，收集漉液120mL，搅匀，静置，过滤，即得。

【用途】 疏风化湿，活血通络，用于风湿骨痛，关节痛。

【用法与用量】 口服，一次15～30mL，一日2次。

2. 橙皮酊

【处方】 橙皮（最粗粉）10g　60%乙醇加至1000mL。

【制备】 取处方量橙皮粉末置广口瓶中，加60%乙醇约110mL，密闭，常温暗处浸渍，时时振摇。3～5d后倾取上清液，用纱布滤过，压榨残渣，压出液与滤液合并，静置24h，滤过，加60%乙醇至100mL，即得。本品含乙醇量应为50%～58%。

【用途】 理气健胃。用于消化不良，胃肠气胀。

【用法与用量】 口服，一次2～5mL，一日6～15mL。

3. 远志流浸膏

【处方】

远志（中粉）	100g	60%乙醇	加至1000mL
浓氨溶液	适量		

【制备】 取处方量远志（中粉），按渗漉法制备。用60%乙醇作溶剂，浸渍24h后，以每分钟1～3mL的速度渗漉，收集初漉液85mL，另器保存。继续渗漉，待有效成分完全漉出，收集续漉液，在60℃以下浓缩至稠膏状，加入初漉液，混合后滴加浓氨溶液适量，使呈微碱性，再加60%乙醇稀释使成100mL，静置，滤过，即得。本品含乙醇量应为38%～48%。

【用途】 祛痰药。用于咳痰不爽。

【用法与用量】 口服，一次0.5～2mL，一日1.5～6mL。

四、实验指导

① 药酒的制备方法有冷浸法、热浸法、渗漉法和回流热浸法等，亦可采用冷浸与渗漉相结合等综合方法。药料应粉碎成适宜粒度备用，以有利于有效成分的浸出，过粗浸提不完全，过细则渗漉、滤过等处理困难。药酒含药材量无统一规定。

② 酊剂的制备方法有溶解法、稀释法、浸渍法、渗漉法。其中溶解法适用于化学药物及中药有效部位或提纯品酊剂的制备。除另有规定外，含有毒性药品的酊剂，每100mL相当于原药材10g，其他酊剂，每100mL相当于原药材20g。

③ 流浸膏剂多用渗漉法制备，某些品种也可用煎煮法制备，或用浸膏加规定溶剂稀释制成。流浸膏剂每1mL相当于原药材1g。

④ 渗漉法的工艺流程为：药材粉碎→润湿→装筒→排气→浸渍→渗漉→收集渗漉液。装筒前药材应润湿，使其充分膨胀；装筒时应使药料层层铺匀，松紧一致；装溶剂时应排除；气泡，以利漉液流出，使提取完全。此外，应根据药物品种及数量，控制渗漉速度。

⑤ 药酒、酊剂成品均应作含醇量测定与甲醇量检查。流浸膏成品至少含20%以上的乙醇，若以水为溶剂的流浸膏，其成品中亦需加20%～25%的乙醇（体积分数）作为防腐剂，以利贮存。药酒、酊剂、流浸膏剂均应作最低装量检查及微生物限度检查。

五、思考题

1. 比较渗漉法与浸渍法的优缺点。操作中各应注意哪些问题？
2. 比较药酒、酊剂的异同点。
3. 浸出药剂中哪些剂型需测定含醇量？为什么？

实验十五　口服液的制备

一、实验目的

1. 掌握制备口服液的工艺流程与操作方法。

2. 熟悉口服液的质量要求与质量控制方法。

二、实验药品与器材

（1）药品　苍术、陈皮、厚朴（姜制）、白芷、茯苓、大腹皮、生半夏、甘草浸膏、广藿香油、紫苏叶油、乙醇、氢氧化钠。

（2）器材　托盘天平、量筒、烧杯、电炉、圆底烧瓶、冷凝管、胶头滴管、漏斗、滤纸、pH 试纸。

三、实验内容

藿香正气口服液

【处方】

苍术	120g	大腹皮	180g
陈皮	120g	生半夏	120g
厚朴（姜制）	120g	甘草浸膏	15g
白芷	180g	广藿香油	1.6mL
茯苓	180g	紫苏叶油	0.8mL

【制备】以上十味，厚朴加 60% 乙醇，加热回流 1h，取乙醇液备用；苍术、陈皮、白芷加水蒸馏，收集蒸馏液，蒸馏后的水溶液滤过，备用；大腹皮加水煎煮二次，滤过。合并上述各滤液，浓缩至适量，加入甘草浸膏，混匀，加乙醇使沉淀，滤过，滤液与厚朴乙醇提取液合并，回收乙醇，加入广藿香油、紫苏叶油及上述蒸馏液，混匀，加水使全量成 1500mL，用氢氧化钠溶液调节 pH 至 5.8～6.2，静置，滤过，灌装，灭菌，即得。

【用途】本品用于外感风寒，内伤湿滞，头痛昏重，脘腹胀痛，呕吐泄泻；胃肠型感冒。

【用法与用量】口服一次 5～10mL，一日 2 次，用时摇匀。

四、实验指导

中药口服液是指中药材经过适宜方法进行提取、纯化，加入适当的添加剂制成的一种口服液体制剂。中药口服液服用剂量小，吸收迅速，质量相对稳定，携带、贮存、服用方便，安全、卫生，适合于大规模生产。

一般中药口服液的生产包括以下环节。

（1）原料的预处理　中药口服液原料药材按处方要求进行必要的加工炮制，如净制、切制或粉碎、烘干灭菌，以保证药效。除另有规定外，药材应洗净，适当加工成片、段或粗粉，按各品种项下规定的方法提取、纯化、浓缩至规定的相对密度；含有挥发性成分的药材宜先提取挥发性成分，再与余药共同煎煮。

（2）提取与精制　水提醇沉法为中药口服液提取和精制最常用的方法，其原理是将药材用水提取后，并将提取液浓缩，加入适当浓度的乙醇沉淀，以除去杂质，最后制得澄明的口服液。通常当药液含醇量为50%～60%时，即可除淀粉等杂质；当药液含醇量60%～70%或70%以上，除鞣质、树脂等少数杂质外，其余大多数杂质均可沉淀除去。操作过程中加乙醇沉淀后冷藏静置24～48h后过滤，更有利于沉淀完全。

醇提水沉法（又称醇水法）则采用一定浓度乙醇提取，以减少药材中水溶性成分（如淀粉、蛋白质、黏液质等）杂质的浸出，将乙醇提取液回收乙醇并经浓缩后加水，可使溶于乙醇而不溶于水的成分（树脂、色素等）沉淀除去。提取时一般可采用浸渍法、渗漉法或加热回流法。用水沉淀或配口服液前，必须除尽乙醇，否则会改变某些杂质的溶解度。

（3）提取液的浓缩与溶剂回收　中药口服液制剂在提取浓缩时，一般不制成浸膏或流浸膏，也不必提出单体结晶再进行配制。常常是浓缩至所需体积，或低于规定体积再加入其他有效成分（如蒸馏所得挥发油及挥发性成分）再进行配液。

（4）配液　中药口服液一般经提取精制后得浓溶液加溶剂稀释，调整pH，若有效成分明确者，用溶剂调整至规定浓度；有效成分未知者用药材比量法调整至规定要求，必要时加入防腐剂、矫味剂、抗氧剂等附加剂。

（5）过滤　大批量生产中药口服液时多采用加压过滤或加压过滤与减压过滤相结合的方式。

（6）灌封　灌装中药口服液的容器多为棕色玻璃瓶，主要为了避免光线对稳定性的影响。玻璃瓶先用饮用水清洗，然后用纯化水精清，干燥灭菌后备用。口服液在灌装时主要控制装量的准确性与瓶口外壁的清洁度。灌装好的口服液瓶迅速用橡胶塞与铝盖进行密封。中药口服液多以10mL为分装量，工业生产时应在10000级环境下操作。

（7）灭菌与检漏　口服液灌封好需及时进行灭菌处理，根据药物成分的稳定性选择适宜的灭菌方法。灭菌时多采用水浴灭菌柜或灭菌检漏柜。检漏时一般采用负压检漏。

（8）检查、贴签、包装　经过灭菌后的中药口服液成品，应进行装量、澄明度检查，其检查方法见《中国药典》2015年版。玻璃瓶应贴标签，注明产品名称、内装支数、规格、批号、有效期、适用范围、用法、用量等内容。

五、思考题

1. 生产中药口服液的工艺过程包括哪些环节？
2. 在生产藿香正气口服液时应注意哪些问题？
3. 中药口服液的质量检查都包括哪些内容？

实验十六　缓释片的制备及其释放度实验

一、实验目的

1. 掌握凝胶骨架型缓释片的制备方法及过程，熟悉凝胶骨架片的处方组成。
2. 熟悉《中国药典》2015年版通则0931释放度测定方法及缓释片的释药原理。
3. 了解凝胶骨架片的设计原理。

二、实验药品与器材

（1）药品　阿莫西林原料（药用，华北制药股份公司）；羟丙基甲基纤维素（HPMC K4M，美国DOW公司产品）；微晶纤维素（MCC，PH-101，PH-102，日本旭化成公司）；

乳糖、硬脂酸镁（药用）。

（2）器材　TDP 单冲压片机；ZRS-8C 智能药物溶出仪（天津大学无线电厂）；752G 紫外分光光度仪（上海第三分析仪器厂）；分析天平；托盘天平；搪瓷盘；不锈钢筛（80 目、40 目和 60 目）；烘箱；冲头（10mm）；量筒（1000mL，10mL）。

三、实验内容

1. 阿莫西林凝胶骨架片的制备

【处方】				
	阿莫西林	50	2%HPMC	适量
	HPMC K4M	10	0.4%微粉硅胶	适量
	乳糖	12	共制	200 片
	磷酸氢钙	14		

【制备】 将阿莫西林按以上处方与 HPMC K4M 混匀，依次分别加入乳糖、磷酸氢钙等辅料，过 40 目不锈钢筛混合 3～4 次。用 2%HPMC 制软材，过 16 目尼龙筛制粒，置 45～50℃烘箱中干燥 3～4h，整粒，加入润滑剂压片，压力 6～8kg/cm^2。

2. 体外释放度试验

（1）标准曲线的制备　精密称取 AM（阿莫西林）对照品适量，分别用三种介质（纯化水，0.1mol/L 盐酸溶液和 pH6.8 磷酸盐缓冲液）配置浓度为 1mg/mL 的对照液，吸取 1mL、2mL、3mL、4mL、5mL、6mL、7mL、8mL 置 25mL 容量瓶中，稀释定容。于 272nm 波长处测定吸光度 A。

（2）释放度测定　取本品，照《中国药典》2015 年版通则 0931 释放度第一法，转速 100r/min，温度（37±0.5）℃，以 0.1mol/L 盐酸溶液（9→1000mL)(0～2h)，pH6.8 磷酸盐缓冲液（2～10h）各 900mL 为释放介质，按以下时间 1h、2h、3h、4h、6h、8h、10h 取样 5mL，过滤，同时补充介质 5mL。另取 AM 对照品适量，制成 1mL 中含 143.5μg 的对照品溶液，于 272nm 的波长处分别测定吸光度。

3. 结果及数据处理

（1）标准曲线　将测得对照品溶液浓度（C)-吸光度（A）进行最小二乘法线性回归，求得三种溶剂的标准曲线方程，见实验表 16-1。

实验表 16-1　标准曲线数据

浓度 C/(μg/mL)	
吸光度 A_1	
吸光度 A_2	
吸光度 A_3	

标准曲线：纯化水中　　C=　　r=

0.1mol/L 盐酸中　　C=　　r=

pH6.8 磷酸盐缓冲液　　C=　　r=

线性范围：μg/mL

（2）累计释放度的计算及体外释放曲线的绘制。

① 累计释放度数据及计算，填实验表 16-2。

$$Q=(A_i/A)\times(W'/W_i)\times100\%$$

式中，Q 为累计释放度；A_i 为样品在第 i 时间点的吸光度；A 为 AM 对照品的吸光度；W'为 AM 对照品的质量；W_i 为第 i 时间点样品的质量。

实验表 16-2　缓释片体外释放度数据（$n=6$）

处　方	t/h						
	1	2	3	4	6	8	10
R_P							

② 缓释片体外释药模式。根据《中国药典》2015 年版通则关于缓释、控释制剂释药模式研究规定，采用三种模型进行拟合。

零级释药模型：$M_t/M_\infty=Kt$

式中，M_t 为 t 时累计释药量；M_∞ 为 t_∞ 时累计释药量；M_t/M_∞ 为累计释放量（Q 表示）；以 M_t/M_∞-t 进行线性回归，求出直线斜率（K）。

一级释药模型：$\ln(1-M_t/M_\infty)=-Kt$

以 $\ln(1-M_t/M_\infty)$-t 进行线性回归，若为直线，其直线斜率为$|-K|$。

Higuchi 方程：$M_t/M_\infty=Kt^{1/2}$

以 M_t/M_∞-$t^{1/2}$进行线性回归求方程斜率 K。

以上三种方程拟合以相关系数最大，而均方误差 MSE 最小为标准，以判断阿莫西林骨架缓释片的释放模式。

四、实验指导

1. 实验理论指导

缓释制剂系指用药后能在较长时间内持续缓慢释放药物以达到延长药效目的的制剂。其中药物体外释放符合一级过程或 Higuchi 方程。缓释、控释制剂可较缓慢、持久地传递药物，减少用药频率，避免或减少血浓峰谷现象，提高患者的顺应性并提高药物药效和安全性。

骨架型制剂是指药物和一种或多种惰性固体骨架材料通过压制或融合技术制成片状、小粒或其他形式的制剂。多数骨架材料不溶于水，其中有的可以缓慢地吸水膨胀。骨架型制剂主要用于控制制剂的释药速率，一般起控释、缓释作用。骨架型片按骨架材料性质主要有：生物溶蚀性骨架片、亲水凝胶骨架片、不溶性骨架片。将药物包藏于水溶性凝胶骨架中，以亲水凝胶为骨架制成缓释片剂。该缓释片口服后在胃肠道内由于高分子聚合物遇消化液逐渐吸水膨胀，药物随亲水凝胶逐渐溶解缓慢扩散到表面而溶于体液中。常用的亲水凝胶材料有羟丙基甲基纤维素、卡波普、羟丙基纤维素等。凝胶骨架材料最常用，如羟丙基甲基纤维素(HPMC)，其规格应在 4000cP 以上，常用的 HPMC 为 K4M（4000cP）、K15M（15000cP）和 K100M（100000cP）；HPMC 遇水后形成凝胶，水溶性药物的释放速率取决于药物通过凝胶层的扩散速率，而水中溶解度小的药物释放速率由凝胶层的逐步溶蚀速率所决定，凝胶最后完全溶解，药物全部释放，故生物利用度高。

凝胶骨架片多数可用常规的生产设备和工艺制备，机械化程度高、生产成本低、重现性好，适合工业大生产。制备工艺主要有直接压片或湿法制粒压片。

根据《中国药典》2015 年版二部通则 0931，释放度检查的方法有，第一法（转篮法）、第二法（桨法）或第三法（小杯法）来测定。释放度试验的介质常用人工胃液、人工肠液、0.1mol/L 盐酸溶液、pH6.8 或 pH3～8 的磷酸盐缓冲液。难溶性药物不宜采用有机溶剂时，可加入少量的表面活性剂，如十二烷基硫酸钠（0.5%以下）。

阿莫西林（Amoxicillin，AM）为口服广谱抗生素。由于其普通剂型需每天服用 4 次，且有效血药浓度维持时间短，本实验以羟丙基甲基纤维素（HPMC）为凝胶骨架材料制备了阿莫西林缓释片。

2. 实验操作指导

① 本实验采用的药物阿莫西林对湿热均不太稳定。制备凝胶骨架片除可用湿颗粒法压片外，最好采用直接粉末压片，以增加该缓释片的稳定性。

② 可采用包薄膜衣的方法，薄膜衣材料常用 HPMC E 系列、PVA 等，可加入适当增塑剂，PVA 具有防潮作用。

③ 湿颗粒加热温度易采用 60℃以下，防止阿莫西林高温分解和失去结晶水；制颗粒的筛网最适宜用不锈钢筛或尼龙筛，防止金属筛中的铜离子、铁离子与药物的配物变化，可能使阿莫西林变黄。

④ 凝胶骨架片的硬度一般在 5～8kg，压力若大于 10kg/cm^2，可能会影响前 4h 的药物释放，2～4h 释放量因压力加大，骨架紧密，孔隙率明显减小。提示 AM 凝胶骨架片释药基本不受压力影响。

⑤ 骨架片的体积愈大，在胃肠道内滞留时间愈长，有利于药物的缓慢释放及有效血药浓度的维持。实验表明，该缓释骨架片的最佳片重在 400～450mg。

五、思考题

1. 口服骨架片有哪几类？各类骨架片的释药机理如何？可采用的高分子聚合物有哪些？

2. 测定缓释、控释制剂的体外释放度的方法有哪些？对 12h 或 24h 给药一次的缓释、控释制剂的体外质量指标是什么？如何控制释放度的质量标准？

实验十七　软膏剂的体外释药及经皮吸收实验

一、实验目的

1. 了解软膏基质对药物释放的影响。
2. 学习用琼脂扩散法和经皮渗透法测定软膏中药物的释放速率。
3. 熟悉药物经皮渗透实验中数据的处理方法。
4. 了解透皮实验小鼠皮肤的处理过程。

二、实验药品与器材

（1）药品　水杨酸、硬脂酸、单硬脂酸甘油酯、白凡士林、羊毛脂、三乙醇胺、吐温 80、羧甲基纤维素钠、甘油。

（2）器材　紫外分光光度计、智能透皮实验仪 TP-2A（南京红蓝电子科技中心）、微孔滤膜（0.8μm）、试管（10mL）、注射器（5mL）、吸量管（1mL）、手术剪、手术镊、蒸发皿。

（3）实验动物与试剂　小白鼠（体重 18～25g）；6％Na_2S 脱毛剂、硫酸铁铵显色剂、氯化铁试液、淀粉等。

三、实验内容

1. 水杨酸软膏剂的制备

① 见实验十三实验内容：O/W 型乳剂和水杨酸硫软膏基质。

② 见实验十三实验内容：W/O 型乳剂基质，加水杨酸细粉研匀（水杨酸含量 5%）。

③ 取凡士林 5.0g 在水浴上熔化，待温度降至 60℃左右加入研细的水杨酸，边加边研至凝（水杨酸含量 5%）。

2. 水杨酸软膏的琼脂扩散实验

(1) 林格氏溶液的配制　按以下处方称取氯化钠等药物溶解在适量水中，加水至足量混匀即得。

【处方】	氯化钠	0.85g	氯化钙	0.048g
	氯化钾	0.03g	纯化水	加至 1000mL

(2) 含指示剂的琼脂凝胶的制备　在 120mL 林格氏溶液中加入 2g 琼脂，置水浴上加热使溶，趁热用纱布过滤，冷至 60℃，加氯化铁试液 3mL，混匀，立即沿壁小心倒入内径一致的 8 支小试管（10mL）中，防止产生气泡。每管上端留 10mm 空隙，直立静置，在室温冷却成凝胶。

(3) 释药实验　将水杨酸软膏用调膏刀分别装满试管（与管口齐平），注意软膏应与琼脂表面密切接触，不留空腔。装填完后直立放置，按实验表 17-1 时间观察并记录呈色区高度。

实验表 17-1　软膏基质对水杨酸琼脂扩散速率的影响

时间/h	呈色区高度/mm			
	油脂性基质	O/W 型乳剂基质	W/O 型乳剂基质	凝胶基质
1 3 6 9 24				
k				

以呈色区高度 y 的平方对时间 t 作图，直线斜率即为扩散系数（k）。扩散距离与时间的关系用以下经验式表示：

$$y^2=kt$$

式中，y 为扩散距离，即呈色区高度，mm；t 为扩散时间，h；k 为扩散系数，mm^2/h。

以不同时间呈色区的高度的平方（y^2）对扩散时间 t 作图，应得到一条通过原点的直线，此直线的斜率即为 k，k 值反映了软膏剂释药能力的大小。

3. 水杨酸软膏的经皮渗透实验

(1) 离体小鼠皮肤的制备　取体重 18～25g 的小鼠，处死，用自制的脱毛剂对小鼠腹部进行脱毛处理，剪下小鼠腹部的皮肤，剥离脂肪组织及黏液组织，不伤角质层，将皮肤用新鲜生理盐水冲洗干净，备用。

(2) 标准曲线上点的测定　精密称取水杨酸对照品 125.0mg 置 250mL 容量瓶中，加水适量，振摇，待全溶后，加水至刻度。吸取上述溶液 1.0mL、2.0mL、3.0mL、4.0mL、5.0mL、6.0mL 和 7.0mL 置 25mL 容量瓶中，加水定容，分别吸取 5mL 置试管中，加硫酸铁铵显色剂 1mL，混匀，于 530nm 波长处测定吸光度 A。

(3) 渗透扩散装置及实验方法　本实验采用双室渗透扩散装置，包括扩散池、接受池和磁力搅拌器，扩散面积为 $1.76cm^2$，接受池一侧连有一个上倾管道，供取样补充接受液或排气泡使用，外置恒温水浴（37±1）℃。将预处理的皮肤固定于渗透扩散装置的扩散池和接受池之间，扩散室中加入软膏或凝胶剂 2.0g，固定。接受室中为生理盐水，记录体积（约为16mL），持续搅拌，分别于 1h、2h、3h、4h、6h、8h、12h 定时取样 5.0mL（立即补充 5.0mL 生理盐水），用 0.8μm 的微孔滤膜过滤。在滤液中加入 1.0mL 硫酸铁铵显色剂，混匀。另吸取空白皮肤浸泡液 5mL，加入 1mL 硫酸铁氨显色剂为空白，在 530nm 处测定吸光度 A，代入标准曲线方程，计算水杨酸的浓度。

（4）数据处理与实验结果

① 标准曲线。将上述对照品溶液测得的浓度（C）与吸光度（A）进行线性回归，即得标准曲线方程为：

$$C= \qquad (r= \quad)$$

线性范围：μg/mL。

结果列于实验表 17-2 中。

实验表 17-2　水杨酸标准曲线数据

浓度 C/(μg/mL)	
吸光度 A	

② 累计渗透量的计算

$$C_i=f(A_i)$$

$$Q_n=16C_n+\sum_{i=1}^{n-1}5C_i$$

式中，C_n 为第 n 点测得的药物浓度，μg/mL；C_i 为第 i 个点测得的药物浓度，μg/mL；A_i 为第 i 个点测得的吸光度；Q_n 为累计渗透量。

结果列于实验表 17-3 中。

实验表 17-3　不同基质对水杨酸渗透量的影响

时间/h	油脂性基质			O/W 型乳剂基质			W/O 型乳剂基质			凝胶基质		
	A_i	C_i	Q_n	A_i	C_i	Q_n	A_i	C_i	Q_n	A_i	C_i	Q_n
1.0												
2.0												
3.0												
4.0												
6.0												
8.0												
12.0												

③ 透皮曲线的绘制。以单位面积累计渗透量为纵坐标，时间为横坐标，绘制水杨酸经皮渗透曲线，曲线尾部的直线部分外推与横坐标相交，求得时滞 T_g。

④ 透皮速率的计算。将渗透曲线尾部直线部分的 Q-t 数据进行线性回归，求得直线的斜率即为渗透速率 J[μg/(cm^2 · h)]，数据列于实验表 17-4 中，实验表 17-4 中的 Lag,T_g 为滞留时间。

实验表 17-4　不同基质软膏及凝胶剂的透皮参数数据

基质类型	Q-t 方程	J/[μg/(cm^2 · h)]	Lag,T_g/h
油脂性基质			
O/W 型乳剂基质			
W/O 型乳剂基质			
凝胶基质			

四、实验指导

1. 实验理论指导

软膏剂无论是发挥局部疗效还是全身疗效，首要前提均是软膏剂中的药物经适当的速率释放一定的量到皮肤表面，软膏剂中药物的释放主要依赖药物本身的性质，但基质在一定程度上也影响药物的释放。

琼脂扩散法是用琼脂凝胶（有时也可用明胶）为扩散介质，将软膏剂涂在含有指示剂的凝胶表面，当药物分子进入琼脂凝胶中，就与其中的指示剂氯化铁起反应产生红色。放置一定时间后，以测定药物与指示剂产生的色层高度来比较药物自不同基质中释放的速度。

药物通过皮肤（或人工膜）渗透的体外实验是经皮给药系统开发的必不可少的研究步骤，它可以预测药物经皮吸收的速度，研究介质、处方组成和经皮吸收促进剂等对药物经皮速度的影响，是药物经皮制剂有效性和安全性的前提保障。药物经皮渗透实验是将剥离的皮肤（或人工膜）夹在扩散池中，角质层面向给药池；将药物置于给药池中，于给定的时间间隔测定皮肤另一侧接受池内的介质中药物浓度，分析药物经皮肤渗透的动力学。

理想的透皮扩散池应该具有适宜大小的扩散面积、密合、接收液保持漏槽条件、搅拌系统易于消除界面扩散层、可维持稳定的温度以及操作简便等。

药物经皮渗透机制是被动扩散过程。本实验将皮肤当作简单的膜，在维持皮肤两侧浓度梯度条件下，当皮肤扩散达到伪稳态时，单位面积透皮药量 Q 与扩散时间 t 有如下关系：

$$Q=kt$$

式中，k 为渗透系数，以伪稳态时 Q 对 t 作图所得直线斜率计算。该直线与横坐标轴 t 上的截距即可计算时滞 T_g。

皮肤是由表皮、真皮和皮下组织组成，表皮的最外层是角质层，是经皮吸收的主要屏障，同时又是透皮吸收的主要途径。它由角化细胞组成，可视为亲水性成分与类脂形式的镶嵌体，它对水溶性物质的渗透力极低，但能缓缓地吸收水分。

药物的透皮吸收与药物从剂型中释放速率关系密切，药物从基质中释放速率越快，则渗透速率越高。本实验分别采用软膏剂和凝胶剂进行透皮吸收试验，以此比较其体外释药速率。

2. 实验操作指导

（1）琼脂扩散实验

① 制备水杨酸软膏时，所用药粉均应研磨过六号筛后使用，并在研钵内加软膏基质研磨均匀。

② 含指示剂的琼脂溶液应新鲜配制，切勿剧烈搅拌，溶液中的少量气泡可在60℃水浴中静置驱除。

③ 含指示剂的琼脂溶液倾入试管时，温度不宜过高并应保持试管垂直。以免冷却后体积收缩，改变药物扩散面积。所用试管口径应为1.5～2.0cm。

④ 灌装水杨酸软膏时装量应基本一致，注意在与琼脂凝胶接触面以及软膏层内均不得留有空隙或气泡。

⑤ 由于琼脂凝胶与实际皮肤组织有很大差异，本次实验测得的释药速率并不反映药物的经皮吸收。此外，水杨酸为极性药物，在不同软膏中的释药速率差异并不代表其他类型药

物的释药情况。

(2) 经皮渗透实验

① 制备离体小鼠皮肤时，使用的脱毛剂应新鲜配制，并严格控制脱毛时间（约 1～3min），脱毛后应立即用生理盐水冲洗干净，防止损伤角质层。

② 同一组软膏或凝胶剂的扩散实验尽量使用相同部位的皮肤（即使用腹部皮肤），由于皮肤部位、角质层厚度对药物经皮渗透影响较大，即药物的渗透与厚度成反比。

③ 扩散池用螺丝旋紧之前，可用镊子将皮肤拉紧，否则会增大扩散面积。

④ 可将软膏或凝胶剂装入扩散池接触皮肤一面，亦可先取少量涂在皮肤表面，然后继续装填，以保证软膏或凝胶剂与皮肤紧密接触，避免形成气泡。

⑤ 接受室灌注生理盐水后，应将室内空气全部排除。磁力搅拌子转速以能均匀混合液体为宜，转速太快会形成旋涡，减少扩散面积，转速太小接受室上、下层溶液难以混匀。

⑥ 水杨酸浓度过高时，应定量稀释，然后吸取 5mL，精密加入 1mL 硫酸铁氨显色剂(其本身有吸收)，用量多少对吸收度有影响，应作空白对照。

五、思考题

1. 比较琼脂实验结果和经皮扩散实验结果，有什么异同？为什么？
2. 试说明各类基质释药能力不同的原因。
3. 影响药物经皮渗透的剂型因素和生理因素有哪些？

实验十八 药物制剂的配伍变化

一、实验目的

1. 掌握注射液 pH 变化点的测定方法。
2. 通过实验增强对药物制剂配伍变化的认识，能够分析一般药物配伍变化的产生原因。

二、实验药品与器材

(1) 药品 纯化水、樟脑、薄荷脑、鱼肝油乳、20%葡萄糖注射液、10%水杨酸钠、0.1mol/L 盐酸、0.1mol/L 氢氧化钠、1%双氧水、1%和 20%亚硫酸钠、维生素 C 注射液(5mL∶0.5g)、磺胺嘧啶钠注射液（5mL∶1g)、氨茶碱注射液（2mL∶0.25g)、青霉素钠注射液（160 万单位溶于 10mL 注射用水）等。

(2) 器材 架盘天平、pH 计、试管、乳钵、试剂瓶、烧杯、滤纸、玻璃棒、量杯、量筒、酸式滴定管、碱式滴定管、铁架台等。

三、实验内容

1. 物理配伍变化

(1) 溶剂的改变

① 取樟脑酯 1mL，加 1mL 纯化水，则出现________现象。

② 取樟脑酯 1mL，逐渐滴入纯化水中，至出现浑浊，共用去纯化水________滴。

③ 取樟脑酯 1mL，逐渐滴入至 50mL 纯化水中，边加边搅拌，则出现________现象。

(2) 产生低共熔物取薄荷脑 0.3g，加樟脑 0.6g，研磨，混合，则出现________现象。

(3) 盐析作用

① 取鱼肝油乳 1mL，加 20%葡萄糖 10mL，呈________现象。

② 取鱼肝油乳 1mL，加 20%亚硫酸钠 10mL，呈________现象。

③ 取鱼肝油乳 1mL，加水 10mL，呈________现象。

2. 化学配伍变化

(1) pH 改变　10%水杨酸钠 5mL，测定 pH 为________。加 0.1mol/L 盐酸 2mL，出现________现象，此时，pH 为________。

(2) 氧化反应取 5 支试管，各加 5%水杨酸 5mL，观察下列现象。

试　　验	现　　象
①加纯化水 4mL,加热至沸腾 ②加 1%双氧水 4mL ③加 1%亚硫酸钠 4mL,加热至沸腾 ④加 1%双氧水 2mL,加 1%亚硫酸钠 2mL	

3. 注射液可见变化点 pH 的测定

分别取维生素 C 注射液、磺胺嘧啶钠注射液、氨茶碱注射液、青霉素钠注射液各 10mL，测定 pH。用 0.1mol/L HCl(pH1) 或 0.1mol/L NaOH(pH3) 缓缓滴于注射液中，仔细观察其间的变化（如浑浊、沉淀、变色等）。如发生显著变化时，停止滴定，并测定 pH，此时 pH 即为变化点 pH，变化点 pH 与原 pH 的差值为 pH 移动范围，记录所用酸或碱的量和 pH 移动范围。如酸或碱的量达到 10mL 以上也未出现变化，则认为酸或碱对该药液不引起变化。本实验应在室温下进行，将测定结果记录于实验表 18-1 中。

实验表 18-1　变化点 pH 的测定结果

注射液名称	成品 pH	变化点 pH	pH 移动数	0.1mol/L NaOH 消耗量	0.1mol/L HCl 消耗量	变化情况
维生素 C						
磺胺嘧啶钠						
氨茶碱						
青霉素钠						

四、实验指导

药物合并使用时，可能出现各式各样的配伍变化，配伍变化发生与否，则受到配合量、配合次序、温度、时间和 pH 等因素的影响。实验中应有严谨的科学态度，认真仔细地进行实验，观察实验现象。

五、思考题

1. 根据以上实验，判断下列注射液配伍时产生配伍变化的可能性：维生素 C 注射液＋磺胺嘧啶钠注射液、维生素 C 注射液＋氨茶碱注射液、氯化钠注射液＋青霉素钠注射液。

2. 分析实验中各配伍变化产生的原因。

实验十九　参观药厂

一、实训目的

1. 掌握片剂的生产工艺流程。

2. 掌握湿法制粒压片和包糖衣的生产过程和操作方法。

3. 了解旋转式多冲压片机、混合机、制粒机、沸腾干燥器、包衣机等制药机械设备的应用和操作。

4. 了解药厂的总体布局、注射剂车间设计及实施GMP的基本概况。

5. 了解药厂注射剂的生产工艺流程、现代化生产设备、制剂品种和质量要求。

二、实训指导

1. 片剂制备

片剂制备主要有制粒压片法和直接压片法。前者分为湿法制粒压片法和干法制粒压片法；后者分为直接粉末压片法和半干式颗粒压片法。

湿法制粒压片生产工艺流程：

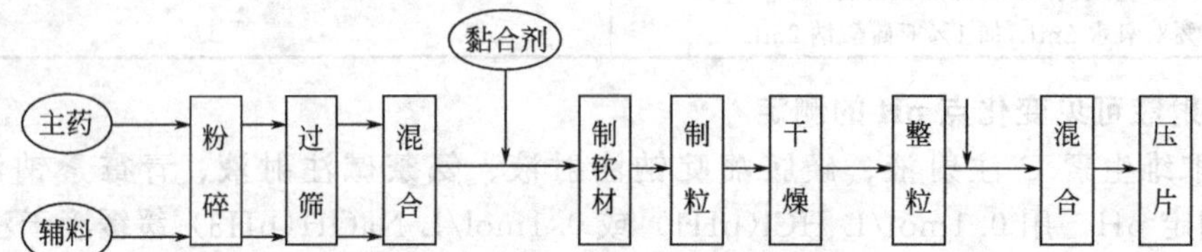

包衣工艺流程：

片心 → 隔离层 → 粉衣层 → 糖衣层 → 有色糖衣层 → 打光

工业生产常用制粒机、干燥设备、压片机和包衣锅完成片剂的制备。

2. 注射剂制备

注射剂（injections）系指药物与适宜的溶剂或分散介质制成的供注入体内的溶液、乳状液或混悬液及供临用前配制或稀释成溶液或混悬液的粉末或浓溶液的无菌制剂。

（1）工艺流程　见实验图19-1。

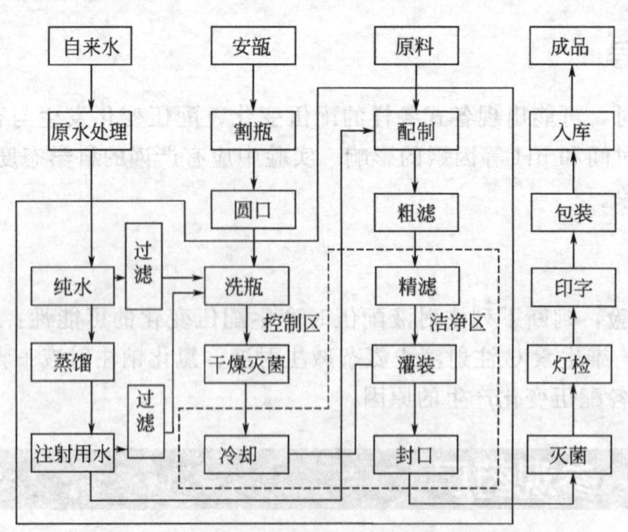

实验图19-1　注射剂生产工艺流程与环境区域划分

（2）生产设备　见实验表19-1。

实验表 19-1 生产设备

序号	工序	设备名称
1	制水	多效蒸馏水器 二级反渗透系统 贮水槽
2	配料	配液缸 钛芯脱炭过滤器 筒式微孔过滤器 微孔薄膜滤器
3	理瓶	理瓶机
4	洗瓶	注水机和超声波洗瓶机 隧道式自动干燥灭菌烘箱
5	灌封	拉丝灌封机 安瓿瓶洗烘灌封联动机组
6	灭菌	高压灭菌烘箱
7	灯检	标准澄明度检查操作台
8	印包	安瓿印字包装机

三、实训内容

1. 参观药厂的片剂车间

(1) 分组讨论常用片剂的制粒机及干燥设备的结构，工作过程及操作要点。

(2) 阐述旋转式多冲压片机的压片过程及操作要点。

(3) 阐述应用包衣机包糖衣的过程、操作方法及注意事项。

(4) 在实训报告上记录所参观片剂车间的主要设备的名称，并画出其生产工艺流程示意图。

2. 参观药厂的注射剂车间

(1) 首先听取药厂负责人介绍药厂概况、生产规模、输液剂生产品种等情况。

(2) 分组参观生产、质检等部门，了解生产管理、质量管理的各项制度，并随时询问有关问题。

(3) 返校后写一份参观调查报告。画出所参观注射剂车间结构示意图，写出所参观车间的安瓿剂与输液剂生产的工艺流程。

四、思考题

1. 你参观的药厂片剂车间有哪些主要设备?
2. 注射剂车间应如何设计?
3. 生产安瓿注射剂常用哪些设备?

实验二十 参观医院药房、社会药房

一、实训目的

1. 通过参观调查，了解医院药房、社会药房概况。

2. 了解医院药房调剂工作的主要内容和基本程序以及注意事项。

3. 了解社会药房经营管理方法、药品调配、销售程序。

4. 通过实际操作初步学会审阅处方。

5. 了解特殊管理药品、处方药与非处方药的销售管理方法。

二、实训内容

1. 参观医院药房

（1）听取药房负责人介绍药房概况。

（2）分组参观医院门诊药房和住院药房，了解药房的工作制度、岗位设置、人员配备、药品供应保管等情况。

（3）重点了解药房的药品摆放形式、处方调配过程、处方书写格式、处方保管方法。每人查阅 50 张以上处方。

（4）返校后写一份参观调查报告，并对 50 张处方作如下分析。

① 50 张处方中药品品种总数为________种，平均每张处方药品数________种；一张处方中药品数最多的为________种，最少的为________种。

② 50 张处方中剂型品种总数为________种，其中片剂________种，安瓿剂________种，大容量静脉注射剂________种，胶囊剂________种，颗粒剂________种，软膏剂________种，液体药剂________种，其他________种。

③ 50 张处方中含抗生素的有________张，含解热镇痛抗炎药的有________张，含抗高血压药的有________张，含传出神经系统药的有________张，含镇静催眠药的有________张，含作用于消化系统药的________张，含作用于呼吸系统药的有________张，含激素类药的有________张，含其他药品的有________张。

④ 平均每张处方药价为________元。

⑤ 有不合理或配伍禁忌处方________张，处方中的错误为________________，建议改正的方法为________________________________。

2. 参观社会药房

（1）听取药店负责人介绍药店概况。

（2）参观药店药品的陈列，了解药品的贮存与保养方法。

（3）重点了解药品的销售方法，特殊管理药品，处方药与非处方药的销售方法。

（4）返校后写一份参观调查报告，内容如下。

① 药店药品陈列概况，是否符合 GSP 有关药品分类陈列的规定。

② 药品贮存和养护概况，是否符合 GSP 有关贮存与养护工作的要求。

③ 处方药与非处方药销售情况，是否按照国家食品药品监督管理总局有关规定进行销售。

三、思考题

1. 医院处方制度的主要内容有哪些？

2. 医院门诊处方调配过程应注意哪些问题？

3. 零售药店药品分类陈列有哪些规定？

4. 国家对零售药店销售处方药有何规定？

参考文献

[1] 崔福德．药剂学［M］．第7版．北京：人民卫生出版社，2011.
[2] 崔福德．药剂学［M］．第6版．北京：人民卫生出版社，2007.
[3] 邓才彬．制药设备与工艺［M］．北京：高等教育出版社，2006.
[4] 朱照静，张炳盛，周金彩．药剂学［M］．第4版．西安：第四军医大学出版社，2007.
[5] 邓铁宏．中药药剂学［M］．北京：中国中医药出版社，2006.
[6] 国家药典委员会编．中华人民共和国药典：二部［M］：2015年版．北京：中国医药科技出版社，2015.
[7] 邹立家．药剂学［M］．北京：中国医药科技出版社，2006.
[8] 胡兴娥，刘素兰．药剂学［M］．北京：高等教育出版社，2006.
[9] 张汝华．工业药剂学［M］．北京：中国医药科技出版社，2004.
[10] 廖工铁．靶向给药制剂［M］．成都：四川科学技术出版社，2006.
[11] 孙耀华．药剂学［M］．北京：人民卫生出版社，2006.
[12] 张强，武凤兰．药剂学［M］．北京：北京大学医学出版社，2005.
[13] 元英进．现代制药工艺学［M］．北京：化学工业出版社，2006.
[14] 杨瑞虹．药物制剂技术与设备［M］．北京：化学工业出版社，2005.
[15] 张劲．药物制剂技术［M］．第2版．北京：化学工业出版社，2006.
[16] 刘姣娥．药物制剂技术［M］．北京：化学工业出版社，2006.
[17] 陈红艳．药剂学［M］．北京：高等教育出版社，2005.